W0065799

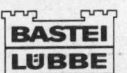

Über die Autoren:

William C. Dement ist Pionier der Schlafforschung. Er lehrt als Professor der Schlafmedizin an der Universität in Stanford, wo er 1970 das erste Schlafforschungszentrum ins Leben rief. Im Jahre 1975 gründete er die American Sleep Disorders Association, der er zwölf Jahre als Präsident vorstand.

 Christopher Vaughan schrieb *How Life Begins: The Science of Life in the Womb*, das 1996 in Amerika zu einem der besten Bücher des Jahres gewählt wurde.

WILLIAM C. DEMENT
CHRISTOPHER VAUGHAN

DER SCHLAF UND UNSERE GESUNDHEIT

SCHLAFSTÖRUNGEN
SCHLAFLOSIGKEIT UND
DIE HEILKRAFT DES SCHLAFS

Aus dem Amerikanischen von
Rüdiger Hentschel, Monika Noll
und Rolf Schubert

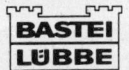

BASTEI
LÜBBE

BASTEI LÜBBE TASCHENBUCH
Band 60500

1. Auflage: Januar 2002

Vollständige Taschenbuchausgabe

Bastei Lübbe Taschenbücher ist ein Imprint der Verlagsgruppe Lübbe

© 1999 by William C. Dement
Titel der amerikanischen Originalausgabe:
*The Promise of Sleep: A Pioneer in Sleep Medicine Explores
the Vital Connection Between Health, Happiness,
and a Good Night's Sleep*
Originalverlag: Delacorde Press, New York
© für die deutschsprachige Ausgabe:
2000 by Limes Verlag GmbH, München
Lizenzausgabe: Verlagsgruppe Lübbe GmbH & Co. KG,
Bergisch Gladbach
Umschlaggestaltung: Gisela Kullowatz
Titelbild: Superstock
Satz: Filmsatz Schröter, München
Druck und Verarbeitung: Elsnerdruck, Berlin
Printed in Germany
ISBN: 3-404-60500-4

Sie finden uns im Internet unter
http://www.luebbe.de

Der Preis dieses Bandes versteht sich einschließlich
der gesetzlichen Mehrwertsteuer.

Wichtige Vorbemerkung:

Dieses Buch soll nicht den medizinischen Rat eines Facharztes ersetzen. Lesern wird nahegelegt, für die Behandlung ihrer Gesundheitsprobleme einen Arzt oder eine andere Fachkraft des Gesundheitswesens aufzusuchen. Weder der Verlag noch die Autoren übernehmen eine Verantwortung für mögliche Konsequenzen aus einer Handlung oder medizinischen Anwendung seitens einer Person, die sich auf die Lektüre oder Information dieses Buches beruft.

Der Anfang, die ersten beiden Teile und die Danksagung wurden von Rüdiger Hentschel, der dritte Teil wurde von Monika Noll und der vierte Teil von Rolf Schubert übersetzt.

Zuerst und vor allem für meine Frau Pat, die mir als erste gezeigt hat, daß auch Frauen während des Schlafens schnelle Augenbewegungen aufweisen. Mehr als vier Jahrzehnte hat sie das Leben an der Seite eines Schlafforschers ertragen und mich unterstützt – nicht zuletzt und ganz besonders während der Arbeit an diesem Buch. Um Chaos zu vermeiden und die Verwirrung klein zu halten, war in der letzten Zeit jedes Zimmer unseres Hauses in einen Arbeitsplatz für ein oder zwei Kapitel umfunktioniert worden. Insomnie war im Gästezimmer und Schlafschuld in der Küche.

Und für meine Kinder Cathy, Elizabeth und Nick und meinen Schwiegersohn Gary Roos. Für meine Enkel David, Matthew und Christopher. Und für meine Mutter, die mich gut auf den Weg gebracht und immer wieder nach Walla Walla gezogen hat.

Inhalt

Verordnung für eine schlafkranke Gesellschaft

Vor ein paar Monaten konnte eine Kollegin von mir mit viel Glück das Leben ihres Neffen retten. Adam war nur zwölf Monate alt, doch war klar, daß irgend etwas an ihm nicht stimmte. Während andere Kinder seines Alters schon liefen und sprachen, konnte er noch nicht einmal krabbeln. Gewicht und Größe lagen weit unter der Norm. Er war eine winzige, traurige, ausgemergelte Erscheinung. Jeden Tag hielten ihn seine Eltern in den Armen und kümmerten sich rührend um ihn, enttäuscht, untröstlich, außer sich vor Sorge. Hatte Adam Krebs oder einen schlimmen Geburtsfehler? Nichts dergleichen war der Fall. Zehntausende von Dollars hatten sie in medizinische Untersuchungen gesteckt, nur um zu erfahren, daß ihr Kind eine »Wachstumsschwäche« hatte – eigentlich eine Nichtdiagnose, ein medizinischer Offenbarungseid. Das einzige, was die kleine Armee von Kinderärzten, die an Adam aufmarschiert war, sagen konnte, war, daß dieses Kind schwächer werde und sterbe oder im Falle seines Überlebens nie normal werden könne.

Während eines Besuchs bei ihrer Schwester konnte meine Kollegin Adam beim Schlafen beobachten. Sie bemerkte sofort, daß der Junge beim Schlafen nicht atmen konnte. Hauptursache seiner Störung waren große Mandeln und Polypen. Während des Schlafens waren seine verengten Atemwege, die schon im Wachen kaum ausreichten, vollkommen verstopft. Kaum eingeschlafen, hörte Adam auf zu atmen. Innerhalb einer Minute weckte ihn sein Gehirn aus Sauerstoffmangel auf. Nach einigen Atemzügen schlief er wieder ein, und der Zyklus begann von neuem.

Die Diagnose der Schlafspezialistin wurde Adams Kinderarzt übermittelt, der jedoch nicht davon überzeugt werden konnte, Mandeln und Polypen des Jungen herausnehmen zu lassen. Nachdem die Operation schließlich von einem anderen, aufgeklärteren Arzt auf Wunsch der Familie vorgenommen worden war, ging bei dem schmalen und schwächlichen Jungen eine erstaunliche Veränderung vor sich. Innerhalb weniger Wochen erholte er sich körperlich und geistig.

Seitdem sind sechs Monate vergangen. Die vor kurzem noch verzweifelte Familie meint, ein Wunder zu erleben. Ihr kleiner Junge hat seine ersten Schritte gemacht, kann überallhin krabbeln, fängt an zu reden und nimmt im Monat ein Pfund zu. Leider kann es sein, daß er vom ersten schlimmen Lebensjahr bleibende Schäden für seine weitere Entwicklung davonträgt, doch sind im Moment die Erleichterung und Freude zu groß, um sich darüber Gedanken zu machen.

Diese Geschichte ist nur eine von Hunderten, die mir Jahr für Jahr zu Ohren kommen und die etwas bestätigen, was niemand wahrnehmen will: Wir leben in einer schlafkranken Gesellschaft. Diese traurige Tatsache ist mir nur allzu gut bekannt. Schließlich habe ich meine ganze Karriere – die Nächte von mehr als fünfundvierzig Jahren – darauf verwandt, den Schlaf zu studieren. Als ich 1951 in der medizinischen Fakultät anfing, bedeutete der Schlaf für die Wissenschaft kaum mehr als eine Kuriosität und wurde in der medizinischen Praxis fast vollständig ignoriert. In den folgenden Jahrzehnten haben wir enorm viel über das nächtliche Drittel unseres Lebens gelernt. Heute ist Schlafwissenschaft spannend und abwechslungsreich; sie arbeitet mit den Mitteln der modernen Molekularbiologie und befaßt sich mit wichtigen wissenschaftlichen Fragen. Die von mir an der Stanford-Universität initiierte und zusammen mit engagierten Kollegen durch ihre ersten schwierigen Jahre gebrachte Schlafmedizin ist zu einer klinischen Disziplin ausgereift. Ihre Spezialisten können ein breites Spektrum an Störungen diagnostizieren und behandeln. Wir haben einen enormen Wissensbestand über die Funktionsweise des Schlafs und seine Auswirkung auf andere Körpersysteme angesammelt. Als ich damals als einziger auf der Welt an der Universität von Chicago über Ganznachts-Schlafaufzeichnungen brütete und dann beschloß, die medizinische Praxis auf die Schlafpatienten an der Stanford-Universität auszuweiten, hätte ich nie gedacht, einst einen solchen Erfolg zu haben.

Leider haben Ärzte und die Öffentlichkeit von diesem reichen Wissen kaum Kenntnis. Eine Diagnose wie die Adams, die mit der entsprechenden Information von einem sechsjährigen Kind hätte gestellt werden können, wurde monatelang von Fachärzten völlig verfehlt. Wie viele Menschen – möglicherweise Millionen, darunter vielleicht sogar eigene Angehörige – könnten heute noch am Leben sein, wenn mittlerweile wenigstens die Grunderkenntnisse über den Schlaf in das Bewußtsein der Öffentlichkeit und Ärzte gedrungen wären. Niemals zuvor in der Geschichte ist die Kluft zwischen einer wissenschaftlichen Forschung und ihrer gesellschaftlichen Nutzanwendung so groß gewesen.

Als Folge des alarmierenden Mangels an Wissen bei den Ärzten wird eine Flut von Schlafstörungen verkannt oder übersehen. Jährlich sterben weltweit Hunderttausende aufgrund von Schlafproblemen, die nicht diagnostiziert und behandelt wurden, Zehntausende allein in den USA. Wenn zum Beispiel ein Mensch, vor allem ein jüngerer, einen Herzinfarkt erlitten hat, so besteht die Möglichkeit, daß dabei eine unbemerkte Schlafstörung ihre Hand im Spiel hatte. Ich habe Fälle erlebt, die an ein Wunder grenzten, in denen die fortgeschrittene Herzkrankheit eines Patienten eine Wende erfuhr, nachdem seine Schlafprobleme diagnostiziert

und behandelt worden waren – die Kardiologen hatten das zugrundeliegende Schlafproblem jahrelang übersehen.

Das Unwissen über Schlafprobleme hat jedoch weit mehr als nur medizinische Probleme zur Folge. Weniger dramatisch als die medizinische
Tragödie, aber kaum weniger zu bedauern sind die vielen Menschen, die
jeden Tag müde und erschöpft sind, weil sie aus Unkenntnis über die Mechanismen von Schlafschuld und innerer biologischer Uhr ihren Schlaf
nicht in den Griff bekommen. Laut Statistiken beherrscht die Hälfte von
uns ihren Schlaf so wenig, daß sie sich dadurch in Lebensgefahr bringt.
Im Durchschnitt schlafen wir in der Nacht eineinhalb Stunden weniger
als unsere Urgroßeltern vor hundert Jahren. Ich habe Leute benommen
durch ihr Leben wanken gesehen, die den Grund ihrer Schläfrigkeit ver-
kannten oder nicht einmal merkten, daß sie schläfrig waren. Daß Leute
sehr schläfrig sein können und es trotzdem nicht wissen, klingt unglaub-
haft, ist aber eine bewiesene Tatsache. Zahllose Untersuchungen haben
ergeben, daß unter chronischem Schlafmangel Leidende sich über den
Grund ihrer überwältigenden Müdigkeit völlig im unklaren sein können.
Viele Leute meinen, es gehöre zur Normalität, abgespannt, apathisch und
mürrisch zu sein, oder schreiben es der Langeweile, warmen Räumen oder
schweren Mahlzeiten zu.

Nur zu oft führt das fehlende Bewußtsein zu einer Tragödie wie bei
Michel Doucette. Im Jahre 1989 nahm der Teenager aus New Hampshire
an einem Bundeswettbewerb über Fahrsicherheit teil und gewann den Titel
»sicherster Teenfahrer Amerikas«. In Anerkennung seiner Leistungen
wurde er mit einem Auto belohnt. Als er Anfang des nächsten Jahres seinen
neuen Wagen die fünfundzwanzig Meilen vom College nach Hause fuhr,
schlief er am Steuer ein. In einer Rechtskurve kam sein Wagen auf die Gegenfahrbahn und stieß frontal mit einem anderen Wagen zusammen. Sowohl Michael als auch die junge Frau im anderen Wagen waren sofort tot.

Als ich mit Michaels Vater sprach, sagte er mir, daß das »sichere
Fahren Michaels Obsession war«. Der Fahrlehrer des Jungen bekannte,
Schlafmangel und schläfriges Fahren seien in seinem Unterricht niemals
besprochen worden; auch in anderen Schulen nicht, soweit er wisse. In
seinem Sicherheitsfanatismus war Michael also niemals über eine der
ernstesten Bedrohungen der Straßensicherheit aufgeklärt worden. In einer
kürzlichen Umfrage der National Sleep Foundation gaben dreiundzwanzig
Prozent der Befragten an, im vergangenen Jahr am Steuer eingeschlafen
zu sein. Vor diesem Hintergrund dürfte es nicht erstaunen, daß Schlafmangel bei den meisten Unfällen mit »unbekannter Ursache« eine Hauptrolle spielt oder daß etwa 24 000 Menschen jedes Jahr bei Unfällen sterben, die direkt oder indirekt auf das Einnicken am Steuer zurückgehen.

Fast alle von uns sind, unabhängig von unserer Ausbildung, über das schläfrige Fahren und seine Ursachen gefährlich wenig informiert.

Als Wissenschaftler, Schlafmediziner, Klinik- und Laborleiter habe ich mich die längste Zeit für eine Veränderung des gesellschaftlichen Umgangs mit Schlaf eingesetzt; die Ignoranz diesem alltäglichen Phänomen gegenüber ist erschreckend. Mir kann das Schicksal von Millionen Menschen, deren Leiden durch eine Anwendung unseres gegenwärtigen Wissens erheblich erleichtert werden könnte, nicht gleichgültig sein. Es macht mich traurig, wenn ich daran denke, wie das Leben von Millionen, vielleicht Milliarden von Menschen verbessert werden könnte, wenn sie nur ein paar einfache Grundsätze beherzigen würden. Eine Veränderung des Umgangs der Gesellschaft und ihrer Institutionen mit Schlaf würde mehr Gutes bewirken als fast alles, was ich mir sonst vorstellen könnte oder zumindest entfernt möglich wäre.

Mehrere Jahre habe ich mich mit dafür eingesetzt, den US-Kongreß wenigstens auf das Problem aufmerksam zu machen. Im Jahre 1990 reagierte er mit der Schaffung der zwanzigköpfigen National Commission on Sleep Disorders Research, zu deren Vorsitzender ich ernannt wurde. Nach Erfüllung unseres Auftrags zur Untersuchung der Schlafstörungen in den Vereinigten Staaten und zur Ausarbeitung von Empfehlungen schätzte die Kommission die finanziellen Kosten der Schlafstörungen auf Dutzende von Milliarden Dollar pro Jahr. Natürlich sind die menschlichen Kosten nicht berechenbar.

Erst durch meine Arbeit in dieser Kommission kam es zu einer wirklichen Distanzierung vom akademischen Elfenbeinturm. Ich hatte immer geglaubt, erfolgreiche medizinische Forschung – Forschung, die in medizinische Behandlungen und Heilmethoden umgesetzt werden kann – käme den Bedürftigen schnell zugute. Die Arbeit der National Commission zeigte klar, daß die allgemeine Nutzanwendung dort ihre Schranke findet, wo es um Schlafmangel und Schlafstörungen geht.

Für uns Kommissionsmitglieder füllten sich die Statistiken mit Leben, als sie in den öffentlichen Anhörungen, die wir in mehreren amerikanischen Städten veranstalteten, mit menschlichen Gesichtern und Dramen verknüpft wurden. Wir hörten erschütternde Geschichten über Menschen, die seit Jahren ein Leben der Insuffizienz und Müdigkeit führten oder unter dem sinnlosen Tod eines Gatten oder Kindes litten. Nachdem wir die schockierende Entdeckung gemacht hatten, daß Ärzte in ihrem vierjährigen Studium, wenn überhaupt, oft nur eine oder zwei Stunden etwas über Schlafprobleme erfahren, verstanden wir auch, wieso das medizinische Establishment sich erlauben konnte, nichts dagegen zu tun.

Diese Anhörungen haben mir gezeigt, wie wenig Information aus der Schlafforschung an die Öffentlichkeit gelangt ist; die vielen Millionen, die Hilfe brauchen und deren Leben durch ein Weniges verändert oder gerettet werden kann, könnten genausogut im Jahre 1950 leben. Für die vielen, die sich durch das Wissen einiger einfacher Schlafprinzipien wiederbelebt und erneuert fühlen könnten, machte es keinen Unterschied, wenn ich in den letzten Jahrzehnten eine Kette von Schönheitssalons aufgezogen hätte.

Die Kommission betitelte ihren Schlußbericht an den Kongreß »Wach auf, Amerika! Ein nationaler Schlafalarm« und empfahl eine verstärkte Unterstützung der Schlafforschung und eine wirksame Aufklärungskampagne. Naiv dachten wir, mit dem Bericht unsere »Aufgabe erledigt zu haben« und zu unseren Labors und Kliniken zurückkehren zu können. Das war vor sieben Jahren – und Amerika schlummert weiter vor sich hin. Wenn der Kongreß Empfehlungen in Auftrag gibt, heißt das noch lange nicht, daß er auch für ihre Umsetzung sorgt. Mein Vertrauen in die Regierung, den Kongreß, das öffentliche Gesundheitswesen und die National Institutes of Health wurde ernsthaft erschüttert. Wir sollten uns schämen zuzulassen, daß auch nur ein Kind oder ein Erwachsener unnötig krank wird und stirbt, daß auch nur ein Leben unnötig durch Müdigkeit oder perniziöse Insomnie beeinträchtigt wird.

Zu meinem und dem Leidwesen meiner Familie hatte ich zu viel erfahren, um leutselig in den Wissenschaftsbetrieb zurückkehren zu können. Ich habe seitdem auf jegliche Art Alarm geschlagen. Fast jede Woche reise ich durch das Land und spreche vor Bürgern und Geschäftsleuten, Regierungsgremien und Vertretern der Gesundheitsberufe; auch dem Kongreß liege ich mit meiner These von der heimlichen Schlafstörungsepidemie weiter in den Ohren. Nur wenige Informationen erreichen eine breitere Öffentlichkeit, während die Kosten für den einzelnen und die Gesellschaft weiter ansteigen.

Ein weiteres Anliegen der National Commission war die Fortbildung und Ausbildung der Hausärzte. Als Torhüter der Medizin könnten sie eine Menge bewirken. Ich beschloß, mich mit meiner ganzen Kraft für ihre Fortbildung einzusetzen und meinen Kreuzzug für die Veränderung des gesellschaftlichen Verhaltens gegenüber Schlaf in meiner Heimatstadt Walla Walla im Staate Washington zu beginnen.

Als ich als junger Mann Walla Walla verließ, hätte ich niemals gedacht, daß sich der Kreis meines Berufslebens in der kleinen Stadt, in der ich aufgewachsen war, schließen würde. Mittlerweile habe ich überall in den Vereinigten Staaten gelebt und vielerorts in der Welt an wissenschaftlichen Konferenzen der Schlafforschung teilgenommen, doch ist die Rückkehr nach Walla Walla die lohnendste und aufregendste Zeit meiner beruflichen Karriere gewesen.

Mein berufliches Engagement in meiner Heimatstadt entwickelte sich langsam. Oft (nicht oft genug) kehrte ich nach Walla Walla zurück, um meine Mutter Kathryn Dement zu besuchen, und bei dieser Gelegenheit unterhielt ich mich mit Ärzten über Schlafmedizin. Im Jahre 1988 wurde ich nach Walla Walla eingeladen, um im Auditorium des Whitman College einen öffentlichen Vortrag über Schlaf zu halten. Besorgt, daß das Auditorium nahezu leer sein könnte, steckte ich mein ganzes Honorar von fünfhundert Dollar in die Werbung für den Vortrag. Für diese Summe konnte man in Walla Walla ziemlich viele Anzeigen schalten und Plakate kleben lassen. Jeden Tag erschienen in den Zeitungen der Stadt halbseitige Anzeigen. Als ich am fraglichen Abend das Auditorium betrat, fand ich es zu meiner Freude bis auf den letzten Platz besetzt vor. Meine Mutter mochte wohl nicht ganz verstanden haben, womit ich meinen Lebensunterhalt verdiene, aber das voll besetzte Haus zeigte ihr, daß es ein öffentliches Interesse an meinem Metier gab. Daß dies ein bedeutender Moment in meinem Leben war, können sich wohl all diejenigen vorstellen, deren Berufsweg in dieser sich rapide verändernden Welt für die Eltern ein Rätsel bleibt.

Im Rahmen dessen, was später als Walla Walla Project bekannt werden sollte, begann ich mit der Fortbildung und Ausbildung von Ärzten in den Grundlagen der Schlafmedizin und beobachtete die Auswirkung auf Praxis und Patienten. Zu meinem großen Glück unterstützte mich mein Freund und Kollege aus der Stanforder Schlafmedizin, der inzwischen verstorbene Dr. Gèrman Nino-Murcia. Als Auftakt prüften wir die Karteien von etwa siebenhundertfünfzig Patienten. Wie erwartet, fanden sich keine Schlafstörungsdiagnosen. Danach führten Dr. Nino-Murcia und ich Ausbildungskurse für Interessierte durch. Die Hausärzte in Walla Walla gingen dazu über, Schlafstörungspatienten zu diagnostizieren und zu behandeln. In wöchentlichen Telefonkonferenzen besprachen sie mit Dr. Nino-Murcia und mir alle Fälle bis ins einzelne. Nachdem sich die Ärzte von Walla Walla genug Fachwissen angeeignet hatten, wurden nur noch komplizierte und schwierige Fälle diskutiert.

Da es das erste seiner Art war, lief das Walla-Walla-Projekt nur langsam an. Jedoch waren die Resultate dieses Projektes aus heutiger Sicht verblüffend. Die Hausärzte selbst waren über die große Zahl von Patienten mit schweren Schlafstörungen erstaunt. Alle Patienten waren in der Zeit davor aus verschiedenen Gründen in der Klinik gewesen, doch waren ihre Schlafstörungen erst mit der Einrichtung des Walla-Walla-Projekts erkannt worden. Mittlerweile besitzen die Ärzte, die am Projekt teilgenommen haben, genug Wissen und Erfahrung, um jede Schlafstörung behandeln zu können. Drei Ärzte lernten, Schlaftests auszuwerten und zu interpretieren. Unser Walla-Walla-Hausarzt, Dr. Richard Simon, ist heute ein Vertreter des American Board of Sleep Medicine und hat mit mehreren Kollegen ein voll akkreditiertes Schlafstörungscenter gegründet. In einer rührenden Geste wurde diese ausgezeichnete klinische Einrichtung Kathryn Severyns Dement Sleep Disorders Center getauft.

Ich bin erfreut und dankbar, daß in Walla Walla der Schlaf inzwischen als ein gleichberechtigtes Mitglied des Gesundheitstriumvirats anerkannt ist – gute Ernährung, körperliche Fitness, gesunder Schlaf. Zur Zeit wird ein Schlafkurs für die zwei Mittel- und Oberschulen von Walla Walla eingerichtet. Die drei Colleges wurden mit Informationsmaterial über die Natur des Schlafs, Schlafentzug, biologische Rhythmen und Grundsätze eines gesunden Schlafs ausgestattet.

Außer in Walla Walla sind wir im nahe gelegenen Moscow in Idaho tätig, wo wir alle Patienten einer Hausarztpraxis ausgewertet haben – mit erstaunlichen Ergebnissen. Bei keinem der Patienten war bis Ende 1996 eine spezifische Schlafstörung diagnostiziert worden. Nach unserer Auswertung stießen wir jedoch bei mehr als der Hälfte auf offensichtliche Symptome einer oder mehrerer Schlafstörungen. Angesichts dieser Ergebnisse und unter der Voraussetzung, daß die Ärzte in Moscow für die übrigen im Lande repräsentativ sind, wird deutlich, daß Hausärzte wichtige Diagnosen versäumen und daß die Schlafmedizin in die allgemeine ärztliche Praxis integriert werden muß.

Eines möchte ich jedoch klarstellen: Für die Vernachlässigung von Schlafstörungen im heutigen Amerika sind nicht die Hausärzte verantwortlich. Sie sind nur Opfer einer mangelnden medizinischen Ausbildung. Die wenigen Hausärzte, die das Problem der Schlafstörungen schon erkannt und in Angriff genommen haben, sind in meinen Augen Heroen, die höchste Anerkennung verdienen.

Während ich das schreibe, sind in Walla Walla etwa zweitausend ernstlich kranke Bürger diagnostiziert und behandelt worden, zuerst in der Klinik und seit zwei Jahren im Kathryn Severyns Dement Center. Die Resultate des Walla-Walla-Projektes sind verblüffend. Schlaftests an Patienten mit Verdacht auf Apnoe zeigten bei achtzig Prozent eine weit vorangeschrittene Krankheit. Diese Patienten waren also vor Jahrzehnten erkrankt und dann mit den Jahren immer kränker geworden. Ein ähnlich hoher Prozentsatz dürfte sich auch in anderen Gemeinden finden.

Mehrere tausend Bürger von Walla Walla sind bereits durch eine klinische Behandlung gerettet worden; das darüber hinausgehende Rettungspotential ist beeindruckend. Einer von Dick Simons vielen Patienten war damals ein übergewichtiger Sechzigjähriger, der unter großer Müdigkeit litt. Er saß den ganzen Tag herum und nickte immer wieder ein; zu mehr war er nicht in der Lage. Seine Herzinsuffizienz war schon weit vorangeschritten. Das langsame Versagen seines Herzmuskels verursachte eine massive Gewebeschwellung, Ödem genannt. Er konnte um keinen Häuserblock laufen, ohne in Atemnot zu geraten. Im Liegen wurde seine Atmung durch den Druck des Gewebes und der Körperflüssigkeiten auf Herz und Lunge erschwert. Mehrere Male war er im Krankenhaus behandelt worden. Das Herzversagen wurde auf hohen Blutdruck zurückgeführt, der auf keine Behandlung ansprach.

In weniger als einer Minute erkannte Dick sein wahres Problem: obstruktive Schlafapnoe. Der Schlaftest des Mannes ergab einen sehr ernsten Zustand. Pro Stunde hatte er fast hundert Atemstillstände. Nach mehreren Wochen der Behandlung war der Patient wie neugeboren. Heute kann er im Liegen atmen, kann um mehrere Blöcke ohne Atemnot laufen, sein Ödem ist weg, und er fühlt sich großartig. Von den acht Medikamenten, die er für Herz, Blutdruck und Flüssigkeitsverhaltung einnahm, nimmt er nur noch zwei. Und jede Nacht ist sein Schlaf tief, gesund und erholsam.

Nach vier Jahrzehnten der Forschung über Schlafstörungen bin ich zu der Einsicht gekommen, daß Unwissenheit das größte Problem ist. Den Menschen fehlen die elementarsten Kenntnisse über den richtigen Umgang mit Schlaf. Entsprechend groß ist das unnötige Leiden. Dieses Buch will nicht all die aufregenden Entdeckungen der Schlafwissenschaft und Schlafmedizin aufzählen – das haben hervorragende Forscher und Kliniker gemacht und damit Bände gefüllt. Sein Ziel ist es vielmehr, den Menschen das nötige Basiswissen zur Veränderung ihrer Schlaf- und Lebenspraxis zu geben. Ich lehre sozusagen das Schlafalphabet, damit die Menschen lesen, das heißt schlafen können. Solange unser Schlaf nicht gesund ist, sind wir es auch nicht, und gesund ist unser Schlaf nur, wenn wir uns sowohl seiner Gefahr als auch seines Versprechens bewußt sind.

Seit fast einem halben Jahrhundert hat sich hinter einem Damm aus fehlendem Problembewußtsein und starrer Bürokratie ein riesiges Reservoir an Wissen über Schlaf, Schlafmangel und Schlafstörungen aufgestaut. Wir wissen nicht, wie viele vermeidbare Tragödien sich gerade jetzt, heute, in diesem Augenblick abspielen. Es wird Zeit, den Staudamm zu sprengen. Die bisherigen Versuche, die Behörden dazu zu bewegen, die Schleusentore zu öffnen, haben nicht gefruchtet. Möge durch dieses Buch das Schlafwissen seinen Weg zu den Millionen von Menschen finden, deren Leben es ändern und womöglich retten kann.

Teil eins
Die Grundlagen des Schlafs

Kapitel 1:
Einer langen Nacht Reise in den Tag

Nacht für Nacht macht fast jeder Mensch auf unserem Planeten eine verblüffende Metamorphose durch. Wenn die Sonne untergeht, schickt eine empfindliche Zeitvorrichtung in unserem Gehirn ein chemisches Signal durch unseren Körper, und der allmähliche Übergang in den Schlaf beginnt. Unser Körper wird träge, und unsere geschlossenen Augen wandern langsam von einer Seite zur anderen. Später beginnen sie mit ihren schnellen Bewegungen, die die Träume begleiten. Unser Geist tritt in einen höchst aktiven Zustand ein; lebhafte Träume spüren unsere tiefsten Gefühle auf. Während der Nacht durchqueren wir eine weite Landschaft von Traum- und traumlosen Bereichen und haben von der Welt um uns nicht das mindeste Bewußtsein. Stunden später, bei Sonnenaufgang, werden wir in unsere Körper und zum Wachbewußtsein zurückgebracht. Und wir erinnern uns an fast gar nichts.

Schlaf ist eine wundersame Reise, die besonders rätselhaft ist, weil wir während des Schlafens nicht wissen, daß wir schlafen. Es ist unmöglich, ein bewußtes Erfahrungswissen des traumlosen Schlafs zu haben; in der Tat gehört es zu den bestimmenden Merkmalen des Schlafs, nicht zu wissen, daß wir schlafen, während wir es tun. Wir können keine äußeren Gegebenheiten, aber auch keine Probleme bewußt wahrnehmen, die wir während des Schlafs haben. Schlaf ist ein Wahrnehmungsloch in der Zeit. Dies lehrte mich ein Experiment, das wir vor fünfundzwanzig Jahren durchführten und das mich den entscheidenden Unterschied zwischen Schlafen und Wachen sehr viel besser verstehen ließ. Das Szenario sah folgendermaßen aus:

Ein junger Mann liegt mit weit geöffneten Augen auf einem Bett und starrt nach oben. Als Teil unseres Experiments hat er in der Nacht zuvor nur vier Stunden schlafen dürfen. Einen großen Teil der Zeit ist er schläfrig, jedoch eindeutig wach. Wir haben seinen Kopf so gelegt, daß er direkt in ein sehr helles, nur fünfzehn Zentimeter entferntes Röhrenblitzlicht schaut. Wir haben ihn gebeten, in das Licht zu starren und immer, wenn er den Blitz sieht, einen kleinen Schalter zu drücken, der an seinem Zeigefinger befestigt ist. Damit er während eines Blinzelns auch keinen Blitz verpaßt, haben wir seine Augenlider arretiert. Das mag unangenehm ausschauen, tut aber nicht weh.

Das Licht schießt direkt in seine Augen – wie das Blitzlicht eines Sen-

sationsfotografen, der einen Prominenten überfällt. Unser Proband drückt
den Schalter. Ein paar Sekunden später erfolgt ein anderer Blitz, ein
neuerlicher Druck auf die Antworttaste. Das Röhrenblitzlicht ist so programmiert, daß es unregelmäßig aufblitzt, im Durchschnitt alle sechs Sekunden. Ein paar Minuten lang drückt der schläfrige Proband den Schalter nach jedem Blitz. Dann dringt der helle Blitz wieder in seine Pupillen,
der Schalter aber wird nicht gedrückt.

»Warum haben Sie eben den Schalter nicht gedrückt?« fragen wir.

»Weil kein Blitz da war«, antwortet der junge Mann.

Aber er war da. Alle anderen Personen im Raum haben ihn gesehen,
nur nicht der Proband, der nicht blinzelt. Fünfzehn Zentimeter vor seiner
Nase kann er ihn wohl nicht übersehen haben. Seine Netzhaut war mit
einem Licht überflutet worden, das um ein Vielfaches heller war als die
hellste Glühbirne in seiner Wohnung, und doch ist er absolut sicher, keinen Blitz gesehen zu haben. Wie ist das möglich?

Die Antwort auf das Rätsel lieferten die Geräte, die wir zur Überwachung der Hirnaktivität benutzen. Sie zeigten uns, daß genau in dem Moment, in dem das Licht aufblitzte, etwas in seinem Gehirn passiert war.
Der junge Mann war für zwei Sekunden eingeschlafen, so kurz, daß es
ihm nicht bewußt geworden war. Und doch war in diesem Schlafmoment
die Tür der Wahrnehmung zwischen Gehirn und der Außenwelt zuge-
schlagen worden und hatte sogar das Eindringen eines hellen Lichts versperrt.

Bis zu jenem Nachmittag im Labor vor einem Vierteljahrhundert hatte
ich mich nicht besonders für den genauen Zeitpunkt des Schlafbeginns
interessiert. Wir beobachteten gewöhnlich ganze Nächte hindurch – acht
oder mehr Stunden, vierhundert bis fünfhundert Minuten. Nun konnten
wir den Schlafbeginn als den Punkt bestimmen, an dem sich das Hirnwellenmuster eindeutig und unübersehbar veränderte. Wie jedermann
stellte ich mir das Einschlafen als einen allmählichen Prozeß vor, der mit
einer Verringerung an Aktivität und Stimulation einherging.

Der Befund des Röhrenblitzlichts konnte nur erklärt werden, wenn der
Übergang von Wachen zu Schlafen durch einen massiven aktiven Prozeß
vollzogen wurde, der sensorische Nervenimpulse abrupt blockierte oder
veränderte und das Sehvermögen ausschaltete. In anderen Worten, eben
noch sehend und unserer Umwelt bewußt, sind wir eine Millisekunde später total blind. Der Moment des Schlafens tritt ein, wenn das Gehirn einen
Schalter knipst und sich von der Außenwelt abschottet. Obwohl ich damals das Schlafphänomen schon mehr als zwanzig Jahre untersucht hatte,
war mir diese Tatsache bis dahin noch nicht aufgegangen.

Menschen haben große Schwierigkeiten, bei sich den »Moment des

Einschlafens« exakt zu bestimmen. Es ist nicht wie ein Nadelstich. Oft bitte ich meine Studenten, den Moment des Einschlafens zu beschreiben, aber sie können es nicht. An mehr als daran, daß sie vor dem Einschlafen im Bett gelegen haben, können sie sich nicht erinnern. Dieses neurale Umschalten, dieser Sprung von einer Realität in die andere ist so vollständig, daß es sehr schwierig ist, die Schlaferfahrung selbst zu beschreiben. Was uns übrig bleibt, wenn wir erwachen, ist weniger eine Erinnerung des Schlafens, als vielmehr ein Rest von Schläfrigkeit, ein vages Gefühl, gut oder nicht gut geschlafen zu haben und vage Traumfragmente.

Dieses Experiment brachte mich einmal mehr zum Nachdenken über die Frage, die mich fast mein ganzes Leben beschäftigt hat: Was ist Schlaf? Sechsundvierzig Jahre lang habe ich das schlafende Selbst umkreist, um zu verstehen, was passiert, wenn wir schlafen. Nacht für Nacht habe ich Menschen im Labor und in der Klinik bei der so alltäglichen wie tiefgreifenden Verwandlung beobachtet, die wir Einschlafen nennen. Ich begreife Schlaf als einen untrennbaren Teil unseres Lebens, als das nächtliche Yin zum Yang des Wachlebens, als wesentlichen Bestandteil unseres Lebenszyklus. Ich habe auch gelernt, daß Schlaf töten kann, wenn wir seine Souveränität über unser Leben nicht anerkennen oder nicht für seine Gesundheit sorgen.

Meistens beschreiben die Leute Schlaf durch das, was er nicht ist. Wir sagen, Schlafen ist nicht Wachen. Oder wir sagen, Schlafen ist das Abschalten für die Nacht. Auf der Suche nach einem Vergleich könnten wir sagen, der Schlaf sei wie das Abstellen des Wagens in der Garage und Abziehen des Zündschlüssels oder wie das Ausschalten eines Computers, oder wie das letzte Ausknipsen, der Tod. Viele Kulturen betrachten den Schlaf als kleinen Tod. Einige gehen so weit zu sagen, die Seele verlasse beim Schlafen den Körper und kehre am Morgen wieder in ihn zurück. Auch ohne solche Erklärungen haben die meisten von uns die Vorstellung, Schlaf sei eine Unterbrechung aller Aktivität, ein Vergessen, in das wir versänken, und in dem nichts passiere.

Die Wahrheit ist genau umgekehrt. Wenn sich die Muskeln entspannen, verändert sich das Denken, und das Gehirn verhält sich anders. Während des Schlafs setzt das Gehirn neue Kombinationen von Hormonen und chemischen Botenstoffen frei, die im ganzen Körper eine zellulare Aktivität anregen. Manchmal erscheint das schlafende Gehirn aktiver als das wache; bei schneller neuronaler Entladung verbrennt es große Mengen an Zucker und Sauerstoff. Im Traum nimmt der Geist ein anderes Bewußtsein an, bewohnt eine neue Welt, die für ihn ebenso real ist wie die Welt, die er im Wachsein erfährt.

Manchmal vergleiche ich das Schlafstudium mit der Ozeanographie. Wie der Ozean ist der Schlaf in seinen Tiefen wenig kartographiert und in seiner Unermeßlichkeit phänomenal. Meine erste Reise auf hoher See war eine Kreuzfahrt nach Japan, ein Geschenk von Uncle Sam. Im Januar 1946, als mein Truppentransporter unter der Golden Gate Bridge hindurchfuhr, freute ich mich auf ein großes Abenteuer. Sobald wir jedoch den Hafen verlassen hatten und die erste wirkliche Dünung unter dem Schiff hinwegrollte, ging es mir im Magen schon weniger gut. Als ich mich nach ein paar seekranken Tagen wieder auf Deck wagte, war ich von den Wellenbergen und -tälern des Ozeans überwältigt. Das Ausmaß des Pazifiks flößte mir Ehrfurcht ein. Tag für Tag, Nacht für Nacht waren wir mit zwanzig Meilen pro Stunde durch die Wellen des Ozeans gestampft, und niemals hatte sich die Aussicht geändert, ein endloses Wasser, das sich bis zum Horizont erstreckte. Auf dieser Reise begriff ich sinnlich, wieviel Erdboden unter den Wassermassen begraben liegt.

So wie ich mir erst durch eine Ozeanreise der wahren Dimension des Ozeans bewußt wurde, lernen wir auch die Maße des Schlafs erst schätzen, wenn wir einmal die ganze Nacht nicht schlafen konnten (wegen Schlaflosigkeit oder eines schreienden Babys). Und wie die Ozeanwissenschaftler waren die Schlafwissenschaftler lange Zeit auf Stichproben an der Oberfläche beschränkt, in Erwartung darunter liegender großer Entdeckungen. Die Geschichte der Schlafwissenschaft ist die Geschichte der Fangbeuten, die unsere Netze aus der Tiefe heraufgeholt haben und die auf verborgene Geheimnisse verweisen. Mit Hilfe der Genetik und Neurologie können wir nun tief in den Ozean des Schlafs eintauchen und den Grund viel mehr ausleuchten.

Die Definition von Schlaf

Ich habe meinen Entschluß, einen Einführungskurs über Schlaf und Träume für Stanford-Studenten zu entwickeln, nicht bereut. Durch die Lehre war ich gezwungen, auf elementare Fragen wie »Was ist Schlaf?« gute und einfache Antworten zu finden. Über die Jahre haben Menschen ihre schlafenden Nächsten beobachtet und die eindeutige Veränderung im Wechsel von Aktivität zu Bewegungslosigkeit, von offenen zu geschlossenen Augen festgestellt. Schlaf wurde als ein Ruhezustand definiert im Gegensatz zum Wachen, einem Aktivitätszustand. Doch können diese

Veränderungen auch eintreten, ohne daß die Person einschläft. Meine Frage lautete: Was gibt es am Schlaf, was partout nicht simuliert werden kann? Wir können ruhig mit geschlossenen Augen daliegen, wir können sogar das Schnarchen nachmachen. Wie wir später sehen werden, können wir auch in einem Zustand, in dem wir nicht ganz wach sind, alles mögliche tun, schreien, rennen oder sogar jemanden angreifen. Was ist das untrügliche Anzeichen für Schlaf?

Ich definiere Schlaf durch zwei Wesensmerkmale. Das erste und bei weitem wichtigere ist die Wahrnehmungsmauer, die der Schlaf zwischen Bewußtsein und Außenwelt errichtet. Das Schließen der Augenlider erleichtert das Schlafen, aber wir würden genauso ohne Augenlider schlafen. Natürlich kann Lärm, wenn er laut genug ist, die Mauer durchbrechen und den Schläfer wecken. Das zweite Merkmal des normalen Schlafs ist seine unmittelbare Reversibilität. Selbst wenn jemand tief schläft, kann er durch eine intensive und hartnäckige Stimulation immer geweckt werden. Wenn nicht, ist die Person bewußtlos oder tot.

Diese zwei Wesensmerkmale unterscheiden Schlaf von anderen schlafähnlichen Zuständen. Wir können zum Beispiel aus dem Koma oder der Narkose nicht unmittelbar aufgeweckt werden. Da der Schlaf die Menschen von den meisten äußeren Geräuschen abschneidet, kann Hypnose – in der der Hypnotisierte auf Suggestionen reagieren kann – in keinem Sinne des Wortes Schlaf genannt werden. Winterschlaf ist nicht einfach zu unterbrechen und daher auch nicht Schlaf – obwohl er aus Schlaf entstanden sein mag. Diese Nichtschlafzustände verweisen auf zwei weitere wichtige Qualitäten von Schlaf. Anders als Koma, Narkose oder Hypnose, die einer Verletzung, eines Narkotikums oder eines äußeren Einflusses bedürfen, tritt Schlaf natürlich ein, und er tritt periodisch – bei Menschen täglich – ein, anders als beim jährlichen Winterschlafsmuster. Tiere, die gerade aus dem Winterschlaf kommen, zeigen Zeichen von Schlafmangel, so daß Winterschlaf der gewöhnlichen Funktion des Schlafs in die Quere kommen kann.

Schlaf wird auch von elektrischen Veränderungen im Gehirn charakterisiert, die die Wissenschaftler mit Elektroenzephalographen (EEG) messen können; diese stellen Hirnwellen graphisch dar. Mit der EEG-Aufzeichnung der Gehirnaktivität veränderte sich die Schlafforschung grundlegend. Nun konnte sie über die Beobachtungen der Philosophen und Dichter hinausgehen und einen Einblick in die innere Funktionsweise des schlafenden Gehirns gewinnen. Heute befestigen wir im Schlaflabor Elektroden an der Kopfhaut einer Person, deren Gehirnaktivität von einem sogenannten Polygraphen in Form von Schnörkellinien auf einem laufenden Papierband dargestellt wird. Die aufgezeichneten Schnörkellinien ähneln denen eines Lügendetektors. Weil die elektrische Aktivität des Gehirns rhythmisch ist, nennen wir die Linien Hirnwellen. Sie verändern ihre Gestalt und oszillieren in Abhängigkeit vom Zustand des Gehirns langsam oder schnell.

Porträt einer Familie anhand eines Nachtschlafs

Um von den Vorgängen während des Schlafs und dem Panorama möglicher Schlafstile und -probleme einen konkreteren Begriff zu bekommen, betrachten wir eine fiktive vierköpfige Familie. Stellen wir uns eine Mutter in ihren frühen Vierzigern vor, einen Ehemann, der auf die Fünfzig zugeht, deren sechzehnjährige Tochter und zehnjährigen Sohn. Sie leben in einem großen, gemütlichen Vorstadthaus. Wir wollen sie eine Nacht lang begleiten und die Unterschiede bei den vier Schläfern und zwischen fast vier Jahrzehnten beobachten.

Nach dem Abendessen darf der Sohn noch ein bißchen fernsehen; etwa um halb neun Uhr macht er sich fürs Bett fertig. Er zieht seinen Schlafanzug an, putzt seine Zähne, trödelt ein bißchen herum und geht in sein Zimmer. Nach dem Gutenachtkuß wird die Micky-Maus-Lampe angemacht und das Zimmerlicht geht aus. Er schließt seine Augen und beginnt sich zu entspannen.

Vielleicht denkt er an den vergangenen Tag oder den morgigen oder das Fernsehen. Seine Atmung verlangsamt sich, seine Muskeln werden schlaffer, und seine Gedanken beginnen zu schweifen. Er ist noch nicht eingeschlafen, aber entspannt und bereit zum Schlafen. Seine Körpertemperatur ist in den letzten paar Stunden leicht gefallen, und seine Epiphyse hat das Hormon Melatonin in den Blutstrom ausgeschüttet, was seinem Gehirn und Körper signalisiert, daß es dunkel ist und Zeit für den Übergang in den Schlaf.

Wäre er an eines der EEG-Geräte in unserem Schlaflabor angeschlossen, könnten wir seine elektrische Gehirnaktivität beobachten. Wenn der Junge voll wach ist, beschreiben seine Gehirnwellen einen schnellen Typus von niedriger Spannung, die Beta-Wellen (vgl. Abb. 1). Wenn er seine Augen schließt und in einen Zustand ruhigen Wachens verfällt, gehen seine Gehirnwellen in einen langsameren Typus von größerer Stärke über, die Alpha-Wellen. Dann verschwinden die Alpha-Wellen schnell und machen einem Typus von noch niedrigerer Frequenz Platz, die Theta-

Wellen. Sein Geist wandert in die Richtung der unmarkierten Grenze, die Wachheit von Schlaf trennt, und mit einem Schritt hat er sie überwunden.

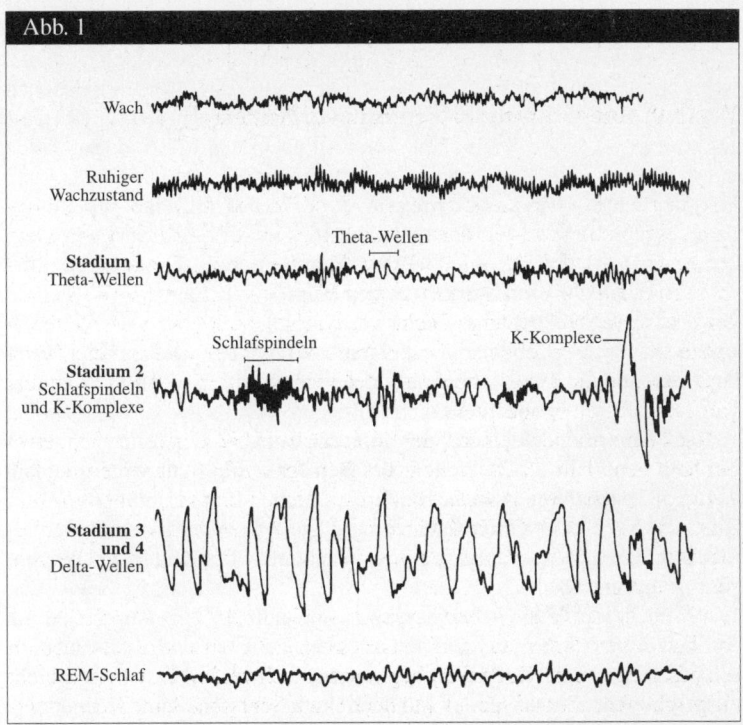

Abb. 1

Wach

Ruhiger Wachzustand

Stadium 1 Theta-Wellen

Theta-Wellen

Schlafspindeln

K-Komplexe

Stadium 2 Schlafspindeln und K-Komplexe

Stadium 3 und 4 Delta-Wellen

REM-Schlaf

In dem Moment, in dem die Alpha-Wellen der Schläfrigkeit den Theta-Wellen des ersten Schlafstadiums weichen, fällt ein Sinnesvorhang und isoliert den Geist von der Außenwelt. Er nimmt die Geräusche im Haus nicht länger wahr – das Telefongespräch seiner Mutter und das Brummen des Geschirrspülers. Er riecht nicht mehr den Duft des frisch gewaschenen Bettuchs oder fühlt nicht mehr die Steifheit der Baumwolle, die er beim Besteigen des Bettes bemerkt hatte. Vorübergehend wird er sich seines rechten Beins bewußt, als es irgendwo anstößt, doch kehrt er sehr schnell in seine Schlafwelt zurück. Der Schlaf des ersten Stadiums ist ein leichter Schlaf; ein leiser Stoß oder der Schrei einer Katze können ihn aufwecken. Wenn man den Jungen jetzt aufweckte, sagte er vielleicht, daß er gar nicht geschlafen habe. Auf Zuflüsterung seines Namens wird er jedoch während des ersten Schlafstadiums nicht reagieren; sein Geist ist abgeriegelt. Seine Augen bewegen sich langsam hin und her – es sind noch nicht die schnellen Bewegungen des REM-Schlafs.

Nach etwa fünf Minuten des ersten Schlafstadiums geht der Junge ins zweite Stadium über. Würde er jetzt aufgeweckt, wüßte er schon eher, daß er geschlafen hatte, obwohl es immer noch ziemlich einfach wäre, ihn zu wecken. Dieses Stadium läßt sich durch zwei weitere Typen schlafspezifischer Gehirnwellen bestimmen, Schlafspindeln und K-Komplexe, beide episodischer Natur und von nur zwei oder drei Sekunden Dauer. Eine Schlafspindel ist ein kurzer Ausbruch von Wellen mit einer zwei- oder dreifachen Frequenz der Theta-Wellen im Hintergrund. Auf dem EEG ähnelt es ein wenig der Spindel eines alten Spinnrads. K-Komplexe sind große Wellen, die wie kleine Erdbeben auf dem Seismographen aus dem Nirgendwo auftauchen und wieder verschwinden. Diese zwei Wellenformen reflektieren angeblich die massiven Veränderungen des Gehirns, wenn es sinnliche Informationen verarbeitet. Was immer sie genau bedeuten, für mich sind sie wichtig. Durch sie können wir absolut sicher sein, daß das Gehirn schläft und sich im Non-REM-Schlaf des zweiten Stadiums befindet. Diese schönen Wellen auf dem EEG bewundere ich und bin jedesmal entzückt, wenn eine Welle der anderen Platz macht.

Nach weiteren fünf oder zehn Minuten geht der Junge ins dritte Schlafstadium über, das erste Stadium des sogenannten Tiefschlafs. Dieses Stadium kündigt sich durch eine letzte Art von Hirnwellen an, die Delta-Wellen. Wenn die Theta-Wellen des zweiten Stadiums mit den Wellen am Strand vergleichbar sind, klein und ungleichmäßig, so sind die Delta-Wellen wie die Ozeandünung, lang, regelmäßig und von verhältnismäßig niedriger Frequenz. Theta-Wellen, Schlafspindeln und K-Komplexe sind zwar im dritten Stadium noch vorhanden, doch sind sie wie das Spiel des Windes auf der Ozeandünung schwerer zu sehen.

Da die ozeanischen Delta-Wellen nun die kleineren Theta-Wellen verschlucken, hält sich der Junge nur relativ kurze Zeit im dritten Stadium auf. Wenn die Theta-Wellen vorbei sind und die Schlafspindeln und K-Komplexe kaum noch auszumachen sind, ist er in die tiefste Phase des Schlafs, ins vierte Stadium, eingetreten, die auch langsamwelliger Schlaf genannt wird. Endlich treibt der Junge in einem Meer von Schlaf, seine Gehirnwellen heben und senken sich nach einem tiefen Delta-Muster, außerhalb von der Landsicht des uns vertrauten Bewußtseins. Er schläft fest, ist schwer aufzuwecken, sein Herz und seine Atmung gehen regelmäßig und relativ langsam, seine Muskeln sind fast vollständig entspannt.

Während dieses ersten tiefen Schlafs der Nacht sondert der Körper des Jungen einen Puls von Wachstumshormonen ab. Dieses Hormon hilft, die Zellen zu teilen und zu vervielfältigen, neues Gewebe für seinen wachsenden Körper zu bilden und beschädigtes Gewebe neu aufzubauen. In wenigen Jahren wird ein Ansteigen des nächtlich sezernierten Wachstumshormons den Beginn der Pubertät signalisieren. Während dieser Schlafphase schüttet sein Körper auch das Hormon Prolaktin aus. Wir wissen, daß Prolaktin für die Milchproduktion stillender Mütter wichtig ist, doch wissen wir nicht, was es bei Kindern und nicht stillenden Erwachsenen bewirkt oder warum es gerade während des Schlafs am meisten freigesetzt wird.

Es ist nun etwa zehn Uhr. Der Junge treibt noch weitere fünfundvierzig Minuten im vierten Schlafstadium, beträchtlich länger als Erwachsene. Um Viertel vor elf Uhr erscheinen noch einmal Zeichen eines leichteren Schlafs. Wie gewisse Vögel am Meer, die den Seeleuten die Nähe von Land künden, tauchen die Theta-Wellen, Schlafspindeln und K-Komplexe des dritten Stadiums wieder auf. Der Junge rührt sich, wacht aber nicht auf, sondern bereitet sich nur auf einen ganz anderen Schlaf vor. Nach zehn Minuten ist es soweit. Seine Augen bewegen sich unter den geschlossenen Lidern ruckhaft hin und her. Alle willkürlichen Muskeln werden vollkommen gelähmt, und die Gehirnaktivität nimmt stark zu. Der Junge träumt. Er hat Land gesichtet und wieder zu Bewußtsein gefunden, doch wie Gulliver ist er nun in einem seltsamen Land, das sich von dem im Wachleben extrem unterscheidet.

Diese Periode des Schlafs heißt REM-Schlaf, wegen der schnellen Augenbewegungen, die sie begleiten. Die Delta-Wellen sind verschwunden, und die bewegten Theta-Wellen sind wieder da, doch gibt es nun auch kurze Ausbrüche von Alpha- und Beta-Wellen, die an sich Wachheit charakterisieren.

Die erste Traumperiode dauert gewöhnlich nicht länger als zehn Minuten. Dann steigt der Junge noch einmal in den tiefen Schlaf der Stadien drei und vier ab. Immer wieder durchstreift er in der Nacht tiefen und flachen Schlaf und wacht oft für ein paar erinnerungslose Augenblicke auf – wie ein Delphin, der auf- und abgleitet und sich manchmal in einem Bogen ganz aus dem Wasser erhebt, um Luft zu schöpfen. Er wird vier oder fünf oder sogar sechs weitere Traumperioden haben und zwischen zwei total verschiedenen Arten des Schlafs – REM und Nicht-REM – hin und her wechseln.

Um zwei Uhr ist der Junge in der Mitte des Schlafzyklus und seine Körpertemperatur erreicht ihren tiefsten Stand, etwa zwei ganze Grade unter seiner Tageshöchsttemperatur. Die nächste Nachthälfte ist traum-

reicher, da jede REM-Periode länger dauert. In diesen frühen Morgenstunden steigt der Spiegel des Cortisolhormons im Blut des Jungen. Cortisol wird in Streßzeiten ausgeschüttet, doch seine Hauptaufgabe ist es
jetzt, Energievorräte zu mobilisieren, um den Körper auf die Erfordernisse des kommenden Tages vorzubereiten. Es erreicht seinen Höchst-
stand direkt vor dem Aufwachen des Jungen.

Um halb sieben Uhr nähert er sich dem Ende der letzten REM-Periode.
Mit dem ersten Licht im Fenster ein paar Minuten später wacht er auf, öffnet seine Augen und sinnt ruhig liegend dem gerade vergangenen Traum
nach – als er über einen Strand flog. Etwa zehn Minuten verharrt er in
Schlafträgheit, ein vorübergehendes schläfriges Gefühl, das dem Erwachen nachhängt. Alle Momente der Nacht, in denen er aufgewacht war,
sind aus seiner Erinnerung gelöscht; es ist ihm, als hätte er seinen Kopf
am Abend auf das Kissen gelegt, dann mit den Augen geblinzelt und den
Morgen begrüßt. Ein paarmal Gähnen, und schon ist der Junge voller Energie und bereit für den Tag.

Für mich hat die Reise des Zehnjährigen durch die Nacht etwas Schönes. So vieles von dem, was den Schlaf eines Erwachsenen unterbricht,
gibt es bei ihm noch nicht. Selbst nach fünfundvierzig Jahren des Stu-
diums von Gehirnwellenaufzeichnungen an EEG-Geräten kann ich mich
zu meinem Erstaunen noch immer für die perfekten Schlafspindeln, den
Text der Theta-Wellen, die absolut perfekte Nacht des Kinderschlafs be-
geistern.

Nach unserem heutigen Erkenntnisstand dürfte das Ende der Kindheit
mit dem des goldenen Zeitalters des Schlafs zusammenfallen, zumindest
für die meisten. Kein Zweifel, unsere Netze im Schlafozean haben einen
fast unglaublich großen Fang an Schlafmangel und Schlafstörungen zutage
gefördert. In dieser selben Nacht schläft die Mutter des Jungen schlecht.
Anstatt zur gewohnten Zeit ins Bett zu gehen, schiebt sie noch ein paar
Stunden für einen Jahresbericht ein, der bald fertig werden muß. In den
letzten Nächten hat sie immer weniger geschlafen und ist aus Sorge über
den nahen Redaktionsschluß lange aufgeblieben. Sie arbeitet bis nach
Mitternacht und nimmt noch einen Nachttrunk, um ihren Kopf zu beruhigen. Dann sieht sie noch einmal in ihrem E-mail-Postfach nach und tippt
Antworten. Sie kann den Tag nicht loslassen. Sie setzt sich ein paar Minuten vor den Fernseher, um das Ende einer Sendung zu sehen. Todmüde
läßt sie sich ins Bett fallen.

Einmal im Bett, sorgt die Kombination von tagsüber aufgestauter Schlafschuld und Nachttrunk für einen schnellen Eintritt in das erste Schlafstadium und dann in den wahren Schlaf des zweiten Stadiums. Sie hat in den
letzten Nächten wenig geschlafen und leidet unter großem Schlafmangel.

Zwei Stunden später jedoch verliert sich die Wirkung des Alkohols auf das Gehirn und die auf ihre Blase nimmt zu. Um drei Uhr weckt sie ihr Körper auf. Sie geht ins Bad und schlurft zurück ins Bett, kann jedoch nicht einschlafen. Ihre Gedanken kreisen um Haushaltszahlen, und ihre Nebennierendrüsen pumpen ihren Körper mit Streßhormonen voll. Sie liegt wach, starrt an die Decke, hört auf das Schnarchen ihres Mannes auf der anderen Seite ihres großen Bettes und versucht, ihre Gedanken abzuschalten. Wieder ist sie da, die schlaflose Nacht, die sie im Büro nicht zu erwähnen wagt und die ihrem Arzt zu berichten ihr nicht einfällt. In den nächsten zwei Stunden hat sie das Gefühl, ständig auf die Uhr zu schauen, aus Sorge, nicht mehr einzuschlafen, tatsächlich jedoch schläft sie insgesamt eineinhalb Stunden ungleichmäßig, wobei sie sogar mehrmals kurzweilig in Tiefschlaf verfällt. Um fünf Uhr, eine Stunde, bevor sie aufstehen muß, hat sie die Hoffnung aufgegeben, noch einzuschlafen. Indem sie sich damit abfindet, bald aufzustehen, entspannt sie sich soweit, um für eine weitere Stunde in einen ungebrochenen Schlaf zu verfallen, bevor der Wecker um sechs Uhr klingelt.

Auch der Wecker der Tochter ist auf sechs Uhr gestellt, eine Stunde, bevor sie sich anziehen und zum Schulbus gehen muß. Sie verbringt den Abend in ihrem Zimmer, angeblich um Hausaufgaben zu machen. Mit ihrem Kopfhörer hört sie ihre Lieblingsband, kann sich jedoch weiter auf die Algebraaufgaben vor sich konzentrieren. Um zehn Uhr klopft ihr Vater an die Tür und sagt: »Zeit fürs Bett.« Sie rührt sich nicht. »Ich muß diese Aufgaben lösen«, antwortet sie. Sie fühlt sich überhaupt nicht bettreif. Um elf Uhr öffnet ihre Mutter die Tür. »Jetzt aber ab ins Bett!« sagt sie streng. Ihr Mann ist schon ins Bett gegangen.

Um Viertel nach elf Uhr sitzt die Tochter im Pyjama auf dem Bettrand und feilt ihre Nägel. Das nimmt ziemlich viel Zeit in Anspruch. Um halb zwölf Uhr kommt ihre Mutter wieder in ihr Zimmer und schaltet die Deckenbeleuchtung aus; sie sagt: »Wenn ich noch einmal kommen muß …« Die Tochter knipst die Bettlampe aus, ist jedoch noch hellwach und voller Gedanken. Da ist noch eine Modezeitschrift, die sie anschauen möchte; sie liest gewöhnlich unter der Decke mit der Taschenlampe. Kurz nach Mitternacht weiß sie, daß sie unglaublich müde sein wird, wenn der Wecker losgeht. Sie kuschelt sich in ihre Decke und versucht einzuschlafen, doch sorgt sie sich um den Algebratest. Um halb ein Uhr schließlich wird sie nach einigem Hin-und-her-Wälzen ruhig und schläft ein.

Ihr Schlaf ähnelt dem ihres Bruders. Da sie so viele Nächte lange aufgeblieben ist, hat sie Schlafmangel und fällt schnell in einen tiefen Schlaf. Nach etwa einer Stunde bewegt sie sich, als würde der REM-Schlaf beginnen, aber nach etwas Unruhe ist sie wieder im vierten Stadium. Um vier Uhr beginnen ihre Augen sich zu bewegen und markieren das Einsetzen einer langen Periode von REM-Schlaf. Nach einem weiteren Neunzigminutenzyklus durch alle Schlafstadien klingelt der Wecker laut und eindringlich. Halb betäubt greift sie hinüber, schaltet ihn ab – eine Handlung, an die sie sich nicht erinnern wird – und schläft sofort wieder ein. Kurz danach kommt ihre Mutter ins Zimmer und weckt sie behutsam, bis sie wirklich aufwacht.

Auch der Vater hat eine anstrengende Nacht, obwohl er es nicht weiß. Nach dem Abendbrot kramt er noch ein bißchen in seinen Papieren, besteigt dann im Keller ein Trainingsrad und duscht anschließend. Auf der Waage bemerkt er, daß er gut zwanzig Pfund Übergewicht hat. Er ist müde. Nachdem er wie in Trance und gedankenlos gesessen hat, fällt ihm ein, daß er das Regal im Badezimmer reparieren muß. Endlich steht er auf, hat aber vergessen, wo er sein Werkzeug gelassen hat. Er findet es und macht sich am Regal zu schaffen. Er realisiert, daß es halb zehn Uhr ist und denkt: »Endlich kann ich bald ins Bett.« Um zehn Uhr klopft er an die Tür seiner Tochter und zieht sich dann selbst zurück. Er zieht seinen Pyjama an und klettert ins Bett. Kaum eingeschlafen, fängt er zu schnarchen an.

Kurz danach rollt er sich auf den Rücken. In dieser Position schaukelt sich sein Schnarchen hoch. Jedesmal, wenn die Familie eine Campingreise macht, beschweren sich die Nachbarn. Manchmal schläft seine Frau auf der Schlafcouch im Wohnzimmer, doch meistens schläft sie bei ihm. Im Bett trägt sie einen Ohrpfropfen; sie meint, das Geräusch mittlerweile nicht mehr zu hören. Jede fünf oder zehn Minuten stößt er einen unruhigen Schnarchton aus, gefolgt von einer Reihe tiefer Atemzüge, bis er seine Position verändert und sich wieder einrichtet. Wenn wir seinen Herzschlag und den Sauerstoffspiegel in seinem Blut mäßen, sähen wir eindeutige Schwankungen. Das geht die ganze Nacht durch. Niemals kommt er in den Genuß des tiefen Schlafs seiner Kinder, weil sein Schnarchen und Luftschnappen den Schlaf unterbricht – zwar nicht genug, um sich später daran zu erinnern, aber genug, um Gehirn und Körper um den nötigen, ununterbrochenen Schlaf zu bringen. Es gibt eine Phase, in der er sich auf den Bauch rollt und das Schnarchen etwas abklingt. Während dieser Phase tritt er in den REM-Schlaf ein. Sein Wecker klingelt um halb sieben Uhr. Es ist nicht einfach aufzustehen, doch geht er sofort unter die Dusche, um auf die Beine zu kommen.

Schlaftrunken versuchen Vater, Mutter und Tochter am Morgen, ihren Tag zu beginnen. Die Mutter duscht, dann wankt sie in die Küche, um sich eine Tasse Kaffee zu machen. Der Vater nimmt ein leichtes Frühstück ein; sein Arzt ist über seinen erhöhten Blutdruck besorgt und hat ihm Medikamente verschrieben. Die Tochter stochert in ihrem Frühstück herum. Wie die meisten Mädchen will sie nicht zunehmen. Alle drei kämpfen den ganzen Tag gegen ihre Müdigkeit an, vor allem nach dem Mittagessen. Der Vater ist besonders benommen. Während einer Sitzung muß er sich zusammennehmen, um nicht einzunicken, und auf seinem Nachhauseweg übersieht er eine rote Ampel. Er nimmt sich vor, seinem Arzt beim nächsten Mal wieder von seiner Müdigkeit zu berichten. Das letzte Mal, als er ihm davon erzählt hatte, war der Arzt mehr an seinem Gewicht und seinem Blutdruck interessiert. Die Tochter schleppt sich ein wenig durch den Schultag, fühlt sich jedoch am späten Nachmittag viel wacher und kräftiger.

Währenddessen wirbelt der zehnjährige Sohn wie ein Energiebündel durch den Tag. Während des Frühstücks rennt er in der Küche hin und her; es hält ihn kaum auf dem Stuhl. Die Mutter reibt ihre Schläfen und starrt ihn beim Frühstückmachen an. Der Lärm irritiert sie, doch tief innen spürt sie Neid auf seine Energie – eine Energie, die sie selber früher besaß, bevor sie von Zeit, Verantwortung und Sorgen aufgefressen wurde.

Jeder hatte die Nacht im Bett verbracht, dennoch war jeder auf einer anderen Reise gewesen und am Morgen anders angekommen – der Sohn bereit für den anstehenden Tag, alle anderen mit dem Gefühl, vom Nachtzug überfahren worden und einem weiteren Tag mit vollem Programm ausgeliefert zu sein.

Das muß nicht so sein. Mit ein wenig Kenntnis und ein wenig Anstrengung könnte jedes Mitglied dieser Familie wieder zu einem gesunden Schlaf finden und sich etwas von dem magischen Schlaf der Kindheit zurückholen. Auch wir können das. Wir alle haben unsere eigenen Muster des Schlafens und Wachens, und es liegt an uns, unseren Schlaf zu verstehen und sein Muster und seine Anatomie zu beobachten. Wir, erwachsene Mitglieder der Industriegesellschaften, sollten einsehen, daß wir uns durch schlechtes Schlafen selbst behindern. Tagsüber sind wir nicht wachsam und nicht ganz wach.

Die Schlafmedizin ist noch jung, aber wir wissen jetzt genug über die Dynamik und Mechanik des Schlafs, um den meisten Menschen helfen zu können, in der Nacht besser zu schlafen und sich tagsüber lebendiger zu fühlen. Meiner Meinung nach hat jeder die Möglichkeit, wenigstens etwas von der Energie und dem Wohlbefinden des Zehnjährigen, dem Nachtschlaf und der Tageswachsamkeit, die wir alle in unserer Kindheit besaßen, wiederzugewinnen. Wir können bessere Eltern, Arbeiter und Freunde sein. Wir können das Schlafen erlernen.

Kapitel 2: Eine kurze persönliche Geschichte der Schlafforschung

Mit meinem Zeugnis der Universität von Washington in der Tasche fuhren mein Vater und ich Anfang September 1951 von Walla Walla nach Pendleton in Oregon, wo ich einen Zug nach Chicago nahm, um an der dortigen medizinischen Fakultät zu studieren. Wie jeder andere interessierte ich mich kaum für Schlaf und hätte es mir nicht träumen lassen, darüber zu forschen. Ich dachte wahrscheinlich wie die meisten anderen Menschen auch, daß während des Schlafens, abgesehen von gelegentlichen Träumen, das Gehirn einfach »abgeschaltet« wäre. Wie etwa die Hälfte meiner Kommilitonen wollte ich Psychiater werden, am liebsten ein Freudianischer Psychoanalytiker. Ich hatte mich mit Psychopathologie und Psychoanalyse befaßt und war vom »Problem des Bewußtseins« fasziniert. Was ist das Bewußtsein, und wie funktioniert es? Dieses Problem hatte sich in den fünfziger Jahren, als man in der Hirnforschung ein gutes Stück weitergekommen war, auf die Frage zugespitzt: »Wie lassen Nervenzellen und Nervenimpulse im Gehirn Bewußtsein entstehen?«

Im zweiten Jahr meines Medizinstudiums jedoch, im Herbst 1952, las Nathaniel Kleitman im Rahmen eines Pflichtkurses Neurophysiologie über höhere Hirnfunktionen. Obwohl ich es damals noch nicht realisierte, war dies der Wendepunkt meines Lebens. Während der Vorlesung kam mir der Gedanke, daß man Bewußtsein am besten verstehen könne, wenn man fragt, was aufgegeben werden muß, um ins Unbewußte einzutreten. Mit anderen Worten, wenn wir, da wir im Wachen bei Bewußtsein, es im Schlafen aber nicht sind, bestimmen können, welche Gehirnfunktionen ausfallen, sobald wir vom Wachen zum Schlafen übergehen, können wir schließen, was für das Bewußtsein erforderlich ist. Es war eine einfache, aber für mich damals spannende Idee. Als die Vorlesung zu Ende war, saß ich noch ein paar Minuten, um meine Gedanken zu sammeln und zu überlegen, was ich als nächstes tun sollte. Ich hatte niemals geforscht oder mit einem Professor direkt zusammengearbeitet. Ich hatte nichts als meine Begeisterung anzubieten. Ich kannte jedoch einige Kommilitonen, die mit Professoren zusammenarbeiteten. Wenn sie es konnten, warum nicht auch ich?

Ich ging direkt zu Kleitmans Büro und klopfte an die Tür. Keine Antwort. Ich atmete tief durch und klopfte lauter. Plötzlich ging die Tür einen Spalt auf und Professor Kleitman starrte mich an. Realisierend, daß ich mich hätte anmelden müssen, platzte ich heraus: »Professor Kleitman, ich würde gerne in Ihrem Labor arbeiten.«

Ohne Umschweife fragte er: »Wissen Sie irgend etwas über Schlaf?«

»Eigentlich nicht.«

»Lesen Sie mein Buch.« Und damit ging, um nicht zu sagen schlug, die Tür wieder zu.

Kleitman konnte ausgezeichnet schreiben. Auf 429 Seiten enthielt sein Buch *Sleep and Wakefulness* (Schlaf und Wachen) alles, was man bis 1939, dem Erscheinungsjahr, über Schlaf wußte. Zu betonen, daß das aus heutiger Sicht nicht besonders viel war, wäre unfair. Da es noch keine EEG-Ganznachtüberwachung gab, beschränkte sich die Forschung vor allem auf Fragebögen oder einfache Stichproben über eine einzige Variable. Kleitmans Buch war ihrem damaligen Stand entsprechend erschöpfend. Es war ein purer Zufall, der mich von Walla Walla vor die Tür jenes Mannes verschlug, der bisher als einziger auf der Welt sein Berufsleben dem Studium des Schlafs gewidmet hatte. Und nachdem ich sein Buch gelesen hatte, wußte ich in etwa über das Gebiet Bescheid.

Der Beginn der Schlafwissenschaft

Schlaf, besonders Träume, spielten in vielen alten Kulturen eine zentrale Rolle. Nach Anthropologen könnten es Träume gewesen sein, die die ersten Vorstellungen von einer Seele, einer inneren, aber vom Körper getrennten Identität, prägten. Jede Nacht schlief der Körper und kam die Seele zum Vorschein. Einige glaubten, daß die Seele den Körper verließ und in der Geisterwelt umherwandelte. Andere glaubten an eine Orientierungsfunktion der Träume für das tägliche Leben; zur Sicherheit und Gesundheit des Träumers sollte der Traum am nächsten Tag befolgt werden.

Die Nacht war und ist nicht von dieser Welt. Sie trägt den Schleier des Unbekannten und ist mit dem Tod eng verwandt. Eine alte Vorstellung ist die vom Schlaf als einem kleinen Tod oder die vom Tod als einem langen Schlaf. Im alten Griechenland galten Hypnos, der Gott des Schlafes – von dem das Wort »Hypnose« kommt –, und Thanatos, der Gott des Todes, als die Zwillingskinder der Nacht. Kleine Tonfiguren stellen sie als Säuglinge an je einer Brust der Mutter Nacht dar.

Hartnäckig hält sich die irrtümliche Vorstellung vom Schlaf als einem

Zustand, der vom Gehirn passiv erlitten und nicht aktiv erzeugt wird. Die Griechen waren die ersten, die die Frage, wie und warum wir schlafen, zu erklären versuchten. Im fünften Jahrhundert vor Christus sah Alkmäon die Ursache des Schlafs in der Blutfüllung der Gehirngefäße; mit dem Abfluß des Blutes aus dem Gehirn würden die Schläfer aufwachen. Platon und Aristoteles glaubten, daß Dämpfe aus der Nahrungsverdauung im Magen in das Gehirn stiegen und dort den Schlaf auslösten. Die aristotelischen Schlafvorstellungen wurden erst im fünfzehnten und sechzehnten Jahrhundert abgelöst, als die Naturphilosophen entdeckten, daß sie anatomisch unhaltbar waren. Merkwürdigerweise konzentrierten sich die neuen Theorien weiterhin auf Blut und »animalische Körpersäfte«. Nach der populärsten Theorie des achtzehnten Jahrhunderts wurde der Schlaf dadurch verursacht, daß Blut in den Kopf floß und Druck auf das Gehirn ausübte – ähnlich dem, was die Griechen zweitausend Jahre zuvor behauptet hatten.

Das neunzehnte Jahrhundert brachte neue Theorien hervor, doch basierten sie alle auf der falschen Voraussetzung, daß das Gehirn während des Schlafs ruhe. Naturphilosophen glaubten, daß der Schlaf einträte, wenn das Gehirn nicht genug stimuliert werde, um wach zu bleiben. Man stellte sich das Gehirn wie eine Maschine vor, die angekurbelt werden mußte, damit sie lief. Wenn die Kurbel anhielt, kam das Gehirn zum Stehen. In den dreißiger Jahren des neunzehnten Jahrhunderts faßte ein aufmerksamer Beobachter die Vorstellung mit dem Satz zusammen: »Schlaf ist der Zustand zwischen Wachleben und Tod, wobei das Wachen als der aktive Zustand aller animalischen und intellektuellen Funktionen und der Tod als der ihrer totalen Aufhebung betrachtet wird.«

Philosophen sahen im Akt des Einschlafens die Einwirkung einer dunklen und ruhigen nächtlichen Umwelt auf ein passives Gehirn. Erst Mitte des zwanzigsten Jahrhunderts fanden Schlafwissenschaftler heraus, daß Schlaf nicht etwas ist, das uns einfach passiert, sondern daß sich das Gehirn selbst in den Schlaf versetzt. Bis dahin schien die Vorstellung eines passiven Gehirns intuitiv richtig zu sein.

Im Jahre 1952 trat die Schlafforschung in eine neue Phase ein. Seither haben wir mehr über Schlaf gelernt, als in der ganzen Geschichte zuvor. An die Stelle grober Spekulation früherer Naturphilosophen ist heute solide Wissenschaft getreten, in der wir Hirnwellen aufzeichnen und diese im Spektrum von Bewußtsein und Nichtbewußtsein, von voller Wachheit bis hin zu Schläfrigkeit, durch alle Stadien von Schlaf und Traum hindurch, verorten.

Die für die spätere Schlafwissenschaft entscheidenden technischen Fortschritte waren meines Erachtens folgende: zunächst, 1875, Richard

Cotons; Entdeckung der spontanen elektrischen Aktivität in Tiergehir-
nen; dann, in den späten zwanziger und dreißiger Jahren des zwanzigsten
Jahrhunderts, der Nachweis des deutschen Psychiaters Hans Berger, daß
auch menschliche Gehirne spontane elektrische Aktivität zeigen, die an
der Kopfhaut aufgezeichnet werden kann. Wenn ich bedenke, wie schwer
Kleitman und ich uns damals mit der Aufzeichnung ordentlicher Hirnwellen taten, grenzt Bergers Nachweis mit der ihm verfügbaren primitiven Ausstattung an ein Wunder. Eindeutig identifizierte er den Alpha-
Rhythmus des Wachzustandes; nach seiner Beobachtung verschwand der
Rhythmus beim Einschlafen der Person und hatte die elektrische Aktivität
während des Schlafs eine sehr niedrige oder spärliche Amplitude. Mittlerweile glaube ich, daß sich dieses Ergebnis so sehr mit seinen Erwartungen deckte, daß er keine weiteren Anstrengungen machte, den Schlaf
genauer zu analysieren. In den dreißiger Jahren wurde die Existenz spon-
taner elektrischer Aktivität von Lord Adrian bestätigt; er beschrieb auch
einige der uns heute bekannten Wellenformen. Gleichwohl war die Technik noch zu primitiv und zu schwierig zu handhaben. Der Zweite Weltkrieg unterbrach die Entwicklung, doch führten die militärischen Fortschritte in der Elektronik danach zu einer schnellen Verbesserung der
Technik.

Man könnte denken, daß die Signale der Milliarden von Neuronen im
menschlichen Gehirn ein chaotisches, desorganisiertes Signal produzieren, wie das Stimmengewirr an der Börse. Aber Gehirnsignale sind anders. Zwar entladen die Nerven nicht in exakter Übereinstimmung, doch
ergeben die Nervensignale ein bestimmtes Muster, und das allgemeine
Auf und Ab der Nervenaktivität zeigt sich am EEG in Gestalt der vorher erwähnten Hirnwellen. Auf dem Papier sind die aufgezeichneten
Hirnwellen nicht glatt – es gibt immer noch genug chaotische Aktivität,
die die Linie zittrig aussehen läßt –, doch die Wellen sind unverkennbar
da.

Nathaniel Kleitman, mein späterer Professor und Mentor, war der erste, der sein Berufsleben vor allem dem Studium des Schlafs widmete.

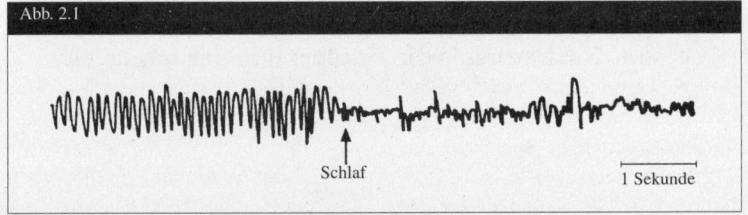

Abb. 2.1

Schlaf

1 Sekunde

Kleitman wurde in Rußland geboren, emigrierte vor dem Ersten Weltkrieg nach Palästina, um Arzt zu werden. Aus Angst, die Türken – Palästina stand unter osmanischer Herrschaft – könnten ihn als russischen Agenten verhaften, floh er bei Ausbruch des Krieges auf das erstbeste Schiff, das nach New York fuhr. Dort machte er seinen Doktor in Physiologie und wurde Professor an der Universität von Chicago, wo er in den frühen zwanziger Jahren ein Schlaflabor einrichtete. Bis dahin war die Erforschung des Schlafs ein großer blinder Fleck in der physiologischen Wissenschaft. Kleitman war der erste, der ein Labor zur ständigen und ausschließlichen Schlafforschung unterhielt. Neben seinem Büro im Physiologiegebäude belegte er in einem alten Chemielabor zwei durch eine Tür getrennte Räume. In einem stellte er ein Feldbett auf, in dem Versuchspersonen schlafen konnten, im anderen war der Beobachter. Es war primitiv, aber es funktionierte.

Als ich Kleitman traf, sprach er Englisch ohne russischen Akzent, behielt jedoch in der Forschung eine gewisse russische Autokratie bei, leitete sein Labor mit fester Hand und ohne viel zu reden. Er trug immer einen schwarzen Anzug. Er las jede Veröffentlichung, in der das Thema Schlaf vorkam. In der Forschung arbeitete er hart und bemühte sich um die Errichtung des wissenschaftlichen Gebäudes – Stein für Stein, Experiment für Experiment, Beobachtung für Beobachtung. Mit seiner Schlafforschung fügte er ein paar fehlende Steine in das Gebäude der Physiologie ein und erweiterte den Bau um ganze Stockwerke.

Damals gingen alle einschließlich Kleitman davon aus, daß das Gehirn eine bestimmte Menge an äußerlicher Stimulation brauche, um wach zu bleiben. In den dreißiger Jahren blockierte das Vorurteil, das Gehirn sei während des Schlafs inaktiv, Experimente. Wenn die Menschen einschliefen, hörte im allgemeinen die Überwachung auf. Es schien keinen Grund zu geben, immer dasselbe zu messen. Zum Beispiel nahm jemand, der an Blutdruck interessiert war, in der Nacht ein paar Proben, und dann wurden die Werte auf die ganze Nacht verallgemeinert.

Kleitmans Nachtlabor – die Entdeckung der schnellen Augenbewegungen

Nachdem ich sein Buch gelesen hatte, nahm mich Kleitman auf. »Sie können Gene Aserinsky bei dem Versuch helfen, Augenbewegungen während des Schlafs aufzuzeichnen«, sagte er.

Im Frühling zuvor hatte Kleitman Eugene Aserinsky, einem examinierten Studenten der Physiologie, den Auftrag gegeben, die Augenbewegungen von schlafenden Menschen zu beobachten. Da Kleitman alle Entwicklungen in seinem Gebiet penibel verfolgte und sechs Sprachen beherrschte, stieß er auf Dinge, die anderen mit Sicherheit entgangen wären. So hatte er italienische Berichte gelesen, nach denen der Schlafbeginn sowohl bei Kindern als auch bei Erwachsenen von langsamen, rollenden Augenbewegungen begleitet war, die allmählich verschwanden. Kleitman fragte sich, ob diese Augenbewegungen ein Indikator für die Schlaftiefe sein könnten, eine periodisch wiederkehrende Funktion eines hypothetischen fünfzig- bis sechzigminütigen Grundzyklus von Ruhe und Aktivität im Schlaf. Nach Kleitmans Vermutung konnte ein solcher Grundzyklus Babys, die hungrig genug waren, zum Stillen aufwecken.

Kleitmans erster Auftrag für Aserinsky lautete, die Körperbewegungen und Augenmotilität bei Kindern zu beobachten. Ich bin sicher, daß sich Kleitman keine umwerfenden Ergebnisse davon versprach. Das dürfte auch Aserinsky so gesehen haben, weswegen er nicht sonderlich begeistert war, nur dazusitzen und die Leute beim Schlafen zu beobachten. Für ihn, einen examinierten Physiologen, konnte sich die Schlafforschung einfach nicht mit der Erforschung des Zellstoffwechsels und anderer brennender Fragen der damaligen Zeit messen. Außerdem hatte Aserinsky eine Familie zu ernähren und wollte so schnell wie möglich promovieren und eine richtige Stelle bekommen. Sobald er seinen Titel gemacht hatte, stieg er – bis auf ein paar sporadische Experimente – aus der Schlafforschung aus.

Aserinsky beobachtete mehrere Stunden am Tag vierzehn Säuglinge zu Hause in ihren Bettchen. Er wies die Existenz eines regelmäßigen, fünfzig- bis sechzigminütigen Zyklus in Körperbewegungen und Augenmotilität nach. Erstaunlicherweise entging ihm, daß es zwei Typen von Augenbewegungen gab, eine langsame und eine schnelle.

Da der Zyklus von Ruhe und Aktivität bei den Kleinkindern so eindeutig war, beschlossen Aserinsky und Kleitman, ähnliche Beobachtungen an Erwachsenen vorzunehmen. Es gab jedoch einen großen Unterschied zwischen der Beobachtung von Kleinkindern am Tag und der von Erwachsenen in der Nacht. Da sich Iris und Pupille des Auges leicht auswölben, können auch kleine Augenbewegungen bei geschlossenen Augenlidern gut beobachtet werden. Die ganze Nacht jedoch dazusitzen und auf Bewegungen unter den geschlossenen Augenlidern einer Person zu achten, ist so ziemlich das Langweiligste, was man sich denken kann, besonders wenn man selbst müde ist. Glücklicherweise kamen Aserinsky und Kleitman auf eine leichtere Methode, Augenbewegungen aufzuzeichnen. Da die Bewegung des Augapfels elektrische Signale erzeugt, können in der Nähe des Auges angelegte Elektroden diese mit einem Polygraphen differenziert darstellen, genauso wie man Gehirnsignale aufzeichnen kann.

Um die Aufgabe zu erleichtern und Papier zu sparen, schaltete Aserinsky den Polygraphen für eine kurze Zeit an und dann für zehn bis fünfzehn Minuten ab. Sah er in der Aufzeichnungszeit eine Augenbewegung, hielt er sie schriftlich fest und schaltete die Maschine ab. So bekam er wirklich gutes Material über langsame Augenbewegungen, doch begann etwas anderes seine Aufmerksamkeit zu erregen. Manchmal, wenn er lange genug überwachte, sah er die Feder schnell hin und her schlagen. Da dies nicht die gewohnte langsame Federbewegung war, nahm er anfänglich an, es wieder einmal mit dem lästigen elektronischen »Rauschen« der primitiven luftleeren Verstärkerröhren zu tun zu haben. Die damalige Elektronik basierte auf Vakuumröhren, die bei der kleinsten Berührung zu erheblichen Fehlern führen konnten. Selbst Insekten, die in die Maschine eindrangen, verursachten Störungen; tatsächlich waren die ersten »Wanzen« wirkliche Wanzen, die sich in das Gewirr der Vakuumröhren in den frühen Rechnern verirrt hatten.

So schenkte Aserinsky dem Phänomen zunächst keine Aufmerksamkeit – konnten sich doch die Augen, wie er meinte, gar nicht so schnell bewegen. Doch als er in den folgenden Nächten immer wieder auf dasselbe Muster stieß, kamen ihm Zweifel. Schließlich, als er wieder einmal das schnelle Zickzack der Feder auf dem Papier sah, beschloß er, zur Versuchsperson hinüberzugehen und nach der Fehlerursache zu suchen. Er ging in den Schlafraum, leuchtete mit der Taschenlampe in das Gesicht des Schläfers, betrachtete seine Augenlider und sah, daß sich die Augen darunter tatsächlich schnell bewegten. Währenddessen lag der übrige Körper ruhig im festen Schlaf da. Das Gerät hatte nicht falsch angezeigt – die Augen bewegten sich wirklich. Aserinsky und Kleitman nannten das Phänomen »schnelle Augenbewegung« *(rapid eye movement)*, um es von den bislang beobachteten langsamen Augenbewegungen zu unterscheiden.

Ich habe mich oft gefragt, was wohl passiert wäre, wenn 1952 die schnellen Augenbewegungen des Schlafs nicht durch einen Zufall im Labor von Kleitman entdeckt worden wären. Möglicherweise, ja wahrscheinlich existierten der Begriff des REM-Schlafs und die Disziplin der Schlafmedizin heute gar nicht. Der REM-Schlaf hätte natürlich von jedermann entdeckt werden können. Al Rechtschaffen meinte: »Wenn jemand den Nachtschlaf für studierenswert erachtet hätte, hätten die schnellen Augenbewegungen zu jeder Zeit entdeckt werden können.« Wenn man weiß, was man sucht, können schnelle Augenbewegungen auch leicht bei einem schlafenden Baby oder Kind, selbst bei einem schlafenden Schoßhund oder einer Katze beobachtet werden. Ich stimme jedoch mit Rechtschaffen nicht völlig überein, denn selbst wenn die Leute etwas suchen, sehen sie meistens nur das, was sie finden wollen, und nicht das, wovon sie meinen, daß es aus irgendwelchen Gründen nicht existiere.

Als ich in jenem Herbst in Kleitmans Labor eintrat, schien Aserinsky über seinen Fund nicht sonderlich aufgeregt zu sein. Er war sich nicht wirklich sicher, ob diese Augenbewegungen jede Nacht stattfanden; auch Kleitman war sich über ihre Bedeutung unschlüssig. Außerdem stellten die nächtelangen Beobachtungen eine harte Arbeit dar, die wohl Aserinskys Ehe etwas belastete, so daß er froh war, einen Medizinstudenten zu haben, der den größten Teil der Schlafaufzeichnungen übernahm.

Ich war unverheiratet, engagiert und begeistert, daß ich etwas dokumentieren durfte, was noch niemals zuvor beobachtet worden war. Aserinsky erzählte mir, was er im Labor gesehen hatte und stellte dann jene Bemerkung in den Raum, die mich elektrisierte: »Dr. Kleitman und ich vermuten, daß diese Augenbewegungen mit dem Träumen zusammenhängen könnten.« Für mich als psychiatrisch interessierten Studenten wäre ein Lotteriegewinn kein größeres Glück gewesen. Es war, als hätte er mir den Königsweg zur Freudschen Psychologie gewiesen; ich hoffte, auf ihm die endgültige Antwort auf das »Problem des Bewußtseins« zu finden.

Beobachtung des REM-Schlafs

In den frühen fünfziger Jahren hatten die Freudsche Psychologie und ihre Verzweigungen ein intellektuelles Monopol inne. Jedes zweite Buch, jeder zweite Film enthielt eine Freudsche Anspielung oder einen Charakter, der analysiert wurde. Vom *New Yorker* bis zum *Reader's Digest* wimmelte es von Karikaturen und Witzen über einen spitzbärtigen Psychiater. Die Umsetzung von Freuds Ideen versprachen eine bessere Zukunft. Bei den Medizinern und in populärwissenschaftlichen Bereichen hatten die Psychoanalytiker einen guten Stand. Man glaubte, jedes Problem psychoanalytisch erklären zu können, Ängste, Geisteskrankheiten, vielleicht auch körperliche Krankheit. Die psychoanalytische Technik sollte alle psychologischen Probleme, Neurosen und sogar Psychosen behandeln können, da die analytische Einsicht unmittelbar zur Heilung führte. Die psychoanalytischen Prinzipien sollten sogar auf ganze Gesellschaften angewandt werden können, um die Welt von Krieg, Verbrechen, Feindschaft und so weiter zu befreien.

Das Problem war nur, daß die Psychoanalyse keine echte Wissenschaft war. Die damaligen Psychoanalytiker sprachen zwar von der »Wissenschaft der Psychoanalyse«, doch gab es nur eine schmale Basis objektiver Forschung. Die psychoanalytische Theorie war größtenteils metaphorisch und ähnelte mehr einer religiösen Überzeugung als einer wissenschaftlichen Disziplin. Aufsätze in angesehenen psychoanalytischen Zeitschriften begannen mit einem Freud-Zitat, als handelte es sich dabei um eine Stelle aus der Heiligen Schrift. Viele Theoretiker, die über Freud schrieben, waren produktiv und einfallsreich, betrieben aber wenig Forschung. Heute ginge diese Theorie nicht mehr als solide Wissenschaft durch, aber damals war sie bezwingend.

Um zu verstehen, warum Träume für aufstrebende Psychoanalytiker meiner Zeit so interessant waren, ist es wichtig, etwas über den Mann zu sagen, der unsere Vorstellung von Träumen umwälzte und die Psychiatrie lange über seinen Tod hinaus beherrschte. Sigmund Freud, ein Wiener Arzt der Jahrhundertwende, wird oft als der »Entdecker« des Unbewußten bezeichnet – der Gesamtheit an primitivsten, instinktiven Trieben, Impulsen, Wünschen und Gefühlen, die nicht im Rampenlicht des Bewußtseins stehen. Nach Freud verdrängen wir in unserem Wachleben diese »unerlaubten« Wünsche und Impulse zum großen Teil. Letztlich aber müßten diese Gedanken irgendwie hervorkommen, und das täten sie im Traum. In seiner *Traumdeutung* von 1905 behauptet Freud, Träume drückten verbotene Gedanken oder Wünsche in entstellter Form aus. Die phantastische Qualität der Träume habe auch den Zweck, den Schlaf zu hüten, da das Träumen des Verbotenen uns sonst aufschreckt. Die Deutung der Träume stelle daher den Königsweg zur Kenntnis des Unbewußten dar. Um die Bedeutung dieser verdrängten Gedanken oder Gefühle herauszufinden, müsse der Psychoanalytiker die Traumsymbole und -szenen entziffern.

So wird deutlich, warum ich im doppelten Sinne glücklich war, als Gene Aserinsky mir sagte: »Wir vermuten, daß diese schnellen Augenbewegungen mit dem Träumen zusammenhängen könnten.« Nicht nur bekäme ich Einblick in das Wesen des Bewußtseins, ich würde auch die wirkliche Wurzel der unbewußten Motivation in Träumen erforschen können. Für Aserinsky lag die Traumforschung meilenweit von der »realen« physiologischen Forschung entfernt, doch hatte er nichts dagegen, wenn ein anderer diesen Weg verfolgte.

Eine meiner ersten Aufgaben war es, die Menschen während der Nacht aufzuwecken und sie nach ihren Träumen zu fragen. Wir hatten kein Geld, um Probanden zu bezahlen, so waren es meistens Medizinstudenten, die ich persönlich anwarb. Ich verabredete mich mit ihnen um neun oder zehn Uhr am Eingang der Abbot Hall, und dann gingen wir zusammen in das Labor. Das Feldbett, auf dem die Leute schliefen, stand unter einer Abzugshaube, die zuvor dem Abstransport giftiger Chemikalien gedient hatte. Auch wenn der Raum natürlich von allen Chemikalien gereinigt worden war, stellte er doch immer noch keinen idealen Schlafplatz dar. Die unter Schlafmangel leidenden Studenten hatten jedoch meistens keine Probleme einzuschlafen.

Im anderen Raum stand ein EEG-Gerät; hier wurden die Freiwilligen für die nächtlichen Aufzeichnungen vorbereitet. Ich benutzte einen besonderen Klebstoff, mit dem ich die Elektroden an Kopfhaut und Stirn befestigte, und legte eine Haube darüber, um alles zu fixieren. Damit ihr Schlaf nicht durch unausgesprochene Angst gestört werde, erklärte ich den Leuten, daß der Strom nicht durch die Drähte zurückkehren und ihnen einen Schlag versetzen könnte. Nachdem ich sie in den Schlafraum geleitet hatte und sie sich hingelegt hatten, löschte ich das Licht (bis auf ein einziges schwaches) und verschwand in den angrenzenden Kontrollraum. Dort ließ ich das EEG-Gerät so lange laufen, bis die Versuchsperson eingeschlafen war, dann schaltete ich es ab und wartete. Es war manchmal langweilig, manchmal unheimlich, nachts in einem verlassenen Gebäude, nur in der Gesellschaft eines hingestreckten schlafenden Körpers im Nebenraum zu sitzen. Ab und zu hielt zu allem Überfluß der alte knarrende Aufzug auf unserem Stockwerk an, aber niemand stieg aus, was wirklich gespenstisch war.

Da wir noch nicht erkannt hatten, daß die schnellen Augenbewegungen in regelmäßigen und vorhersehbaren Abständen aufkamen, schaltete ich das Gerät nach Gutdünken an und ließ es, um Papier zu sparen, immer nur kurz laufen. Wenn ich einen Treffer landete – ruckhafte Bewegungen der Feder auf dem Papier –, ging ich hinüber in den Raum, schüttelte die Person sanft an der Schulter, rief sie in dem fast dunklen Raum leise beim Namen und fragte: »Haben Sie eben geträumt?« Ich versuchte, meiner Stimme einen gewissen Nachdruck zu verleihen, damit die Bedeutung der Frage in das schläfrige Gehirn der Person eindringen konnte. Dann sprudelten die Antworten: Lange Beschreibungen von Träumen, die wir mit unserem alten Tonband aufnahmen, um sie später zu transkribieren. Sogar kurze Träume konnten sehr lange Erklärungen nach sich ziehen – man bedenke, wie viel länger es dauert, eine Filmsequenz zu beschreiben, als sie zu sehen –, so daß wir gewöhnlich am Ende der Nacht Stoff für zwanzig bis dreißig, gelegentlich fünfzig oder mehr Seiten Traumprotokolle hatten.

Wissenschaftlich relevanter wurde das Studium des Schlafs 1953, als ich endlich Ganznachtaufzeichnungen von Hirnwellen und Augenbewegungen während des Schlafs machen konnte. Entscheidend dabei war die neue Möglichkeit einer kontinuierlichen Beobachtung, ohne den Schläfer zu stören. Wissenschaft besteht hauptsächlich aus Quantifizierung, und dies war der Anfang einer Erforschung des Schlafs und einer Beschreibung und Quantifizierung seiner umfassenden Muster während der Nacht. Daß es Veränderungen in den Schlafmustern gab, war schon von anderen bemerkt worden. Doch mit Hilfe von Ganznachtaufzeichnungen konnte ich die Dauer des jeweiligen Schlaftypus und den Übergang von einem Typus zum anderen bestimmen. Nach Durchführung solcher Ganznachtaufzeichnungen an einer Vielzahl von Personen kam ich zu der Überzeugung, daß Perioden schneller Augenbewegungen einen Bestandteil eines neunzigminütigen Grundschlafzyklus bildeten. Ohne Ausnahme zeigte jede Person grundsätzlich denselben Schlafzyklus auf. Manchmal konnte das Achtstundenmuster der einen Nacht mit dem einer anderen fast völlig zur Deckung gebracht werden. Dies war eine große Entdeckung.

Zwei weitere erstaunliche Beobachtungen erwarteten mich in diesen Ganznachtaufzeichnungen: Es gab unterschiedliche Stadien des Schlafes während der Nacht, die ich von eins bis vier numerierte. Ferner beobachtete ich, daß die schnellen Augenbewegungen während keiner dieser Stadien stattfanden, sondern ein fünftes, andersartiges Stadium begleiteten, das ich REM-Schlaf nannte. Diese Bezeichnungen werden noch heute, fünfzig Jahre später gebraucht.

Es ist wahrscheinlich schwer vorstellbar, wie aufregend diese Arbeit war. Ich war ein einfacher Medizinstudent, vergraben in einem fast verlassenen Gebäude, und machte eine überraschende Entdeckung nach der anderen. Und das Bewußtsein, der einzige auf der ganzen Welt zu sein, der sich mit dieser Seite der menschlichen Existenz beschäftigte, machte das Abenteuer noch spannender. So stelle ich mir das Gefühl des Menschen vor, der als erster in Kalifornien Gold entdeckte, als er 1848 einen Blick ins Mühlgerinne von Sutters Mühle warf und es mit Goldklumpen übersät sah; in diesem Moment wußte nur er, daß er ein Vermögen mit diesem Fund gemacht hatte. Was mich betraf, so hatte ich eine wissenschaftliche Goldgrube aufgetan, und der Lohn war eher geistiger als materieller Art, doch die Aufregung war die gleiche.

Als ich begann, die Hirnaktivität von Menschen in der REM-Periode zu erforschen, zeigte sich mir bald, daß sich die wiederholenden Perioden des Schlafs im Laufe der Nacht veränderten; gegen Ende der Nacht hatten die Probanden häufiger längere Perioden von schnellen Augenbewegungen. Um ihre Allgemeingültigkeit zu überprüfen, beobachtete ich in den nächsten Jahren die nächtlichen Augenbewegungen bei allen möglichen Menschen. Ich überprüfte schizophrene Patienten, Kinder, Menschen verschiedener Rassen. Wohin ich schaute, fand ich diesen faszinierenden Schlafzustand. Selbst von Geburt an blinde Menschen machen die Erfahrung des REM-Schlafs, obwohl der Inhalt ihrer Träume nicht von visuellen Bildern begleitet wird.

Eine der ersten Gruppen, die ich nach schnellen Augenbewegungen überprüfte, waren Kinder, die Gene Aserinsky untersucht hatte; er hatte bei ihnen nur langsame Augenbewegungen gefunden. Kleitman und ich diskutierten darüber, in welchem Alter das Träumen beginnen, die schnelle Augenbewegung auftreten könnte. Ich hatte bei einem fünfjährigen Kind schnelle Augenbewegungen aufgezeichnet und gesehen. Warum also nicht bis zur Wiege zurückgehen?, schlug ich vor. Schon nach fünf Minuten der Beobachtung eines viermonatigen Babys traten schnelle Augenbewegungen auf. Ich bekam die Erlaubnis, mich in der Neugeborenenabteilung des Entbindungsheims von Chicago aufzuhalten. Innerhalb kürzester Zeit gab es keinen Zweifel mehr an der Existenz von schnellen Augenbewegungen im Schlaf von Neugeborenen. Wie stark doch vorgefaßte Meinungen die Wahrnehmung beeinflussen! Gene hatte etwa tausend Stunden mit der Beobachtung von Kindern zugebracht und niemals schnelle Augenbewegungen wahrgenommen. Ich hätte derselben Blindheit zum Opfer fallen können, aber nachdem mir einmal die dogmatischen Schuppen von den Augen gefallen waren, konnte ich die schnellen Augenbewegungen nicht mehr übersehen.

Anfangs durften wir den Schlaf von Frauen nicht aufzeichnen. Allein schon die Vorstellung, daß wir eine Frau im Bett beobachteten, schien die Phantasie der Leute zu strapazieren. In den fünfziger Jahren wurden Schlafstudien stets an männlichen Probanden durchgeführt. Ich schlug vor, eine Frau auf den REM-Schlaf zu testen, aber Kleitman war dagegen. Er befürchtete einen Skandal entweder für das Labor oder meine Karriere. Nach langen Verhandlungen erlaubte er mir schließlich, den Test bei einer Freundin vorzunehmen, solange Aserinsky als »Begleiter« dabei war. Sobald die Aufzeichnung begann, schlief Aserinsky auf der Couch ein. Kurz darauf stellte ich fest, daß zumindest diese Frau während des Schlafs schnelle Augenbewegungen hatte.

Im Jahre 1955 promovierte ich zum Doktor der Medizin. Während meine Kommilitonen ihren Assistenzarzt machten, konnte ich mit einem Stipendium von jährlich dreitausend Dollar weiterforschen. In dieser Zeit traf ich Pat Weber, meine spätere Frau. Sie hatte sich in zwanzig aufeinanderfolgenden Nächten für eine Aufzeichnung zur Verfügung gestellt, anhand der untersucht werden sollte, ob die Schlafmuster bei einem Individuum jede Nacht gleich blieben. Ich heiratete sie jedoch nicht, um eine kooperative Versuchsperson zu bekommen.

Ich bezog nun regelmäßig Frauen in meine Schlafstudien ein. Den Schlaf von Frauen zu erkunden stellte eine notwendige Ergänzung der bisherigen Forschung dar. Es gab allerdings immer wieder Leute, die daran Anstoß nahmen.

Im Jahre 1957 zog ich nach New York City und nahm eine Stelle am Mount Sinai-Krankenhaus an. 1959 kam unser erstes Kind auf die Welt, doch ließen mir meine nächtliche Forschung und mein Schlafen am Tag nur wenig Zeit für die Familie. Wir hatten Glück, eine große Wohnung zu finden; die eine Hälfte konnte ich als Labor einrichten, die andere war unser Zuhause. (Für die eine Hälfte der Wohnung erhielt ich sogar einen Zuschuß der National Institutes of Health.)

Noch in Chicago fand ich heraus, daß das Gehirn sich während der REM-Phase so verhält, als sei es wach, obwohl der übrige Körper ruhig daliegt. Während die Augen hin und her schießen, zeigt das EEG eine erstaunliche Aktivität der Neuronen im Gehirn, als lebte dieses, eingeschlossen in einen bewegungslosen Körper, den Traum aus. Die Ähnlichkeit zwischen dem Gehirn im REM-Schlaf und dem wachen Gehirn ist frappierend.

Zur gleichen Zeit untersuchte ich auch den REM-Schlaf von Katzen: Das schlafende Katzenhirn war so aktiv, daß es zwischen der Schlaf- und Wachaktivität keinen erkennbaren Unterschied gab. Als ich dieses Phänomen zum ersten Mal aufzeichnete, konnte ich es kaum glauben. Auch andere konnten es nicht; ich hatte einen Artikel über REM-Schlaf bei Katzen geschrieben, der fünfmal abgelehnt wurde, bevor er endlich angenommen wurde. Jedesmal hieß es: »Das kann nicht die Aufzeichnung einer schlafenden Katze sein! Die ist doch eindeutig wach!« Obwohl ich dem Herausgeber versicherte, die Katze habe geschlafen, wollte man dem medizinischen Grünschnabel kein Vertrauen schenken und verdächtigte ihn irgendeines dummen Versehens, wie etwa der Verwechslung von Aufzeichnungen. Schließlich wurde der Aufsatz doch veröffentlicht – später avancierte er in der biochemischen Forschung zu einem der meist zitierten Artikel.

Angesichts des Stands der Schlafforschung war das Verhalten des Herausgebers kein Wunder. Die Vorstellung eines im Schlaf aktiven Gehirns verstieß gegen ein tausendjähriges Vorurteil. Die Leute reagierten, als hätte ich behauptet, wir brauchten keine Luft zum Atmen.

Allmählich brachten mich die Experimente zu der Überzeugung, daß bei jedem Menschen regelmäßige Perioden schneller Augenbewegungen und aktiverer Hirnwellenmuster auftreten und daß diese Perioden einen gänzlich eigenen Zustand ausmachen. Davor hatten wir in den Perioden der schnellen Augenbewegungen die Wiederkehr eines leichteren Schlafs oder den möglichen Überrest des kindlichen Ruhe-Aktivitäts-Zyklus gesehen. Wir nannten sogar die Hirnwellenmuster des ersten Stadiums »aufsteigendes Stadium eins« im Gegensatz zum »absteigenden Stadium eins« am Beginn des Schlafs. Entscheidend waren Beobachtungen, daß die Muskelspannung während der REM-Phasen bei Menschen und Katzen vollkommen zu verschwinden schien. Michel Jouvets aus Lyon wies nach, daß die Muskelaktivität tatsächlich gehemmt wurde. Zur Kontrolle führten wir Tests mit elektrisch induzierten Reflexen bei Menschen durch. Man kann sagen, 1960 war sich die kleine Gruppe von Schlafwissenschaftlern weltweit in der Annahme zweier fundamental verschiedener Arten von Schlaf, REM-Schlaf und Non-REM-Schlaf, einig. Obwohl der Schlaf gemeinhin als ein einheitlicher Zustand betrachtet wird, unterscheiden sich REM und Non-REM voneinander wie beide zusammen vom Wachen.

Das Traumbedürfnis

Von uns drei im Kleitman-Labor – Kleitman, Aserinsky und mir – war ich der einzige, der Freuds Schriften über den Traum ernst nahm. Ich hatte die *Traumdeutung* wieder und wieder gelesen und war von der Möglichkeit, der REM-Schlaf könne den Schlüssel zu Traum und vielleicht Geisteskrankheit enthalten, überwältigt. Nachdem ich alle Zweifel und Bedenken an der Universalität des REM-Schlafs ausgeräumt hatte, machte ich mich an die Untersuchung des »Traumentzugs«. Eigentlich war es REM-Entzug, aber ich nannte es Traumentzug, weil ich damals glaubte, daß das Träumen mit der REM-Phase und nur mit ihr verknüpft war.

Die große Frage lautete: »Brauchen wir den REM-Schlaf, und was leistet er?« Tabuierte Impulse und Wünsche, die nicht im Traum ausgedrückt werden, führen nach Freud zu einer psychischen Spannung, die sich bis zu einer Neurose und psychotischen Episoden steigern kann, in denen der Realitätsbezug des Patienten empfindlich gestört ist. Traum ist, mit anderen Worten, das Sicherheitsventil des Geistes. Ich hoffte, Freuds

Verknüpfung von Traum und Geisteskrankheit bestätigen zu können, und trug doch am Ende zu ihrem Gegenbeweis bei, der sich in den sechziger Jahren anbahnte.

Ich nahm an einer der ersten wissenschaftlich beobachteten Untersuchungen des verlängerten, totalen Schlafentzugs teil, einem Experiment, das Freuds Vorstellungen zu bestätigen schien. Im Januar 1959 beschloß ein New Yorker Disk Jockey namens Peter Tripp, zweihundert Stunden wach zu bleiben – acht Tage und acht Stunden –, um dadurch Geld für den March of Dimes zu sammeln. Von einer gläsernen Zelle am Times Square aus, wo ihn die Leute beobachteten, moderierte er täglich Rundfunksendungen. Es gelang ihm, zumindest während der Sendungen lebendig und unterhaltsam zu bleiben, doch litt er gegen Ende des Marathons unter paranoiden Täuschungen und hatte Hör- und Sehhalluzinationen.

Wie ich schon sagte, nahm man damals mehrere Stadien des Schlafs an, betrachtete ihn aber ansonsten als einen einzigen, einheitlichen Zustand, der nur in der Tiefe variierte, was durch die wechselnden Stadien der Gehirnwellen angezeigt würde. Nachdem Peter Tripp sein Marathon beendet hatte und zu Bett gegangen war, sollte ich seine Gehirnwellen und Augenbewegungen messen. Um diese Zeit laborierte ich an der Auffassung, daß Schlaf aus zwei völlig verschiedenen Zuständen bestand, konnte mich jedoch mit dieser Idee noch nicht ganz anfreunden.

Einer der Gründe, warum ich an der Aufzeichnung des Erholungsschlafs von Peter Tripp teilnehmen wollte, war die Aussicht auf eine lange und eindeutige Phase eines sehr tiefen Schlafs. Waren die REM-Perioden nur ein periodisch wiederkehrender leichter Schlaf ohne eigene Besonderheit, dann mußten sie mindestens in den ersten Stunden des extrem tiefen Schlafs völlig ausfallen. Waren die REM-Perioden jedoch vom Rest des Schlafs qualitativ unterschieden und hatten eine eigene Funktion, dann durften sie nicht ausfallen und nahmen vielleicht sogar zu. Nach den ersten dreißig Minuten der Aufzeichnung durchlief Tripp eine der längsten REM-Perioden, die ich jemals protokolliert hatte, und in den folgenden zehn Stunden wies er wesentlich mehr REM-Schlaf auf als normal. Es war, als hätte der Mangel an REM-Schlaf während des Marathons zu einem REM-Schlafdruck geführt, der in Gestalt einer psychotischen Symptomatologie in den Wachzustand übergesprungen war. Das führte mich zur Formulierung der Hypothese, daß Menschen, denen REM-Schlaf entzogen wird, mental labil würden. Sie lag ganz auf der Linie Freuds und wurde in der damaligen psychiatrischen Öffentlichkeit begeistert begrüßt.

Ich ging sofort dazu über, Menschen im Labor unter REM-Schlafentzug zu setzen, um zu sehen, was passiert. Ich begann diese Experimente zusammen mit Charles Fisher, einem Psychiater vom Mount Sinai und Freudschen Psychoanalytiker, der Traumerinnerungen während des Tages untersuchte. Das von uns »Traumentzug« genannte Verfahren funktionierte so: In fünf aufeinanderfolgenden Nächten überwachte ich kontinuierlich den Schlaf der Versuchsperson und achtete auf die ersten Zeichen des REM-Schlafs. An diesem Punkt schüttelte ich ihre Schulter und rief sie beim Namen. Sobald sie eindeutig aufgewacht war, ließ ich sie wieder einschlafen. Meistens brauchte eine Versuchsperson einige Zeit, etwa dreißig Minuten, um vom Einschlafen bis zur nächsten REM-Phase zu gelangen, so daß sie bis zur nächsten Unterbrechung noch etwas Non-REM-Schlaf bekam.

Ich sah sofort, daß das Gehirn den REM-Schlaf auf eigene Art bewertet. Wenn dem Gehirn REM-Perioden entzogen werden, versucht es den Mangel durch längere und schneller eintretende REM-Perioden auszugleichen. Wir nannten dies REM-Druck, und es stimmte mit dem überein, was wir an Tripps Erholungsschlaf beobachtet hatten. Das Problem für mich war, daß in der dritten oder vierten Nacht der REM-Druck so stark anstieg, daß die REM-Periode gleich nach dem Einschlafen der Versuchsperson einsetzte. Ich blieb dabei, die Person fast gleich nach dem Einschlafen wieder zu wecken. Nach einer ganzen Nacht immer wieder unterbrochenen Schlafs, waren die Versuchspersonen nicht gerade entzückt, alle fünf Minuten von mir geweckt zu werden. Die Probanden, meistens Studenten oder arbeitslose Schauspieler, wurden richtig böse und verweigerten die weitere Mitarbeit. Oft flehte ich sie an, dabei zu bleiben, und appellierte an ihren Ehrgeiz oder ihre Robustheit – oder an ihre Selbstlosigkeit im Dienste der Wissenschaft. Meistens hatte ich Glück, aber manchmal mußte ich aufgeben und sie in das Reich des Traums abdriften lassen und mich mit einer Aufzeichnung ihres Erholungsschlafs trösten.

Diese Untersuchungen schienen Freuds Behauptung von der lebenswichtigen Bedeutung der Träume zu bestätigen. Warum sonst sollte das Gehirn alles unternehmen, um die ausfallenden Träume zu kompensieren? In den folgenden Jahren machten mich unsere Ergebnisse des REM-Entzugs in psychiatrischen Kreisen zu einer Berühmtheit. Ich verglich das Träumen mit einer Art nächtlicher Psychose und behauptete: »Durch Träumen können wir jede Nacht ruhig und sicher wahnsinnig werden«, was in der Tat eine Ausführung des Freudschen Konzepts vom Traum als einem Sicherheitsventil war. Von unseren frühen Experimenten mit Traumentzug bis zur Behauptung, daß der Traum, wenn nur lange genug unterbunden, psychotisch ins Wachleben einbrechen werde, schien es nur ein kleiner Schritt zu sein.

Nachdem ich 1962 zur Stanford-Universität gewechselt war, setzte ich meine Untersuchungen des REM-Entzugs an Menschen und Katzen fort. Ich beobachtete Menschen, die freiwillig tagelang wach blieben: Oft wurden sie zerstreut, schlecht gelaunt und ungeheuer schläfrig, aber niemals eindeutig psychotisch. Katzen vom REM-Schlaf abzuhalten, war auch mühsam, doch fanden wir Methoden, die zugleich sanft und wirksam waren. Wir führten die Prozedur an bis zu siebzig aufeinanderfolgenden Tagen durch. An diesem Punkt flachte der REM-Schlafausgleich ab. Die Katzen wurden aktiver, und ihre elementaren Triebe (Nahrung, Sexualität und so weiter) verstärkten sich. Doch zeigten diese Katzen in ihrem übrigen Verhalten keine Verschlechterung, die als geistige oder physische Schädigung hätte interpretiert werden können.

Wir konnten nicht beweisen, daß der Entzug von Träumen Menschen psychisch krank mache. Auch wenn Träume und sicherlich Schlaf selbst für die Erhaltung unseres psychischen Gleichgewichts eine gewisse Rolle spielen mögen, so erkannten wir doch, daß die psychischen Krankheiten, die Freud untersucht hatte, eine andere Ursache haben mußten. Was Peter Tripps Experiment betrifft, so wissen wir heute, daß er große Dosen von Ritalin bekommen hatte, ein amphetaminartiges Medikament, das ihm half, wach zu bleiben. Zu jener Zeit waren amphetamininduzierte Psychosen nicht gut bekannt, so daß niemand auf die Idee kam, seine Paranoia und Halluzinationen könnten medikamentös verursacht sein.

Ab Mitte der sechziger Jahre kamen die Schlafwissenschaftler von dieser Traumforschung ab und interessierten sich mehr für die Mechanismen des Schlafs selbst. Obwohl die meisten Anstrengungen zur Abstützung der Freudschen Theorien mit wissenschaftlichen Daten fruchtlos blieben, war das Interesse an Traum, REM-Schlaf, REM-Entzug und den psychoanalytischen Implikationen lebhaft genug, um eine ganze Schar von Psychologen und Psychiatern zur Schlafforschung zu animieren. Ich bin fest davon überzeugt, daß ohne diese Aufregung die Entdeckung des REM-Schlafs und seiner Beziehung zu Träumen weithin ignoriert worden und der Anstoß zu weiterer Schlafforschung im Sand verlaufen wäre.

Die Geburt der Schlafmedizin

Bei aller Faszination und Wichtigkeit des REM-Schlafs hat seine Untersuchung doch in gewisser Weise etwas noch Wichtigeres um zehn Jahre
hinausgezögert: die Integration der Schlafforschung in die medizinische
Praxis. Bis in die späten siebziger Jahre endete die medizinische Praxis
an dem Punkt, an dem der Patient einschlief. Die Medizin beschäftigte
sich ausschließlich mit Krankheiten und Störungen, die an wachen Patienten gesehen und diagnostiziert werden konnten. Wenn die Ärzte überhaupt an den Schlaf dachten, dann mit dem Vorurteil, daß Schlaf immer
gut und gesund sei. Allgemein galt Schlaf als eine Grenze, die von Ärzten nicht überschritten werden sollte; man nahm an, daß nichts Schlechtes passieren konnte, wenn ein Patient tief und fest schlief.

Da andererseits mein intensives Interesse für Schlaf über mein Labor
hinaus bekannt geworden war, wurde mir ab und zu jemand mit einem
Schlafproblem überwiesen. Mein Interesse an dem Fall war immer groß,
obwohl ich nie genau wußte, was ich tun sollte. Wenige Jahre bevor ich
New York in Richtung Stanford verließ, überwies mir Charles Fisher einen Patienten, dessen Diagnose auf Narkolepsie lautete, eine Schlafstörung, die von extremer Tagesmüdigkeit und plötzlichen, schnellen An-
fällen der Muskelerschlaffung charakterisiert ist. Ich machte mit ihm
einen Schlaftest, und die Ergebnisse waren interessant genug, um die Untersuchungen auszuweiten. Als ich im Januar 1963 in Stanford ankam,
suchte ich intensiv nach weiteren narkoleptischen Patienten und befragte
viele Arztkollegen. Verzweifelt setzte ich schließlich eine kleine Anzeige
in den *San Francisco Chronicle*, in der ich die Symptome der Narkolepsie beschrieb, nicht aber die Krankheit selbst nannte. Zu meiner Verblüf-
fung bekam ich etwa hundert Briefe, von denen sich mehr als die Hälfte
als absolut brauchbar erwiesen. Wir setzten unsere in New York begon-
nene Forschung fort und fanden immer mehr Personen mit der Krankheit.

Diese Episode öffnete mir die Augen über die Blindheit der Medizin
gegenüber Schlafstörungen: Keiner der Betroffenen war jemals diagnostiziert worden. Im Durchschnitt hatten die Narkoleptiker fünfzehn Jahre
mit schweren Entkräftungssymptomen gelebt und fünf verschiedene Ärzte
aufgesucht. Keiner der Ärzte hatte die Narkolepsie des Patienten erkannt.
Bis zu ihrer Diagnose hatten viele der Narkoleptiker gedacht, verrückt
oder faul zu sein. Nun erfuhren sie, woran sie litten, und eine Behandlung
war in Aussicht; sie waren unglaublich erleichtert.

Ebenso erhellend für das fehlende Schlafbewußtsein in der Medizin

war das Schicksal einiger Patienten, die ich an ihre Hausärzte zurück-
überwiesen hatte: Die Ärzte ignorierten einfach das Problem, wußten
nicht, was zu tun war, oder glaubten nicht an unsere Empfehlungen.

1964 betreuten wir in unserer Region über hundert Narkolepsiepatienten und hielten es für angemessen, dafür auch bezahlt zu werden. Also
eröffneten wir eine Narkolepsieklinik. Wir hofften auf Einkünfte, die uns
von den Zuschüssen der National Institutes of Health unabhängig machen
würden. Um ehrlich zu sein, hatte ich nach Jahren der Forschung das Bedürfnis, mich wenigstens zeitweise als Arzt um Patienten auch kümmern
zu können. Unsere Klinik war eigentlich die erste klinische Einrichtung
für Schlafstörungen, doch hatte sie am Ende des Jahres so viel Verlust gemacht, daß wir sie schließen mußten.

1970 zeigte eine neue und gefährliche Schlafstörung ihr Gesicht. Das
Bewußtsein für Narkolepsie war gewachsen, und es wurden Patienten
überwiesen, die als narkoleptisch galten, aber keines der typischen Symptome aufwiesen. Ihr einziges Symptom zur Tageszeit waren eine unglaubliche Müdigkeit und »Einschlafattacken«. Wir entdeckten, daß die
meisten dieser Patienten eine andere Schlafstörung hatten, »Apnoe« genannt, bei der die Atmung im Schlaf ernstlich unterbrochen war, so daß
der Schläfer um den größten Teil seines Nachtschlafs gebracht wurde.
Einmal mehr hatte sich die Medizinergemeinde gegenüber einem Problem
als blind erwiesen; in diesem Fall sträubte sie sich sogar aktiv gegen seine
Anerkennung.

Ebenfalls 1970 beschloß ich, unsere Narkolepsieklinik als eine allgemeine Schlafstörungsklinik wiederzueröffnen. Neben der Betreuung, verbesserten Behandlung und Bereitstellung von Diagnosetests für Narkolepsiepatienten boten wir unsere Dienste jedem Insomniepatienten an. Auf
der Suche nach einer *sleep-onset*-REM-Periode zu Beginn des Nachtschlafs, machten wir damals wichtige Ganznachtschlafaufzeichnungen,
einzelne Aufzeichnungen von Schläfchen zur Tageszeit und gelegentlich
24-Stunden-Aufzeichnungen, obwohl diese allgemein unter einem For-
schungsprotokoll standen.

Zufällig hatte Christian Guilleminault 1970 sechs Monate am Stanford
Sleep Center verbracht. 1971 beschlossen Vincent Zarcone und ich, für
unser Schlafstörungsprogramm einen Neurologen einzustellen, und dachten an Guilleminault, der nach Frankreich zurückgekehrt war. Auf dem
Ersten Internationalen Kongreß über Schlafforschung, den wir im Sommer in Brügge abhielten, überredeten wir ihn zur Rückkehr nach Stanford. Zweifellos hat dies die zukünftige Rolle der Stanford-Universität
in der Schlafstörungsmedizin bestimmt. Wie jeder Schlafspezialist weiß,
hat Guilleminault auf dem Gebiet Hervorragendes geleistet und die frühe

Entwicklung einer klinischen Behandlung der Schlafapnoe entscheidend vorangetrieben, indem er immer wieder alle möglichen Hindernisse überwand und sich der Forschung und den Patienten mit grenzenloser Energie widmete.

Unserer kleinen Gruppe in Stanford wurde vorgeworfen, den Schlaf zu »ruinieren«, ihn den Menschen wegzunehmen, weil wir darauf hingewiesen hatten, daß Schlaf nicht immer gesund sei und manchen Menschen sogar schade. Er konnte pathologisch sein oder sogar lebensbedrohlich. Wir waren in der klinischen Anwendung dessen, was wir über Schlaf gelernt hatten, in der Welt praktisch allein.

1975 war das entscheidende Jahr. Der Zweite Internationale Kongreß über Schlafforschung fand in Edinburgh zum hundertjährigen Jubiläum der Entdeckung der Gehirnwellen statt. Dabei trafen sich ein paar Leute, die an unserer Schlafstörungsklinik interessiert waren, zum Essen, um einige Fragen, besonders die der Standardisierung der Patientenauswertung zu diskutieren. Viele von uns, darunter einige der weltbesten Narkoleptologen, sahen sich später im Sommer wieder, um auf dem von Pierre Passouant, Christian Guilleminault und mir in La Grande Motte einberufenen Ersten Internationalen Symposion über Narkolepsie eine Bestandsaufnahme der Narkolepsieforschung zu machen und sich über Pathophysiologie und Behandlungsmöglichkeiten auszutauschen. 1975 wurde auch der Patientenverband der American Narcolepsy Association gegründet.

Im Herbst 1975 traf sich ein Dutzend klinischer Schlafforscher, die sich für Diagnose und Behandlung von Schlafstörungen interessierten, im O'Hare Airport von Chicago. Mehrere von ihnen waren bei dem informellen Treffen im Sommer in Edinburgh dabeigewesen. Nach übereinstimmender Meinung der Gruppe waren die klinischen Schlafstörungen an einem Punkt angelangt, an dem eine formalere Herangehensweise wünschenswert erschien. Im folgenden Jahr wurde die Association of Sleep Disorders Centers (ASDC) aus der Taufe gehoben. Ich wurde zum ersten Präsidenten gewählt und tat in den nächsten zwölf Jahren alles, um die Entwicklung der neuen klinischen Disziplin und ihrer Berufsorganisation zu unterstützen. Ziele der Organisation waren die Verbesserung der Patientenbetreuung, die Einführung von Standards, die Standardisierung der klinischen Praxis und die Formulierung und Entwicklung eines Systems der diagnostischen Klassifizierung.

Qualifikationsstandards und Leitlinien für Schlafstörungszentren wurden entwickelt, und im Dezember 1977 qualifizierten sich in Cincinnati die ersten Prüfungskandidaten als »Schlafspezialisten«. Im Herbst 1978 kam die erste Ausgabe der wissenschaftlichen Zeitschrift *Sleep* heraus.

Dieses Projekt wurde von Guilleminault und mir betreut; ich mußte fünf-undzwanzigtausend Dollar aufbringen (1978 keine kleine Summe).

Im Herbst 1979, nach drei Jahren einer intensiven und engagierten Gruppenarbeit des »Nosologie-Komitees«, wurde die ASDC Diagnostic Classification of Sleep and Arousal Disorders (Diagnostische Klassifizierung von Schlaf- und Arousalstörungen) veröffentlicht. Am 17. Dezember verkündete auf einer kleinen Pressekonferenz in Washington der höchste Amtsarzt in den Vereinigten Staaten, mein Freund Dr. Julius Richmond, die Einführung eines »Schlafprojekts«, des »Nationalen Insomnie- und Schlafstörungsprogramms«. Laut Richmond sollte dieses Projekt »eine große Bildungs- und Forschungsanstrengung zur Verbesserung des Kenntnisstandes von Ärzten, Patienten und der Öffentlichkeit über das Wesen von Insomnie und Schlafstörungen und ihrer Behandlung« sein. Ich wurde zum Vorsitzenden des Schlafprojekts ernannt und versprach mir viel davon.

Die 1980 neugewählte Regierung setzte das Schlafprojekt ohne Umschweife ab, obwohl es schon einiges erreicht hatte. Heute gibt es auf der ganzen Welt nur ein paar tausend Schlafspezialisten, die sich im riesigen Gebiet der Schlafstörungen auskennen. Wenn mich heute einer fragt, was ich mache, und ich antworte: »Ich kümmere mich um Leute mit Schlafstörungen«, kommt unweigerlich die Rückfrage: »Was ist das?« oder »Sie meinen wohl Leute, die nicht schlafen können?«

Auch wenn die Segnungen der Schlafmedizin der Öffentlichkeit kaum bekannt sind, bin ich auf die Begründung der Schlafmedizin am stolzesten. Es ist weiterhin mein festes Bestreben, unser Wissen über den Schlaf an die Öffentlichkeit zu bringen und die Mediziner schlafkundig zu machen. In dieser Mission fand ich mich immer wieder über lange Zeit alleine.

Letztlich wird mein Name jedoch mehr mit der Forschung in Verbindung gebracht, die Mitte der siebziger Jahre einsetzte und noch heute in Gang ist. Die nächste große Phase der Schlafforschung war dem Verständnis der Triebkräfte des großen Tageszyklus von Schlafen und Wachen gewidmet. Welche Kräfte sind am Werk, wenn wir uns wach, lebendig, rege und wenn wir uns dösig, schwunglos oder schläfrig fühlen? Sie bestimmen die Art, wie wir jeden Tag unseres Lebens handeln, fühlen und denken. Darauf möchte ich in den nächsten beiden Kapiteln eingehen.

Kapitel 3:
Schlafschuld und der verpfändete Geist

Als am 24. März 1989 der gigantische Öltanker »Exxon Valdez« von Valdez in Alaska in die stillen Prince-William-Gewässer auslief, war die Nacht kalt und ruhig, die Luft glasklar. Unter diesen klarsten aller möglichen Bedingungen scherte das Schiff aus der Fahrrinne aus und bog nicht rechtzeitig wieder ein. Der riesige Tanker lief auf Grund und ergoß Millionen von Liter Rohöl ins Meer. Die Kosten für die Säuberung betrugen über zwei Milliarden Dollar. Die Kosten der Umweltschäden sind unberechenbar. Weiterhin wurden der Firma Exxon nach Abschluß des Zivilprozesses im Sommer 1995 zusätzliche fünf Milliarden Dollar Schadenersatz auferlegt. Alle, die ich befrage, können sich gut an das Unglück erinnern, und die meisten glauben, der Alkoholkonsum des Kapitäns habe dabei eine Rolle gespielt. Keiner hat von der wahren Ursache der Tragödie eine Ahnung. In seinem Schlußbericht kommt der National Transportation Safety Board (NTSB) zu der Erkenntnis, daß Schlafmangel und Schlafschuld die unmittelbaren Ursachen des Unfalls waren. In den Zeitungen wurde dieses verblüffende Resultat nur flüchtig und unter ferner liefen erwähnt.

Einige wenige Fakten aus dem Ozean des Schlafwissens sind so wichtig, daß ich sie dem Leser für immer einschärfen möchte. Kein Thema ist so bedeutsam wie das der Schlafschuld. Wenn wir die Schlafverschuldung verstehen und beherrschen lernen, können wir unseren Alltag besser gestalten, wie auch viele Verletzungen und sogar Todesfälle vermeiden.

Die »Exxon-Valdez«-Katastrophe ist ein gutes Beispiel dafür, wie Schlafmangel eine Tragödie verursachen und der wahre Täter, die Schlafverschuldung, verborgen bleiben kann. Als ich die Nachricht von der schlimmsten, durch ausgelaufenes Öl verursachten Umweltverschmutzung Amerikas erfuhr, war ich wie alle schockiert. Die Fernsehberichte über die toten Vögel und Robben erfüllten mich mit Empörung. Damals hatte ich noch keine Ahnung, daß sie für mich ein Jahr später besondere Bedeutung gewinnen würde.

Die vom Kongreß schließlich beauftragte National Commission on Sleep Disorders Research wurde im März 1990 zum ersten Mal einberufen. Zwanzig Beauftragte versammelten sich in Washington. Nach dem ersten Treffen beschloß ich, Dr. John Lauber, einen Freund, aufzusuchen, einen der vom Senat bestätigten fünf Mitglieder des National Transportation Saferty Board. Er erzählte mir, der Ausschuß werde sehr wahrscheinlich Schlafmangel als »direkte Ursache« des Unglücks benennen.

In früheren Jahren hatte ich mit Lauber an einer Untersuchung über Schlafruhezeiten von auf interkontinentalen Fluglinien eingesetzten Piloten zusammengearbeitet. Bei der NASA-Ames leitete er die Humanfaktorenforschung und hatte zu Beginn der Schlaf-Ruhezeiten-Studie wenig Ahnung von »Schlafschuld«. Am Ende der Untersuchung war er einer der wenigen Experten. Zwei Monate nach meinem Besuch schickte er mir den NTSB-Schlußbericht.

Nach dem Bericht lagen in der Märznacht, als die »Exxon Valdez« aus Valdez auslief, Eisschollen quer in der Fahrrinne, wodurch das Schiff zu einer Kursabweichung gezwungen wurde. Nach Meinung des Kapitäns gab es kein Risiko für das Manöver. Das Schiff mußte nur auf der Höhe eines bekannten Seezeichens, Busby Island, wieder in den Hauptkanal zurückgesteuert werden. Mit dieser Anweisung übergab er das Kommando seinem dritten Maat und verließ die Brücke. Obwohl Zeitungsberichte das folgende Geschehen mit dem Alkoholkonsum des Kapitäns in Verbindung brachten, hatte dieser die Brücke schon lange vor dem Unglück verlassen. Die direkte Ursache von Amerikas größter Ölkatastrophe war das Verhalten des dritten Maats, der in den letzten achtundvierzig Stunden nur sechs Stunden geschlafen hatte und unter ernstem Schlafentzug litt.

Als die »Exxon Valdez« an Busby Island vorbeikam, gab der dritte Maat den Befehl, nach Steuerbord zu drehen, bemerkte jedoch nicht, daß der Autopilot noch in Betrieb war und sich das Schiff nicht drehte. Statt dessen pflügte es weiter aus dem Kanal heraus. Zweimal warnten Wachtposten den dritten Maat über die Position der Lichter, die das Riff markierten, doch änderte oder überprüfte er nicht seine früheren Befehle. Sein Gehirn reagierte nicht auf die gefährliche Botschaft. Endlich merkte er, daß sie sich weit außerhalb des Kanals befanden, schaltete den Autopiloten ab und versuchte verzweifelt, das Schiff aus dem Gefahrenbereich zu bringen – zu spät.

Mehrere Jahre pflegte ich mein jeweiliges Publikum zu fragen, ob jemand noch nicht die Wörter »Exxon Valdez« gehört habe. Niemals erhob sich eine Hand. Dann fragte ich: »Wer kennt die Ursache für das Auflaufen auf Grund?« Viele Hände erhoben sich, und die Antwort lautete meistens: »Alkohol.« Als der Bericht endlich herauskam, war das Interesse nur noch gering. Selbst während des Prozesses im Sommer 1995 erregte die wahre Ursache des Unglücks wenig Aufmerksamkeit. Anstatt über den Umgang mit Schlafmangel und seine Vermeidung im Transportgewerbe und in der ganzen Gesellschaft zu reden und auf die schlimmen

Folgen zu verweisen, wurde der arme Kapitän fast ein Jahrzehnt lang verfolgt.

Noch tragischer war die Explosion der Weltraumfähre Challenger. Nach einjähriger Untersuchung erklärte die Rogers-Kommission, daß es in Ermangelung adäquater Daten über das Funktionieren des O-Rings bei niedrigen Temperaturen ein Fehler gewesen sei, die Rakete zu starten. Die grausigen Folgen dieses Fehlers kennen alle, die diese Katastrophe am Bildschirm verfolgten. Weniger bekannt ist, daß das Human Factors Subcommittee (Unterausschuß für Humanfaktoren) den Fehler dem schweren Schlafmangel der NASA-Manager zuschrieb. Diese Tatsache war im Endbericht des Ausschusses nur indirekt enthalten; er hielt lediglich fest, daß Topmanager in solchen Situationen gewöhnlich am meisten Schlaf opfern.

War dies der teuerste durch Schläfrigkeit verursachte Unfall in der Geschichte? Die Eltern eines jungen Menschen, der wegen Einschlafens am Steuer starb, werden anderer Meinung sein. Selbst die aufmerksamsten Fahrer sind in Gefahr, weil ihnen einfach nicht gesagt wird – nicht einmal in der Fahrschule –, wie man die Anzeichen einer gefährlichen Müdigkeit erkennt.

Natürlich sind auch Kinder gefährdet. So habe ich in den letzten Jahren viele Berichte über Schulbusunfälle erhalten, bei denen der Fahrer eingeschlafen war. Bedarf es noch weiterer »Exxon Valdez« oder Three Mile Island, um die Öffentlichkeit endlich aufzurütteln? Ich befinde mich in der paradoxen Lage, eine weitere alarmierende Katastrophe zu befürchten und gleichzeitig herbeizuwünschen.

Vor wenigen Jahren versuchte ich, diese Verantwortung meinen Stanford-Studenten zu vermitteln. Schläfrigkeit, dieses Gefühl von schweren Augenlidern, die kaum aufzuhalten sind, ist die letzte Stufe vor dem Einschlafen, nicht die erste. Wenn wir in diesem Moment dem Schlaf nachgeben, kommt er sofort. Beim Autofahren oder einer riskanten Situation sollte der erste Anflug von Schläfrigkeit eine unbedingte Warnung sein. Man bringe sich sofort in Sicherheit! Meine Botschaft an die Studenten lautete: »Schläfrigkeit ist höchste Alarmstufe!« Immer wieder habe ich das in meinem Kurs »Schlaf und Träume« gesagt und erklärt, und die Studenten haben es begriffen. Ich bin sicher, daß kaum einer von ihnen sich noch im schläfrigen Zustand ans Steuer setzt.

Jeder kennt den Schreck, der einen angesichts einer Gefahr durchfährt – wenn wir etwa sehen, wie ein Auto auf den Gehweg zurast, oder wenn wir in einer Menschenmenge die Spur eines Kindes verlieren. Die Reaktion kommt spontan. Wir handeln. Ähnlich unmittelbar sollten wir handeln, wenn wir uns am Steuer schläfrig fühlen.

Unwissenheit über Schläfrigkeit

Auch wenn ich das fehlende Problembewußtsein über Schlafmangel für einen allgemeinen Notstand halte, ist es schwierig, einzelne dafür verantwortlich zu machen. Obwohl Schläfrigkeit an der Schwelle zum Schlaf steht und ein untrügliches Zeichen für mangelnden Schlaf in der vorangegangenen Nacht ist, wurde Tagesschläfrigkeit bis vor kurzem nicht untersucht. Sie schien nicht zum Schlafprozeß zu gehören.

Auch ich habe die Frage der Schläfrigkeit viele Jahre nicht ernsthaft untersucht, zum Teil weil mich der REM-Schlaf jahrzehntelang faszinierte, hauptsächlich jedoch, weil es keine Möglichkeit gab, sie zu messen. So blieb die verblüffend voraussagbare Verknüpfung von Schlafmangel und Schlafbedürfnis – eine Verknüpfung, die schon immer auf der Hand gelegen haben muß – bis in die siebziger Jahre ohne ernsthafte wissenschaftliche Betrachtung.

Natürlich hatte es über die Jahre mehrere Untersuchungen über Schlafentzug gegeben. Die Besorgnis über »Geständnisse« amerikanischer Gefangener, während des Koreakriegs bakterielle Waffen eingesetzt zu haben, führte zu einem Anstieg des Interesses an dem Thema, weil die Geständnisse angeblich durch Schlafentzug erpreßt worden waren. Im Grunde jedoch war das Augenmerk auf die falsche Stelle gerichtet; so versuchten Forscher in verschiedenen Tests Leistungsveränderungen zu messen und Anzeichen eines geistigen Versagens – Halluzinationen, Täuschungen oder gänzlich psychotisches Verhalten – festzustellen. Mit ähnlichen Erwartungen hatte ich mich Jahre mit Schlafentzug beschäftigt und dabei auf den Entzug von REM-Schlaf konzentriert. Als wir jedoch eine bessere Behandlungsmethode der Narkolepsie zu entwickeln versuchten, benötigten wir die Messung subtiler Veränderungen im Gesamtniveau der Tagesschläfrigkeit und waren sehr enttäuscht, über kein entsprechendes Mittel zu verfügen.

Wir fanden dann doch ein Mittel und stießen auf eine enorme durchschnittliche Prävalenz von Tagesschläfrigkeit. Da unser Niveau der Tageswachsamkeit wahrscheinlich der ausschlaggebende Faktor für unser geistiges Funktionieren ist – Lernen, Konzentration und so weiter –, war ich gespannt, was die Psychologie zu Schläfrigkeit und Wachheit zu sagen hätte. Zu meinem großen Erstaunen konnte ich im Register der zehn führenden Lehrbücher der Psychologie oder anderer Schriften kein einziges Stichwort zur Schläfrigkeit finden. Das Wort »Schläfrigkeit« fehlte sogar in der zweiten Auflage von *Sleep and Wakefulness* von 1963, das damals in der Bibliothek jedes Schlafforschers stand.

Der gigantische blinde Fleck im Auge der Wissenschaften – zum Teil auch der meine – gegenüber Schläfrigkeit als Hauptfaktor der Wachfunktion machte mich ratlos. Heute halte ich das Kontinuum von Schläfrigkeit und Wachheit für die Bühne, auf der sich alles menschliche Verhalten abspielt. Da wir heute zuverlässig sagen können, daß unsere Leistungsfähigkeit davon abhängt, wo wir auf dieser Bühne stehen – auf der Höhe optimaler Wachsamkeit oder im tiefen Tal extremer Schläfrigkeit –, ist es unfaßbar, daß diese Problemstellung in psychologischen Lehrbüchern oder irgendeiner pädagogischen Literatur keine Erwähnung findet, obwohl die wissenschaftlichen Erkenntnisse seit mehr als zwei Jahrzehnten vorliegen, werden die Studenten in unseren Lehranstalten noch immer nicht über die Grundlagen von Schläfrigkeit, Schlafschuld und Schlafmangel unterrichtet.

Für die Unterlassung der Messung von Schläfrigkeit kann niemand verantwortlich gemacht werden, da sie so schwer zu bestimmen und einzuteilen ist. Wissenschaft muß quantifizieren, aber die Messung des Müdigkeitsgrades galt als nahezu unmöglich. Wer kann zum Beispiel bei Eltern, die mitten in der Nacht wegen eines kranken Kindes auf sind, entscheiden, wer von beiden müder ist und den größeren Anspruch auf Schlaf hat? Kann man Müdigkeit genau quantifizieren?

In den frühen Tagen der Schlafforschung sprach man weniger von Schläfrigkeit oder Wachheit beziehungsweise Wachsamkeit, sondern man maß die Fähigkeit von Personen, die unter Schlafmangel litten, eine Aufgabe auszuführen, etwa Klötze in der richtigen Reihenfolge aufzuschichten oder Kreuzworträtsel zu lösen. Das Maß hieß »Leistungsversagen« oder »Müdigkeit«. Das Problem bei diesem Ansatz ist, daß eine Person, die mit einer Aufgabe konfrontiert wird, ihre Müdigkeit zeitweilig abschütteln kann. Egal, wie erschöpft wir sind, stehen wir jeden Morgen auf und setzen die Kaffeemaschine in Gang. Ebenso können wir uns spät in der Nacht, wenn wir viel lieber im Bett lägen, noch zu Hausarbeiten oder zur Erledigung von Rechnungen zwingen. Testpersonen mit Schlafmangel, die mit einer Aufgabe konfrontiert waren, veränderten die Testbedingungen, indem sie sich zusammennahmen und den Grad ihrer Schläfrigkeit verbargen – genau das, was die Forscher messen wollten.

Das Gefühl von Müdigkeit und Schlafbedürfnis ist, wie Hunger, ein elementarer natürlicher Trieb. Wenn man nicht genug ißt, empfindet man einen Eßtrieb. Wenn man lange ohne Nahrung ist, denkt man an nichts anderes mehr. Bekommt man dann etwas zu essen, ißt man so lange, bis man satt ist und aufhört. So sorgen die subjektiven Reaktionen von Hunger und Sättigung dafür, daß man seinen täglichen Kalorienbedarf befriedigt. Ähnlich führt der Schlaftrieb eine exakte Strichliste über die sich ansam-

melnden Wachstunden. Wie Ziegelsteine in einem Rucksack ist der akkumulierte Schlaftrieb eine Last. Jede Stunde, die man wach ist, fügt einen
weiteren Ziegelstein hinzu: Die Schlaflast des Gehirns nimmt zu, bis man
schläft und die Last sich wieder verflüchtigt.

Realistisch betrachtet ist alles Wachen Schlafentzug. Sobald man aufsteht, fängt das Zählwerk an zu ticken und zu rechnen, wie viele Schlafstunden man zur Abzahlung in dieser Nacht brauchen wird. Oder, um im
Bild zu bleiben, es führt Buch über die Anzahl von Ziegelsteinen, die man
abschlafen muß, um wieder auf null zu kommen. Im allgemeinen brauchen Menschen eine Stunde Schlaf für zwei Wachstunden, was bedeutet,
daß die meisten etwa acht Stunden Schlaf pro Nacht brauchen. Manche
brauchen natürlich mehr, andere weniger und einige wenige sehr viel
mehr oder sehr viel weniger. Aus unserer Arbeit wissen wir, daß jede Person ihren spezifischen täglichen Schlafbedarf hat. Das Gehirn versucht,
diesem Bedürfnis genau zu entsprechen; je weiter wir uns von der benötigten Anzahl Schlafstunden entfernen, desto mehr übt es Druck aus,
diesen Schlaf zu bekommen.

Wie müde sind Sie? Der Multiple Schlaflatenztest

Im Jahre 1970, im selben Monat, als ich die Schlafstörungsklinik an der
Stanford University eröffnete, waren meine Frau und ich ein Jahr lang
Wohnstipendiaten in einem der Studentenheime für Anfangssemester. Als
Teil des pädagogischen Programms dachte ich mir Projekte für kleine
Gruppen aus; eines hieß »der Neunzigminutentag«. Zweck der Übung
war es, das lebenswichtige Bedürfnis nach REM-Schlaf zu untersuchen.
Einer meiner Schlafforschungskollegen hatte eine – niemals bestätigte –
Untersuchung veröffentlicht, nach der das Aufwecken von Menschen bei
Eintritt der REM-Phase und die Substituierung des REM-Schlafs durch
eine zwanzigminütige leichte Übung das Bedürfnis nach REM-Phasen
ersetzt. In unserem neunzigminütigen Tagesprotokoll sollten die Probanden dreißig Minuten schlafen, das hieß, dreißig Minuten im Bett bleiben, und sich dann sechzig Minuten außerhalb des Bettes aufhalten. Im
Laufe von vierundzwanzig Stunden ergab dies acht Stunden Schlaf. Da
aber die erste REM-Schlafphase nicht vor sechzig Minuten des Non-
REM-Schlafs eintritt, durfte REM-Schlaf, wenn er nicht wirklich lebenswichtig war, niemals eintreten. Unter den sechs Studenten jeder Gruppe

wurde einer als Versuchsperson bestimmt; er sollte alle neunzig Minuten rund um die Uhr an fünf aufeinanderfolgenden Tagen zu Bett gehen. Die übrigen fünf Studenten überwachten abwechselnd die Schlaf- und Wachperioden.

Wir waren einigermaßen überrascht, REM-Schlaf in mehreren dieser Dreißigminutennächte vorzufinden. Bisher hatte ich *sleep-onset*-REM-Perioden im normalen Schlaf – REM-Schlafphasen, die sofort nach Schlafbeginn auftreten – nur bei Neugeborenen gesehen. Ich ließ das Experiment mit fünf weiteren Probanden in unserem Universitätsschlaflabor wiederholen und bekam das gleiche Resultat. Dies war ein wichtiger Beleg für die Lebenswichtigkeit von REM-Schlaf, doch fand ich in den nächsten Jahren keine weitere Möglichkeit der Bestätigung.

1975 waren Christian Guilleminault und ich überzeugt, daß exzessive Tagesschläfrigkeit das wichtigste Symptom in der Schlafstörungsmedizin sei. Wir hatten mehrere Aufsätze über Störungen und exzessive Schläfrigkeit geschrieben und waren auf der Suche nach einer präzisen objektiven Maßeinheit. Diese zeigte sich an einer Stelle, an der wir gar nicht gesucht hatten. Wegen meines Interesses für Narkolepsie überredete ich Mary Carskadon, den Neunzigminutentest zu wiederholen.

Da sie eine Cousine meiner Frau ist, kannte ich Mary schon seit langem. Als ich hörte, daß sie als Sozialarbeiterin in Washington eine neue Anstellung suchte, bot ich ihr sofort eine Beschäftigung in unserer neuen Klinik an. Zuerst war sie meistens mit Schreibarbeiten beschäftigt – Terminkalender für Patienten und so weiter –, doch bald nahm sie sich Daten vor, die andere gesammelt hatten, stellte sie zusammen, analysierte sie und veröffentlichte die Analysen in wissenschaftlichen Zeitschriften, bis sie sich eines Tages in Stanford für das Fach Neurologie einschrieb. Heute ist sie Professorin an der Brown-Universität.

Einmal saßen Mary und ich zusammen über den graphisch dargestellten Testergebnissen eines Probanden, und da ging es uns plötzlich wie ein Licht auf: Die Zeit, die eine Versuchsperson brauchte, um während der aufeinanderfolgenden Dreißigminutenperioden im Bett einzuschlafen, variierte im genauen Verhältnis zu ihrem Schläfrigkeitsgefühl. Das objektive Maß der Tagesschläfrigkeit lag offen zutage, Schlaflatenz oder die Zeitdauer, die zum Einschlafen nötig ist. Das mag zwar keine welterschütternde Offenbarung sein, doch war die Konzipierung und Entwicklung eines objektiven Maßes von Schläfrigkeit einer der wichtigsten Fortschritte in der Schlafwissenschaft.

Mary und ich nannten den neuen Test Multiplen Schlaflatenztest, Multiple Sleep Latency Test, MSLT. Willkürlich entschieden wir, die Schnelligkeit des Einschlafens alle zwei Stunden am Tag zu messen. Um die

Langeweile eines langen Wachliegens abzukürzen, beschlossen wir, die maximale Dauer eines Einschlaftests auf zwanzig Minuten zu begrenzen. Die Versuchspersonen legten sich in einem ruhigen dunklen Zimmer ins Bett, schlossen ihre Augen, entspannten sich und versuchten zu schlafen. Wir entfernten jede mögliche Geräuschquelle, so daß sich die bestehende Tendenz zum Einschlafen in ihrer vollen Stärke entfalten konnte. Ferner beendeten wir den Test und weckten die Versuchsperson sofort, nachdem sie eingeschlafen war, so daß sie während des Tests keinen Schlaf bekam (was ihre Schläfrigkeitsstufe mit jedem folgenden Test verschärfte). Wir bewerteten den Test nach der Anzahl der Minuten, die die Versuchsperson zum Einschlafen brauchte, von null bis zwanzig. Wenn die Person innerhalb von zwanzig Minuten nicht eingeschlafen war, beendeten wir den Test und bewerteten ihn mit zwanzig Punkten, was maximale Wachsamkeit anzeigte. Individuelle Schlaflatenzmessungen wurden um zehn, zwölf, vierzehn und sechzehn Uhr vorgenommen.

Nachdem wir den MSLT-Test hatten, untersuchten wir die Auswirkung eines zweimalig fehlenden Nachtschlafs auf die Tageswachsamkeit. Nach der ersten Nacht fielen die MSLT-Werte unserer Versuchspersonen fast auf null – was bedeutete, daß sie in weniger als einer Minute eingeschlafen waren – und blieben bei den weiteren Tests innerhalb der ganzen achtundvierzig Stunden auf gleichem Niveau. Mit einer anderen Gruppe von Versuchspersonen beschlossen wir, den Schlafbetrag im Verlauf einer Nacht zu variieren. Einige Versuchspersonen schliefen zehn Stunden, andere zwei Stunden und wieder andere dazwischenliegende Beträge. Das ermöglichte einigen Versuchpersonen, soviel Schlaf zu bekommen, wie sie brauchten, anderen aber weit weniger. Als wir die individuellen Schlaflatenzwerte der fünf Tests am nächsten Tag kontrollierten, fanden wir eine durchschnittliche, direkte lineare Beziehung zwischen Schlafverlust und der MSLT-Punktzahl. Mit anderen Worten, je weniger Schlaf die Versuchspersonen bekamen, desto schneller schliefen sie ein. Aufgeregt stellten wir fest, daß wir die Schlaflast einer Person in einer Weise messen konnten, die wir mit Leistungstests niemals erreichen konnten.

Nachdem wir mehr Daten gesammelt hatten, bestimmten wir die Werte von null bis fünf als extreme Schlaftendenz. Innere Aktivierungsprozesse oder äußere Anforderungen (wie Sport oder das Fahren eines Autos) können dafür sorgen, daß sich Menschen wohl und überhaupt nicht schläfrig fühlen. Doch diese zeitweilige Wachheit ist ein gefährlicher Zustand, da das Gehirn in dem Moment, in dem die Aktivierung aufhört oder sich die Person entspannt, sofort von Schlaf überwältigt werden kann. Bei einem Narkoleptiker nennen wir das eine »Schlafattacke«; der Terminus trifft ebenso auf jeden zu, der von einer großen Schlafschuld überwältigt wird. Bei einem Wert zwischen null und fünf sprechen wir von diesen Minuten als »Zwielichtzone«, weil in dieser Zeit die physischen und mentalen Reaktionen sehr beeinträchtigt sein können; fünf bis zehn Minuten bilden einen Grenzwert, während ein Wert von zehn bis fünfzehn eine umgängliche Schlaflast bezeichnet; ein Wert von fünfzehn bis zwanzig stellt eine aufgezeichnete Wachsamkeit dar.

Schlafschuld, der Zinswucherer der Natur

Nachdem wir den entscheidenden Schritt weitergekommen waren und ein präzises und verläßliches Meßinstrument – den MSLT – für unsere Einschlaftendenz in der Hand hatten, konnten Mary und ich eine andere große Entdeckung machen: Das Gehirn führt Buch über die Schlafschuld. In unserer ersten Untersuchung begrenzten wir den Schlaf von zehn Versuchspersonen sieben Nächte lang auf genau fünf Nachtstunden und machten die Beobachtung, daß die Einschlaftendenz mit jedem folgenden Tag zunahm. Wir entdeckten, daß die Wirkung des partiellen Schlafverlustes von einer Nacht auf die andere übertragen wurde; die Wirkung addierte sich exakt. Mit anderen Worten, bei genau gleicher Schlafzeit in der Nacht nahm die Stärke der Einschlaftendenz mit jedem folgenden Tag zu. Eine Zeitlang nahmen Mary und ich dies als eine verstärkte Schlaftendenz, und es war klar, daß sich diese Verstärkung nicht ohne zusätzliche Ruhepausen auflösen würde. Wie sich Menschen von Schlafmangel erholen, nachdem sie Schlaf bekommen haben, ist noch nicht gut untersucht worden. Jedoch deutet alles darauf hin, daß der akkumulierte Schlafmangel irgendwann zurückbezahlt werden muß, vielleicht sogar Stunde um Stunde.

Wir benutzen den Terminus »Schlafschuld«, weil akkumulierter Schlafverlust wie eine Geldschuld ist: Sie muß zurückbezahlt werden, unabhängig davon, wie schnell sie zurückbezahlt werden kann. Entscheidend ist die direkte Beziehung zwischen Größe und Gefährlichkeit der Schlafschuld und Dauer des verlorenen Schlafs. Ich vermute, daß wir nach einer Phase des substantiellen Schlafverlusts ein wenig zurückzahlen und uns dann viel besser fühlen können, obwohl die verbleibende Schlafschuld noch groß ist. Die Gefahr einer unbeabsichtigten Schlafepisode bleibt bestehen. Bis zum Gegenbeweis ist es vernünftig und jedenfalls sicherer, von der Notwendigkeit einer stundenweisen Rückzahlung des aufgelaufenen Schlafverlusts auszugehen. Wenn man daher in einer Nacht drei Stunden verliert, muß man in der nächsten Nacht elf (drei plus die normalen acht) schlafen, um sich während des ganzen Tages wach zu fühlen.

Die Schlafschuld mag sich über viele Tage in kleinen Zuwächsen angehäuft haben. In einer Fünftagewoche zum Beispiel, in der man acht Stunden pro Nacht brauchte und nur sechs bekommt, würde man eine Schlafschuld von zehn Stunden aufbauen. So gesehen genügt es nicht, am Samstag bis Mittag auszuschlafen, um die zehn verlorenen Stunden plus die nächtlich erforderlichen acht zurückzuzahlen; man müßte bis etwa siebzehn Uhr schlafen, um das Schlafkonto wieder auszugleichen. Natürlich schlafen die meisten Leute nicht so lange und sind auch aufgrund der Weckreaktionen der biologischen Uhr, auf die ich im nächsten Kapitel kommen werde, objektiv daran gehindert. Wahrscheinlicher ist, daß man eine oder zwei Stunden länger schläft und sich dann beim Aufstehen besser fühlt. Doch die Schuld ist immer noch da und verlangt nach Bezahlung. Später am Tag macht sie sich wieder bemerkbar. Und wenn man sich mehrere Nächte hintereinander Schlafzeit ausleiht, bleibt man nicht nur schläfrig, sondern wird immer schläfriger. Mit zunehmender Schuld werden die eigene Energie, Stimmung, Wahrnehmung beeinträchtigt.

Schlafentzug und Akkumulation von Schlafschuld kommen auch in einer anderen wichtigen Form vor. Wie später gezeigt werden wird, sind mehrere Schlafstörungen durch eine ernste und beeinträchtigende Tagesschläfrigkeit charakterisiert. Bei Patienten mit Schlafstörung können wir häufig Hunderte von Schlafunterbrechungen in einer einzigen Nacht beobachten. Gleichwohl können sich die dazwischenliegenden kurzen Schlafperioden zu einer als befriedigend geltenden Gesamtdauer an Schlaf addieren.

Mehrere Gruppen von Schlafforschern haben mit gesunden Personen Versuche durchgeführt, die diese Situation geklärt haben. Bei diesen Versuchen wurden die Personen während der ganzen Nacht etwa jede Minute geweckt und die Wachsamkeit am nächsten Tag mittels des MSLT ermittelt. Die nächtlichen Weckungen waren kurz, fünf bis zehn Sekunden, und die Personen fielen gewöhnlich sofort wieder in Schlaf. Obwohl es gewöhnlich mehrere hundert Schlafunterbrechungen gab, entsprach die Gesamtsumme an Schlaf einer normalen Dauer. Nichtsdestotrotz lag die Tagesschläfrigkeit deutlich höher, als hätte es überhaupt keinen oder nur wenig Schlaf gegeben.

Den Schlaf etwa jede Minute der Nacht zu unterbrechen ist ein gewagtes Experiment. Diese Experimente erbrachten jedoch sehr stimmige

Ergebnisse. Wir können daraus schließen, daß der Erholungswert des Schlafs ernstlich beeinträchtigt ist, wenn die Schlafperioden nicht mindestens mehrere Minuten andauern. Dieser Effekt ist weit geringer, wenn zwischen den Unterbrechungen zehn bis fünfzehn Minuten liegen. Die Untersuchungen haben zur Bestimmung minimaler Einheiten des regenerativen Schlafs geführt; es ist, als akzeptierte die Bank, die über die Schlafschuld Buch führt, keine kleinen Einlagen.

In einer unserer ersten Untersuchungen testeten wir die klinische Nützlichkeit des MSLT durch einen Vergleich von Narkoleptikern und normalen Schläfern. Die Ergebnisse waren fabelhaft. Der MSLT unterscheidet scharf zwischen Leidenden und Normalen. Die MSLT-Werte einiger normaler Versuchspersonen befanden sich jedoch im pathologischen Schläfrigkeitsspektrum (eins bis fünf). Diese letzte Gruppe rekrutierte sich in erster Linie aus Collegestudenten. Zeitweilig dachten wir, diese jüngeren »Normalen« befänden sich im Frühstadium der narkoleptischen Schlafstörung, die ihre anderen Symptome nur noch nicht zeige. Doch war schwer vorzustellen, warum die Universität Stanford so viele angehende Narkoleptiker anziehen sollte. Wir testeten ein paar weitere Studenten, gingen von einer normalen Schlafdauer aus (acht Stunden pro Tag) und maßen sorgfältig Tag für Tag ihre Schlaftendenz mit dem MSLT. Fast alle Studenten wiesen eine pathologische Schläfrigkeit auf. Das hätte mich eigentlich nicht wundern sollen; ich habe schon immer Studenten in Seminaren einschlafen sehen.

Schließlich kamen Mary und ich auf die einfache Erklärung, daß Studenten mehr Schlaf brauchten. Um dies zu bestätigen, dehnten wir in neuen Untersuchungen die nächtlichen Bettstunden auf zehn aus: Schon nach mehreren Tagen verbesserten sich die MSLT-Werte stetig. Wie viele Tausende von Menschen mit chronischem Schlafmangel mögen jahrzehntelang wissenschaftlich beobachtet worden sein, ohne daß die Forscher an der »Normalität« ihrer Probanden gezweifelt hätten? Die Auswirkungen einer großen Schlafschuld sind so schwer, daß sie die Ergebnisse fast aller Forschungsmessungen – vom Intelligenzquotienten bis zu Beobachtungen von medikamentösen Nebenwirkungen – potentiell verändern können. Damit der jeweilige Grad an chronischem Schlafverlust nicht die Untersuchung verfälscht, müssen heute alle grundlegenden Untersuchungen der Humanforschung, unabhängig von ihrer Art und Ausrichtung, Messungen der Tagesschlaftendenz einschließen.

Obwohl das Wort »Schlafschuld« in den gewöhnlichen Sprachgebrauch eingegangen ist (manche Forscher sagen auch »Schlaflast« oder »Schlaftendenz«), wird der Begriff von vielen Leuten nicht richtig erfaßt. Immer wieder höre ich Leute klagen, daß sie eine Stunde länger als nötig geschlafen haben und sich immer noch so schläfrig oder noch schläfriger fühlen als zuvor. »Ich bin schläfrig, weil ich zuviel schlafe«, denken sie. Tatsache ist, daß wir mit einem einzigen guten Nachtschlaf eine große Schlafschuld, die wir meistens haben, nicht abtragen können.

Im Jahre 1985 sprach ich vor dem US-Kongreß über die Gefahren der Schläfrigkeit. Das Problem bei Aussagen vor Kongreßausschüssen ist, daß sich die Abgeordneten jeden Tag mit einer Unmenge von Anträgen und Vorlagen herumschlagen und bei den Ausschußanhörungen, wenn sie überhaupt an ihnen teilnehmen, ein- und ausgehen, anderes Material überfliegen oder mit Amtsboten und Hilfspersonal flüstern. Um sich bei Ausschußmitgliedern Gehör zu verschaffen, mußte ich mir etwas Dramatisches einfallen lassen. Ich begann meine Ausführungen mit dem Satz: »Meine Herren, unsere nationale Schlafschuld ist eine größere Bedrohung für unser Land als die nationale Verschuldung.« Zufrieden bemerkte ich, daß einige der zuvor abgelenkten Ausschußmitglieder aufsahen und Interesse zeigten. Ich erklärte, wie verbreitet Schlafschuld sei und warum sie ein vitales öffentliches Gesundheitsproblem darstelle.

Manchmal werde ich gefragt, ob die Buchführung des Gehirns bedeute, die Schlafschuld aus der Studentenzeit noch mit sich herumzuschleppen. Wir wissen nicht, was langfristig mit der Schlafschuld passiert. Möglicherweise hat man die fehlende Schlafzeit abgegolten, als man kurz danach krank wurde und täglich ununterbrochene achtzehn Stunden schlief. Oder das Gehirn verliert eine Schlafschuld, die Monate oder Jahre früher akkumuliert wurde, aus dem Auge.

Auch wenn bestimmte Berufe über lange Zeit mit täglichem Schlafverlust verbunden sind, können wir niemals gelegentliche Nächte mit Extraschlaf oder unbeabsichtigte Nickerchen ausschließen. Verlängerter Partialschlafverlust findet mit hoher Wahrscheinlichkeit bei saisonalen Beschäftigungen statt, zum Beispiel bei der Ernte, wo an sieben Tagen der Woche, solange es hell ist, durchgearbeitet wird. Aber wir wissen nicht genau, was passiert. Wir wissen, daß die meisten Leute nach drei oder vier Tagen des totalen Schlafverlusts – das heißt vierundzwanzig zusätzliche Stunden zu den zweiunddreißig Stunden der Schlafschuld, die sie schon hatten – zusammenbrechen. Manche Leute meinen, beruflich oder andersbedingte Phasen gehabt zu haben, in denen sie niemals ausreichend Schlaf bekamen, so daß ihre Schlafschuld sicherlich Hunderte von Stunden betrug. Warum sind sie nicht zusammengebrochen?

Als ich in der Schule war, stand ich im Frühling eine Zeitlang siebenmal pro Woche zwischen zwei und drei Uhr auf, um Spargel zu stechen. Als Teenager ging ich gewöhnlich nicht um sechs Uhr abends ins Bett, nur um genug Schlaf zu bekommen. Selbst bei einem Verlust von nur zwei Stunden pro Woche hätte das über mehrere Monate eine Schuld von mindestens hundert Stunden ausgemacht. Ich erinnere mich, in der Klasse eingeschlafen und von sehr verärgerten Lehrern geweckt worden zu sein; zu Hause schlief ich oft nachmittags auf der Couch ein. Etwas von meiner Schuld muß ich also durch kurze Nickerchen abbezahlt haben, doch blieb genug übrig, um mich heute zu wundern, wie ich dennoch über die Runden kam.

Ohne Langzeituntersuchungen läßt sich dieses Problem nicht beantworten. Zur Zeit wissen wir nur, daß das Gehirn über eine Schlafschuld bis zu zwei Wochen genau Buch führt, denn das ist das am längsten kontrollierte Laborexperiment. Gewöhnlich werde ich gefragt: »Warum machen Sie keine Experimente, um das herauszufinden?« Ich kann mir tatsächlich keine Forschung vorstellen, die für unsere Gesellschaft wichtiger oder nötiger wäre. Es ist jedoch eine Geldfrage.

Geld für Schlafforschung zu bekommen ist oft sehr schwierig. Die meisten Leute wissen kaum etwas von der Existenz einer Forschung über chronischen Schlafverlust oder über Schlafschuld. Es ist nicht leicht, Zuschüsse von Leuten zu erhalten, die von der eigentlichen Bedeutung der Schlafforschung nichts wissen oder sie nicht verstehen. Zweitens sind diese Untersuchungen sehr teuer. Für eine richtige Langzeitstudie braucht man Freiwillige, die bereit sind, monatelang in einer, wenn auch komfortablen, Laborumgebung zu leben. Man muß sie ernähren und unterbringen, man muß drei Wechselschichten von Technikern bezahlen, die sie überwachen und ihre Schlafstunden genau registrieren. Das sind Millionen von Dollar, die die Forscher vergeblich bei der Regierung oder den Pharmakonzernen beantragen, da Schlafschuld nicht unmittelbar mit einer Krankheit assoziiert wird. Ironischerweise jedoch könnten am Ende mehr Leute durch schlafentzugsbedingte Unfälle getötet oder verstümmelt werden als durch Krankheiten, für deren Erforschung ausreichend Mittel bereitgestellt werden. Es gibt wahrscheinlich noch viele andere negative Folgen von Schlafentzug; bekanntlich verringert Schlafschuld die Produktivität und verstärkt die Tendenz zu Zorn und Gewalttätigkeit.

Wachheit, die Maske der Schlafschuld

Da das Kontinuum von Wachsamkeit und Schläfrigkeit eine komplexe Funktion von Schlafschuld, biologischer Wachsamkeit und Umweltstimulierung ist, sind wir im allgemeinen sehr schlechte Richter unserer Schlaftendenz. Unsere Einschlafwahrscheinlichkeit ist die Kombination zweier entgegengesetzter Kräfte: unserer Schlaflast minus unseres Wachsamkeitsgrades. Wir können von einer äußerlichen Stimulierung so aufgeregt oder gestreßt sein, daß wir eine große Schlafschuld gar nicht wahrnehmen. Wir können uns sogar dann gut fühlen, wenn unser MSLT-Wert deutlich in der Zwielichtzone liegt.

1988 untersuchten mein Freund und Kollege Tom Roth und sein Team im Schlafforschungszentrum des Henry-Ford-Krankenhauses in Detroit eine große Gruppe von Menschen, die ausdrücklich behaupteten, während des Tages niemals schläfrig zu sein. Zuerst steckten sie jeden von ihnen für acht Stunden ins Bett – ein angemessener Nachtschlaf, wie die meisten zugeben würden. Genau das dachten auch die Versuchspersonen; sie sagten, sie fühlten sich großartig. Doch als ihre Tageswachsamkeit getestet wurde, war sie bei mehr als achtzig Prozent nicht optimal. Etwa ein Viertel von ihnen war pathologisch schläfrig und schlief in weniger als fünf Minuten ein, sobald ihnen die Gelegenheit dazu gegeben wurde. Von fünf Leuten, die behauptet hatten, sie fühlten sich gut, war einer so schlafbedürftig, daß er eine große Gefahr für sich und die anderen darstellte. Von zehn Menschen, die behauptet hatten, kein Problem mit Tagesschläfrigkeit zu haben, war nur etwa einer auf der Höhe der Wachsamkeit. Und noch schlimmer mag es bei Leuten aussehen, die sich ihre Schläfrigkeit eingestehen. In Bevölkerungsumfragen, die von der National Sleep Foundation durchgeführt wurden, gaben fünfundsiebzig Prozent der Erwachsenen an, die Erfahrung von Tagesschläfrigkeit zu machen und vierunddreißig Prozent gaben an, in ihrer Tagesaktivität von Schläfrigkeit beeinträchtigt zu werden.

Menschen mit Schlafmangel, die gleichwohl behaupten, kein Problem mit Schläfrigkeit zu haben, fühlen sich womöglich in Wirklichkeit schläfrig, meinen jedoch, damit gut fertig zu werden. Sicherlich meinen viele, es sei »normal«, sich während des Tages schläfrig zu fühlen. Wir bekämpfen unsere Schläfrigkeit, indem wir Stimulierung suchen – wir erledigen Einkäufe, arbeiten härter oder strecken uns. Viele werden geschäftig, wenn sie sich schläfrig fühlen, und maskieren damit die zugrundeliegende Schlafschuld. Indem wir in ständiger Bewegung sind und von einer Aufgabe zur anderen übergehen, kann uns diese Stimulierung über den

Tag hinweghelfen. Nur wenn wir nichts Stimulierendes finden, werden
wir mit unserer verborgenen Schlaftendenz konfrontiert. Dann strömt die
bis dahin zurückgehaltene Schlafschuld wieder in unseren Körper und
Geist ein.

Fahren unter dem Einfluß von Schlafschuld

Menschen *müssen* lernen, auf die eigene Schlafschuld und die Art, wie
sie sich bei ihnen ausdrückt, zu achten. Wer das nicht tut und die Gesetze
von Schlafschuld und Weckreaktion mißversteht, geht ein großes Risiko
ein.

Ein Freund von mir nahm einmal an einem Fahrradrennen um den Ta-
hoe-See teil. Während des Rennens bekam er sehr wenig Schlaf, doch
schlief er in den zwei folgenden Nächten, die er noch am See verbrachte,
jeweils etwa neun Stunden. Danach fühlte er sich ausgeruht und gerüstet
für die Heimfahrt. Als er mit dem Auto die gewundene Bergstraße hin-
unterfuhr, fing er an zu gähnen, und seine Augenlider wurden schwer. Wie
er mir erzählte, sei er darüber etwas überrascht gewesen, da er gedacht
hatte, genug Schlaf bekommen zu haben. Hätte er einen Beifahrer gehabt,
hätte er ihm wahrscheinlich das Steuer überlassen und ein Nickerchen
gemacht. Beim Fahren fiel es ihm immer schwerer, die Augen offenzuhalten, was ihn beunruhigte. In diesem Moment sah er ein Hinweisschild
auf ein Restaurant in wenigen Kilometern Entfernung. »Gut«, dachte er,
»dort werde ich einen Kaffee trinken.« Gleich danach schlief er, nur einen
Moment lang, ein. Erschrocken fuhr er auf und merkte, daß er auf die ent-
gegenkommende Fahrbahn geraten war. Er riß das Steuer nach rechts, doch
machte die Straße gerade eine Linkskurve, und der Wagen stürzte einen
neun Meter tiefen Felsabgrund hinab. Das nächste, was er wahrnahm,
war, daß er auf dem Kopf stand, im Sitzgurt hing und der Wagen auf einer
Felszacke, der sich durch das Dach und in den Beifahrersitz gebohrt hatte,
aufgespießt war. Mein Freund hatte schwere Schnittverletzungen und
Quetschungen erlitten, und sein Arm war vollständig gelähmt, doch war
er wie durch ein Wunder am Leben geblieben.

Als er mir später die Geschichte erzählte, fragte er sich immer noch,
wie er so schläfrig gewesen sein konnte. »Bill, ich habe doch vor der Abfahrt ganze zwei Nächte durchgeschlafen!« Da er nichts von Schlafschuld
wußte, konnte er nicht wissen, daß ein paar Extrastunden Schlaf eine

nächte- oder wochenlang angehäufte Schlafschuld nicht verringern. Er fuhr alleine, ohne anregende Unterhaltung und auf einer Straße, die er ziemlich gut kannte. In kurzer Zeit war alles erschöpft, was als Damm gegen ein Meer von aufgestauter Schlafschuld hätte fungieren können. Ironischerweise könnte gerade das Bewußtwerden seiner Müdigkeit dazu geführt haben, daß er einschlief. Als er das Hinweisschild des Restaurants sah, wußte er, daß er bald einen Kaffee bekommen würde, und entspannte sich. Sekunden später kam er auf der Bergstraße ins Schleudern. Wäre ihm die hohe Gefährlichkeit von Schläfrigkeit eingeschärft worden, hätte er sofort angehalten.

Eine tödliche Kombination: Alkohol und Schlafschuld

Wie ich im fünften Kapitel zeigen werde, fühlen sich ältere Kinder während des Tages niemals schläfrig. In den von uns untersuchten Gruppen im Schlaflager waren sie die einzigen, die in den für die individuellen Schlaflatenztests angesetzten zwanzig Minuten niemals einschliefen. Natürlich leiden Kinder gewöhnlich nicht unter Schlafmangel. Alle unsere Ergebnisse sagen uns, daß wir eine beträchtliche Schlafschuld haben müssen, wenn wir uns tagsüber schläfrig fühlen. Schlafschuld ist die physische Seite einer Münze, das Gefühl von Schläfrigkeit ihre andere, die psychologische. Analog ist Wasserentzug die physische Seite einer Münze und das Gefühl von Durst die psychologische. Wenn wir unseren Durst gründlich gelöscht haben, fühlen wir uns nicht sofort wieder durstig. Wenn wir aber durstig sind, kann unser Trinkwunsch durch eine interessante Beschäftigung, die uns in Anspruch nimmt, überdeckt werden. An einem bestimmten Punkt wird unser Durst natürlich überhandnehmen. Entsprechend fühlen wir uns tagsüber ohne Schlafschuld nicht schläfrig, aber vielleicht auch dann nicht, wenn wir etwas Aufregendes tun. Wenn wir eine sehr starke Einschlaftendenz haben und die Stimuli, die uns wach halten, verringern, werden wir uns sehr bald schläfrig fühlen und unweigerlich einschlafen, ob wir wollen oder nicht.

Doch wir müssen im Interesse der Verkehrssicherheit zur Kenntnis nehmen, daß ein Unfall, der dem Alkohol zugeschrieben wird, eigentlich oft oder zum Teil durch Schlafentzug verschuldet wird. Durch Untersuchungen des hervorragenden Schlafforschungsteams am Henry-Ford-Krankenhaus haben das Zusammenspiel von Schlaf und Alkohol enthüllt.

Die Probanden schliefen eine Woche lang zehn Stunden pro Nacht, danach eine Woche lang acht Stunden pro Nacht, und in einer dritten Phase wurde ein geselliges Wochenende mit jeweils fünf Stunden Schlaf in zwei Nächten simuliert. Den Probanden wurde jeweils am Morgen nach der Phase entweder eine geringe Dosis Alkohol oder ein Placebo verabreicht. Dann wurde mit Hilfe des MSLT und von Leistungstests der Beeinträchtigungsgrad ihrer Wachsamkeit überprüft. Bekamen die Probanden nach dem mehrmaligen Achtstundenschlaf eine geringe Alkoholdosis, wurden sie etwas schläfriger als jene, die Placebos erhielten. Bekamen sie dieselbe Alkoholdosis nach den zwei Nächten mit geringem Schlaf, wurden sie so schläfrig, daß sie kaum wach bleiben konnten. Dieselbe Alkoholdosis hatte jedoch nach dem mehrmaligen Zehnstundenschlaf keine erkennbare Wirkung. Anders gesagt, hat Alkohol alleine keine stark sedierende Wirkung, wohl aber gepaart mit Schlafschuld. Man könnte spekulieren, ob nicht alle Sedativa, besonders Schlafmittel, mit Schlafschuld zusammen agieren. Hier ist noch viel zu forschen. Einige spannende Befunde in bezug auf dieses Problem möchte ich jedoch im nächsten Kapitel vorstellen.

Die Implikationen sind weitreichend. Zwar sind sich die Leute der Gefahren des Trinkens und Fahrens wohl bewußt, doch wissen sie nicht, daß die Kombination von großer Schlafschuld und wenig Alkohol zu tödlicher Müdigkeit führen kann. Sie mögen an einem Tag nach einem einzigen Glas noch gut fahren, wenn sie eine geringe Schlafschuld haben, doch an einem anderen Tag, an dem sie dieselbe Menge mit großer Schlafschuld zu sich nehmen, gefährden sie sich selbst und andere. Daß bei fast jedem durch Alkohol am Steuer verursachten Unfall Schlafschuld mit größter Wahrscheinlichkeit eine Hauptrolle spielt, ist ein wenig bekanntes Faktum. Forscher sind intensiv dabei, Verkehrsunfälle zu analysieren, die als alkoholbedingt bezeichnet werden, obwohl der Alkoholspiegel weit unter dem als gefährlich geltenden Niveau lag.

Aufdeckung der Schlafschuld

Über die Größenordnung der Schlafschuld, die ein Mensch im Durchschnitt mit sich herumschleppt, können wir uns eine Vorstellung machen, wenn wir zwei entscheidende Experimente betrachten, die im Abstand von zwanzig Jahren durchgeführt wurden. Das erste dieser Experimente wurde vor fast vier Jahrzehnten von Forschern am United States Naval Hospital in Bethesda in Maryland durchgeführt. Damals gab es noch nicht das geringste Wissen über Schlafschuld, jedoch ein großes Interesse an der möglichen Verursachung von Desorientierung, Halluzination und Psychose durch Sinnesentzug. Zur Prüfung dieser Hypothese verlangten die Forscher des Naval Hospital von den Versuchspersonen, eine ganze Woche lang alleine in einem stillen, dunklen, abgeschlossenen, kleinen Schlafraum zu verbringen. Die Schlafräume waren gegen Geräusche abgedichtet und wiesen eine konstante Temperatur und Luftfeuchtigkeit auf. Die Versuchspersonen trugen dicke Handschuhe, um ihren Tastsinn zu verringern, und nahmen flüssige Nahrung über einen Strohhalm ein. Sie konnten nicht umhergehen; sie konnten nur wach daliegen oder einschlafen.

Um an diesem Experiment teilzunehmen, müssen die Probanden sehr motiviert sein. Der Leser mag sich wundern, warum sich jemand freiwillig einer solchen schweren Prüfung unterwerfen sollte. Die Versuchspersonen rekrutierten sich aus dem Personal der Kriegsmarine und wurden für ihre Teilnahme mit Urlaub belohnt. Viele bewältigten allerdings die Langeweile und Isolation psychisch nicht. Die Freiwilligen der Kriegsmarine wurden auf ihre Eignung geprüft; zweifellos trug ihr hartes, monatelanges Training auf See zu ihrem Ausharrungsvermögen bei.

Sieben Tage und Nächte wurden die Hirnwellen der Versuchspersonen beständig überwacht. Ohne irgend etwas zu tun zu haben, schlief die Gruppe am ersten Tag sehr viel, im Durchschnitt mehr als sechzehn Stunden. Einige schliefen zwanzig Stunden. Mit jedem folgenden Tag nahm ihr durchschnittlicher Betrag an Schlaf ab, was ich als eine Folge des Abarbeitens der Schlafschuld sehe. Trotz des vollständigen Fehlens äußerer Reize konnten die Versuchspersonen am letzten Tag durchschnittlich nur acht Stunden schlafen. Doch davor hatten sie eine Gesamtzahl von etwa fünfundzwanzig Stunden Extraschlaf – unter Extraschlaf verstehe ich die Schlafstunden, die über die täglichen acht Stunden hinausgehen – erhalten. Diese fünfundzwanzig Stunden dürften ungefähr der Betrag an Schlafschuld gewesen sein, den sie hatten, als sie den Versuch begannen.

Kürzlich führten der Psychiater Thomas Wehr und seine Kollegen an den National Institutes of Health in Bethesda ein ähnlich anspruchsvolles Experiment durch. Sie beschlossen, einer Gruppe von Freiwilligen einen Schlafstundenplan aufzuerlegen, der das Leben im Winter vor der Einführung von Elektrizität oder Gaslampen simulierte, als die Leute oft nach Sonnenuntergang ins Bett gingen und bei Sonnenaufgang aufstanden. Wehr setzte die Freiwilligen wochenlang ununterbrochen auf ein

Schlafprogramm von täglich vierzehn aufeinanderfolgende Stunden Bettzeit und beobachtete, wie sich ihre Stimmung und Gefühle in dieser Zeit veränderten. Zwei Versuchspersonen blieben vierzehn Wochen in diesem Programm.

Wie bei der ersten Studie erforderte das Experiment eine Menge Mühe und Kosten auf seiten der Wissenschaft und ein großes Maß an Engagement und Ausdauer auf seiten der Freiwilligen. Um jeden auszuschließen, der zu Depression oder psychischen Störung neigte, hatte man die sechzehn Freiwilligen zuvor einem psychologischen Test unterzogen.

Zuerst verbrachten die Probanden eine Woche lang pro Nacht acht Stunden im Bett, in unserer modernen Zeit eine übliche Zeitdauer und ein typischer Sommerschlaf in vergangenen Jahrhunderten. Dann verbrachten sie vierzehn Stunden im Dunkeln im Bett. Sie durften einen normalen Tag draußen in den National Institutes of Health (ohne zu schlafen) verbringen und mußten jeden Tag um sechzehn Uhr wieder zur Stelle zu sein. Dann wurden sie kurz auf ihre Stimmung übergeprüft und mit Temperatur- und Schlafsonden verkabelt. Um siebzehn Uhr gingen sie in ihre jeweiligen Schlafräume – fensterlose Kammern ohne Licht. Sie konnten weder lesen noch Musik hören, noch irgendeine andere Aktivität ausüben, die sie wach gehalten hätte. Wie die Marinefreiwilligen konnten sie nur im Dunkeln im Bett liegen. Nach vierzehn Stunden standen sie um sieben Uhr auf und wurden entkabelt, erneut psychologisch getestet und etwa um acht Uhr wieder ins Freie entlassen – aber nur für acht Stunden.

Man könnte meinen, diese Existenz machte die Leute verrückt, die Versuchspersonen waren jedoch mit der Routine ganz zufrieden. Wie im Marineexperiment schliefen sie zuerst eine Menge, im Durchschnitt mehr als zwölf Stunden pro Tag. Doch in der vierten Woche waren sie bei einem stabilen Durchschnitt von acht Stunden und fünfzehn Minuten angelangt. Einige Leute schliefen ein bißchen mehr, andere ein bißchen weniger. Der ausdauerndste Schläfer kam regelmäßig auf etwa neun Stunden, und der kürzeste Schlaf dauerte etwa siebeneinhalb Stunden.

Wie bei der Marinestudie glaube ich, daß die Versuchspersonen eine beträchtliche Schlafschuld mitbrachten, die sie vielleicht noch etwas aufgestockt haben. Als ihnen zusätzliche Stunden im Dunkeln ohne jede Stimulation zugegeben wurden, hatten sie nichts anderes zu tun, als ihre Schlafschuld abzuzahlen. Nachdem sie abgegolten war, schliefen die Versuchspersonen allmählich immer weniger, obwohl sie lange schlafen konnten. Allmählich pendelten sich die Schlafenszeiten in beiden Experimenten auf eine stabile Dauer von fast acht Stunden pro Tag ein, was wahrscheinlich ihr tägliches Schlafbedürfnis repräsentiert. Wenn sie keine übertragene Schlafschuld hatten, addierte sich die Wachzeit während eines Tages zu einer Schuld, die acht Stunden Schlaf zur Rückzahlung erforderte. Versuchspersonen, die zu Beginn des Experiments völlig normal schienen, lösten durchschnittlich etwa dreißig Stunden Schlafschuld ein – das Äquivalent von zwei verlorenen Stunden pro Tag in zwei Wochen.

Auch Stimmung und Energie der Versuchspersonen verbesserten sich im Laufe der NIH-Studie merklich. Die kritische Variable für die Stimmung war nicht der Betrag an Licht, sondern der Umfang der je eigenen Schlafschuld.

Wehrs Experiment war eigentlich kein Schlafexperiment. Tom Wehr hat viel über saisonbedingte Schwankungen psychologischer Funktionen geforscht – Schwankungen aufgrund von Veränderungen von Temperatur und Tageslänge. Menschen mit saisonal bedingter Gefühlsstörung zum Beispiel werden im Winter depressiv. Wenn es also über den Ausgang des Experiments eine vorgefaßte Meinung gab, widersprachen ihr die Resultate, das heißt, obwohl man annahm, daß die Stimmung sich zusammen mit der beträchtlichen Abnahme an Licht verschlechtern würde, verbesserte sie sich wesentlich. Da es sich nicht um ein Schlafexperiment handelte, machte die Tatsache, daß jedes experimentelle Vorurteil vollständig negiert wurde, dieses Resultat besonders aussagekräftig.

Schließlich illustrierte diese bemerkenswerte Untersuchung das Prinzip, nach dem etwas Schlafschuld gut, ja notwendig für einen guten Schlaf ist. In dem Maße, in dem die Schlafschuld der Versuchspersonen eingelöst worden war, brauchten sie immer länger zum Einschlafen. Mehr noch, als ihre Schlafschuld sehr gering wurde, tendierten die Versuchspersonen dahin, in der Mitte des Experiments aufzuwachen und vier Stunden lang wach zu liegen, bis sie wieder genug Schlafschuld zum Einschlafen angesammelt hatten. Höchstwahrscheinlich brauchen wir die während unserer sechzehn Stunden angesammelte Schlafschuld und ein wenig mehr, um in fünf oder zehn Minuten einzuschlafen und die Nacht durchzuschlafen. Die Vorstellung, daß eine kleine Schlafschuld gut sein könnte, ist revolutionär.

Wir können annehmen, daß Wehrs Versuchspersonen überhaupt keine Schlafschuld hatten, als sie in den letzten Wochen der Untersuchung morgens das Labor verließen. Abends, beim Zubettgehen, hatten sie nur die Schlafschuld von zehn Stunden Wachsein. Diese geringe Schlafschuld war mit fragmentiertem und uneffizientem Schlaf verbunden. Einerseits brauchen wir unseren täglichen Schlafbetrag, andererseits brauchen wir einen genügend großen Übertrag an Schlafschuld, um diesen Schlaf in der effizientesten Weise zu realisieren; es geht darum, hier die richtige Balance zu finden. Man bedenke, daß alle Wachheit Schlafentzug ist. Ein anderes wichtiges Prinzip ist, daß wir nicht schlafen können, wenn wir überhaupt keine Schlafschuld haben. Wenn Wehrs Versuchspersonen, die am Morgen spontan aufwachten, gebeten worden wären, wieder zu schlafen, wäre ihnen das höchstwahrscheinlich unmöglich gewesen.

Möglicherweise ist eine der wichtigsten Konsequenzen exzessiver Schlafschuld durch ein weiteres Forschungsprojekt Tom Roths und seiner Kollegen ins Licht gerückt worden. In dem schon früher erwähnten Experiment prüften Roth und sein Team die geistige Leistung einiger Versuchspersonen, die im MSLT eine Punktzahl von fast null erzielt hatten. Dann hielt er die Versuchspersonen sieben Nächte hintereinander zehn Stunden lang im Bett, damit sie ihre Schulden abgolten. Danach wurden sie erneut geprüft. Ihre geistige Leistung hatte sich verbessert. Die Ergebnisse zeigten eine direkte Korrelation zwischen der Qualität der geistigen Leistung und dem Niveau der Schlafschuld. In meinen Augen bedeutet das, Millionen von uns leben und arbeiten unterhalb ihres Optimums, beeinträchtigt von einem Schlafschuldbetrag, dessen sie sich nicht einmal bewußt sind. Die Implikationen für Produktivität und Leistung in jedem Lebensbereich sind beunruhigend.

Leider sind Experimente wie die Wehrs in der Schlafforschung selten. Es gibt sie eigentlich gar nicht, da weder die Marinestudie noch die von Wehr dazu gedacht waren, Aspekte des Schlafs zu untersuchen. Auch wenn sich die Probanden tagsüber außerhalb des Labors aufhielten, kostete ihre nächtliche Unterbringung auch Geld. Leere Laborräume in Forschungsinstituten sind immer rar. Um sechzehn Räume für mehr als einen Monat benutzen zu können, muß man großen Einfluß haben. Und nicht jeder Raum ist geeignet; er muß mit Monitoren ausgestattet und dennoch bequem sein. Techniker müssen für die Überwachung der Versuchspersonen bezahlt werden.

Es ist sehr schwierig, Gelder für solche Experimente zu bekommen. Sowohl das Marineexperiment als auch Wehrs Experiment waren möglich, weil die beteiligten Forscher Mitarbeiter von nationalen Forschungsinstituten waren. Es müßte mehr von diesen Experimenten geben, doch das wird wohl erst möglich sein, wenn die Schlafforschung einen höheren Stellenwert einnimmt.

Die Experimente zeigen, daß ganz gewöhnliche Menschen häufig eine ansehnliche Schlafschuld mit sich tragen, die ihre Befindlichkeit, Energie und Leistung beeinträchtigt. Jeder sollte sich fragen, wie sehr ihn seine Schlafschuld beeinträchtigt. Wie oft denkt man daran, ein kleines Nickerchen zu machen? Wie oft reibt man sich die Augen und gähnt? Wie oft hat man das Gefühl, dringend einen Kaffee zu benötigen? Das sind Warnungen einer Schlafschuld, die man ignoriert. Ich kann die Gefahren von unwillkürlichen Schlafepisoden oder schwerer Schläfrigkeit nicht genug betonen. Diese Information ernst zu nehmen kann Leben retten.

Ich weiß, daß Menschen oft genötigt sind, bis spät in die Nacht aufzubleiben und früh aufzustehen, daß die Erfordernisse des modernen Lebens uns dazu treiben, unsere biologische Schlafenszeit abzukürzen. Aber ich weiß auch, daß es nicht allzu schwer ist, die Anhäufung von Schlafschuld zu vermeiden. Die Untersuchungen von Wehr legen nahe, daß Menschen ihre gefährlich hohe Schlafschuld dadurch vermeiden können, daß sie einen relativ kleinen Schlafbetrag an ihre normale Schlafenszeit anhängen. Menschen, die ihre Schlafschuld vermindert haben, berichten gewöhnlich von einem neuen Wohlbefinden. Es reicht schon, auf die Spätabendschau oder das Kreuzworträtsel im Bett zu verzichten. Ich wette, die meisten Leute gäben ihre spätnächtlichen Zerstreuungen auf, wenn sie wüßten, daß sie sich dafür am Tag durchgängig wach fühlen könnten: frisch und voller Hoffnung, die Sinne weit geöffnet, geistig empfänglich für andere Menschen und Ideen.

Kapitel 4:
Das Tier Mensch und die biologische Uhr

Viele Leser haben schon von der »biologischen Uhr« oder von »zirkadi-anen Rhythmen« gehört und noch mehr vom *jet lag*, den Anpassungs-schwierigkeiten bei einer Zeitumstellung. Nur wenige jedoch wissen, wie diese Prozesse wirklich funktionieren. Viele der rätselhaften Symptome des *jet lag* zum Beispiel sind nur erklärlich, wenn man das Funktionieren der biologischen Uhr kennt.

Stellen wir uns vor, wir machten eine Reise von San Francisco nach Paris; das sind neun Zeitzonen Richtung Osten. Zuerst verlieren wir eine Menge Schlaf bei den Reisevorbereitungen, dann schlafen wir im Flug-zeug nicht gut, und wenn wir in Paris ankommen, wandern wir den gan-zen Tag im Louvre herum. Offensichtlich haben wir eine große Schlaf-schuld angesammelt. Schade, daß wir bei unserem ersten Essen in einem besonders guten Restaurant mit der Müdigkeit kämpfen müssen. So müde sind wir, daß wir unser ganzes Abendprogramm über Bord werfen, das Licht löschen und um zweiundzwanzig Uhr ins Bett fallen, angezogen wie wir sind.

Aber dann passiert das Unmögliche. Wir hatten unsere Augen ge-schlossen und eine Zeitlang geschlafen, da wachen wir um drei Uhr auf und fühlen uns hellwach. Ohne Frage sind wir müde, doch wie sehr wir uns auch zu entspannen versuchen, der Schlaf will nicht wiederkommen. Um vier Uhr ziehen wir uns aus und nehmen ein heißes Bad, das uns ange-nehm müde machen soll. Aber die Müdigkeit stellt sich nicht ein. Wo ist die riesige Schlafschuld abgeblieben? Bei nur fünf Schlafstunden müßte unser Schlafmangel sogar noch größer sein.

Um sieben Uhr geben wir auf. Das Frühstück wartet. Wir stehen auf, ziehen uns an und beginnen den Tag. Mit Sicherheit holt uns um etwa elf Uhr der fehlende Schlaf ein – wie eine Tonne Gepäck, die uns erschlägt. Auf dem Weg zum Mittagessen schlafen wir im Taxi ein. Im Restaurant angekommen, fühlen wir uns wie mitten in der Nacht. Alles was wir wol-len, ist schlafen. Nach dem Mittagessen gehen wir zurück in unser Hotel – ins Bett für einen schönen langen Nachmittagsschlaf. Als wir unsere Augen öffnen, ist es zweiundzwanzig Uhr. Wir haben das Abendessen verschlafen. Was soll's – weiterschlafen. Dann springen unsere Augen auf, wir sind hellwach, und es ist drei Uhr.

Eine entsprechende Reise unternahm ich vor Jahren mit meiner Familie. Wir hatten dieselben scheußlichen Probleme, aber nach mehreren Wochen hatten wir uns an die europäische Uhr gewöhnt. Die lebhafteste Erinnerung jedoch habe ich an den Tag unserer Rückkunft. Ich war mit meinen kleinen Kindern im Park. Es war ein Uhr (zweiundzwanzig Uhr nach Körperzeit), als meine fünfzehn Monate alte Tochter Elizabeth, die mit dem Gesicht an einem Baum stand, plötzlich ihre Stirn dagegen lehnte und einschlief, aber nicht umfiel.

Die Müdigkeit und das Verschlafen des Abendessens in Paris sind Ausdruck der Schlafschuld. Aber da ist noch ein zweiter, mächtiger und unsichtbarer Mechanismus am Werk.

Über Millionen von Jahren haben unsere Körper eine bemerkenswert genaue biologische Uhr entwickelt, die wie ein Metronom tickt und Schlafen und Wachen reguliert. Die Uhr ist ein innerer Zeitmesser; er markiert Zeit mittels elementarer molekularer Mechanismen, die die Wissenschaftler inzwischen aufdecken. Seit Urzeiten vor dem Auftreten unserer Spezies haben der tägliche Auf- und Untergang der Sonne und der jahreszeitliche Wechsel des Übergangs von langen zu kurzen Tagen dieses molekulare Chronometer geformt, bis die Uhr zu einem kleinen Spiegelbild der Himmelsuhr wurde. Die Rotation unseres Planeten auf seiner Bahn um die Sonne findet in unseren Zellen ihren Widerhall im kleinen. Und jeden Tag richtet der erste Strahl der Sonne ihren irdischen Botschafter aus.

Aus meiner Sicht besteht die weitaus wichtigste Funktion dieser biologischen Uhr in der Regelung unseres täglichen Zyklus von Schlafen und Wachen. Sie synchronisiert auch eine Reihe biochemischer Vorgänge im Körper. Sie dirigiert die komplexe Symphonie aus chemischen, hormonellen und Nervenaktivitäten, die unsere täglichen Schwankungen im Gefühl und im Handeln bestimmen. Selbst das Auf und Ab des Bewußtseins beim Übergang von Nacht zu Tag und umgekehrt ist ein Produkt des Aufs und Abs biochemischer Vorgänge unter dem Kommando dieses Hauptzeitgebers. Essen, denken, üben, aufwachen und schlafen tun wir am besten, wenn wir dem Rhythmus unserer inneren Uhr entsprechen. Personen, die mit ihren Uhren nicht mehr synchron gehen, wie Schichtarbeiter, die sich niemals voll auf Nachtarbeit und Tagesschlaf umstellen können, schöpfen ihre körperliche und geistige Leistungsfähigkeit nicht aus. Das haben unzählige Untersuchungen nachgewiesen.

So genau ist unser Zeitmesser, daß Menschen oft ein paar Minuten vor dem Klingeln des Weckers aufwachen. Ohne äußere Zeitgeber klettern Ratten in ihre Treträder und beginnen jeden Tag zur selben Minute zu laufen. Menschen, die die meiste Zeit des Tags gegen Müdigkeit gekämpft haben, fühlen sich oft am Abend wacher, ungeachtet der Schlafschuld, die sie im Laufe des Tags angehäuft haben. In den vielfältigen Variationen von Schläfrigkeit und Wachsamkeit unseres Alltags spielt dieser Zeitmechanismus eine fundamentale Rolle, indem er uns tagsüber wach hält und uns nachts schlafen läßt – wie die Natur es will.

Für unseren Reisenden ging der Wecker einfach zur falschen Zeit los. Er konnte ihn nur nicht, wie einen gewöhnlichen Wecker, abstellen und weiterschlafen.

Nicht so leicht zu erklären ist die offenkundige Wirkungslosigkeit der riesigen Schlafschuld des Reisenden. Wo war sie um drei Uhr in Paris? Sie ist da und wird auch immer größer. Zwar ist es Mitternacht in Paris und lastet eine große Schlafschuld auf unserem Reisenden, doch in San Francisco ist Aufstehzeit; folglich weckt ihn seine biologische Uhr auf. Die uhrabhängige Weckreaktion und die Schlafschuld bilden die Säulen eines schlichten und eleganten Modells, das erklärt, warum wir tagsüber wach sind und nachts schlafen; darüber hinaus wirft es auch ein Licht auf alle anderen Phasen der Wachheit und Schläfrigkeit. Meine Großeltern, die um die Jahrhundertwende Landwirtschaft betrieben, lebten wahrscheinlich jeden Tag nach diesem eleganten Zyklus. Auch in unserer ungleich chaotischeren Gesellschaft kann dieses Modell zur Erklärung von Phasen ungewöhnlicher Schläfrigkeit und unangemessener Wachheit dienen.

Die biologische Uhr und das »Gegenprozeßmodell«

Im Jahre 1985 hatten wir am Stanford Sleep Center das große Glück, Dale Edgar als Mitarbeiter gewinnen zu können. Edgar hatte damals an der Universität von Kalifornien in Davis gerade seinen Doktor gemacht, wo er Untersuchungen über den Schlaf und das Wachen von Totenkopfäffchen vor und nach Ausschaltung ihrer biologischen Uhren durchgeführt hatte. Um die Wirkung der Umweltreize zu verringern, untersuchte Edgar seine Affen unter Bedingungen beständig schwachen Lichts, der Isolierung von Geräuschen, konstanter Temperatur und einer willkürlich variierten Verabreichung von Futter und Wasser. In absolut gleichbleibender Umgebung benahmen sich die Affen so, als gäbe es einen Sonnenauf- und -untergang beziehungsweise Tageslicht. Sie wachten auf, blieben fünfzehn bis sechzehn Stunden wach und gingen acht bis neun Stunden schlafen. Der Ausfall aller Auswirkungen der Erdumdrehung machte keinen Unterschied, es sei denn, daß der grobe Schlaf- und Wachzyklus etwas länger als vierundzwanzig Stunden betrug. Offenbar steuert ein interner Zähler oder eben eine biologische Uhr diesen täglichen Wechsel. Daher wird der kontinuierliche Zyklus, der sich in konstanten Bedingungen manifestiert, freilaufend genannt; er gehört einer Klasse von Rhythmen oder Zyklen an, deren Periode annähernd vierundzwanzig Stunden beträgt. Solche Zyklen heißen »zirkadiane Rhythmen«. Den Begriff hat der Pionier der Rhythmusforschung, Franz Halberg, an der Universität von Minnesota eingeführt und ist eine Kombination der lateinischen Wörter *circa* (nahe, etwa) und *dies* (Tag). Wir wissen heute, daß zirkadiane Rhythmen in fast jeder Funktion des Körpers zu finden sind, von elementaren Zellprozessen bis zu Aktivitäten des ganzen Körpers.

Der zirkadiane Rhythmus von Säugetieren wird meistens an Nagetieren erforscht. Eines der Probleme mit Nagetieren und anderen kleinen Säugetieren ist jedoch, daß sie polyzyklisch sind, das heißt, sie wachen mehrmals am Tag auf und gehen mehrmals am Tag schlafen. Das verdunkelt nicht nur die Differenz zwischen Tages- und Nachtgesamtschlafdauer, sondern bestärkt auch die verbreitete Annahme, daß die biologische Uhr sowohl unser Einschlafen als auch unser Aufwachen bestimme. Tiere, die in der Nacht länger wach sind, heißen Nachttiere, und solche, die tagsüber länger wach sind, heißen Tagestiere. Primaten sind Tagestiere und haben die Fähigkeit, während einer ganzen Tagesperiode wach zu bleiben und die ganze Nacht zu schlafen.

Nach Edgars Beobachtung bleiben Totenkopfaffen, wie Menschen, etwa fünfzehn bis sechzehn Stunden wach und legen zwischendurch vielleicht ein oder zwei kurze Nickerchen ein. Dann schlafen sie meistens kontinuierliche acht bis neun Stunden. Nachdem Edgar etwa eine Woche lang die Gehirnwellen und andere Variablen der Totenkopfaffen aufgezeichnet hatte, setzte er ihre biologische Uhr außer Kraft. Als er die gleichen kontinuierlichen Aufzeichungen wiederholte, beobachtete er eine entscheidende Veränderung. Anstatt stundenlang wach zu bleiben und dann stundenlang zu schlafen, schliefen die Affen ständig ein. Ihre Wachzeiten wurden sehr kurz und verteilten sich gleichmäßig über den ganzen Beobachtungszeitraum. Nach mehreren Tagen der ständigen Gehirnwellenaufzeichnung war absolut klar, daß der zirkadiane Rhythmus von Schlaf und Wachen verschwunden war. Der bemerkenswerte Zuwachs an Tagesschlaf bei den Totenkopfaffen während des Aussetzens der biologischen Uhr bedarf einer Erklärung. Mangels einer uhrabhängigen Weckreaktion, die die Affen wach gehalten hätte, schliefen sie sehr oft ein; ihr Schlaf verteilte sich rund um die Uhr in kleineren, leichteren Bruchstücken, die zusammen zwölf bis dreizehn Stunden pro Tag ergaben. Aufgrund der fehlenden Wachzeit von fünfzehn bis sechzehn Stunden fiel also auch die acht- bis neunstündige Periode eines festen Schlafs weg. Die Vermutung drängt sich auf, daß Primaten, der Mensch eingeschlossen, ihren täglichen Schlafbedarf in acht Stunden zusammenziehen können, weil sie tiefer und kontinuierlicher schlafen, als wenn es keine tägliche, durchgängige Wachzeit gäbe.

Als ich Edgars Doktorarbeit durchblätterte, sprang mir ein Resultat ins Auge. Aufgrund meiner jahrelangen Tätigkeit als Schlafarzt erkannte ich seine Bedeutung sofort. Außer dem Verlust von Schlaf- und Wach-Zirkadianrhythmen, Körpertemperatur und Trinken, hatte die Gesamtschlafdauer der uhrlosen Tiere ausnahmslos um vier bis sechs Stunden zugenommen. Das bedeutete, daß die biologische Uhr nicht nur für den Schlaf nicht notwendig ist, sondern auch die Wachheit fördert und sich dem Schlaf aktiv widersetzt. Wir konnten also schließen, die einzige Rolle, die die biologische Uhr in unserem täglichen Zyklus spielt, ist die der Förderung und Aufrechterhaltung von Wachsamkeit und Wachheit, mehr noch, diese zeigt ihre Wirksamkeit jedoch nur zu bestimmten Zeiten. Diese Funktion hat die Stanford-Gruppe als »uhrabhängige Weckreaktion« bezeichnet. Zu bestimmten Zeiten des Tags werden unsere Gehirne durch unsere biologische Uhr stark stimuliert. Zu anderen Zeiten geht die Stimulierung zurück oder schaltet sich ab.

Die Aufregung, die diese Resultate in Stanford hervorriefen, läßt sich kaum beschreiben. Vieles, was uns vorher nicht ganz verständlich war, wurde plötzlich klar, zum Beispiel warum ein Reisender mitten in der Nacht aufwacht, obwohl er eine riesige Schlafschuld hat, die ihn eigentlich ans Bett fesseln sollte. Unsere Entdeckungen führten zum Entwurf eines ebenso nützlichen wie – wenn ich so sagen darf – schönen Modells. Es erklärt, wie wir Menschen die Fähigkeit haben, zu unserem nötigen Schlaf zu kommen und während unserer wachen Tagesstunden auf einem optimalen oder fast optimalen Niveau zu funktionieren. Es erklärt auch, wie wir flexibel sein, ein bißchen Schlaf verlieren und ihn ohne ernstliche Tagesbeeinträchtigung wieder aufholen sowie eine optimale Gleichzeitigkeit unseres Schlaf-Wach-Zyklus mit dem Zyklus der Umgebung einhalten können.

Edgar und ich haben dies das »Gegenprozeßmodell« genannt. Es ähnelt einem früheren Modell des Schweizer Schlafforschers Alex Borbely, unterscheidet sich von diesem jedoch in wichtigen Punkten. Durch das Gegenprozeßmodell verstehen wir, warum Leute zu irgendeiner Tages- oder Nachtzeit zum Einschlafen oder Wachbleiben neigen. Es erklärt, warum Leute gewöhnlich wach bleiben oder einschlafen können, wenn sie es wollen, und warum dies manchmal nicht gelingt. Schließlich liefert es die

Grundlagen für persönliche Einsichten, die es uns ermöglichen, Schlaf in unser tägliches Leben und unsere Zeiteinteilung einzubeziehen.

Wie wir schon erfahren haben, kennt das Gehirn des Menschen einen Prozeß, der vierundzwanzig Stunden am Tag aktiv ist. Seine einzige Funktion ist es, Schlaf zu induzieren und aufrechtzuerhalten. Er tut dies durch eine homöostatische Schlafregulierung: Erhält ein Individuum weniger Schlaf, als es braucht, verstärkt der homöostatische Prozeß die Tendenz zum Einschlafen oder umgekehrt, wenn zusätzlicher Schlaf gewonnen wurde, vermindert der homöostatische Prozeß die Einschlaftendenz. Dadurch wird sichergestellt, daß ein Individuum jeden Tag seinen durchschnittlich gleichen Schlafanteil bekommt. In seiner genauen Aufzeichnung der akkumulierten Schlafschuld beweist dieser Prozeß eine eigene Präzision, die der der biologischen Uhr nicht unähnlich ist. Da alle Wachheit Schlafentzug ist, kann die Schlafschuld theoretisch nur für eine kurze Zeit auf Null stehen. Sobald die Schlafschuld auf Null steht, wacht der Schläfer auf und beginnt wieder mit der Akkumulation von Schlafschuld. Im allgemeinen meint Homöostase die Aufrechterhaltung eines konstanten inneren Zustands. Körpertemperatur, Kalorienaufnahme und Schlaf werden alle homöostatisch reguliert. Durch Edgars Ergebnisse wußten wir, daß das menschliche Gehirn einen gänzlich eigenen Prozeß kennt: die uhrabhängige Weckreaktion, deren Funktion es ist, Wachsamkeit und Wachheit zu induzieren und aufrechtzuerhalten.

Der biologische Schlaftrieb, der uns ein- und die Nacht durchschlafen läßt, ist kontinuierlich aktiv, selbst wenn wir wach sind. Wenn wir wach sind, nimmt der homöostatische Schlaftrieb sogar zu. Sich dieser Schlaftendenz entgegenzusetzen, macht die Weckaktion der biologischen Uhr aus. Anders als die Schlafhomöostase ist der Prozeß in unserem Gehirn, der die Wachheit und andauernde Wachsamkeit unterstützt, nicht kontinuierlich aktiv. Für Menschen und andere Tagestiere ist der uhrabhängige Weckprozeß tagsüber aktiv und nachts inaktiv, mit verringerter Aktivität am frühen Nachmittag. Das Ergebnis dieser entgegengesetzten Prozesse ermöglicht es uns, den ganzen Tag aufzubleiben und die ganze Nacht zu schlafen. Kurz, der Hauptgrund, warum wir nach ein paar Stunden des Wachseins nicht gleich wieder einschlafen, ist die unabhängige innere Stimulierung der biologischen Uhr, die den homöostatischen Trieb in Schach hält. Der Hauptgrund, warum wir die Nacht durchschlafen können, liegt in der während des Tages ausreichend akkumulierten Schlafschuld, durch die der nicht behinderte homöostatische Schlafprozeß frei ist, die ganze Nacht zu wirken.

Man kann sagen, daß die biologische Uhr der primäre Regulator des täglichen Zyklus von Schlafen und Wachen ist. Ihre aktive Weckfunktion hält die Wachheit während des ganzen Tages aufrecht; durch ihre Abschaltung ermöglicht sie den Schlaf und erlaubt dem Schlafprozeß, ungehindert die Nacht hindurch zu wirken.

Edgar, ich und andere Mitglieder der Stanford-Gruppe behaupten, daß die uhrabhängige Tagesweckreaktion in zwei Wellen stattfindet, eine am Morgen, wenn man aufsteht, und die andere spät am Tag, meistens spätnachmittags, um sechzehn oder siebzehn Uhr. Ferner vertreten wir die These, daß die uhrabhängige Weckreaktion am Abend wesentlich stärker ist als am Morgen. Dies ist ein schöner Mechanismus; da wir im Wachen Schlafschuld akkumulieren, brauchen wir später am Tag eine stärkere Stimulierung, um uns bis zum Abend wach und wachsam zu halten. Wenn Kinder unter zehn Jahren (die tagsüber über eine optimale Wachsamkeit verfügen, weil sie jede Nacht den Schlaf bekommen, den sie brauchen) unter partiellem Schlafmangel leiden, wird ihre Morgenwachsamkeit ziemlich schnell beeinträchtigt, während die Abendwachsamkeit sich hält.

Auf der anderen Seite ist unsere Schlafschuld an ihrem niedrigsten Punkt angekommen, wenn wir die Nacht durchgeschlafen haben; die Stimulierung, die uns aufwecken soll, braucht nicht so stark zu sein. Außerdem macht es die schwächere uhrabhängige Weckreaktion möglich, zusätzlichen Schlaf zu bekommen, das heißt, wenn wir zur Zeit des gewöhnlichen Aufstehens immer noch eine große übertragene Schlafschuld haben, können wir bis Mittag schlafen. Im Fall des Reisenden aus San Francisco, der in Paris zu früh aufwachte, können wir mit Sicherheit annehmen, daß drei Uhr (achtzehn Uhr in Kalifornien) etwa die Zeit war, in der die starke uhrabhängige Weckreaktion zu ihrer vollen Wirkung kam.

Am frühen Nachmittag, zwischen den beiden Gipfelpunkten erhöhter uhrabhängiger Weckreaktion, läßt die Uhr in ihren Bemühungen, uns wach zu halten, nach. Das Ergebnis ist die Schläfrigkeit nach dem Essen, die die meisten Leute fälschlicherweise der Wirkung des Mittagessens zuschreiben. In Wirklichkeit spüren die Leute nur ihre akkumulierte Schlafschuld, ungehindert von der uhrabhängigen Weckreaktion. In vielen Kulturen begegnen die Menschen diesem frühnachmittäglichen Einbruch mit einem Mittagsschlaf nach dem Mittagessen.

Um die Interaktion zwischen biologischer Uhr und Schlafschuld besser zu verstehen, stellen wir uns noch einmal die Familie aus dem ersten Kapitel vor, diesmal in der Nacht vor dem Abgabetermin des Jahresberichts, der Arbeit der Mutter. Da der Bericht nicht ihren Ansprüchen genügt, beschließt sie, die Nacht durchzumachen. Je länger sich die Nacht hinzieht, desto schlechter fühlt sie sich – nicht nur ein bißchen schläfrig, sondern schlaftrunken und körperlich zerschlagen. Sie fühlt sich steif und hohl, ihr Magen ist durcheinander, und sie hat mehr und mehr Schwierigkeiten, sich zu konzentrieren. Gegen sechs Uhr jedoch passiert etwas Unerwartetes. Sie ist vierundzwanzig Stunden ununterbrochen wach gewesen und ohne Hoffnung, den Bericht jemals zu beenden, da beginnt sie sich etwas besser zu fühlen. Ihre Konzentration nimmt zu, sie tippt schneller und fühlt sich optimistischer. Sogar Teile des Berichts, die noch vor ein paar Stunden unzulänglich schienen, erscheinen ihr jetzt passabel. Als das Licht durch das Fenster dringt, ist sie eigentlich ziemlich fröhlich, und sie wird mit der Formatierung und dem Druck noch vor der Zeit fertig. Ihre Müdigkeit löst sich auf, ihre Geister wachen mit der Sonne auf. Das geschieht alles aufgrund ihrer tätig gewordenen biologischen Uhr.

Beim nachmittäglichen Absacken der Wachsamkeit jedoch wird sie sich wieder schrecklich fühlen und kaum durch den Rest des Tags schleppen können. Am frühen Abend dann, trotz des riesigen Betrags an Schlafschuld, den sie über sechsunddreißig Wachstunden angesammelt hat, wird sie sich wieder besser fühlen. Sie fühlt sich zwar nicht vollkommen wach, doch die Weckfunktion ihrer biologischen Uhr setzt die Wirkung ihres extremen Schlaftriebs herunter. Mit Abklingen der Weckfunktion am späten Abend trifft sie die volle Wucht der Schlafschuld, und sie schläft schnell ein. In der Nacht zahlt sie die in den letzten vierundzwanzig Stunden angesammelte Schlafschuld ab, wenig jedoch von der übertragenen Schlafschuld der letzten Tage.

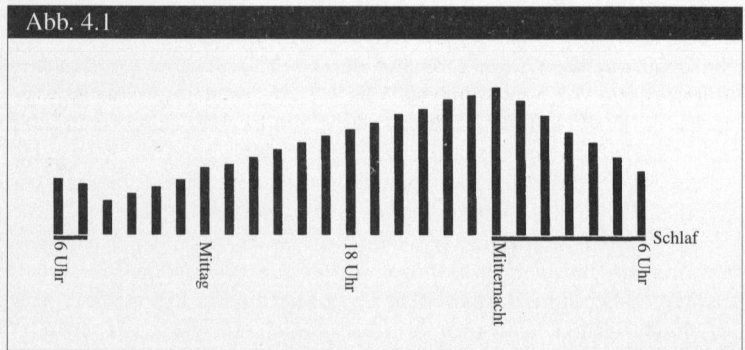

Abb. 4.1

Die im Laufe eines Tages angesammelte Schlafschuld läßt sich graphisch darstellen (vgl. Abb. 4.1). Nehmen wir an, daß diese Person eine ganze Nacht geschlafen und keine Schlafschuld hat, wenn sie um acht Uhr aufsteht, obwohl dies nicht die Norm ist. Die Graphik zeigt ihre am Tage stetig ansteigende Schlafschuld. Wenn sie um Mitternacht zu Bett geht, fällt ihre Schlafschuld wieder ab (doppelt so schnell, wie sie sie akkumuliert hat), bis sie um acht Uhr, nach acht Schlafstunden, auf Null steht.

Schauen wir nun, wie sie von ihrer biologischen Uhr beeinflußt wird (vgl. Abb. 4.2). Ihre Uhr weist am Tag zwei Wellen mit Höhepunkten gegen neun und einundzwanzig Uhr auf. Das heißt, um neun Uhr morgens und um neun Uhr abends dreht ihre innere Uhr die Wachsamkeit ihres Körpers auf, mit einem Maximum am Abend. Umgekehrt ist die innere Weckreaktion um drei Uhr nachts und drei Uhr nachmittags weit geringer.

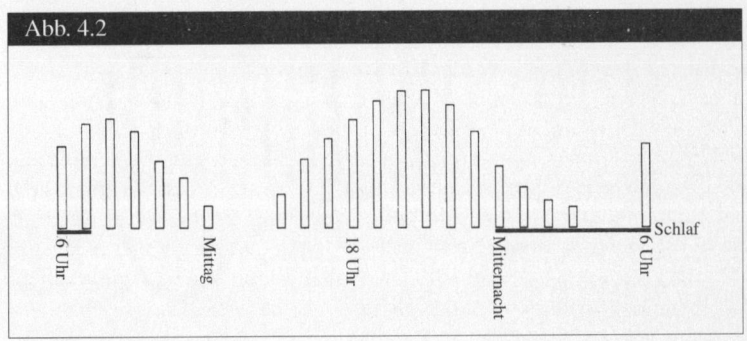

Abb. 4.2

Die Weckwirkung der biologischen Uhr (Pfeile nach oben) und die schlafinduzierende Wirkung der Schlaflast (Pfeile nach unten) ergeben zusammen die Wachsamkeit (vgl. Abb. 4.3). Während des ganzen Morgens ist die Weckreaktion größer als der Schlafdruck des Tags; man fühlt sich wach und wachsam. Dann beginnt die biologische Uhr abzusacken. Um die Mitte des Nachmittags ist der akkumulierte Schlafdruck größer als die Wachsamkeit, und eine Zeitlang fühlt man sich schläfrig.

Obwohl die uhrabhängige Weckfunktion – wie bei vielen Menschen – um fünfzehn Uhr nachgelassen hat, ist der Tag nur zur Hälfte vorüber. Noch ist nicht genügend Schlaflast angesammelt worden, um von Müdigkeit überwältigt zu werden. Man kann wach bleiben. Nach fünfzehn Uhr tritt der Weckmechanismus der biologischen Uhr wieder in Aktion, und kurz nach achtzehn Uhr holt er den ständig steigenden Schlafdruck wieder ein. Eine Zeitlang wird der Mensch munter. Um einundzwanzig Uhr ist die Weckfunktion der Uhr wieder auf ihrem Höhepunkt. Doch anders als beim früheren Höhepunkt von neun Uhr hat er nun einen starken Schlafdruck, der sich der Weckfunktion seiner Uhr entgegensetzt. Im Er-

gebnis fühlt er sich trotz des starken Schlafdrucks genauso wach wie um
neun Uhr morgens. Dann schwächt sich die uhrabhängige Weckreaktion
ab, und der Schlafdruck steigt weiter an. Das Resultat ist ein starker Ab-
fall der Wachsamkeit und schnell einsetzende Wellen intensiver Schläfrigkeit. Selbstverständlich vereinfacht die Graphik; die individuelle Erfahrung mag sich davon unterscheiden.

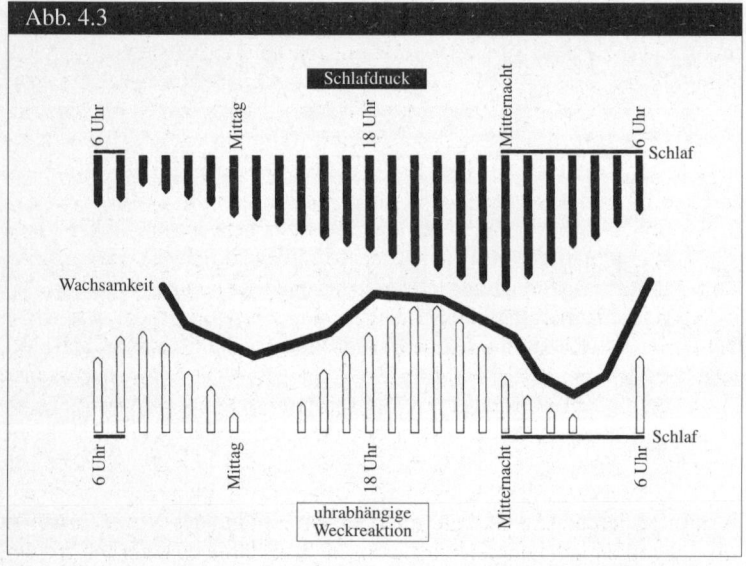

Abb. 4.3

Kürzlich machte Edgar eine Reihe von Beobachtungen, die die Wach-
haltefunktion der biologischen Uhr in meinen Augen bestätigen. So nahm
er an einem Forschungsprojekt über den in Alaska heimischen Schwarz-
bären in seiner natürlichen Lebenswelt während und nach dem Winterschlaf teil. Im Gegensatz zu echten Winterschläfern, deren Körpertemperatur fast bis zum Gefrierpunkt fällt, sinkt die Körpertemperatur der
Bären nur leicht; ihr Winterschlaf ähnelt einem normalen Schlaf.
    Nach Edgar zeigen die vorläufigen Ergebnisse eine hohe Stabilität der
Schlaf- und Wachperioden des Bären vor dem Winterschlaf. Während
des Winterschlafs verschwindet diese feste zirkadiane Organisation des
Schlafs, und die totale Schlafzeit nimmt um vier bis fünf Stunden zu. Nach
Edgar könnte die uhrabhängige Weckfunktion während der Zeit, in der

die Bären in ihren Höhlen sind, suspendiert sein, und zwar sich, weil sie rund um die Uhr in kürzeren Phasen schlafen, was dem Verhalten der vorher erwähnten Totenkopfaffen ohne biologische Uhr sehr ähnlich ist.

Meiner Meinung nach kommt der stärkste experimentelle Nachweis der Existenz der uhrabhängigen Weckfunktion im Menschen aus einer Variante des Multiplen Schlaflatenztests (MSLT). Damals jedoch, als wir die Daten sammelten, hatten wir ihre Bedeutung noch nicht ganz erfaßt. Da es für die Versuchspersonen öde sein kann, alle zwei Stunden ihre Tätigkeit zu unterbrechen und ins Bett zu gehen und viele Leute am Spätnachmittag nach Hause gehen müssen, führten die meisten unserer Laboruntersuchungen fünf Schlaflatenzmessungen pro Tag durch. Aber im Stanforder Sommerschlafcamp legten Mary und ihre Mitarbeiter eine härtere Gangart ein und fügten weitere Tests um zwanzig und zweiundzwanzig Uhr hinzu. Wir nannten dies den »erweiterten MSLT«. Beim Zwanzig-Uhr-Test war die Schlaflatenz durchgängig länger als die davor (verbesserte Wachsamkeit gegenüber früheren Tagestests) und beim letzten Test am längsten (beste Wachsamkeit); bald waren die Versuchspersonen unfähig, während des letzten Tests einzuschlafen.

Nachdem jahrhundertelang angenommen worden war, daß wir um so schläfriger werden und um so eher einschlafen, je länger wir wach sind, machten wir die überraschende Erfahrung, daß die Versuchspersonen nach zwölf wachen Stunden *weniger* schläfrig waren als früher am Tage. Und beim letzten Test, nach mehr als vierzehn Wachstunden (die Leute standen im allgemeinen um halb acht Uhr auf), waren sie sogar noch wacher. Das entsprach nicht unseren Erwartungen. Vorsichtig schrieben Mary und ich diese Resultate irgendeinem zirkadianen Rhythmuseffekt zu, aber eigentlich konnten wir sie uns nicht erklären. Um ehrlich zu sein, ich ignorierte einen Befund, der meiner festen Überzeugung zuwiderlief, nach der unser Müdigkeitsgefühl und unsere Einschlaftendenz mit der Länge der Wachzeit zunehmen mußte. Gleichwohl hatte ich ein ungutes Gefühl. Heute wissen wir, daß es eine feste Abendzeit der uhrabhängigen Weckreaktion gibt. Die Ergebnisse des erweiterten MSLT sind nicht nur vollkommen verständlich, sondern bestätigen auch eindrucksvoll die Rolle der biologischen Uhr im Gegenprozeßmodell. Immerhin zeigen die hohen MSLT-Werte am Ende des Tags, daß die biologische Uhr den Wert einer tagsüber akkumulierten Schlafschuld umkehren kann.

Da die Effekte der uhrabhängigen Weckreaktion von entscheidender Bedeutung sind, möchte ich die Grundprinzipien noch einmal zusammenfassen: Der Prozeß der uhrabhängigen Weckreaktion ist vom Prozeß, der dem homöostatischen Schlaftrieb zugrunde liegt, gänzlich unabhängig. Es ist ein unabhängig einsetzender Prozeß, der auf die biologische Uhr zurückgeht, die unserer Einschlaftendenz entgegenwirkt. Wenn die biologische Uhr ausgeschaltet ist, funktioniert der homöostatische Prozeß normal weiter. Tiere ohne eine Uhr können aufgeweckt werden, Stimulierung kann sie wach halten, aber nur für eine viel kürzere Zeit als bei normalen Tieren, und ihre Einschlaftendenz nimmt direkt proportional zu ihrer Wachzeit zu. Indem sie uns den ganzen Tag wach hält, sorgt also die biologische Uhr dafür, daß wir die Nacht durchschlafen können.

Neulich hatte ich einen eindrucksvollen Fall von umgekehrter Schläfrigkeit in meinem Büro. Mein erster Assistent ist ein junger Mann, der letztes Jahr in Stanford seinen Abschluß gemacht hat. Unsere Schreibtische befinden sich an den entgegengesetzten Enden eines großen Raumes. Am Nachmittag sieht er oft sehr müde aus. Er kommt morgens um acht Uhr und geht um etwa siebzehn Uhr wieder. An jenem Tag vor nicht langer Zeit, es war vier oder halb fünf Uhr nachmittags, fühlte ich mich von der Unordnung und dem Durcheinander im Büro gestört. Ich forderte meinen jungen Assistenten auf, die Papierstapel aufzuräumen und in die Akten abzulegen. Da merkte ich, daß ich ihn zu sehr drängte. Er sah so müde aus, daß ich »schon gut« murmelte und an meinen Schreibtisch zurückkehrte.

Etwa dreißig Minuten später stand er plötzlich neben mir und wollte wissen, wo er drei oder vier Akten einordnen sollte. »Das muß erledigt werden«, murmelte er und bewegte sich im Büro mit einem vorher nicht gezeigten Eifer. Seine Augen strahlten, er sprach schneller und genauer als sonst. Da dämmerte es mir. »Merken Sie, was passiert ist?« rief ich. »Ihre uhrabhängige Weckreaktion hat eingesetzt.« Er hatte keine kalte Dusche, keinen Kaffee, keine Amphetamine genommen. Eine unsichtbare Kraft hatte ihn wacher und aufmerksamer gemacht, als ich ihn je gesehen hatte. Vermutlich trat diese Reaktion normalerweise dann ein, wenn er nach Hause fuhr, was wahrscheinlich öfter einen Unfall verhinderte.

Seit dieser Entdeckung bleibt mein Assistent länger im Büro. Wir stellten einen anderen Stundenplan auf, nach dem er um neun Uhr zur Arbeit kommt und auf diese Weise seinen Schlaf aufholt. Am späten Morgen und nach dem Mittagessen lasse ich ihn persönliche Botengänge und andere Sachen, die nur wenig Energie und Intelligenz erfordern, machen. Wenn mein Tag sich dem Ende nähert, ermuntern mich seine spätnachmittäglichen Lebensgeister, noch eine weitere Stunde zu arbeiten und ein paar zusätzliche Aufgaben zu erledigen. Seitdem denke ich oft daran, wieviel anderen Arbeitgebern durch konventionelle Arbeitszeiten, Schlafschuld und uhrabhängige Weckreaktion verlorengeht.

Einem Collegestudenten, der um zwanzig Uhr müde ist und ins Bett gehen will und um acht Uhr vor Energie strotzt, begegnet man selten. Es gibt sie jedoch. Man nennt sie Frühaufsteher oder »Lerchen« und unterscheidet zwischen »Nachteulen« und »Lerchen«. Eulen haben ihren höchsten Wachpunkt am Abend. Einen Morgenmenschen nennen wir eine »Lerche« und einen Nachtmenschen eine »Eule«. Ich habe schon darauf hingewiesen, daß der Höhepunkt der uhrabhängigen Weckreaktion sowohl am Morgen als auch am Abend liegen kann. Interessanterweise kann ich mich aus Hunderten von MSLT-Tests auf keine einzige Testperson mit einem klaren Wachhöhepunkt in der Tagesmitte erinnern. Wahrscheinlich kommt er vor, aber selten. Wenn wir einmal über eine ausreichende MSLT-Datenbank verfügen, werden wir sicher auf interessante individuelle Muster stoßen.

Auf der Suche nach der biologischen Uhr

Die Vorstellung einer inneren biologischen Uhr hat im Laufe der Zeit sowohl Neugierde als auch Ungläubigkeit hervorgerufen. Von alters her dachte man, daß die Menschen in der Nacht einschlafen, weil die Stimulierung nachläßt. Um die Jahrhundertwende hatte der russische Wissenschaftler Iwan Pawlow in seinen bekannten Experimenten gezeigt, daß Hunde, die wiederholt nach einem Glockenzeichen gefüttert wurden, immer dann Speichel produzierten, wenn sie die Glocke hörten, unabhängig vom Vorhandensein des Futters. Das wurde ein »bedingter Reflex« genannt. Anfang des zwanzigsten Jahrhunderts gingen fast alle Wissenschaftler mehr oder weniger davon aus, daß der Einschlafreflex der Menschen – wie bei Pawlows Hunden – vom Sonnenuntergang, dem Abendessen, der Nachtruhe oder anderen Reizen bedingt sei. Kombiniert mit der These von der reduzierten Stimulierung, wurde diese Schlaftheorie des bedingten Reflexes von Kleitman in den dreißiger Jahren favorisiert. Auch heute glauben noch einige Schlafforscher, in der Konditionierung einen Türöffner zum Schlaf zu besitzen, aber sie sehen in ihr nicht mehr den Hauptfaktor.

Den ersten klaren Beweis einer innerlich bestimmten täglichen Aktivitätsschwankung lieferte Jean Jacques d'Ortous de Mairan 1729. Er untersuchte eine Pflanze namens Heliotrop, die ihre Blütenblätter tagsüber öffnet und nachts schließt. Als de Mairan die Pflanze vierundzwanzig Stunden lang ins Dunkle stellte, bemerkte er, daß sie ihre Blütenblätter noch immer im selben Rhythmus öffnete und schloß. Nach seiner Vermutung folgte die Pflanze eher einer inneren Uhr, als dem äußeren Licht. Leider wurde diese Entdeckung mehr als zwei Jahrhunderte nicht beachtet.

Nathaniel Kleitman war sich bewußt, daß der tägliche Schlaf-Wach-Rhythmus nicht gänzlich von einer Zu- und Abnahme der äußeren Stimulierung abhing. 1939 notierte er, daß Passagiere auf dem Schiff von den Vereinigten Staaten nach Europa jeden Tag ein wenig später einschliefen und oft das Frühstück verpaßten. Auf der Rückreise in die Vereinigten Staaten wachten die Passagiere jeden Tag etwas früher auf und ließen manchmal das Abendessen, jedoch niemals das Frühstück ausfallen. Diese »Schiffszeitdifferenz« trat auf der Reise nach Europa Richtung Osten auf, wenn das Schiff seine Uhren vorstellte und wieder auf der Heimreise, wenn es seine Uhren zurückstellte. Auf der anderen Seite hinkten die inneren Uhren der Passagiere hinter der Zeiteinteilung her, die vom Auf- und Untergang der Sonne bestimmt wurde. Kleitman schrieb dieses Verhaftetsein der Passagiere ihrem alten Zeitplan, der Konditionierung, zu.

Als ich in den frühen fünfziger Jahren in die medizinische Fakultät eintrat, wußte man schon, daß der menschliche Körper nach einem regelmäßigen Rhythmus von Schlafen und Wachen funktioniert. Damals postulierten einige die Existenz einer inneren Uhr, die das Auf und Ab des Schlafs regle. Andere, auch Kleitman, hingen der Theorie der bedingten Reaktion an, nach der die Aufwach- oder Einschlafzeiten von Kombinationen von Faktoren wie gesellschaftliche Interaktion, Lärm, elektromagnetische Felder und Mahlzeiten bestimmt wurden.

Erstaunlicherweise war die kleine verstreute Gruppe von Wissenschaftlern, die sich für biologische und zirkadiane Rhythmen interessierte, im allgemeinen nicht mit Schlaf befaßt. Und umgekehrt dürfte sich die winzige Gruppe von Schlafforschern kaum um zirkadiane Rhythmen gekümmert haben. Beide Forschergruppen taten so, als hätten ihre Bereiche nichts miteinander zu tun, erst mit der Entwicklung der Schlafmedizin arbeiteten sie zusammen, um zu untersuchen, wie die biologische Uhr den täglichen Zyklus von Schlaf und Wachheit dirigiert und welche Rolle sie bei der Verursachung von Schlafstörungen spielt.

Die Max-Planck-Höhle und der 25-Stunden-Tag

Nach mehr als einem Jahrzehnt der Untersuchung von Ganztagszyklen von Schlaf und Wachheit wie auch einer ganzen Reihe anderer Körperaktivitäten stellte Kleitman die Frage nach einer möglichen Modifikation dieser Zyklen. Zuerst machte er sich an die Untersuchung einer Periode von einundzwanzig Stunden und einer von achtundzwanzig Stunden. Der einfache Grund lag darin, daß acht 21-Stunden-Tage und sechs 28-Stunden-Tage genau eine Woche ausmachten (168 Stunden). Bald erkannte er, daß die gewöhnliche Laborumgebung nicht ausreichte, und plante einen einmonatigen Aufenthalt in einer riesigen Höhle in Kentucky. Als Kleitman und sein Kollege in die Höhle einstiegen, waren die Medien dabei. Es war das erste Mal, daß menschliche Schlafmuster in vollständiger Isolation von Umwelteinflüssen untersucht wurden.

Einen Monat verbrachten die zwei Wissenschaftler tief unter der Erde, schliefen in Etagenbetten und analysierten die Daten ihrer Körpertemperatur und Motilität. Als sie Ende des Monats aus der Höhle herauskamen, wurde das bärtige und ungepflegte Duo von einer Horde von Reportern und Wochenschaukameras empfangen. Es war ein Medienereignis, doch die wissenschaftlichen Resultate waren nicht eindeutig. Beide Schlafforscher lebten einen Monat lang auf der Basis eines 28-Stunden-Tags. Der Temperatur- und Körpermotilitätzyklus des einen paßte sich an – nach einer Woche schlief er regulär neun Stunden im Bett durch. Der andere (Kleitman) konnte sich nicht anpassen; sein Temperaturrhythmus blieb einer Periodizität von vierundzwanzig Stunden verhaftet. Er schlief schlecht. Hätten beide eine deutliche Verhaftung an den normalen Rhythmus gezeigt, hätte Kleitman vielleicht eine innere Uhr postuliert. Die Leichtigkeit jedoch, mit der sich sein Kollege an den ungewohnten Zyklus anpaßte, ließ Kleitnam zu dem Schluß kommen, es gebe keinen Grund für die Annahme, daß irgendwelche kosmischen Kräfte den normalen 24-Stunden-Rhythmus bestimmen außer Ruhe, Bewegung, Essenseinnahme und Schlaf.

Erst in den späten sechziger Jahren gelang es Wissenschaftlern am Max-Planck-Institut, einen künstlichen Lebensraum zu entwickeln, in dem Versuchspersonen von allen möglichen Einflüssen der Tageszeit isoliert werden konnten. Zur Abschirmung von Licht und Lärm bauten sie einen unterirdischen Raum, umwickelten den ganzen Bau mit Kupferdraht, um ihn von wechselnden elektromagnetischen Feldern zu isolieren, und trafen andere außergewöhnliche Vorkehrungen. Sie hielten sogar die männlichen Forschungsassistenten an, sich zu irregulären Zeiten zu rasieren,

um jede Beeinflussung des biologischen Rhythmus der Versuchspersonen durch den Anblick eines Mannes mit einem Fünf-Uhr-Bart auszuschließen.

Nachdem die Versuchspersonen von jedem Zeithinweis abgeschottet
worden waren, sollten sie ihrem eigenen Zeitplan folgen. Sie konnten das
Licht ausschalten und zu Bett gehen, wann immer sie wollten, und umgekehrt wieder aufstehen, nachdem sie geschlafen hatten. Nach Beobachtung der deutschen Wissenschaftler führten die Versuchspersonen
einen regulären Schlaf- und Wach-Zyklus fort. Schließlich konnten sie
nachweisen, daß die Rhythmen des Schlafens und Wachens von einem inneren Schrittmacher bestimmt werden.

Noch eine andere wichtige Beobachtung machten die Max-Planck-
Forscher bei ihren Versuchspersonen. Unser biologischer Tag schien nicht
genau vierundzwanzig Stunden zu betragen. Versuchspersonen, die von
der Außenwelt abgeschlossen waren und nach eigenem Gutdünken schlafen konnten, gewöhnten sich einen fast fünfundzwanzigstündigen Tagesrhythmus an. Die isolierten Personen wachten jeden Tag ein bißchen später auf. Ihre »Tage« und »Nächte« stimmten immer weniger mit dem
wirklichen Tag und der wirklichen Nacht der Außenwelt überein. Kamen
die Versuchspersonen nach einem Monat aus ihrer Isolation heraus, fühlten sie sich ein bißchen wie Rip Van Winkle; in der äußeren Welt war
mehr Zeit vergangen, als sie in ihrer isolierten Welt erfahren hatten.
Schließlich konnten die Wissenschaftler den Zeitrhythmus der inneren
Uhr bestimmen, frei von Umwelteinflüssen.

Oft wird der leicht längere biologische Tag für die sogenannte Schlaflosigkeit der Sonntagnacht oder die Montagmorgenträgheit verantwortlich gemacht. Am Wochenende gehen viele von uns spät ins Bett und
schlafen in den Samstag- und Sonntagmorgen hinein. Man könnte sich
vorstellen, daß die biologische Uhr in dieselbe Richtung drängt, da ihre
natürliche Periode etwas länger als vierundzwanzig Stunden währt. Am
Montagmorgen sind wir erschöpft und kämpfen gegen das Verlangen unserer biologischen Uhr nach ein paar Stunden mehr Schlaf an.

Es gibt eine Tendenz der biologischen Uhren zum Nachgehen. Bei
Leuten zum Beispiel, die am Abend Einschlafprobleme und am Morgen
Aufwachprobleme haben, mag eine Zeitverschiebung vorliegen: Die biologische Uhr handelt so, als wäre Mitternacht eigentlich um neun Uhr
abends und als wäre sechs Uhr morgens eigentlich drei Uhr morgens.

Diese Tendenz ist bei jungen Leuten sehr verbreitet. Wir lernten ihren
Rhythmus in den Anfängen der Stanforder Schlafstörungsklinik kennen;
es handelte sich meistens um Jugendliche in der Pubertät, die von ihren
Eltern wegen Schlaflosigkeit in die Klinik gebracht worden waren. Ob-

wohl sie, wie wir schnell erkannten, Probleme hatten, zur angesetzten Bettzeit einzuschlafen, hatten sie keinerlei Probleme weiterzuschlafen, wenn der Wecker klingelte. 1975 stießen wir auf einen extremen Fall von innerer Zeitverschiebung, als uns ein Stanford-Student aufsuchte, der darunter litt, die ganze Nacht wach zu liegen und dann, wenn die anderen ihren Tag begannen, endlich einzuschlafen. Damals hätten die meisten Ärzte bei ihm ein psychologisches Problem vermutet, wie etwa Angstzustände, Furcht vor Dunkelheit oder Opposition gegen eine elterliche Schlafverordnung. Ich war jedoch vom Vorliegen eines biologischen Problems überzeugt – einer biologischen Uhr, die entgegen der Natur lief. Ich sprach mit unserem Experten für zirkadiane Rhythmen, Chuck Czeisler, der 1974 als Student in das Labor gekommen war. Um den Patienten wieder auf die richtige Bahn zu setzen, machten wir uns den längeren natürlichen biologischen Tag zunutze. Anstatt ihn jeden Tag eine Stunde früher aufstehen zu lassen, verlangten wir, daß er jeden Tag ein paar Stunden länger aufbleiben sollte. Am ersten Tag ging er um neun Uhr anstatt um sechs Uhr schlafen und schlief acht Stunden, bis er um fünf Uhr nachmittags aufwachte. Am nächsten Tag ging er um zwölf Uhr mittags ins Bett und wachte um acht Uhr abends auf. Nach sieben Tagen ließen wir ihn um zehn Uhr abends ins Bett gehen und bis sechs Uhr schlafen. Er konnte ohne Probleme an diesem Zeitplan festhalten.

Ein alter Witz fragt danach, was besser die Zeit ansage, eine zerbrochene Uhr oder eine, die jeden Tag zwei Minuten nachgeht? Die Antwort lautet: die zerbrochene Uhr, weil sie zweimal am Tag die Zeit richtig anzeigt. Unsere biologischen Uhren sind langsam – jeder Zyklus ist etwas länger als die Umdrehungszeit der Erde –, und langsame Uhren sind nicht besonders nützlich. Die Erde dient als Metronom, welches das Tempo unserer Tage bestimmt. Das helle Morgenlicht und die Abenddämmerung müssen unsere Uhren täglich synchronisieren, indem sie uns aufwecken und in den Schlaf geleiten.

Die Rolle des Lichts

Obwohl viele Labortiere sich als lichtempfindlich erwiesen, waren die Forscher des biologischen Rhythmus lange Zeit der Auffassung, Licht habe auf die biologischen Uhren von Menschen keine Auswirkung. Diese Auffassung ging auf Experimente zurück, die am Max-Planck-Institut durchgeführt worden waren und die Forscher zu der Annahme bewogen hatten, soziale Interaktionen seien die wichtigsten kontrollierenden *Zeitgeber*. In den siebziger und achtziger Jahren jedoch begannen Chuck Czeisler in Stanford und Al Lewy in der Oregon-Health-Sciences-Universität Belege dafür zu sammeln, daß helles Licht wie Sonnenlicht den zirkadianen Rhythmus neu einstellen kann. Heute wissen wir, daß Licht der wichtigste Zeitgeber unseres Körpers ist.

Weil dämmeriges Licht wie etwa elektrische Raumbeleuchtung einen weit subtileren Effekt auf die biologische Uhr ausübt als helles Licht, ist sein Einfluß erst in den frühen neunziger Jahren, fast zwanzig Jahre nach Czeislers Versuch, nachgewiesen worden. 1976 besuchte Czeisler die Isolationskammer am Max-Planck-Institut. Während der Führung durch die Räume, in denen die berühmten Experimente durchgeführt wurden, fragte er: »Und wie ist es, wenn es hier dunkel ist?«

Der deutsche Wissenschaftler, der ihn führte, sagte: »Es *ist* dunkel.«

Czeisler, der das Licht im Raum sah, glaubte, nicht verstanden worden zu sein, und wiederholte die Frage etwas lauter: »Und wie ist es, wenn es hier dunkel ist?«

Etwas irritiert, wiederholte auch sein Begleiter ein bißchen lauter: »Es ist dunkel hier.«

Wie sich herausstellte, schalteten die Deutschen während der »dunklen« Phase die Deckenbeleuchtung aus, nicht aber die Schreibtisch- und Flurlampen. Diese gaben genug Licht, um während der Besichtigung die Deckenbeleuchtung nicht anschalten zu müssen. Aufgeregt von den Implikationen dieser Enthüllung, untersuchte Czeisler in seinem Labor die Auswirkung absoluter Licht- und Dunkelzyklen, wie zuvor schon bei Tierexperimenten, auf Menschen.

Diese Experimente zeigten, daß menschliche zirkadiane Zyklen durch schwaches Licht, wie von Schreibtisch- und Flurlampen, die man während der früheren Experimente hatte brennen lassen, beeinflußt werden konnten. Die Versuchspersonen durchliefen Zyklen von schwachem Licht und absoluter Dunkelheit. Es zeigte sich, daß ihre Uhren durch den Einsatz schwachen Lichts neu eingestellt werden konnten. Obwohl sich die Experimente an dieselbe Anordnung der früheren Tierexperimente hielten, waren andere Forscher des biologischen Rhythmus vom Ergebnis nicht überzeugt. Sie glaubten, das Ausschalten des Lichts sei in Wirklichkeit eine soziale Interaktion zwischen den Versuchspersonen und den Wissenschaftlern, auch wenn das An- und Ausschalten des Lichts automatisch geschah. Im Unterschied zu Tieren – so die Argumentation der deutschen Wissenschaftler – könnten sich die Versuchspersonen denken, daß die Lichter in der Nacht ausgeschaltet und am Morgen angeschaltet würden; damit sei Czeislers Hypothese eines biologischen Effekts des Lichts nichtig.

Czeisler lag daran, die Richtigkeit seiner These zu beweisen. Er beschloß, seine medizinische Ausbildung abzuschließen und eine neue Versuchsanordnung zu entwickeln, die den biologischen Effekt von Licht auf die zirkadiane Uhr beweisen würde. Er brauchte etwa zehn Jahre. 1986/87 wies er den beträchtlichen Neueinstellungseffekt hellen Lichts nach. Angesichts seiner Ergebnisse behaupteten nun Forscher, die zuvor Czeisler skeptisch gegenübergestanden hatten, immer an den Effekt hellen Lichts geglaubt zu haben, schließlich seien wir ja selbst auch Tiere.

Aber Czeisler wollte beweisen, daß nicht nur helles, sondern auch schwaches Licht zu einer biologischen Neueinstellung führt. Er benutzte dieselbe Anordnung wie bei dem Experiment mit dem hellen Licht, verringerte jedoch die Stärke des Lichts leicht. Dies wiederholte er immer wieder, jedesmal unter Verringerung der Lichtstärke, bis er fast zwanzig Jahre nach dem ersten Versuch eines Beweises des Neueinstellungseffekts schwachen Lichts auf den zirkadianen Rhythmus des Menschen Erfolg hatte. Das Wissenschaftspublikum war von seinen Ergebnissen überrascht, vor allem davon, wie wenig Licht nötig war, um die Uhr zu beeinflussen. Im Schatten eines Baumes in der Mittagssonne nehmen wir weit über zehntausend Lux auf (ein Lux ist die Beleuchtungsstärke einer Kerze). Eine Hundertwattbirne in drei Metern Entfernung deckt uns mit etwa hundertneunzig Lux ein. In seinen Experimenten zeigten Chuck und seine Kollegen, daß schon hundertachtzig Lux genügten, um die Uhr neu zu stellen. Die Wirkung war schwächer als die von hellem Licht. Auf einen Büroangestellten etwa im Winter, der der Innenbeleuchtung weit mehr ausgesetzt ist als dem hellen Licht, dürfte eine akkumulierte Dosis schwacher Zimmerbeleuchtung mehr Wirkung ausüben als das helle Licht.

Dieser Befund hat weitreichende Implikationen. Zunächst wissen wir nun, daß das bislang als harmlos geltende elektrische Licht am Abend eine tiefgreifende Wirkung auf die Länge unseres biologischen Tags und die Verschiebung unserer Uhren ausüben kann. Einfache Aktivitäten wie das Lesen in der Nacht können unsere Körper dazu verleiten, den biologischen Einsatz von Schläfrigkeit zu verzögern. Czeisler meinte dazu: »Es ist so, als flögen wir jeden Abend drei Zeitzonen nach Westen.«

Die meisten früheren Experimente, bei denen Menschen vollständig gegen natürliches Licht abgedichtet worden waren, mußten wiederholt werden. In den meisten waren die Personen angeblich von jedem äußeren Einfluß auf ihre biologische Uhr befreit worden. Aber nun war klar, daß das künstliche Licht im Raum den Rhythmus der Personen sehr wohl beeinflußt hatte. Czeisler und seine Kollegen führten die Höhlenexperimente noch einmal durch und kontrollierten die Lichtexposition vollständig. Sie fanden heraus, daß durch die Raumbeleuchtung in früheren Experimenten die Versuchspersonen länger aufgeblieben waren. Bei Chucks Probanden betrug die natürliche Periode der biologischen Uhr durchschnittliche vierundzwanzig Stunden und zehn Minuten, anstatt der fast fünfundzwanzig Stunden, die zuvor festgestellt worden waren. Spätere Experimente Czeislers haben dieses Ergebnis nun bestätigt.

Natürlich werden nicht alle Schlußfolgerungen aus den früheren Experimenten davon berührt. Die Periode der biologischen Uhr ist tatsächlich länger als vierundzwanzig Stunden, und selbst wenn unser innerer zirkadianer Tag wesentlich näher an vierundzwanzig als an fünfundzwanzig Stunden liegt, funktionieren wir unter Bedingungen, die weit mehr den ursprünglichen als den revidierten Experimenten ähneln. In anderen Worten, am Abend drehen die elektrischen Lichter unsere biologischen Uhren weiter, so daß unsere lichtgebadeten Körper im Alltag einen 25-Stunden-Tag zu führen versuchen. Durch unseren Gebrauch von elektrischem Licht bleiben unsere Uhren etwa eine Stunde pro Tag zurück.

Anfang 1998 las ich eine faszinierende Untersuchung in einer medizinischen Zeitschrift. Meine Reaktion auf den Artikel war eine Mischung von Ungläubigkeit und Staunen über die Komplexität unserer biologischen Uhren – und die immer wieder neue Fähigkeit der Schlafforschung, unsere Vermutungen umzuwerfen. Anstatt die Augen ihrer Versuchspersonen dem Licht auszusetzen, lenkten die Schlafforscher des Labors für Zirkadiane Rhythmen und Schlaf in Cornell das Licht auf die Haut der Kniekehlen. Als Ergebnis dieser scheinbar harmlosen Lichtexposition maßen sie eine signifikante Änderung in den zirkadianen Rhythmen der Versuchsperson. Sollte dieses Ergebnis bestätigt werden, kann man wohl davon ausgehen, daß gewisse Teile der Haut unseres Körpers auf die Weckfunktion des Lichts sensibel reagieren. Es wäre schon verwunderlich, wenn nur diese eine Stelle unserer Haut in den Kniekehlen lichtempfindlich sein sollte. Ich glaube nicht, daß die Haut eine eigene biologische Uhr darstellt; vielmehr reagiert sie – über Signale im Blut oder in den Nerven – auf die biologische Uhr des Gehirns. Jedenfalls stellt dieser Befund eine vollständig unerwartete Entdeckung für die Schlafforschung und die Erforschung des biologischen Rhythmus dar.

Es liegen eine Unzahl Forschungsarbeiten über Hamster, Meerschweinchen und andere Nagetiere vor, die die Mechanismen der Neueinstellung der biologischen Uhr beschreiben. Auch wenn über Umstellungen der biologischen Uhr beim Menschen weit weniger geforscht wird, so sind doch die Ergebnisse nicht weniger überzeugend. Die biologische Uhr kann durch Lichtexposition, Melatonin im Blut und energische, wiederholte körperliche Aktivität neu eingestellt werden. Während die Rolle der Aktivität bei Nagetieren deutlich und stark ist, scheint sie beim Menschen weniger klar zu sein.

Wichtig ist, daß die biologische Uhr nur zu bestimmten Zeiten neu eingestellt werden kann. Es sind spezifische Abschnitte des zirkadianen Rhythmus. Je nach Phase des Rhythmus wird der Neueinstellungsstimulus übertragen, die Uhr wird auf eine frühere oder spätere Zeit neu eingestellt, und die Änderung ist größer oder kleiner. Offensichtlich kann die Neueinstellung der Uhr nicht einfach vorgenommen werden. Sie muß sich an spezifische individuelle Anweisungen halten. Wichtig ist auch, daß die Uhr auf Lichteinfluß in der Nacht und nicht in der Mitte des Tages reagiert.

Im allgemeinen nimmt die Möglichkeit zur Verzögerung der Uhr am Abend und in den ersten Nachtstunden zu. So tritt etwa das erste Aufwachsignal typischerweise etwa eine Stunde später als normal auf. Ungefähr um Mitternacht gibt es eine Grenze: Eine Lichtexposition in den frühen Morgenstunden führt zu einer Vorverlegung der Uhr, so daß das von ihr gegebene Aufwachsignal früher als normal kommt.

Der zeitliche Neueinstellungseffekt von Melatonin verhält sich im wesentlichen konträr zum Licht. Wenn Melatonin am Morgen eingenommen wird, stellt es die Uhr zurück, und am Abend umgekehrt. Wird die Umstellungssensibilität der biologischen Uhr an verschiedenen Punkten des zirkadianen Zyklus getestet, wird das Ergebnis eine Phasenreaktionskurve genannt. Diese Kurve zeigt die je nach Natur des Stimulus, Zeitpunkt der Übermittlung und Spezies zu erwartende Reaktion.

Unter geeigneten Laborbedingungen, hat Czeisler gezeigt, kann die biologische Uhr innerhalb von drei Tagen in eine beliebige Zeit umgestellt werden. Czeisler war auch an der Neueinstellung der biologischen Uhren von Astronauten beteiligt. Aber das ist eine andere Geschichte.

Uhrwerke

Im Jahre 1972 wurde von zwei getrennten Laborteams unter der Leitung von Robert Moore und David Zucker die biologische Uhr im Gehirn in zwei stecknadelkopfgroßen Trauben von Nervenzellen, den suprachiasmatischen Kernen (SCN), lokalisiert. In diesen winzigen Trauben gibt es etwa 10 000 Nervenzellen, die einen sehr kleinen Bruchteil der Billionen von Neuronen im menschlichen Gehirn ausmachen. Diese wenigen Zellen üben einen starken Einfluß auf die etwa zehn Millionen anderen Gehirnzellen aus, die wiederum die Zyklen von Billionen von Zellen im ganzen Körper beaufsichtigen. Die zwei SCN sitzen in der Mittellinie des Gehirns, direkt über den optischen Nerven, zwei große neurale Kabel, die elektrochemische Signale von den Augen zu den visuellen Teilen des Gehirns übermitteln. Die SCN benutzen ihre Position, um die Lichtstufen, die auf das Auge treffen, zu überwachen und Körpertemperatur, Hormonausschüttung und Stoffwechselgeschwindigkeit rhythmisch daran anzupassen.

Dank der Entdeckung der SCN konnten die Wissenschaftler auf zellularer Ebene beweisen, daß die Uhr unabhängig von jeder Weckfunktion des Lichts funktionieren kann, auch wenn das Licht einen Umstellungseffekt auf die biologische Uhr ausübt. Am Mitsubishi-Institut in Tokio entnahmen Shin Ichi Inoue und Charles Kawamura Gewebe von den suprachiasmatischen Kernen von Tieren, legten eine Kultur an und zeichneten ihre elektrische Aktivität auf. Sie fanden heraus, daß die elektrische Aktivität des isolierten Gewebes denselben zirkadianen Zyklus aufwies wie der intakte Organismus.

Es mag wie ein Wunder erscheinen, daß etwas Nichtmechanisches in der Lage sein sollte, die Zeit bis auf wenige Minuten innerhalb von vierundzwanzig Stunden genau zu messen. Eine Uhr kann alles sein, was eine stete Änderung mißt, wie den Wasserfluß in einer Wasseruhr oder das Durchrinnen von Sand in einer Sanduhr; beides, Wasser- und Sanduhr, sind genaue, nichtmechanische Zeitmesser. Die wirksamsten Uhren jedoch basieren auf Oszillation – dem Schwingen eines Pendels, den Vibrationen von Kristall in einer Quarzuhr oder dem Zerfall von Atomen in einer Atomuhr. Oszillationen können sehr lange andauern ohne abzuschwächen. Die biologische Uhr kann sich im Vergleich durchaus sehen lassen. Mäuse und Ratten, die während ihres ganzen Lebens unter gleichen Bedingungen gehalten wurden, zeigten bis zum Eintritt der Senilität robuste zirkadiane Oszillationen.

Die Zeitmessungsmechanismen der biologischen Uhr scheinen auf der Bewegung und den chemischen Interaktionen der Moleküle in den SCN zu beruhen. Die Oszillation besteht hier aus dem langsamen Auf und Ab der Moleküle, wenn sie in die Kerne der SCN-Zellen ein- und austreten. Mittlerweile haben Wissenschaftler Gene identifiziert, die die Hauptkomponenten der biologischen Uhr in Taufliegen ausmachen. Die Gene produzieren Proteine, die umgekehrt dieselben Gene regulieren. Die Uhrproteine bauen sich innerhalb der Zelle auf, bis sie eine kritische Masse erreicht haben. Hat sich in der Zelle genug Protein aufgebaut, wandert es zum Zellkern und schaltet die eigene Produktion ab. In dem Maße, in dem die bestehenden Proteine zerfallen, versagt ihre Fähigkeit, die eigene Produktion zu unterdrücken, und ihre Produktion hebt wieder an. Dies bringt eine natürliche Oszillation von Proteinproduktion und -desintegration hervor.

Ob die biologische Uhr bei Säugetieren in genau derselben Weise funktioniert, wissen wir nicht, doch wird sie auf demselben Prinzip beruhen. Im Mai 1997 berichteten Joseph Takahashi und andere Wissenschaftler der Northwestern-Universität von der Entdeckung eines Gens bei Mäusen, das demjenigen bei Taufliegen ähnelt. Sie nannten das Gen »*clock*«, weil es ein Protein produziert, das für die Regulierung der zirkadianen Rhythmen entscheidend ist. Takahashis Untersuchungen zeigen, daß das innere Zeitsystem des Körpers weit mehr bestimmt, als nur die Biochemie unseres Schlaf-Wach-Zyklus. Es ist eine Hauptuhr, die eine Reihe von Körpersystemen und Zyklen – wie den Fruchtbarkeitszyklus – über Monate und Jahreszeiten hinweg reguliert. Die Wissenschaftler der Northwestern-Universität fanden das Clock-Protein nicht nur im SCN, sondern auch in den Zellen von Hoden, Eierstöcken, Nieren und den meisten anderen Körperorganen. Wir sind also auf dem Weg, das ganze Spektrum der Einwirkung der biologischen Uhr auf unser Verhalten zu verstehen.

Die elektrische Höhle des modernen Lebens

Je mehr wir über die Schlafwissenschaft wissen, desto deutlicher wird die Radikalität, mit der uns das moderne Lebens von den natürlichen Körperrhythmen ablenkt. In praktisch jeder Beziehung unseres aktuellen Lebens – vom elektrischen Licht über das Nachtprogramm des Fernsehens bis hin zu zerrissenen Arbeitszeiten – stoßen wir buchstäblich gegen die Uhr, die die Gleichzeitigkeit von Geist und Körper aufrechterhält. In nur wenigen Jahrzehnten des technischen Fortschritts haben wir es geschafft, unsere großartig entwickelte biologische Uhr und ihre komplexen Biorhythmen umzustoßen.

Vor Erfindung des elektrischen Lichts waren wir durch unsere innere Uhr unwiderruflich an die natürlichen Rhythmen gebunden. Als Tageswesen sind Menschen nicht für das Überleben in der Dunkelheit ausgestattet. So war es ein gutes Überlebensrezept, sich an einem sicheren Ort

für die Nachtstunden niederzulassen und einzurichten. Die Kontrolle des
Feuers war eine entscheidende Errungenschaft der menschlichen Entwicklung. Das Feuer schuf eine Aura des Lichts, eine kleine Insel relati-
ver Sicherheit in einem Meer von Dunkelheit. Damit taten die Menschen
den ersten Schritt in der Befreiung von der Naturordnung. Die Nacht
konnte hinausgeschoben werden. Etwas vom Tageslicht konnte ausgelie-
hen werden, um die Dunkelheit zurückzuhalten.

Viel später ermöglichte der Gebrauch von Öllampen einen noch kon-
trollierteren Einsatz von Raumlicht. Die Menschen konnten lange aufbleiben und lesen oder etwas anderes arbeiten. *Burning the midnight oil* (»das
Mitternachtsöl verbrennen«) wurde synonym für »bis spät in die Nacht
arbeiten« gebraucht. Doch Feuer ist nicht Tageslicht; Holzfeuer und Öllampen sind ziemlich schwach und werfen ein rotorangenes Licht, das
hell genug ist, um zu sehen, aber nicht hell genug, um jemanden aufzuwecken und die biologische Uhr richtig umzustellen. Außerdem war das
Verbrennen von Öl bis weit in die Nacht teuer und erfolgte daher selten,
so daß die meisten Aufgaben am Tag erledigt wurden. Wenn die Dunkelheit hereinbrach, wurde die Arbeit unterbrochen. Die Einführung der
Gaslampen Mitte des neunzehnten Jahrhunderts brachte keine nennenswerte Veränderung, da auch diese Lampen auf bloßen Flammen beruhten,
die ein schwaches, kerzenhaftes Raumlicht verbreiteten. Wer die histori-
schen »Gaslichtquartiere« in einigen Städten besucht, kann immer noch
einen Eindruck von dem relativ schwachen Gaslicht bekommen.

Unser Verlust an Schlafzeit und natürlichen Schlafrhythmen ist die
Erbschaft eines einzigen und entscheidenden technischen Fortschritts,
der Erfindung der Glühbirne. Thomas Edison entwickelte 1879 die Glüh-
birne und wurde dadurch ein moderner Prometheus, der den Göttern das
Feuer entwendete und es den Menschen brachte. Doch Edison trennte das
Licht vom Feuer, und es steht uns heute unendlich flexibel zur Verfügung.
Bald nach der Erfindung der Glühbirne konnte man in einer New Yorker
Parade Menschen mit einer auf dem Kopf befestigten großen Glühbirne
marschieren sehen. Der Anblick von Menschen, die Feuer auf ihren Köpfen trugen, war ein Ereignis. Solche Lichterparaden dienten dazu, die
Sicherheit dieser neuen Lichtquelle zu demonstrieren und uns die uns ein-
geborene Angst vor Feuer zu nehmen.

Die ersten weißglühenden Lichter waren noch ziemlich schwach, und
durch den Ruß der Glühfäden, der sich im Innern der Birne absetzte, verloren sie noch mehr an Helligkeit. Aber die Glühbirnen wurden immer
besser: im ersten Jahrzehnt des neunzehnten Jahrhunderts kam der Wolf-
ramdraht in der Glühbirne auf. Nun konnten die Leute bis spät in die
Nacht arbeiten oder lesen. Das helle elektrische Licht ließ die Leute nicht

nur länger aufbleiben, sondern war auch hell genug, um das Tageslicht zu imitieren und die innere biologische Uhr der Menschen wirklich zu verschieben. Mit der Verschiebung der Zubettgehzeit von acht oder neun Uhr auf zehn oder elf Uhr war Mitternacht nicht länger die Mitte der Nacht. Die natürliche Ordnung war umgestoßen. Die Menschen schliefen nicht mehr neun Stunden und wachten in der Morgendämmerung langsam auf. Mit dem Aufkommen der langen Abende und der Wecker starb der Dämmerzustand eines langsamen Erwachens aus.

Die Glühbirne markierte den Beginn der Ära der Schläfrigkeit, und Edison war sich der Folgen seines Durchbruchs durchaus bewußt. Als ruheloses Genie und Experimentator glaubte Edison, daß zuviel Schlaf schlecht sei. »Eine Person, die acht oder zehn Stunden pro Nacht schläft«, erklärte er, »ist niemals ganz eingeschlafen und niemals ganz wach; sie kennt in diesen vierundzwanzig Stunden nur verschiedene Grade des Dösens.« Nach Edison schliefen die Menschen doppelt so lange, wie sie brauchten; zusätzlicher Schlaf mache »krank und schwach«. Edison war stolz darauf, viele Nächte bis in den Morgen zu arbeiten, was er sich in einer seiner ersten Stellen als Eisenbahntelegraphist in der Nachtschicht angewöhnt hatte. Noch im Alter von siebzig Jahren brüstete er sich, in der Nacht nur vier Stunden Schlaf zu brauchen; aus Anekdoten jedoch wissen wir, daß er tagsüber oft und gerne ein Nickerchen hielt, was sich zu einem Gesamtschlaf von acht Stunden addiert haben mag.

In seiner Betonung von Produktivität und Leistung und seiner Gleichsetzung von Schlaf und Faulheit verkörperte Edison den kraftvollen und ungestümen Geist der industriellen Revolution des späten neunzehnten Jahrhunderts. Seine Erfindung des hellen elektrischen Lichts brachte jedoch der inneren Uhr der Menschen eine gefährliche Verdrehung bei. Über Millionen von Jahren hatten sich Körper und Geist zur allgemeinen Zeitbestimmung am Sonnenlicht orientiert als dem unfehlbaren Indikator, nach dem wir unsere innere Uhr einstellen. Unsere tägliche Aktivität und selbst unser jahreszeitlicher Drang zur Fortpflanzung oder zur Gewichtszunahme im Winter werden von den Stunden der Dunkelheit und des Lichts angetrieben. Unsere ganze Existenz basiert auf einem genetischen Code, der sich durch die gesammelte Erfahrung von Millionen menschlicher Vorfahren gebildet hat, die nur das Licht der Sonne und die wie auch immer schwache Beleuchtung durch brennendes Fett kannten. Edisons helles elektrisches Licht verschafft uns übernatürlich lange Tage, als lebten wir ständig in der Sommerzeit von Alaska.

In gewissem Sinne haben wir uns in einer elektrischen Höhle eingerichtet. Jeder bestimmt den eigenen Zeitplan. Niemand von uns ist an den Auf- und Untergang der Sonne gebunden. Wir haben uns so daran gewöhnt, in einem künstlichen Lichtsommer zu leben, mit langen Tagen und kurzen Nächten, daß wir uns das Leben vor der Erfindung des elektrischen Lichts und vor unserer modernen Zeiteinteilung kaum noch vorstellen können. Doch unsere Körper haben es nicht vergessen. Sie sind das Produkt von Millionen von Jahren einer genetischen Anpassung. Glauben wir wirklich, daß unsere Körper innerhalb von hundert Jahren Bedürfnisse, die bis in die einzelne Zellfunktion eingeschrieben sind, so leicht ändern können? Was bleibt auf der Strecke, wenn wir unser eigenes Sonnenlicht schaffen und den Anfang oder das Ende unseres Tags durch ein bloßes Ein- und Ausknipsen des Lichtschalters bestimmen?

Die tiefe Befriedigung, die viele empfinden, die in die Natur ausbrechen und unter den Sternen zelten, spricht Bände. Sie lassen die elektrischen Lichter der Zivilisation hinter sich und gestatten sich die Rückkehr zu einer früheren Form des Schlafs. Die Nacht bricht herein, und sie fühlen sich schläfrig. Weit weg vom Lichtermeer der Städte, löschen die meisten Camper bald nach Sonnenuntergang ihre Laternen. Mit den Sternen als Nachtlicht werden sie von Mutter Natur in den träumerischen Schlaf der Alten gewiegt. Kein Wunder, daß sie am nächsten Morgen so erfrischt aufwachen: eben wach sind.

Kapitel 5: Der Zirkadianrhythmus des Lebens – Aufwachsen und Altern

Nach einem griechischen Mythos wurde Reisenden auf der Straße nach Athen von der Sphinx folgendes Rätsel aufgegeben: Was geht morgens auf vier Beinen, mittags auf zwei und auf drei am Abend? Ödipus antwortete richtig: der Mensch – am Anfang des Lebens krabbelt er auf allen vieren, in der Kindheit und im Erwachsenenalter läuft er auf zwei Beinen und im Alter benutzt er einen Stock. Schlaf stellt ein ähnliches Rätsel dar; die Schlafmuster sind je nach Anfang, Mitte und Ende des Lebens verschieden. Wieviel wir schlafen, wann wir schlafen und das Verhältnis von REM- zu Non-REM-Schlaf ändert sich im Laufe unseres Lebens.

Auch unsere Einstellung zum Schlaf und unsere Schlafgewohnheiten ändern sich. Falsche Auffassungen und schlechte Schlafgewohnheiten in jungen Jahren können später im Leben Gesundheitsprobleme verursachen. Eine Verkennung der Schlafbedürfnisse von Jugendlichen zum Beispiel kann schwere Folgen haben. Die Jugend hat einen eigenen biologischen Rhythmus. Wenn ein Jugendlicher nach dem Zeitplan von Erwachsenen lebt, kann das später zu Lern- und Verhaltensproblemen führen. Und viele Erwachsene benehmen sich wie Kleinkinder, wenn es um Schlafenszeiten geht, selbst wenn ihre chronische Tagesmüdigkeit eine deutliche Sprache spricht. Die Konsequenzen dieser Verhaltensweisen reichen von steigenden Verkehrsopferzahlen bis zu Leistungsschwäche und Unzufriedenheit im Beruf.

Genau wie sich im Laufe des Lebens unsere Einstellung zum Schlaf ändert, so ändert sich auch unser Verhältnis zu einem anderen starken biologischen Trieb, dem Hunger. Kinder essen, wann immer sie Lust haben, und ihre Eltern sorgen dafür, daß sie die Nahrung bekommen, die sie zum Wachsen brauchen. Kleine Kinder wollen oft Süßigkeiten haben, doch vernünftige Eltern halten sie meistens davon ab und bestehen auf einer ausgewogenen Ernährung. Jugendliche jedoch lassen sich nicht mehr vorschreiben, was sie essen sollen. Die Mütter ermahnen sie, gesund zu essen, doch als Mitglieder der inoffiziellen Teenagerbefreiungsfront ziehen sie *junk food* vor. Die meisten Eltern sind davon nicht begeistert, sehen jedoch ein, daß ihre Kinder irgendwann selber entscheiden müssen, was sie essen wollen. Wenn sie endlich erwachsen sind, haben die meisten schlechte Eßgewohnheiten erworben. Unter dem Druck von Schule,

Arbeit und Selbstbehauptung stopfen sie sich mit Snacks voll und kümmern sich kaum um eine ausgewogene Nahrung.

Eigentlich wissen wir, was gut für uns ist, auch wenn wir nicht immer die praktische Konsequenz daraus ziehen. Als eine Nation von Schlafanalphabeten begreifen aber nur wenige von uns die Bedeutung eines gesunden, altersgerechten Schlafs. Wenn wir daher unter Schlaflosigkeit leiden oder am Steuer einschlafen, wissen wir nicht, wieso, oder geben uns mit falschen Erklärungen zufrieden. Schlaferziehung hinkt Lichtjahre hinter einer Ernährungs- oder Gesundheitserziehung her. Von gesellschaftlichen und beruflichen Erfordernissen beiseite geschoben, ist der Schlaf zum Stiefkind unseres Lebens geworden. Die meisten können erst dann ihren Schlaf aufholen, wenn sie zusammenbrechen und Ruhe einhalten müssen.

Ein Verständnis unseres persönlichen Schlafbedürfnisses und zirkadianen Rhythmus erfolgt in zwei Schritten. Zuerst müssen wir auf die zirkadianen Muster des eigenen Körpers achten und darauf, wie sie sich im Laufe des Lebens verändern. Zweitens müssen wir diese Rhythmen respektieren und unser Leben danach ausrichten. Wie bei allen Naturkräften – Wetter, Jahreszeiten, Altern – widerstehen wir unseren zirkadianen Rhythmen und unserer Schlafverschuldung auf eigene Kosten. Richteten wir unseren Lebensstil nach der Uhr unseres Körpers, würde sich unsere Lebensqualität physisch, geistig und emotional tiefgreifend verbessern.

Der früheste Schlaf

Schlaf beginnt lange bevor wir geboren werden. Wann genau wir mit der Oszillation zwischen Schlaf und Wachen beginnen, ist schwer zu sagen, doch liegt sie mit Gewißheit bei allen Frühgeburten vor. Wie auf jeder Entwicklungsstufe nach der Geburt, hat der Schlaf schon im Mutterleib eine eigene Charakteristik. Aus der Beobachtung frühgeborener Kinder und Kinderbewegungen im Mutterleib wissen wir, daß der Fötus normalerweise die meiste Zeit schläft – etwa sechzehn bis zwanzig Stunden am Tag. Interessanterweise ist der Fötus beim Schlafen aktiver als wir, weshalb schwangere Frauen manchmal fast stündlich Stöße spüren.

Als wir Mitte der fünfziger Jahre in Chicago die Beziehung zwischen REM-Schlaf und Träumen entdeckten, fragten wir uns, in welchem Alter das Träumen beginne. Nathaniel Kleitman ging davon aus, daß sich REM-Aktivität und Träumen zusammen mit dem Bewußtsein entwickelten, und Kinder, je älter und selbstbewußter sie wurden, mehr und mehr REM-Schlaf und Träume hätten. REM-Schlaf gebe es also im Leben von Neugeborenen nicht.

Im Sommer 1955 besuchten Freunde mit kleinen Kindern meine zukünftige Frau. Ein Baby war etwa zwei und ein anderes etwa drei Monate alt. Ich fragte, ob ich sie beim Schlafen beobachten dürfe, und stieß sehr bald auf schnelle Augenbewegungen. Daraufhin holte ich mir die Erlaubnis, die Augenbewegungen der Babys in der Neugeborenenabteilung der Chicagoer Frauenklinik zu beobachten. Ich hatte etwa fünfzig Versuchspersonen, die tags wie nachts schliefen. Zu meinem Erstaunen zeigte jedes Kind starke Augenbewegungen. Unsere Ansichten über die Entwicklung von schnellen Augenbewegungen und das Träumen änderten sich radikal. Wer sich wundert, daß weder Eltern noch Kinderärzte, noch Pflegepersonal diese Bewegungen beobachteten, sei daran erinnert, daß es eine Maschine war und kein menschlicher Beobachter, der die REM entdeckte. Oft sehen Menschen nur, wonach sie suchen, und da man annahm, daß während des Schlafens nichts Wichtiges passiert, suchte man auch nach nichts.

Da Neugeborene nicht sprechen können, haben wir keine Bestätigung ihrer Traumtätigkeit; kleine Kinder können jedoch sehr wohl über ihre Träume sprechen, wie zum Beispiel meine Tochter, als sie noch keine zwei Jahre alt war. Da Sprechen während des REM-Schlafs ungewöhnlich ist, war ich überrascht, sie eines Morgens, als ich in ihr Schlafzimmer ging, sagen zu hören: »Pflück mich, pflück mich.« Ich sah auf ihre Augen und erkannte die typischen schnellen Bewegungen. Ich weckte sie sofort auf. Sie sagte: »O Papa, ich war eine Blume.«

Aus vielen Erfahrungen bin ich mir sicher, daß das Träumen anfängt, lange bevor ein Kind darüber sprechen kann oder überhaupt den Unterschied zwischen Traum und Realität kennt. Träumen ist eine Form des Bewußtseins, eine Fähigkeit, sinnliche Erfahrung und Gedanken in einer Weise zusammenzufügen, die die Vorgänge im Wachleben imitiert. Sobald Babys eine sinnliche Wahrnehmung von Welt haben können, ist dieselbe Sinnlichkeit mit einer REM-Gehirnaktivität und dem, was als Träumen gelten könnte, verknüpft. Der Annahme einer Traumaktivität von Neugeborenen wird meistens entgegengehalten: »Und wovon sollten sie träumen?« Als Antwort verweise ich auf die zunehmenden Belege für eine Reaktion des Fötus auf Stimuli und seine Fähigkeit zur Konditionierung. So kann eine primitive Erfahrung im fötalen REM-Schlaf wiederholt und geübt werden.

In Chicago hatte ich an Kindern schnelle Augenbewegungen während des Schlafs beobachtet, doch noch keine Hirnwellen aufgezeichnet. Tatsächlich waren bis dahin weltweit Aufzeichnungen während der Nacht nur von zwei Kinder gemacht worden, von Gene Aserinskys zehnjährigem Sohn und einem kleinen Mädchen im Alter von fünf Jahren, das uns gegenüber wohnte. Ich überredete die Mutter des Mädchens, mir eine Nachtaufzeichnung zu erlauben, und dann bedurfte es noch mehrerer Besuche im Labor, um das Mädchen zu überzeugen. Ich sagte ihr, daß es lustig sei, hier zu schlafen, und versicherte ihr, daß ihre Mutter die ganze Nacht bei ihr bliebe. Sie hatte Angst. Ich befestigte die Elektroden an ihren Ohrläppchen mit gewöhnlichen Heftpflastern. Am Morgen wollte sie sich die Elektrodenpflaster nicht abnehmen lassen, weil sie am Haar zupften. Selbst ihre Mutter durfte sie nicht abnehmen. Schließlich schnitt ich die Drähte ab und ließ die Elektroden dran. »Jetzt hast du aber ganz besondere Ohrringe.« Sie strahlte und ging glücklich nach Hause.

Dr. Howard Roffwarg ist mir als mein erster Schlafforschungskollege besonders ans Herz gewachsen. Mit ihm verbrachte ich viele Nächte in meiner Wohnung und im Labor am Riverside Drive; wir arbeiteten gut zusammen und wurden enge Freunde. Howie fing ebenso schnell Feuer für die Schlafforschung wie ich damals. Howie war der erste, mit dem ich kontinuierlich zusammenarbeitete und der meine Begeisterung über die ersten Fortschritte in der Schlafforschung teilte.

Damals fesselte uns unter anderem die Frage, was während des Schlafs von Babys eigentlich vor sich ging. Wir erbaten uns von mehreren Paaren aus unserem Freundeskreis die Erlaubnis, Elektroden an ihren Babys anzuheften und ihren Schlaf über mehrere Stunden aufzuzeichnen. Meiner Erinnerung nach waren die Babys etwa drei Monate alt. Die Leichtigkeit, mit der wir die Unterschiede zwischen REM- und Non-REM-Schlaf feststellen konnten, beeindruckte uns sehr. Ebenso beeindruckt waren wir von der Gesamtdauer des REM-Schlafs, auch wenn unsere Stichproben noch keinen eindeutigen Schluß zuließen. Die Schönheit und Klarheit der Schlafspindeln der Babys entzückten mich.

Spätestens da wurde klar, daß wir eine viel genauere Quantifizierung und Beschreibung brauchten. 1960 blieben Mütter und Kinder länger im Krankenhaus als heute, was für uns günstig war. Etwas ganz anderes war es freilich, von den Müttern die Erlaubnis zu »Experimenten« an ihren Babys zu bekommen. Viele Mütter weigerten sich, doch ließen sich einige von unserer Begeisterung überzeugen. So konnte endlich auch der Schlaf von Neugeborenen systematisch untersucht werden. Wir waren über das Ausmaß an REM-Schlaf bei Kindern überrascht. Gewöhnlich verbrachten Neugeborene etwa acht Stunden mit REM-Schlaf – etwa fünfzig Prozent ihres täglichen Schlafs. Jüngere Untersuchungen legen nahe, daß Feten kurz vor der Geburt etwa sechzig bis achtzig Prozent ihrer Schlafzeit mit REM-Schlaf verbringen. Im Gegensatz dazu verbringen die meisten Erwachsenen etwa ein Viertel, etwa zwei Stunden pro Nacht, mit REM-Schlaf. Dieser Prozentsatz verringert sich im Laufe des Lebens, so daß wir im Alter relativ wenig – nur fünfzehn bis zwanzig Prozent – REM-Schlaf haben.

Über die Plazenta sind zirkadiane Schlafzyklen schon vor der Geburt wirksam. Auch wenn der Fetus innerhalb des Mutterleibs keinem Licht ausgesetzt ist und nicht wissen kann, ob es Nacht oder Tag ist, wird ihm diese Information von der Mutter signalisiert. Steven Reppert und seine Gruppe an der Harvard-Universität haben herausgefunden, daß diese Signale den Fetus dazu stimulieren, die zirkadianen Zyklen der Mutter widerzuspiegeln. In der Hauptsache wurden Mäuse und Ratten untersucht, die die zirkadianen Zyklen ihrer Mütter ziemlich genau widerspiegeln. Das schwankende Melatoninniveau der Mutter gibt der biologischen Uhr im fötalen Gehirn Signale und bereitet die Babys auf den Lebensrhythmus außerhalb des Mutterleibs vor. Zwar wurden keine Experimente mit schwangeren Frauen durchgeführt, aber die Wissenschaftler haben herausgefunden, daß andere Primatenmütter die zirkadiane Uhr ihrer Sprößlinge noch vor der Geburt stellen.

Heute wissen wir, daß der Fötus der Mutter signalisiert, wann sein Körper reif und zur Geburt bereit ist; eigentlich setzt er die Wehen in Gang. Doch hat die Mutter auch mitzureden. Alle Säugetiere pflegen während einer Zeit zu gebären, in der sie normalerweise schlafen würden, vielleicht um sicherzustellen, daß die Geburt im geborgenen vor Raubtieren geschützt erfolgt. Indem er die Geburt bei Tage verhindert und bei Nacht fördert, scheint der zirkadiane Rhythmus der Mutter als Torhüter zu fungieren. Frauen haben eine oder zwei Nächte vor den eigentlichen Wehen Vorwehen; dadurch bereitet der zirkadiane Rhythmus der Mutter eine nächtliche Entbindung vor.

1957 arbeitete ich während meiner Medizinalassistentenzeit auf der Entbindungsstation. Es war nicht zu übersehen, daß zu bestimmten Tageszeiten mehr Babys als sonst geboren wurden. Am Nachmittag und frühen Abend wurde es immer sehr ruhig; nur wenige oder keiner der Kreissäle waren belegt, und ich machte mir schon Hoffnungen auf einen schönen Schlaf. Er blieb mir immer verwehrt. Je weiter der Abend voranschritt, desto mehr Frauen mit Wehen stellten sich ein, und um Mitternacht war immer hektischer Betrieb. Erst später erfuhr ich, daß Nachtgeburten zu unserer zirkadianen Lebensregulierung gehören.

Schlafen wie ein Baby

Unmittelbar nach der Geburt gibt es nur zwei Schlafstadien, REM- und Non-REM-Schlaf. Der REM-Schlaf wird bei Babys auch aktiver Schlaf genannt, weil die Muskellähmung, die ihn gewöhnlich begleitet, nicht voll entwickelt ist. Umgekehrt wird Non-REM-Schlaf oft ruhiger Schlaf genannt, weil das Baby eben wie ein Baby schläft, vollkommen reglos, ruhig und entspannt. Obwohl dieser ruhige Schlaf eindeutig weder Wachheit noch REM-Schlaf ist, fehlen anfangs die spezifischen elektrischen Signale, durch die wir die Stadien 2 bis 4, die bald nach der Geburt erscheinen, unterscheiden können.

Die Schlafzustände und -stadien des normalen Schlafs von Kindern ist eines der wenigen Gebiete, die gut dokumentiert sind. Seit den frühen siebziger Jahren unterstützen die National Institutes of Health im Rahmen ihres Auftrags zur Erforschung des plötzlichen Kindstods Schlafstudien. Verschiedene Labors für Kinderschlafforschung fanden heraus, daß Babys nach der Geburt gewöhnlich täglich sechzehn bis achtzehn Stunden, gleichmäßig über sechs bis sieben Schlafperioden verteilt, schlafen. Jede Periode enthält gewöhnlich sowohl REM- als auch Non-REM-Schlaf, weil der Schlafzyklus kürzer ist; Kinder können direkt vom Wachzustand in REM-Schlaf übergehen. Im Unterschied zu den Erwachsenen, die neunzig Minuten brauchen, um einen Zyklus von einem REM-Schlaf über die anderen Schlafstadien bis zum nächsten REM-Schlaf zu vollenden, wechseln sie etwa alle sechzig Minuten zwischen REM- und Non-REM-Schlaf.

Ein reguläres, festes Muster von Schlafen und Wachen fehlt bei Neugeborenen natürlich oder ist sehr schwach. Davon können erschöpfte Eltern ein Lied singen, vor allem nachts, wenn das Baby wiederholt aufwacht, weil es Hunger hat oder Trost braucht. Eine Zeitlang müssen die Eltern den eigenen Schlafzyklus dem irregulären Schlaf des Kindes anpassen – kurze Nickerchen machen und aus dem tiefsten Schlaf aufwachen, um die Bedürfnisse des Kleinen zu befriedigen.

Viele Eltern halten den Schlaf ihres Neugeborenen für total willkürlich. Aber ein näherer Blick zeigt, daß es meistens eine Regelmäßigkeit gibt. Kleitman war einer der ersten, der dies bemerkte. In den dreißiger Jahren bat Kleitman Eltern, über die Wach- und Schlafzeit ihrer Kinder sorgfältig Buch zu führen. Über fünfzig Wochen verfolgten sie die Aktivität der Neugeborenen. Die täglichen Daten wurden auf einer Linie eingetragen; die durchgezogene schwarze Linie zeigte die Schlafzeiten der Kinder, Unterbrechungen markierten die Wachzeiten, und ein Punkt wurde für eine Mahlzeit gesetzt (vgl. Abb. 5.1).

Abb. 5.1

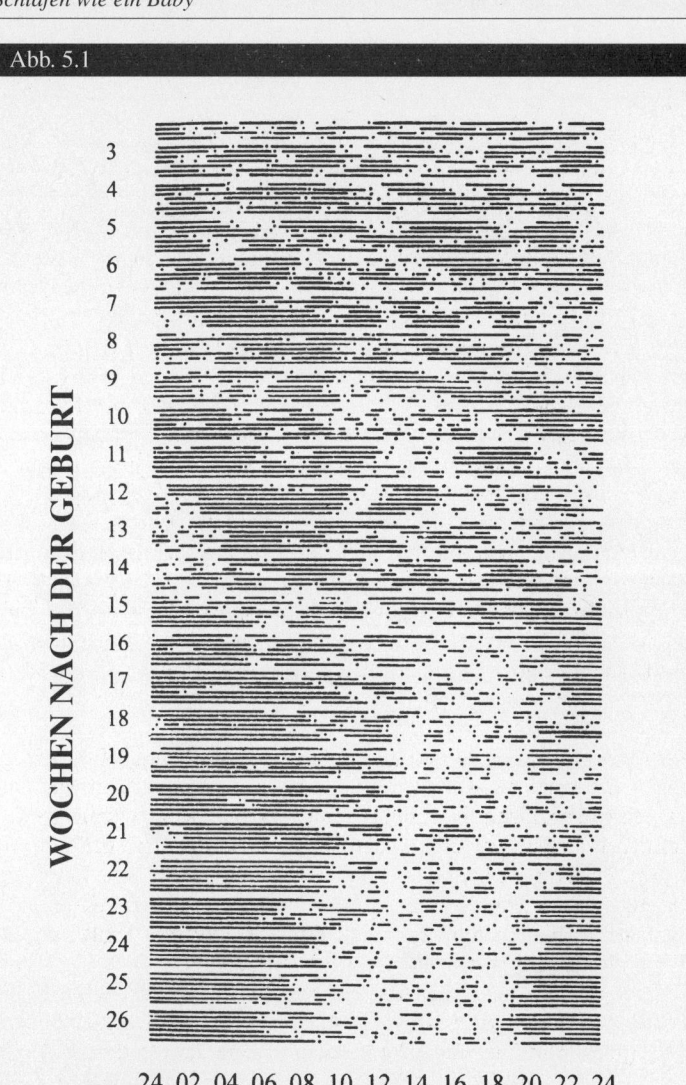

Konsolidierung des Schlaf-Wach-Rhythmus bei einem Kind: Schwarze Linien zeigen
Schlaf an, Punkte Stillen und weiße Flecken Wachzustand. (Aus: Nathaniel Kleitman,
Sleep and Wakefulness, Chicago 1963.)

Abb. 5.2

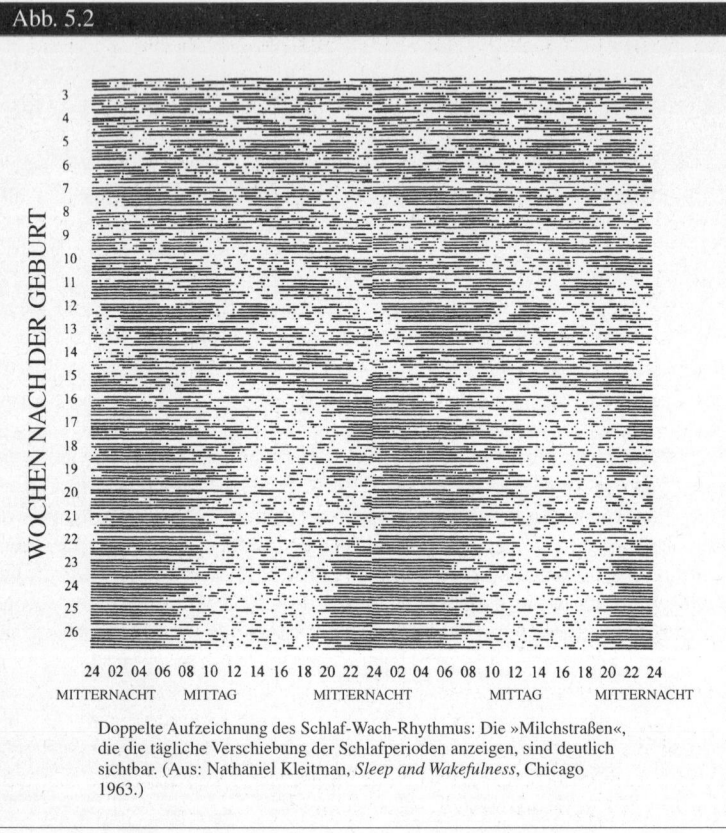

Doppelte Aufzeichnung des Schlaf-Wach-Rhythmus: Die »Milchstraßen«, die die tägliche Verschiebung der Schlafperioden anzeigen, sind deutlich sichtbar. (Aus: Nathaniel Kleitman, *Sleep and Wakefulness*, Chicago 1963.)

Die linken Zahlen geben die Wochen seit der Geburt des Kindes an. Da der weiße Raum die Wachzeiten repräsentiert, sehen wir das Kind nach der siebzehnten Woche auf der Aufzeichnung einen breiten weißen Kanal hinterlassen, was bedeutet, daß es von zehn bis zwanzig Uhr meistens wach ist. In der Mitte dieses Kanals sind einige kurze schwarze Linien, die Nickerchen anzeigen. Die Tatsache, daß der weiße Kanal grob vertikal ist, zeigt, daß das Kind jeden Tag etwa zur gleichen Zeit wach ist und einschläft. Wenn die Graphik verdoppelt und aneinandergesetzt wird, zeichnen sich die »Kanäle« der Wachzeit deutlich ab (vgl. Abb. 5.2).

Vor der siebzehnten Woche gibt es noch keinen vertikalen weißen Kanal, sondern nur holprige, verschobene, schräge Kanäle. Diese laufen meist von links nach rechts diagonal über das Blatt abwärts. Wenn man genau hinsieht, kann man sie sogar schon in den ersten Wochen nach der Geburt erkennen.

Die Tatsache, daß sich die Kanäle in den ersten Wochen von links nach rechts verschieben, bedeutet, daß die Zeit der höchsten Wachheit des Kindes jeden Tag etwa zehn Minuten später eintritt, jede Woche etwa eine Stunde später. Dieses Muster kennen wir schon aus Experimenten mit Menschen, die von äußeren Zeitgebern isoliert sind. Mit den Wochen verbreitern sich die Kanäle, und das Kind schläft länger und bleibt länger wach. Die Schlafperioden konsolidieren sich. In der vierzigsten Woche etwa passiert etwas Erstaunliches. Der schräge weiße Kanal auf der Karte geht in die Vertikale über, und endlich bleiben die täglichen Wach- und Schlafzeiten des Kindes konstant.

Übermüdete Eltern atmen auf, wenn das Kind zum ersten Mal die Nacht durchschläft, worunter sie etwa fünf Stunden Schlaf ohne Aufwachen verstehen. Für Eltern, die wochenlang ununterbrochen jede oder jede zweite Stunde aufstanden, sind fünf Stunden ein langer Schlaf.

Es gibt keine wissenschaftlichen Experimente, welche die beste Art, Kinder zum Schlafen zu bringen, aufzeigen, doch kann ich ein paar Vermutungen anstellen. Ich bezweifle, daß es möglich oder sogar ratsam ist, Kindern gleich nach der Geburt ein regelmäßiges Schlaf- und Wachmuster aufzudrängen. Bevor sie sich an die Tageszeit halten können, bedarf ihre biologische Uhr noch der Reifung. In diesem Prozeß kommen wohl dieselben Zeitgeber zum Einsatz, auf die auch die Uhr von Erwachsenen reagiert. Licht in ihrem Zimmer am Morgen und Dämmerung am Abend, wie auch ein möglichst regelmäßiger Zeitplan für Essen und Beschäftigung sollten helfen, die entwickelte biologische Uhr mit dem 24-Stunden-Tag in Übereinstimmung zu bringen.

Schlaf bei Kindern

Im ersten Jahr bleibt die Zahl der Schlaf- und Wachstunden pro Tag insgesamt relativ konstant. Das Kind schläft vierzehn bis fünfzehn Stunden am Tag. Bis auf ein oder zwei Schläfchen am Tage haben sich die Schlafperioden in die Nacht und die Wachperioden in den Tag verschoben. Im Alter von etwa achtzehn Monaten machen die meisten Kleinkinder nur noch ein Schläfchen. Am Ende des zweiten Jahres schlafen Kinder etwa fünfzig Prozent der Zeit. Irgendwann zwischen dem zweiten und fünften Lebensjahr fällt der Mittagsschlaf weg. Allmählich schlafen Kinder immer weniger, bis ihr täglicher Schlaf etwa zehn Stunden beträgt. Dies bleibt bis zur Pubertät konstant. Zehn Stunden dauert der tatsächliche Schlaf und nicht nur die Bettzeit. Viele Kinder gehen ins Bett und verbringen ihre Zeit mit Spielen, Lesen oder Tagträumen, bevor sie einschlafen oder nachdem sie am Morgen aufgewacht sind.

Wissenschaftliche Neugierde führte mich zur Erforschung des Kinderschlafes. Die Untersuchung von älteren Kindern und Heranwachsenden war sehr aufschlußreich. Doch zur Forschung gehört eine mühsame und oft zermürbende Beschäftigung; Wissenschaftler verbringen viel Zeit damit, Anträge auf Zuschüsse zu stellen und ihre Projekte den Gutachtern zu »verkaufen«. Das an sich gerechte Verfahren zur Vergabe von Geldern kann sich des Einflusses modischer Forschungstendenzen und politischer Veränderungen kaum entziehen. Viele private Stiftungen finanzieren nur spezielle Forschungsgebiete wie etwa Diabetes; wenn jemand also die Grundprozesse des Zellstoffwechsels erforscht, schreibt er seinen Antrag so, daß die Bedeutung des Zellstoffwechsels für den Diabetes betont wird. Die Forscher versuchen die Zeichen der Zeit zu lesen, werfen ihr Netz aus und hoffen, einen Zuschuß an Land zu ziehen, der das, was sie als ihre wichtigste Arbeit erachten, unterstützt. Und manchmal ist das Netz leer.

Eben das passierte mir 1975, als meine Hauptgeldquelle, ein großes Mehrjahresprogramm der National Institutes of Health nicht erneuert wurde. Die Absage kam unerwartet – das Stanford Sleep Center stand in seinen ruhmreichen Jahren der Schlafforschung und hatte gerade wichtige Entdeckungen auf dem Feld der Schlafstörungen und der Schlafgrundlagenforschung gemacht. Gewöhnlich wird einem Antragsteller lange vorher signalisiert, daß ein großer Zuschuß nicht mehr erneuert wird, doch bekam ich die Nachricht nur einen Monat vor Auslaufen der Gelder. Ich war fassungslos und befürchtete, meine zwanzig Angestellten fast alle entlassen zu müssen. Ich dachte, das Ende meiner Karriere als Schlafforscher sei gekommen. Es schien unmöglich, noch rechtzeitig eine neue Geldquelle aufzutun. Ich fing ich an, mein Programm zu reduzieren. Da rettete mich ein Zuschuß von der Spencer-Stiftung. Die einzige Bedingung lautete, es solle über Kinder geforscht werden – ein Segen, wie sich herausstellen sollte. Das Ergebnis war ein interessantes und wertvolles Forschungsprogramm über den Schlaf von Kindern und Heranwachsenden. Doch muß ich zugeben, vor der Krise nicht die mindeste Absicht gehabt zu haben, den Schlaf des Kindes zu erforschen.

Der Spencer-Zuschuß ermöglichte die Einrichtung des Stanford-Sommerschlaflagers. Mary Carskadon und ich errichteten das Lager zum Zwecke einer Mehrjahresstudie über den Schlaf von Kindern bis zu zehn Jahren und über Schlafveränderungen in der Adoleszenz. Einige Kinder schieden aus, und andere stießen hinzu, aber im wesentlichen kam innerhalb des zehnjährigen Untersuchungszeitraums jeden Sommer immer wieder dieselbe Gruppe zusammen. Wir begannen mit Zehn-, Elf- und Zwölfjährigen und beendeten die Studie mit Achtzehn-, Neunzehn- und Zwanzigjährigen. Mary leitete das Schlaflager sehr effektiv. Daß es nicht einfach ist, brauchbare wissenschaftliche Daten zu sammeln und zugleich vierzig bis fünfzig Heranwachsende in einem Sommerlager ohne die Eltern unter Kontrolle zu halten, kann man sich vorstellen. Mary machte ihre Sache gut und setzte ihre Untersuchung des Schlafs von Heranwachsenden auch noch an der Brown University fort, als sie dort eine Stelle bekam.

Ein Hauptergebnis des ersten Sommerlagers 1976 war die Erkenntnis, daß Kinder unter zehn Jahren tendenziell sehr gut ausgeruht sind. Im Rahmen unseres MSLT-Tests sollten die Kinder tagsüber in ihren abgedunkelten Schlafzimmern ins Bett gehen und versuchen zu schlafen; die Zeit, die sie bis zum Einschlafen brauchten, sollte gemessen werden. Kein Kind konnte innerhalb der zwanzig Minuten einschlafen, und fünf Tagestests wurden durchgeführt. Während des übrigen Tages waren sie wie junge Hunde; in der Nacht schliefen sie etwa zehn Stunden. In bezug auf Schlaf und Wachheit ist das der Gipfel der Lebenskunst. Man denke nur: den ganzen Tag hellwach zu sein und vor Energie zu strotzen und dann die Nacht tief und makellos durchzuschlafen. Natürlich muß das Wohnumfeld einem angemessenen Nachtschlaf förderlich sein, und die Eltern müssen für die nötige Bettzeit sorgen. Das ist in den meisten Familien kein Problem, da Präpubertierende im allgemeinen mehr an Aktivitäten am Tage als in der Nacht interessiert sind. Die Kinder stehen fröhlich auf, wollen frühstücken, in die Schule gehen, spielen – die Liste ist endlos.

Mit meinen Untersuchungen glaubte ich, unweigerlich auf fast jedes schlafverwandte Problem zu stoßen, doch verstellte mir meine Arbeit die Wahrnehmung eines Problems, das fast alle Eltern nur zu gut kennen. Da ich normalerweise abends ins Schlaflabor ging, war ich gewöhnlich nicht da, wenn meine Kinder ins Bett gingen, und kannte ihr Verhalten beim Zubettgehen nicht. Erst als ich viel Zeit mit meinen Enkeln verbrachte, konnte ich mich endlich selbst davon überzeugen, was ich nur aus der Literatur kannte: Wenn Kinder schläfrig sind, können sie launisch und irrational werden; sie werden paradoxerweise aktiver und energiegeladener. Während viele Kinder brav ins Bett gehen, werden andere störrisch und weigern sich, zu Bett zu gehen. Sie behaupten, noch nicht müde zu sein, obwohl sie es offensichtlich sind. Schließlich brechen sie zusammen und

fallen in einen tiefen Schlaf. Seit dem Schlaflager bemühe ich mich aktiver um das Verständnis der Schlafmuster und Schlafprobleme von Kindern und Heranwachsenden.

Für Vorschulkinder kann sich die Verschiebung der Bettzeit um eine
halbe Stunde schon nachteilig auswirken. In den Grund- und Mittelschu-
len werden immer mehr Fälle von Konzentrationsschwäche und Hyperaktivität (ADHD) diagnostiziert. Es ist allerdings sehr gut möglich, daß
einige dieser Kinder einfach nur übermüdet und schläfrig sind. Sie reagieren mit Widerstand auf die Schläfrigkeit und werden aktiver, zugleich
jedoch auch unaufmerksamer und stören. Dieses Muster schwächt sich
bei älteren Kindern ab, die ihre Schläfrigkeit besser einschätzen können
und ihr Schlafbedürfnis akzeptieren. Doch der Wunsch, etwas zu erleben,
verläßt uns nie ganz; selbst die meisten Erwachsenen lieben Aufregung
und Spaß. Der daraus resultierende Wunsch nach längerem Aufbleiben
über unsere biologische Zubettgehzeit hinaus gehört zu unserem Schlafverhalten und muß bei der Einschätzung unserer Schlafbedürfnisse berücksichtigt werden.

Die physische Seite der Pubertät

Mit Eintritt der Pubertät toben die Hormone, schlägt das Herz schneller
und der Blutdruck der Eltern steigt. »Es ist, als wäre ein Fremder bei uns
eingezogen«, sagte ein jüngerer Kollege, als sein Sohn in die Pubertät
kam, »als wäre unser wunderbarer Junge eines Tages gegen diesen ärger-
lichen, störrischen Bengel ausgewechselt worden.«

In gewissem Sinne sind Teenager andere Menschen. Unter dem Ansturm der Hormone wird das Gehirn rekonfiguriert. Bestimmte Netzwerke
von Nerven wachsen an und werden vorherrschend, andere schrumpfen
und verkümmern. Im Laufe der Pubertät wird die Hirnrinde neural neu
verkabelt. Natürlich verändern sich die Nervenverbindungen das ganze
Erwachsenenalter hindurch, doch wird das Ausmaß der pubertären Veränderung erst wieder im hohen Alter übertroffen, wenn neurodegenera-
tive Prozesse die lebenslänglich aufgebaute Organisation des Gehirns zu-
nichte machen. Teenager sehen die Welt wirklich anders; Symbole und
Objekte erhalten eine gänzlich neue Bedeutung. Eine der auffälligsten Veränderungen spiegelt sich in der Wahrnehmung des anderen Geschlechts
bei heterosexuellen Jungen und Mädchen ab. Mein zehnjähriger Enkel

will mit Mädchen nichts zu tun haben. Ich schaue ihn an und denke: »Junge, da steht dir aber noch was bevor.« In wenigen Jahren wird er völlig anders über Mädchen denken, nicht, weil es ihm beigebracht werden wird, sondern weil seine Hoden Testosterone auspumpen und der Hypothalamus sowie der sexuell dimorphe Kern in seinem Gehirn das Sagen haben werden.

Diese hormonalen Entwicklungen bringen eine Veränderung des Schlafs mit sich; am Schlaf zeigt sich auch eines der ersten Zeichen der Pubertät. Der Beginn der Pubertät wird von einem Anstieg der Wachstumshormone angekündigt, die in der Nacht in den Blutkreislauf ausgeschüttet werden. Jugendliche werden vor Rauchen und ähnlichen schlechten Gewohnheiten gewarnt, weil sie ihr Wachstum hemmen können. Zuwenig Schlaf kann allerdings dieselbe Wirkung haben, was kaum jemand weiß.

Einige Geschlechtshormone haben während der Pubertät eine enge Beziehung zum Schlafzyklus. Diese Hormone – Testosterone, follikelstimulierende Hormone (FSH) und luteinisierende Hormone (LH) – werden in der Kindheit in kleinen Mengen ausgeschüttet, doch findet diese Ausschüttung täglich irgendwann statt. Während der Pubertät werden die drei Hormone in viel größeren Mengen produziert und meistens während des Schlafs ausgeschüttet.

Melatonin scheint das Hormon zu sein, das den Taktschlag der biologischen Uhr jeder Körperzelle übermittelt. Es ist ein entscheidender Faktor der körperlichen Reifung. Eine Abnahme des Melatoninniveaus signalisiert dem Körper den Beginn der Pubertät. Solange das Niveau hoch bleibt, kann die Pubertät nicht beginnen. Kinder, die Melatonin als Schlafmittel einnehmen, laufen Gefahr, ihre sexuelle Entwicklung zu verzögern. So kam meinem Kollegen Dale Edgar eine Geschichte über ein Mädchen zu Ohren, das regelmäßig Melatonin einnahm und erst mit fünfzehn Jahren in die Pubertät eintrat. Möglicherweise war dieses Mädchen sowieso spätpubertierend, doch gibt die Geschichte zu denken. Der Gebrauch von Melatonin bedarf sicherlich weiterer Untersuchung, jedoch sollten Eltern vor dieser potentiellen Gefahr gewarnt werden.

Der knappe Schlaf von Jugendlichen

Wie viele andere College-Erstsemester in Stanford ist Aarthi Belani froh, ihre Stunden so legen zu können, daß sie genug Schlaf bekommt. In ihrer Schulzeit war das anders. Aarthis High-School in Edina in Minnesota begann zwanzig nach sieben. Nachdem sie bis ein oder zwei Uhr morgens gelernt hatte, stellte sie ihren Wecker auf halb sieben; einige ihrer Klassenkameradinnen standen bereits um fünf Uhr auf. »Es war schrecklich«, sagt sie. »In der ersten Stunde hatten wir Chemie, und buchstäblich drei Viertel der Klasse schliefen irgendwann ein.« Unnötig zu sagen, daß im Unterricht kaum etwas gelernt wurde. Weder Lehrer noch Schüler waren über diesen Zustand glücklich.

Aber im Unterschied zu anderen amerikanischen Oberschülern hatten Belani und ihre Klassenkameraden Glück; ihre Schulleitung nahm eine Untersuchung der Universität von Minnesota über den morgendlichen Schulanfang ernst. Die unter der Leitung des Psychologen Kyla Wahlstrom durchgeführte Untersuchung faßte wissenschaftliche Erkenntnisse über Schlafbedürfnisse und Schlafmuster von Jugendlichen zusammen und wandte die Ergebnisse auf Oberschüler an. Wahlstrom zeigte, daß Schlafmangel das Lernverhalten der Schüler beeinflußt, die Wahrscheinlichkeit von Unfällen, Drogenmißbrauch, Gewalttätigkeit und Aggression erhöht und zu chronischen Schlafstörungen führen kann. Wahlstrom veröffentlichte auch eine Entdeckung von Mary Caskadon und mir während unserer Studie im Stanford-Schlaflager: Mehr als alle anderen Altersstufen sind Heranwachsende von Schlafverlust beeinträchtigt.

Wir waren darauf gestoßen, als die Kinder in unserer Mehrjahresstudie in die Pubertät kamen. Vor der Studie dachte jeder, daß Jugendliche weniger Schlaf als Kinder brauchten. In Wirklichkeit schliefen diese Kinder im Alter von dreizehn, vierzehn und fünfzehn Jahren immer noch genauso viele Stunden wie früher. Außerdem wiesen ihre MSLT-Werte eine große Schläfrigkeit auf. Zu unserem Erstaunen war nicht nur ihre Schlafdauer unverändert, sondern sie schien nicht einmal auszureichen. Zuerst, noch bevor wir das Phänomen der Schlafschuld vollständig begriffen hatten, dachten wir, Teenager brauchten pro Nacht eine oder eineinhalb Stunden mehr Schlaf. Wir wußten nicht, wieviel Schlafschuld jeder Heranwachsende mit sich herumträgt. Wahrscheinlich kamen unsere Kinder mit einer großen Schlafschuld in unsere Untersuchung hinein, so daß nicht einmal ganze Nächte ausreichten, den fehlenden Schlaf wettzumachen. Heute meinen wir, daß Teenager mindestens ebensoviel Schlaf brauchen wie Kinder. Selbst wenn sie nächtelang schlafen, werden sie sich durch ihre große Schlafschuld tagsüber schläfrig fühlen. Um hier mehr Klarheit zu gewinnen, müßte noch viel geforscht werden.

Wir vermuteten, und Caskadons Arbeit in Brown bestätigte es, eine Veränderung der biologischen Uhr im Teenageralter. Heranwachsende sind meistens klassische Nachteulen, die lange aufbleiben und bis in die Puppen schlafen. Dieses Muster wird von einer biologisch bedingten Verschiebung im zirkadianen Zyklus verursacht, die die Jugendlichen zu einer Zeit, da die Leute um sie herum müde werden und ins Bett gehen, noch einmal aufputscht. Die meisten fühlen sich mindestens eine Stunde später als Erwachsene müde.

Belani berichtet, daß sie am frühen Abend immer munter wird. »Zwischen sieben Uhr und Mitternacht fühle ich mich hellwach, und selbst wenn ich es will, kann ich nicht einschlafen. Am besten lerne ich zwischen elf und ein Uhr nachts.« Am Wochenende schläft sie lange, um Schlaf nachzuholen, doch verstärkt dies natürlich nur die Verschiebung ihres zirkadianen Zyklus und macht es noch schwieriger, am Sonntagabend zu einer vernünftigen Zeit ins Bett zu gehen und am Montagmorgen aufzustehen und sich wach und ausgeschlafen zu fühlen.

Auch wenn der biologische Schlaf der Heranwachsenden nicht abzunehmen braucht, so haben sich doch in der Zwischenzeit die gesellschaftlichen Einschränkungen des Schlafs verändert. Zum Älterwerden gehört es, unabhängiger zu werden, mehr Entscheidungen für sich selbst treffen zu können. Allgemein steht es Jugendlichen freier als jüngeren Kindern, wann sie ins Bett gehen. Lange aufzubleiben gilt als Zeichen der Selbständigkeit und Mündigkeit. In einer Umfrage bei amerikanischen Oberschülern berichteten nur fünf Prozent von einer durch die Eltern festgelegten Schlafenszeit.

In diesem Zusammenhang gibt es ein paar Probleme. Eines davon ist, daß nur wenige Eltern die eigenen Schlafbedürfnisse kennen und noch weniger wissen, daß ihre jugendlichen Söhne und Töchter genausoviel oder mehr Schlaf brauchen als ihre jüngeren Brüder und Schwestern. Das andere Problem ist, daß viele Teenager ausgerechnet in einem Augenblick ihre Schlafenszeit selbst bestimmen dürfen, in dem ihre Uhren sie zu einem späteren Aufbleiben verleiten. Warum schlafen gehen, wenn man sich am Abend so wach fühlt? Doch da die gesellschaftliche Konvention sie nach wie vor früh aus dem Bett holt, bekommen sie im Ergebnis viel weniger Schlaf, als sie brauchten.

Nach jüngsten Statistiken sagen dreiundfünfzig Prozent der Achtzehn- bis Neunundzwanzigjährigen, daß sie unter Tagesmüdigkeit leiden; bei Erwachsenen über dreißig gehen die Angaben auf dreiunddreißig Prozent zurück. Dies sind ernste Zeichen. Zweiundsiebzig Prozent der Menschen zwischen achtzehn und vierundzwanzig geben an, im vergangenen Jahr übermüdet Auto gefahren zu sein, was bedeutet, daß mehr junge Leute an müdigkeitsbedingten Unfällen sterben als an alkoholbedingten.

Das Minnesota-Projekt konnte nachweisen, daß biologische und gesellschaftliche Veränderungen in der Adoleszenz den frühen Morgen zu einer schlechten Lernzeit machen. Im Gegensatz zu den meisten Schulen die sich aus verschiedenen Gründen nicht in der Lage sahen, den Unterrichtsbeginn zu verschieben, wurde in Belanis Schule diese Änderung eingeführt, und bislang sind die Ergebnisse beeindruckend. Mit der Verlegung des Schulbeginns auf halb neun Uhr waren die Schüler nach Aussage des Lehrkörpers in der Klasse weit wacher und engagierter, und die Zahl der Verhaltensprobleme sank.

»Ein Unterschied wie Tag und Nacht«, sagt Belani über ihr Abschlußjahr, in dem die Anfangszeit geändert worden war. »Niemand schlief in der ersten Schulstunde ein, und alle fühlten sich lebendiger und in der Lage, dem Unterricht zu folgen.« Die einzigen, die mit dem neuen Stundenplan Probleme hatten, waren Schüler, die nach der Schule noch einem Job nachgingen oder Sport trieben. Doch hat sich fast jeder angepaßt und wurde in der Schule besser. In Stanford versucht Belani jetzt, noch mehr zu schlafen. Aber ein Wohnheim für Erstsemester ist ein unruhiger Ort. Wegen des Lärms, des Besuchs von Freunden und der Musik fällt es ihr schwer, vor Mitternacht ins Bett zu kommen. Sie behilft sich damit, keine Veranstaltung vor neun Uhr zu belegen; an zwei Tagen der Woche beginnt ihr Unterricht erst um elf Uhr.

Schlaf im Erwachsenen- und mittleren Lebensalter

Mit etwa fünfzig Jahren fangen wir an zu altern, glauben wir. Gerontologen und Sportler wissen es besser. Beide sind sorgfältige Beobachter der körperlichen Veränderungen, die mit den Jahren vor sich gehen, und beide wissen, daß das Altern früh eintritt. Bestimmte körperliche Leistungen nehmen in den frühen zwanziger Jahren ab. Sportler wissen, daß sie bei den Spitzenleistungen nur sehr kurze Zeit mithalten können. Wenn sie bis in die mittleren und späten dreißiger Jahre dabeibleiben können, schätzen sie sich glücklich. Machen sie weiter, müssen sie sich besonders vor Verletzungen hüten und diese sorgsamer behandeln. Tatsächlich bleibt uns nach dem Heranwachsen nur eine kurze Periode um das zwanzigste Lebensjahr, in der wir die Früchte des Erwachsenenalters voll genießen, bevor unsere Körper den langsamen Zerfallsprozeß beginnen. Die Muskeln verlieren an Stärke und Masse. Wir setzen Fett an. Unsere Haut verliert ihre Spannkraft und Festigkeit. Forscher haben herausgefunden, daß die weibliche Fruchtbarkeit in den frühen dreißiger Jahren deutlich abnehmen kann. Die Knochen verlieren an Masse. Wir verletzen uns leichter und brauchen länger zur Wiederherstellung. Die Natur sagt uns, daß wir die besten Tage hinter uns haben; mehr Mühe wird sie an uns im mittleren Lebensalter nicht mehr verschwenden.

Auch der Schlaf verändert sich im Alter. Mit dem Ende der Jugend nimmt das Schlafbedürfnis leicht ab; diese Abnahme setzt sich bis ins hohe Alter fort. Früher meinte ich, es sei unsere Schlaffähigkeit – nicht unser Schlafbedürfnis –, die im Alter abnehme. Doch neuere Daten ergeben, daß die Schlafmenge, die wir brauchen, tatsächlich mit dem Alter etwas abnimmt. Diese Daten stammen zum Teil aus jüngerer Forschung über das mittlere Lebensalter.

Daß die Definition des mittleren Lebensalters oft vom Alter des Betrachters abhängt, wird niemanden überraschen. Einmal fragte ich meine Studenten, ob für sie Menschen mit Fünfzig oder darüber im mittleren Lebensalter seien? Ich bat um Handhebung. Alle etwa fünfhundert Hände gingen hoch. Und mit Vierzig? Kein erkennbarer Unterschied. Und mit Dreißig? Eindeutig mehr als die Hälfte der Hände ging hoch. Fünfundzwanzig? Endlich ein klarer Rückgang; etwa zehn Prozent der Hände blieben oben.

Ich selber definiere das mittlere Lebensalter als das Alter, in dem Menschen vollauf damit beschäftigt sind, Geld zu verdienen, Familien zu gründen und Erfolg zu haben, daß sie nicht dazu zu bewegen sind, eine gewisse Zeit im Schlaflabor zu verbringen. Aus diesem Grund lagen bis vor kurzem praktisch keine Daten über den normalen Schlaf und die Tageswachsamkeit im mittleren Lebensalter vor. Dan Kripke und Sonia Ancoli-Israel und ihre Kollegen haben über mehrere Jahre wichtige Bevölkerungsstudien in der Gegend von San Diego in Kalifornien durchgeführt. Kürzlich legten sie die Ergebnisse einer großen Stichprobe von Erwachsenen im mittleren Lebensalter vor, die durchschnittlich fünf aufeinanderfolgende Nächte im Schlaflabor mit der Auflage verbracht hatten, an ihrer Schlafroutine oder ihrem Alltag keine Änderung vorzunehmen. Die Ergebnisse überraschten mich. Die durchschnittliche Schlafmenge der Vierzig- bis Fünfundsechzigjährigen betrug etwa sieben Stunden pro Nacht, was erheblich unter dem der Jugendlichen und Zwanzigjährigen liegt.

Ist das die Menge, die Menschen im mittleren Lebensalter wirklich brauchen, oder verkürzen sie ihren Schlaf? Eine endgültige Antwort darauf könnte nur ein Langzeittest ihrer Tageswachsamkeit ergeben, doch die Prüfung einer großen Zahl von Individuen ist extrem teuer. Nichtsdestotrotz glaube ich, daß Kripkes und Ancoli-Israels Ergebnisse ziemlich nahe an das tägliche Schlafbedürfnis des einzelnen herankommen. Sie unterstützen die These, daß das Schlafbedürfnis bereits im mittleren Lebensalter leicht abnimmt. Aber das ist noch nicht erwiesen. Das mittlere Lebensalter stellt noch immer eine der größten Lücken im Wissen über den Schlaf dar, die meines Erachtens unbedingt gefüllt werden sollte. Wahrscheinlich mehr als jede andere Altersgruppe ist die des mittleren Lebensalters auf diese Information angewiesen, da ihr Leben so ungemein geschäftig ist – was ironischerweise ein Grund ist, warum Daten so schwer zu bekommen sind.

Obwohl das Erwachsenenalter mit einem allmählichen und relativ kleinen Rückgang im normalen Schlafbedürfnis einhergeht, machen das frühe und mittlere Erwachsenenalter die Zeiten aus, in denen die meisten Schlafprobleme auftreten. Häufig haben sie ihre Ursache in der Lebensführung. Im frühen Erwachsenenalter müssen wir uns vom Rhythmus der jugendlichen Nachteule auf den des Arbeitslebens umstellen. Diese Umstellung wird um so schwieriger, als wir den alten Zeitrhythmus an Wochenenden noch für Partys und lange Nächte beibehalten. Der Schlafrhythmus von Eltern, die Kinder betreuen, wird ständig umgestoßen. Auch Spätdienst und Schichtarbeit bringen die zirkadiane Uhr durcheinander. Eine kürzliche Umfrage zeigte, daß über achtzig Prozent der Amerikaner glauben, man könne nicht zugleich in der Arbeit erfolgreich sein und genug schlafen. Veränderte Schlafrhythmen und Streß des Erwachsenenlebens können wesentlich zu Insomnieanfällen beitragen.

Auf körperlicher Ebene kann die Gewichtzunahme im mittleren Lebensalter zu Verengung des Rachens und gestörter Atmung während des Schlafs führen. Die Menopause bringt Schweißausbrüche, vermehrtes nächtliches Harnlassen und hormonelle Unbeständigkeit mit sich, was alles den Schlaf behindert. Auch das veränderte hormonelle Profil des Mannes im mittleren Lebensalter, manchmal männliche Menopause genannt, kann vom Schlaf seinen Zoll fordern.

Der entscheidende erste Schritt in der Thematisierung von Schlafproblemen ist die Wahrnehmung der Auswirkungen von Streß, Altern und anderen Lebensveränderungen auf unsere zirkadianen Rhythmen. Der zweite wichtige Schritt besteht darin, die Schlafstörungen ernst genug zu nehmen, um unser Leben zu ändern und ärztliche Hilfe zu suchen.

Schlaf in den »goldenen Jahren«

Um ältere Menschen einzubeziehen, erweiterten Mary Carskadon und ich 1979 das Stanford-Schlaflager. Wir wollten, wie schon bei Kindern und Jugendlichen, auch bei älteren Menschen die Tendenz, am Tag zu schlafen, untersuchen. Unsere Ergebnisse bei über vierzig gesunden Männern und Frauen zwischen fünfundsechzig und achtundachtzig waren überraschend. Über vierzig Prozent dieser normalen älteren Schläfer litten an einer Form der Schlafapnoe, die Mehrheit der Gruppe hatte außerordentlich häufig *mikroarousals* – ein nicht erinnertes Aufwachen, das nur drei Sekunden oder kürzer währt, aber sich zweihundert- bis eintausendmal in der Nacht wiederholt. Aufgrund der Kürze der Arousals war ihre nächtliche Schlafmenge nur unwesentlich verkürzt. Der MSLT-Test zeigte jedoch eine klare Beziehung zwischen der Aufwachhäufigkeit und der Tagesschlaftendenz. Allerdings befanden sich wenige MSLT-Werte in der »Zwielichtzone«, also unterhalb von fünf Punkten. Wie im dritten Kapitel beschrieben, wirkt sich ein unterbrochener Schlaf bei jungen Erwachsenen oft viel stärker auf die Tagesschlaftendenz aus. Diese Ergebnisse aus dem Stanford-Sommerschlaflager sind Teil des leider noch spärlichen wissenschaftlichen Belegmaterials für ein im Alter abnehmendes Schlafbedürfnis.

Laboruntersuchungen haben herausgefunden, daß die Ausschüttungsrate von Wachstumshormonen nach der ersten Nachtperiode des vierten Schlafstadiums mit den Jahren immer kleiner wird, wie auch der Umfang des dritten und vierten Schlafstadiums. Befreit von der Notwendigkeit, für unser weiteres Wachstum zu sorgen, übernimmt das Wachstumshormon meistens die wichtige Aufgabe, Zellen und Gewebe zu reparieren und zu erneuern. Wir haben jedoch gesehen, daß viele Menschen in ihren sechziger Jahren und darüber hinaus überhaupt nur noch sehr wenig Schlaf des vierten Stadiums haben, und in der Nacht werden vergleichsweise wenige Wachstumshormone freigesetzt.

Mit dem Älterwerden verändert sich auch das zirkadiane Schlafmuster. In der Adoleszenz verschiebt sich die Schlafphase, und wir tendieren zur Nachteule, aber mit dem Alter neigen wir wieder zum Frühaufstehen, schlafen früher ein und stehen früher auf. Chuck Czeisler von der Harvard-Universität fand heraus, daß ältere Menschen früher aufwachen, weil ihr zirkadianer Einbruch nicht so groß ist wie der jüngerer Schläfer. Durch das lange Wachbleiben tagsüber stehen unsere Körper normalerweise unter einem Schlafdruck; es erleichtert uns, die zirkadiane Weckfunktion zu überwältigen und über vier oder fünf Uhr hinaus weiterzuschlafen, wenn die zirkadiane Weckfunktion ihren tiefsten Punkt erreicht und wieder zu steigen beginnt. Als ein Ergebnis dieser Veränderung bekommen Menschen über fünfundsechzig Jahren weniger Schlafzeit als zuvor. Wie bei Schläfern des mittleren Lebensalters lassen neue Daten über ältere Schläfer darauf schließen, daß sie pro Nacht eine oder zwei Stunden weniger Schlaf benötigen als in jüngeren Jahren. Lange Zeit haben wir gesagt, ältere Menschen brauchten genausoviel Schlaf wie jüngere Erwachsene. Damit wollten wir auch ausdrücken, daß viele Schlafprobleme älterer Menschen auf konkrete Schlafstörungen, wie unruhige Beine und Apnoe, zurückzuführen und nicht dem normalen Altern zuzuschreiben seien. Auch wenn die Gefahr des Übersehens von Schlafstörungen bei älteren Menschen nach wie vor besteht, so scheinen diese doch etwas weniger Schlaf zu brauchen.

Dale Edgar entdeckte, daß der Schlaftrieb bei Tieren mit dem Altern merklich abnimmt, was nahelegt, daß sich auch der menschliche Schlaftrieb mit der Zeit abschwächt. Womöglich wachen ältere Menschen leichter auf, weil die Schlafschuld weniger drängend ist. Vermutlich ist auch die biologische Uhr gegen das Altern nicht immun. Warum unser Schlaf im Alter nicht noch schlechter ist, könnte daher rühren, daß die entgegengesetzten Schlaftendenzen – Schlafschuld und uhrabhängige Weckfunktion – parallel abnehmen.

Es gehört zur Ironie des modernen Lebens, daß wir ausgerechnet dann, wenn wir in Rente gehen und endlich mehr Zeit zum Schlafen hätten, weniger und qualitativ schlechter schlafen. Wenn wir lange genug leben, scheinen wir eine umgekehrte Entwicklung durchzumachen. Wie Kinder werden wir mehr und mehr von anderen abhängig, haben weniger Kontrolle über unseren Darm und unsere Blase und tun uns mit fester Nahrung schwerer. Auch der Schlaf paßt in dieses verwirrende Muster; je älter wir werden, desto leichter ist unser Schlaf. In der Nacht wachen wir öfter auf und nicken während des Tages öfter ein. Im hohen Alter breitet sich das fragmentierte Schlafmuster über den ganzen Tag und die ganze Nacht aus; in einer Untersuchung älterer Pflegeheimpatienten kam Ancoli-Israel zu dem Ergebnis, daß es innerhalb der vierundzwanzig Stunden keine einzige Stunde gab, in der diese nicht sowohl schliefen als auch wach waren. Letztlich tendieren wir dazu, im Schlaf zu sterben.

Ich habe das Alter von siebzig Jahren erreicht. Erst im Rückblick auf mein Leben und meine wechselnden Schlafmuster kann ich den wahren Bogen meiner zirkadianen Rhythmen und ihr periodisches Zusammenstoßen mit den Erfordernissen von Karriere und Familie überblicken. Mit einem altersgerechten Schlafplan habe ich immer am besten gearbeitet und gelebt.

In jüngeren Jahren blieb ich entgegen meinen jetzigen Ratschlägen bis spät in die Nacht auf und hatte oft zuwenig Schlaf. Daran waren zum Teil auch die lächerlichen Gepflogenheiten der medizinischen Fakultäten schuld, die die Studenten an den Rand der Erschöpfung bringen. Viel später, nachdem ich verstanden hatte, was Schlafschuld ist, achtete ich auf meine Schlafbedürfnisse und richtete mich danach, wenn ich zu weit gegangen war. Ein unvermeidliches Problem bei der Schlafforschung ist jedoch, daß sie nachts durchgeführt werden muß. Im Grunde hatte ich das Schlafmuster eines Schichtarbeiters, nachts arbeiten und einen Teil des Tages wach. Meine Uhr stimmte nie ganz mit der Zeit überein, und oft wachte ich mitten in der Nacht auf und konnte nicht wieder einschlafen. Auf der anderen Seite tendierte meine zirkadiane Uhr in den ersten Berufsjahren sowieso zu einem Nachteulenrhythmus, so daß das späte Aufbleiben kein Problem darstellte.

Ich versuchte, an meinem Rhythmus der Abend- und Nachtarbeit festzuhalten, obwohl es mit der Zeit fast unmöglich wurde. Vor elf Jahren jedoch wurde unsere mittlere Tochter von einem Auto erfaßt und erlitt einen ernsten Gehirnschaden. Meine Frau und ich durchlebten ein schreckliches Jahr. Unsere Tochter bedurfte ständiger Betreuung. Ich mußte jeden Tag früh aufstehen, um meine Frau abzulösen und war jede Nacht erschöpft. Gleichwohl wollte ich das Stanford Sleep Center weiter leiten. Dies ging nur, wenn ich früh mit der Arbeit begann. Bald merkte ich, daß sich dieser Zeitplan ganz gut mit meiner veränderten zirkadianen Uhr vertrug. Mittlerweile bedarf unsere Tochter nicht mehr dieser intensiven Betreuung, doch sind die frühen Morgenstunden zwischen drei oder vier und neun oder zehn Uhr meine produktivsten geblieben. Zur Mittagszeit habe ich bereits die Arbeit eines ganzen Tages erledigt.

Im Alter fürchte ich einen mißlingenden Schlaf am meisten. Ich hoffe, daß wir über Medikamente verfügen, die wie die biologische Uhr agieren und uns eine volle Wachheit und den befriedigenden Schlaf unserer frühen Jahre ermöglichen. Gesunder Schlaf im späten Leben erleichtert bestimmte altersbedingte Probleme, und kann auch helfen, uns noch ein paar weitere Jahre der körperlichen und geistigen Gesundheit zu gewähren.

Teil zwei
Wenn Schlaf mißlingt

Auf der Landkarte ist die Grenze zwischen den Vereinigten Staaten von Amerika und Kanada eine klare Linie, die sich dreitausend Meilen über Grasland, Berge und Flüsse erstreckt. An manchen Orten ist die Grenzlinie deutlich markiert, wie bei Übergängen und am Sankt-Lorenz-Strom. An anderen Stellen jedoch gibt es keine offensichtliche Trennung zwischen den Ländern, weder einen Fluß noch einen Zaun. Hier können die Menschen einfach auf die jeweils andere Seite gehen. Die Kulturen vermischen sich. Manchmal sind die Gesetze des einen oder des anderen Staates schwer durchzusetzen; die Gemeinden leben mit einem Stück Gesetzlosigkeit, und die Menschen stellen eigene Regeln auf.

Schlaf und Wachen sind wie zwei Reiche mit einer gemeinsamen Grenze. In ihrem Kampf um die Vorherrschaft über das Gehirn einigen sie sich meistens auf ein Arrangement der geteilten Macht. Zweimal täglich überqueren wir die Grenze mit Hilfe der biologischen Uhr als unparteiischer Instanz; wir betreten das Land des Schlafs in der Nacht und kehren am Morgen in das wache Bewußtsein zurück. Weil wir diese Grenzüberschreitung abertausendmal in unserem Leben machen, bereitet sie uns nicht die geringste Schwierigkeit.

Doch wenn Schlaf mißlingt, kann diese Grenze zur Kriegszone werden. Die Wachheit will sich nicht dem Schlaf ergeben, und der Schlaf fällt ins Wachen ein. Die neuronalen Grenzwächter verweigern uns die Einreise in das Land des Schlafs. Schlaf mißlingt, wenn einer der zahlreichen Schlafprozesse nicht richtig funktioniert. Schlafstörungen können auf einen defekten Bestandteil der Körpermaschine zurückgehen, auf die biologische Uhr, auf eine Verletzung, eine Vergiftung, auf eine körperliche oder psychische Krankheit, auf Arbeits- und Zeitprobleme. Schlafstörungen können eine Nacht, ein paar Wochen oder lebenslang dauern. Sie können in jedem Lebensalter, von der Geburt bis zum Tod, auftreten, Mann und Frau gleichermaßen betreffen. Einige Schlafstörungen sind so lange unsichtbar, bis sie eine Katastrophe heraufbeschwören, andere wiederum könnten nicht offener zutage liegen.

Doch was immer der Grund für Schlafstörungen ist, wenn Schlaf mißlingt, funktioniert der Transit von Wachbewußtsein in den Schlaf und umgekehrt nicht mehr so, wie er sollte; die Grenze ist keine wohlbestimmte und wohlkontrollierte Markierung mehr. Wir sind gezwungen, uns im Niemandsland alleine durchzuschlagen.

Kapitel 6: Insomnie

Im Jahre 1977 war ich Mitglied eines Beratergremiums aus Psychiatern, Pharmakologen und Epidemiologen, das vom medizinischen Institut der US-amerikanischen Akademie der Wissenschaften zusammengerufen worden war, um den Stand der Forschung und medizinischen Praxis in bezug auf Insomnie, Schlaflosigkeit, und Schlafmedikamente festzustellen. Im Gegensatz zu den übrigen Mitgliedern des Gremiums waren wir drei Schlafforscher nicht erstaunt zu erfahren, daß es über Insomnie nur sehr wenige gute wissenschaftliche Untersuchungen gab und fast keine Schlaflaboruntersuchungen über die Effizienz entsprechender Behandlungen. Unsere Überprüfung führte zu bescheidenen Verbesserungen in der Forschung und klinischen Erprobung von Schlafmitteln. Während der Arbeit an diesem Buch nahm ich das Gebiet noch einmal unter die Lupe und war etwas erschrocken. Es gibt so viele verschiedene Typen der Insomnie mit so vielen verschiedenen Ursachen, daß es fast unmöglich ist, allgemeine Aussagen zu treffen, die alle Fälle der Insomnie sinnvoll beschreiben. Ich glaube, daß wir Schlafspezialisten im Zuge des löblichen Versuchs, sich zu verständigen, dem Gegenstand unbeabsichtigt ein unhandliches und starres System übergestülpt haben. Das Problem ist, daß dieses System wohl ebensoviel verdunkelt, wie es erhellt.

In fast jedem Buch zum Thema liest man zum Beispiel über die mögliche Unterteilung der Insomnie in solche Fälle, die eine bis mehrere Nächte andauern und »vorübergehend« sind, und solche, die Wochen, Monate oder Jahre andauern und daher »chronisch« sind. Wenn man sich aber einzelne Fälle anschaut, verwischt sich die Unterscheidung häufig. Mittlerweile glaube ich, daß »chronische« Insomnien, bei welchen die Betroffenen ausnahmslos keine Nacht, und zwar über Monate oder Jahre, schlafen können, ziemlich selten vorkommen. Meistens haben die Leute einige Nächte lang Schlafschwierigkeiten und schlafen dann ein paar Nächte gut, bevor die Schwierigkeiten erneut auftauchen. Dieser Typus der Schlafstörung sollte »chronisch-unterbrochene« Insomnie genannt werden. Ebenso wird Streß gewöhnlich als eine der wichtigsten Ursachen der vorübergehenden Insomnie angegeben, doch wenn Streß über lange Zeit anhält, kann sich die Insomnie über zwei Wochen erstrecken.

Was ist Insomnie? Zunächst einmal ist festzuhalten, daß es keine derartige Schlafstörung gibt. Insomnie ist keine Krankheit, sie ist ein Symptom. Insomnie nennt man die Schwierigkeit zu schlafen. Wie ein Schmerz im Bauchbereich, der alle möglichen Leiden anzeigen kann, die jeweils eine eigene Behandlung erfordern – wie Blinddarmentzündung, Gallensteine, Lebensmittelvergiftung, Magengeschwür –, hat die Schwierigkeit zu schlafen viele verschiedene Ursachen.

Die meisten Leute, Ärzte eingeschlossen, tun sich bei der Einsicht in diesen elementaren und wichtigen Punkt schwer. Immer wieder stoße ich auf die Vorstellung von Insomnie als einer besonderen Krankheit. Sogar meine Kollegen und ich verfallen gelegentlich in die bequeme Gewohnheit, von Insomnie als von einer bestimmten Krankheit zu sprechen. Doch vertuscht diese Gewohnheit das eigentliche Problem.

Daß Insomnie als eigenständige Krankheit anstatt als ein Symptom betrachtet wird, bewirkt ihre schlechte Diagnostizierung. In der medizinischen Praxis hat es ein Arzt mit Symptomen und Zeichen zu tun, die in vielen Fällen zur Bestimmung oder Diagnose einer spezifischen Krankheit führen. Ein »Symptom« definiert sich als das, was ein Patient fühlt und einem Arzt mündlich mitteilt; ein »Zeichen« ist das, was ein Arzt direkt beobachtet. Da Insomnie niemals von einem Arzt direkt beobachtet wird (es sei denn, es handelt sich um einen Schlafspezialisten in einer Laboreinrichtung), ist sie immer als ein Symptom zu behandeln, für das die Ursache gesucht wird. Das aber tun die Ärzte selten.

Wenn die Leute sagen, sie litten unter Schlaflosigkeit, meinen sie meistens, sie hätten Schwierigkeiten einzuschlafen, so lange zu schlafen, wie sie wollten, oder schlafen zu können, wann sie wollten. Aufgabe des Schlafspezialisten ist es, die Ursache der Insomnie zu diagnostizieren und eine angemessene Behandlung einzuleiten.

Meiner Meinung nach unterscheidet sich Insomnie von Schlafproblemen auch insoweit, als die Betroffenen immer sicher sind, Schlafschwierigkeiten zu haben. Selbst wenn schwere Insomnie mit Tagesmüdigkeit, Reizbarkeit, Ängstlichkeit, beeinträchtigter Konzentration, Wellen der Schläfrigkeit und anderen Schwierigkeiten verknüpft ist, sind sich die Leidenden immer über die Ursache-Wirkung-Beziehung sicher. Menschen, die unter schwerer Insomnie leiden, wissen, warum sie müde sind. Während also einige Schlafprobleme den Betroffenen verborgen sein können, bleibt Insomnie es nicht.

Anders als der Schlafmangel, den man sich selbst auferlegt, weil eine wichtige Arbeit getan werden muß, weil ein Baby schreit, weil ein Abschlußexamen bevorsteht oder irgendeine andere Situation, die die Aussicht auf Erleichterung mit sich trägt, verweigert Schlaflosigkeit jede Erlösung von der Feuerprobe des Schlafentzugs. Man sitzt in der Falle, ohne Ausweg, wissend, daß der kommende Tag noch schwieriger zu bewältigen sein wird.

Die Zerbrechlichkeit des Schlafs

Es ist schwierig, genaue Daten über die Verbreitung, Ursachen und Schwere der Insomnie zu bekommen. Allerdings bekennt mindestens die Hälfte aller Menschen, manchmal Schlafprobleme zu haben. Die Prävalenz von Insomnie wirft die Frage auf, warum der menschliche Schlaf so zerbrechlich und anfällig für Störungen ist. Immerhin scheinen Katzen und Hunde keinerlei Probleme mit dem Einschlafen zu haben.

Ich ziehe die Möglichkeit eines entwicklungsgeschichtlichen Grundes für Insomnie in Betracht. Die meisten Tiere schlafen und wachen in fast völliger Übereinstimmung mit ihren zirkadianen Rhythmen. Mit zunehmender Schlafschuld und abnehmender zirkadianer Weckreaktion werden sie müde und gehen schlafen. Bei Menschen können, wenn der Weckmechanismus der biologischen Uhr nachläßt, andere Teile des Gehirns die Rolle des Hinausschiebens der Schläfrigkeit übernehmen. In Krisen verfügen wir über die Fähigkeit, die Grenzen unserer Schlafdauer auszudehnen und die zirkadiane Weckfunktion durch den psychologischen Drang nach Geistesgegenwart und Reaktionsbereitschaft zu ersetzen.

Der Preis für diesen entwicklungsgeschichtlichen Vorteil könnte jedoch die Insomnie sein. Unsere lebenswichtige Fähigkeit, die Grenzen der zirkadianen Weckreaktion, wenn nötig, zu transzendieren, kann sich auch dann behaupten, wenn keine Gefahr vorliegt, die uns wachhält. Es gibt zum Beispiel Untersuchungen über den Schlaf von Ärzten von normalen Nächten zu Hause im Vergleich zu Nächten im Bereitschaftsdienst, in denen sie damit rechnen müssen, geweckt zu werden. Selbst wenn sie nicht gerufen werden, haben die Ärzte im Bereitschaftsdienst einen unterbrochenen Schlaf.

Wenn jemand eine geringe Schlafschuld hat, reicht ein relativ kleiner Betrag an Streß oder Wachsamkeit – wie Bereitschaftsdienst – aus, um den Schlaf zu stören. Bei den meisten Leuten jedoch führt gestörter Schlaf zu einer Ansammlung von Schlafschuld; der erhöhte Schlafdruck überwältigt die Wachsamkeit und läßt die Person wieder eine Nacht durchschlafen. Der eben noch wachsame Hausarzt verschläft den Telefonanruf, der gestreßte Arbeiter verschläft gelegentlich den Wecker. Bei starkem und ständigem Streß wird der Schlaf dauerhaft schwierig, und schließlich entsteht ein Gleichgewicht auf einem hohen Schlafentzugssockel.

Vielleicht gibt es eine optimale Prädispositionsstufe für Insomnie, einen bestimmten Punkt im Kontinuum von Schläfrigkeit bis Wachsamkeit. Man muß nicht Bereitschaftsarzt oder Polizist sein; wahrscheinlich hat der moderne Mensch genug Streß, um ihn nicht einfach im Wachzustand abbauen zu können. Wenn wir häufig wegen Überdrehung nicht einschlafen können, liegt das auch an der anstrengenden, von Reizen überbordenden Umwelt. Zum Teil bezahlen wir unsere schnelle moderne Lebensform mit einer Überdrehung der psychologischen Wachsamkeit, wodurch wir auch dann »in Bereitschaft« gehalten werden, wenn wir am dringendsten Schlaf brauchen.

Wie schwerwiegend ist die Insomnie?

Für ein hilfreiches Verständnis von Insomnie möchte ich im folgenden die verschiedenen Ursachen durchgehen, die ich in Betracht ziehe, wenn ich bei einem Patienten mit Insomnie konfrontiert werde. Krankheiten, die extrem selten sind, lasse ich hier weg.

Die erste Frage bei der Betrachtung von Insomnie ist, ob sie den Betreffenden wirklich stört. Das Problem mag sehr ernst sein – regelmäßige Schlafschwierigkeiten in der Nacht mit sehr wenigem und unruhigem Schlaf –, aber es mag auch nur etwas lästig sein – eine Stunde Wachliegen vor dem Einschlafen in einem fremden Schlafzimmer.

Gelegentliche Schwierigkeiten beim Schlafen gehören sicherlich zur Conditio humana und sind kein Grund zur Besorgnis. Letzte Woche wachte ich gegen ein Uhr auf und kratzte mich an einem Mückenstich. Ich drehte mich auf die andere Seite, ignorierte das leichte Jucken und wollte wieder einschlafen. Dann hörte ich dieses entnervende, hohe Summen in meinem Ohr. Ich klatschte nach der Mücke und wollte wieder einschlafen. Wieder dieser hohe Mückenton. Nach ein paar weiteren Runden sprang ich auf, knipste das Licht an und sah mich nach der Mücke um. Nach vergeblicher Suche schmierte ich mich mit Mückensalbe ein und ging wieder ins Bett. Es war fast zwei Uhr, und ich war hellwach. Nach etwa fünfzehn Minuten gab ich auf, machte mir einen Kaffee und setzte mich an dieses Manuskript. Ich wußte, ich würde es später am Tag mit etwas Müdigkeit und eingeschränkter Motivation bezahlen, doch wollte ich durch Wachliegen im Bett keine Zeit verschwenden. Da ich den Grund meines Problems kannte und daraus die Lehre zog, niemals mehr Fliegenfenster offenstehen zu lassen, bereitete mir die Schlaflosigkeit selbst keine Sorgen. Solche Vorfälle sollten niemanden beunruhigen.

Wenn ich andererseits mitten in der Nacht ohne erkennbaren Grund aufwachte und lange Zeit nicht mehr einschliefe, wäre ich verärgert. Wenn mir dasselbe trotz Müdigkeit in der nächsten Nacht wieder passierte und ich am nächsten Tag noch müder wäre, wäre ich besorgt. Fände ich auch in der dritten Nacht keinen Schlaf, wäre ich alarmiert. Ich würde mir ernste Sorgen machen und nach der Ursache fahnden. Schwere Insomnie in mehreren Nächten hintereinander kann nicht nur schwächend, sondern auch gefährlich sein.

Zwei der vielen Schreckensgeschichten, die ich über die Gefahren der Insomnie gesammelt habe, möchte ich hier berichten. Im August 1991 machte eine Familie am Strand von Kalifornien Ferien – zwei Schwestern, Helen und Rose, mit ihren Ehemännern und Kindern. In die Sommeridylle platzte die Nachricht vom Einmarsch der Truppen von Saddam Hussein in das benachbarte Emirat Kuwait. Zwei Tage später wurde Helens Mann, ein Reserveoffizier, zum aktiven Militärdienst abberufen. Buchstäblich über Nacht bestieg er einen Truppentransporter mit Kurs auf den Persischen Golf.

Niemand wußte, was bevorstand, und Helen war über einen möglichen Kampfeinsatz ihres Mannes beunruhigt. In dieser Situation bekam der Mann von Rose beim Joggen am Strand eine Lungenembolie. Er wurde in einem Hubschrauber in ein nahe gelegenes großes städtisches Krankenhaus gebracht. Rose begleitete ihn und ließ ihre drei Kinder in der Obhut ihrer besorgten Schwester.

Allein mit vier Kindern und fast krank vor Sorge um ihren Mann und auch ihren Schwager konnte Helen vor Anstrengung und Angst überhaupt nicht schlafen. Nachdem sie drei Nächte wach gelegen hatte und sich die schlimmsten Szenarien am Persischen Golf und im städtischen Krankenhaus ausgemalt hatte, war Helen völlig erschöpft. Klugerweise bat sie den Arzt einer lokalen Klinik um Hilfe für ihren Schlaf. Trotz ihrer Belastung verschrieb ihr der Arzt kein Schlafmittel, sondern riet ihr zu einem Glas warmer Milch, einem heißen Bad und beruhigender Musik.

Nach einer weiteren schlaflosen Nacht war Helen einfach zu erschöpft, um weiter für die Kinder zu sorgen. Sie rief ihre Mutter an, die etwa dreihundert Kilometer entfernt wohnte, und fragte sie, ob sie ihr die Kinder für ein paar Tage bringen könne. Helen packte die Koffer und machte sich mit den Kindern auf den Weg zu ihrer Mutter. Obwohl sie furchtbar nervös war, fühlte sie sich durch die Aussicht auf die Hilfe ihrer Mutter etwas erleichtert. Doch mit der Erleichterung kam eine gefährliche erste Andeutung von Schläfrigkeit; nicht länger von Streß und Sorge zurückgedrängt, machte sich die in den letzten vier Nächten angesammelte Schlafschuld mit Macht geltend.

Als Helen durch eine kleine Stadt fuhr, geschah das Undenkbare. Ohne das Auto im mindesten abzubremsen, überfuhr sie eine rote Ampel. Später kann sie sich nicht erinnern, durch diese Stadt gefahren zu sein oder das rote Licht gesehen zu haben, wohl aber erinnert sie sich an das durchdringende, alptraumhafte Kreischen der Bremsen, als ein Kleintransporter seitlich auf ihr Auto prallte. Sie und ihr Kind auf dem Vordersitz erlitten leichte Verletzungen; die drei Kinder ihrer Schwester auf dem Rücksitz jedoch wurden ernsthafter verletzt, überlebten jedoch glücklicherweise.

Die andere Geschichte spielt in meinem näheren Umkreis. Ich arbeitete noch nicht lange an der Stanford University, da war ein mit uns befreundetes Ehepaar in Frankreich mit dem Auto unterwegs. Zwei Wochen nach seiner Abreise erhielten meine Frau und ich eine Postkarte vom Mann, auf der er uns mitteilte, seine Frau sei bei einem Autounfall ums Leben gekommen. Später erzählte er uns verzweifelt, er sei in den französischen Alpen am Steuer eingeschlafen. Der Wagen kam von der Straße ab und stürzte in eine Schlucht. Seine Frau erlitt tödliche Kopfverletzungen, während er mit nur geringfügigen Schnittverletzungen und Blutergüssen davonkam. Er schrieb sein Versagen der Zeitumstellung zu. Nach einem zwölfstündigen Flug von San Francisco nach Paris hatten sie am Flughafen einen Wagen gemietet und waren sofort losgefahren, ohne ihren Körpern Zeit zu lassen, sich der neunstündigen Zeitverschiebung anzupassen. In den fünf folgenden Nächten war er nur schwer eingeschlafen; am sechsten Tag, der der letzte im Leben seiner Frau sein sollte, war seine Schlafschuld enorm.

Diese Geschichten und die Moral, die daraus zu ziehen ist, sind in meinen Augen die wichtigste Botschaft dieses Buchs. Wenn ein normaler Schläfer Schwierigkeiten zu schlafen hat, sei es durch Streß, Zeitumstellung oder Schmerz, so unterscheidet sich dies nicht vom experimentellen Schlafentzug; in beiden Fällen nimmt die Schlafschuld des einzelnen schnell zu, und die Einschlaftendenz wird stark. Nach einer zum größten Teil unruhig, besorgt und schlaflos verbrachten Nacht kommt man nicht auf die Idee, daß man am Steuer oder bei einer anderen potentiell gefährlichen Tätigkeit einschlafen könnte. Während des Tags ist man wie ein Seiltänzer mit einer riesigen Last – ein Ausrutscher, eine Ablenkung, ein Nachlassen und schon überfällt einen der Schlaf.

Kurz gesagt, schlechter Schlaf über ein oder zwei Nächte sollte uns ein Grund zur Sorge sein, vor allem wenn der schwere Schlaf eine sekundäre Konsequenz von Streß, Reisen, Schmerz oder ähnlichem ist. Wir sind dann in Gefahr. Und was immer der Grund unserer Insomnie ist, durch unwillkürliches Einschlafen könnte eine weit schlimmere Katastrophe passieren.

Vorübergehende Schlaflosigkeit

Spezialisten unterscheiden zwei Kategorien der Insomnie, vorübergehende, die nur eine Nacht oder Woche anhält, und chronische, die Wochen, Monate, Jahre dauert. Diese Unterscheidung ist nützlich, obwohl sie manchmal zu starr ist. Oft schlafen Leute ein paar Nächte schlecht, dann ein paar Nächte gut und danach wieder mehrere Nächte schlecht. Sobald ein Individuum häufiger unter Schlaflosigkeit leidet, gehen die möglichen Muster von Insomnie ins Unendliche. Die beiden erwähnten Geschichten illustrieren zwei der drei Hauptfaktoren, die Schlaf zeitweilig verhindern können: Hyperarousal, schnelle Änderung von Zeitzonen und Zeitplänen und Störungen von außen. Wie die Geschichten zeigen, ist die vorübergehende Natur dieser Schlafstörungen kein Grund, sich nicht mit ihnen befassen zu müssen.

Hyperarousal

Mehreren Umfragen und meiner eigenen Erfahrung zufolge ist Hyperarousal, verursacht durch Streß und Unruhe, die am häufigsten genannte Ursache der vorübergehenden Schlaflosigkeit; das wird von etwa der Hälfte derer, die unter Insomnie leiden, berichtet. Im allgemeinen hängt das Ausmaß von der Schwere und Dauer der Streßfaktoren ab. Erwähnt werden sollte auch, daß Hyperarousal ebenfalls durch glückliche Umstände verursacht werden kann; Aufregung über einen unerwarteten Glücksfall oder etwas Schönes, das am nächsten Tag passieren wird, kann in der Nacht Schlafprobleme hervorrufen.

Änderungen der Zeitzonen und Zeitpläne

Oft entsteht Insomnie aus der Störung unserer zirkadianen Rhythmen durch Zeitumstellung, Schichtarbeit und andere Zeitplanänderungen. Bei neuen Licht-Dunkel-Zyklen kommt die zirkadiane Weckreaktion aus dem Gleichschritt und weckt den Körper auch, wenn der »Alarm« ausgeschaltet sein sollte. Wenn sich Menschen schnell von einer Zeitzone in eine andere bewegen, haben ihre Körper die Differenz noch nicht aufgeholt. Einige fühlen sich nach einem Tag oder zwei schon besser, andere nicht. Ihr biologischer Rhythmus braucht eine Woche oder mehr, um sich der neuen Zeit anzupassen.

Störungen von außen

Dies ist eigentlich selbstverständlich. Oft wird für Insomnie der Verkehrs-
lärm, sanitäre Anlagen oder Nachbarn verantwortlich gemacht. Andererseits gewöhnen sich Menschen schnell an sich wiederholende Geräusche
und wachen nicht auf. Als meine Frau und ich in den späten fünfziger Jahren zum ersten Mal nach New York zogen, befand sich unsere Wohnung
direkt an der Hochbahn. In der ersten Nacht hielt mich das Kreischen der
Züge bei der Einfahrt in den Bahnhof lange Zeit wach. Am Morgen war
ich wütend. »Warum hat uns der Vermieter nichts davon gesagt? Wir müssen wieder umziehen!« In der nächsten Nacht war ich zwar auch noch gestört, aber zugleich hatte ich mich irgendwie an den Lärm gewöhnt. In den
kommenden Nächten schlief ich ganz gut, obwohl die Züge unerbittlich
kreischten. Daß Umweltfaktoren eine überragende Rolle bei der direkten
Verursachung von Schlafmangel spielen sollen, bezweifle ich. Hingegen
glaube ich, daß solche Empfindlichkeiten durch andere Faktoren wie
Streß und Ärger gesteigert werden können. Die Störung durch gleichbleibenden Lärm dürfte gewöhnlich mit der Zeit nachlassen. Wenn man
jedoch das Gefühl hat, der Lärm werde böswillig und absichtlich verursacht, dann wird der Schlaf mit großer Wahrscheinlichkeit empfindlich
gestört sein.

Vorübergehende Insomnie macht drei Viertel aller Fälle von Insomnie
aus. Die Ursachen sind gewöhnlich befristet, und wenn die Ursache
schwindet, tut es auch die Insomnie. Die Leute lösen ihr persönliches Problem, verlassen das Hotel oder ziehen um. Nach der Lösung wird die Insomnie gewöhnlich vergessen oder als eine kleinere Unannehmlichkeit
empfunden. Ich möchte jedoch betonen, daß auch vorübergehende Insomnie gleichwohl ein Gesundheits- und Sicherheitsproblem darstellt,
das ernster Aufmerksamkeit und effektiver Behandlung bedarf. Schon
eine einzige Nacht des schlechten Schlafs genügt, um sich am nächsten
Tag schrecklich zu fühlen und in seiner Leistungskraft erheblich eingeschränkt zu sein. Extreme Müdigkeit kann selbst kleine Schwierigkeiten
unüberwindlich erscheinen lassen. Wenige Nächte, in welchen man kaum
oder gar nicht geschlafen hat, können gefährlich für uns und andere werden. Die Wahrscheinlichkeit, daß Menschen mit Insomnie Autounfälle
haben, ist ungleich höher, ganz zu schweigen von den Katastrophen, die
potentiell von übermüdeten Flugzeugpiloten, Lokführern und Busfahrern
verursacht werden.

Wenn sich Leute über extreme Tagesmüdigkeit aufgrund von Insomnie
beklagen, ist man immer versucht, einen Mittagsschlaf vorzuschlagen.
Aber selbst wenn das möglich ist, können sie es wahrscheinlich gar nicht.

Ist Insomnie durch Streß und Sorge verursacht, erfahren diese Gefühle leicht eine Verstärkung, wenn der Betroffene alleine daliegt und von nichts abgelenkt wird. Die Gründe, warum Menschen in der Nacht nicht schlafen können, sind dieselben, warum sie am Tag kein Schläfchen machen können. Menschen im Klammergriff von Sorge und Streß schlafen nur ein, wenn sie nicht darauf gefaßt sind, wie beim Fahren, Arbeiten oder Ausführen einer anderen mechanischen, aber ablenkenden Tätigkeit. Ärzte, die ihren Patienten ein Schläfchen als einfache Lösung des Problems vorschlagen, müssen auf den Patienten daher gefühllos und unsympathisch wirken.

Andauernde Schlaflosigkeit

Steht der persistente Charakter einer Insomnie fest, das heißt ihre häufige oder fast nächtliche Wiederkehr, so untersuche ich zunächst, ob die Schwierigkeit im Einschlafen oder im zu frühen Aufwachen liegt. Ist das Problem auf die Unfähigkeit einzuschlafen beschränkt, kann die Insomnie auf ein Problem mit dem zirkadianen Rhythmus zurückgehen. Aus meinen Ausführungen über die biologische Uhr wissen wir, daß die zirkadiane Weckreaktion am Abend stärker ist. Wenn die biologische Uhr das Gehirn zu einer Zeit wach hält, in der eigentlich das Schlafengehen auf dem Programm steht, wird es Probleme mit dem Einschlafen geben. Die Abendwachheit läßt die Leute lange aufbleiben, und am Morgen können sie nur schwer aufstehen. Wir bezeichnen das Problem als Syndrom der verzögerten Schlafphase oder DSPS *(delayed sleep-phase syndrome)*; man könnte auch von einer Einschlafinsomnie sprechen.

1970/71 war ich als Stipendiat im Studentenwohnheim in Stanford, das neunzig Studenten beherbergte. Wir errichteten im Keller ein Schlaflabor. Ich brachte einigen Studenten bei, wie man Elektroden befestigt und Versuchspersonen für Schlafaufzeichnungen vorbereitet. Zu der Zeit hatten wir gerade unsere Schlafstörungsklinik eröffnet, und ich war an Einschlafinsomnie interessiert. Ich wollte wissen, wie lange Studenten brauchen, um einzuschlafen. Sechsunddreißig Studenten erklärten sich bereit, zu verschiedenen Nächten um zehn Uhr abends im Schlaflabor zu Bett zu gehen. Einunddreißig brauchten länger als dreißig Minuten, um einzuschlafen, was der damals üblichen Definition von Insomnie entsprach. Vier schliefen innerhalb von fünf bis zehn Minuten ein, und einer brauchte etwa zwanzig Minuten. Wir ließen dann die »Schlaflosen« um Mitternacht zu Bett gehen; achtzehn von ihnen brauchten auch dann noch dreißig oder mehr Minuten zum Einschlafen. Die übrigen dreizehn fielen innerhalb von zehn Minuten in Schlaf. Auch wenn sich keiner von den Studenten als Insomniekandidat betrachtete, fiel ihnen das Einschlafen ebenso schwer wie Patienten, die über Schwierigkeiten beim Einschlafen klagten. Inzwischen wissen wir, daß die Unfähigkeit der Studenten einzuschlafen auf das Konto der spätnächtlichen zirkadianen Weckreaktion ging.

Zu früh aufzuwachen wird oft als Zeichen für eine Depression genommen. Doch kann die biologische Uhr genauso vor wie nach gehen. Wenn jemand beharrliche Schwierigkeiten hat, am Morgen auszuschlafen, fragen wir immer: »Sind Sie am Abend schläfrig oder müde, oder schlafen Sie vor dem Fernseher ein?« Wenn die Antwort positiv ist, haben wir das Spiegelbild des verzögerten Schlafphasensyndroms, das Syndrom der vorverlagerten Schlafphase oder ASPS *(advanced sleep-phase syndrome)* vor uns.

Seit einigen Jahren besteht die Behandlung von DSPS-Patienten in der Exposition hellen Lichts am Morgen und von ASPS-Patienten am Abend. Üblicherweise setzt man sich ein paar Stunden vor eine Batterie fluoriszierender Lichter. Das ist nicht immer leicht in den Tagesrhythmus einzubauen, doch ein neues Gerät soll hier Abhilfe schaffen. Es besteht aus einer Brille, die über optische Faserleitungen helles Licht an den Rand der Retina lenkt. Das Gerät ist tragbar und so unaufdringlich, daß es den Träger kaum stört.

Restless-Legs-Syndrom

Dauerhafte Insomnie, die nicht auf Probleme der biologischen Uhr zurückgeht, liegt meist in einem der drei physischen Ursachen begründet: Syndrom der unruhigen Beine, gastroösophagealer Reflux oder Fibromyalgie.

Im Jahre 1998 kam die im Rahmen der National Sleep Awareness Week von der National Sleep Foundation durchgeführte Umfrage über Schlaf auf eine große Zahl von Leuten, deren fehlender Schlaf auf kribbelnden und ziehenden Empfindungen in den Beinen basierte, die bei Bewegung verschwanden. Das Symptom wird immer mit einer Störung, dem Syndrom der unruhigen Beine, verknüpft. Das Kennzeichen dieses Syndroms, unangenehme und zuweilen schmerzhafte Empfindungen in den Beinen, die das Bedürfnis nach Bewegung hervorrufen, verursacht Schlaflosigkeit. Wenn das Symptom auftritt, suchen die Betroffenen Linderung, indem sie ihre Beine energisch anwinkeln, strecken oder übereinanderschlagen. Häufig ziehen die Patienten das Herumlaufen vor. Die Empfindungen verschwinden, kehren jedoch kurz danach wieder.

Obwohl diese Störung Syndrom der unruhigen Beine oder RLS *(restless legs syndrome)* genannt wird, erfaßt die Ruhelosigkeit gelegentlich auch die Arme und andere Muskeln. Das Syndrom nimmt im Alter zu, doch kann es auch bei Kindern auftreten. Es scheint keinen Unterschied zwischen den Geschlechtern zu geben. Die Grundursache von RLS ist unbekannt, doch kommt sie bei Patienten mit Eisenmangel, Anämie, und Nierenversagen (Dialysepatienten) etwas häufiger vor.

Diese Schlafstörung kann einfach festgestellt werden. Wir fragen: »Spüren Sie beim Sitzen oder im Liegen ein Kribbeln in Ihren Beinen, das sich, wenn Sie umherlaufen, verflüchtigt und in der Nacht am schlimmsten ist?« Wenn die Antwort ja lautet, steht die Diagnose fast schon fest. Leider können nur wenige Ärzte oder Patienten das Phänomen identifizieren, und die große Mehrheit der Opfer dieses Syndroms bleibt jahrelang ohne richtige Diagnose.

Ich erachte das Syndrom der ruhelosen Beine aus vier Gründen für eine Schlafstörung. Erstens, da es für die Betroffenen extrem schwierig ist, stillzuliegen, bekommen sie kaum ausreichend Schlaf. Zweitens verschlimmern sich RLS-Symptome in der Nacht. Drittens ist das Syndrom der ruhelosen Beine häufig mit einer weiteren Schlafstörung verknüpft, der periodischen Bewegung der Glieder während des Schlafs. Und viertens kann man sich zur Identifizierung solcher Patienten und zur Verschaffung der von ihnen benötigten Erleichterung nur auf Schlafspezialisten verlassen. Das Syndrom der ruhelosen Beine wurde in den vierziger Jahren zuerst von Karl Eckbaum beschrieben. Es wurde jedoch zunächst weder als eine Schlafstörung erkannt noch mit Insomnie und periodischen Bewegungen der Glieder während des Schlafs in einen festen Zusammenhang gebracht; das gelang erst mit unserer Arbeit in Stanford. Nach der Narkolepsie ist es also die zweite identifizierte und definierte Schlafstörung.

Ein pensionierter Zahnarzt mit einem schweren Syndrom der ruhelosen Beine wurde schließlich von Ärzten unseres Walla-Walla/Moscow-Projektes diagnostiziert. Er schrieb seine Rastlosigkeit und seine Beschwerden dem Älterwerden zu. »Ich wußte nicht, was das Problem war«, sagte er. »Ich wußte nur, daß ich nicht schlafen konnte.« Dieser heimgesuchte Mann konnte nicht einmal still sitzen, um ein Buch zu lesen. Nach mehr als fünfzehn Jahren eines elendigen Lebens erwähnte er sein Problem gegenüber dem Allgemeinmediziner John Grauke in Moscow in Idaho. Grauke erkannte sofort das wirkliche Problem und verschrieb ein wirksames Medikament. Buchstäblich über Nacht erlebte der Zahnarzt seine wunderbare Befreiung.

Andere haben nicht soviel Glück. Die National Commission on Sleep Disorders Research erhielt einen Brief von einem Mann, dessen Frau nach Jahren des Versuchs, den Grund ihres Leidens herauszufinden, die Hoffnung aufgegeben und sich umgebracht hatte. Der Mann schrieb: »Nachdem ich von den unruhigen Beinen erfahren hatte, war ich absolut sicher, daß das ihr Problem war.« Vor kurzem unterzog sich eine Frau aus Milwaukee, die ein schweres Syndrom der unruhigen Beine hatte, einer Angioplastie. Während der Operation versuchten drei Ärzte, ihr Bein festzuhalten. Dabei starb die Frau. In den Akten der Restless Legs Syndrome Foundation stehen zahllose andere Horrorgeschichten von Opfern, die unsachgemäß behandelt wurden. Menschen, die von ihrem Syndrom der ruhelosen Beine wissen, sollten unbedingt bei allen ärztlichen oder zahnärztlichen Untersuchungen den behandelnden Arzt darüber informieren. Einfachere Vorsichtsmaßnahmen bestehen darin, in Flugzeugen und Theatern immer einen Platz am Gang zu verlangen.

Was Leute erzählen, um ihre sonderbare Unruhe zu erklären, könnte Bücher füllen. »Das kommt daher, daß ich den ganzen Tag auf den Beinen bin.« – »Ich bin halt neurotisch.« – »Ich war ein hyperaktives Kind, und das hat sich bis in mein Erwachsenenalter erhalten.« Dieses weitverbreitete und doch selten diagnostizierte Syndrom hat häufig zu Problemen und Tragödien geführt.

Einer der dankbarsten Patienten der Stanford-Klinik ist ein Tierarzt. Sein Problem mit unruhigen Beinen war so weit fortgeschritten, daß er in der Nacht nur noch sehr wenig Schlaf bekam und tagsüber fast immer schläfrig war. Er war ein begeisterter Rotarier, doch jedesmal, wenn er die Treffen besuchte, schlief er nach dem Hinsetzen für ein paar Minuten ein, stand dann plötzlich auf und machte einige Schritte und schüttelte und streckte seine Beine, setzte sich danach wieder hin, und das Ganze begann von neuem. Bald sah er ein, daß er an diesen gesellschaftlichen Aktivitäten nicht länger teilnehmen konnte. Schließlich traf er einen Neurologen, der ihn nach Stanford überwies. Die dortige Behandlung, sagte er, »gab mir mein Leben zurück«. Bevor er zur Klinik kam, hatte er überlegt, seine Praxis aufzugeben, da er in keiner Position lange genug ausharren konnte, um die erforderlichen Handlungen eines Veterinärs ausführen zu können.

Da viele Ärzte das Syndrom der unruhigen Beine nicht kennen, werden sie von den Äußerungen der Patienten in die Irre geleitet. Vor wenigen Jahren nahm ich am Sommertreffen der Delegiertenversammlung der American Medical Association teil. In einer Sitzung über Fragen ärztlicher Methodik äußerte ich mich zur Gefahr des gewaltsamen Festhaltens von Patienten mit unruhigen Beinen. Als einzelne Ärzte wissen wollten, worüber ich eigentlich spräche, fragte ich, wie viele Menschen im Publikum mit dem Syndrom der unruhigen Beine vertraut seien. Kein einziger meldete sich.

In der frühen Zeit der Stanford-Klinik gab es relativ wenige Patienten mit diesem Problem. Deswegen unterschätzte ich das wahre Ausmaß dieser Störung zunächst. Heute wissen wir, daß dieses Syndrom weit verbreitet ist. Genaue Untersuchungen der Verbreitung stehen jedoch noch aus. Eine große Stichprobe in Quebec kam auf vierzehn Prozent; andere nichtrepräsentative Stichproben schlagen mindestens zehn Prozent vor; um glaubwürdig zu bleiben, vertritt die Restless Legs Syndrome Foundation eine sehr vorsichtige Zahl von fünf Prozent. Selbst diese niedrigste Zahl würde mehr als zehn Millionen Menschen in den Vereinigten Staaten umfassen, und die Prozentsätze dürften in anderen Ländern dieselben sein.

Wir sind sicher, daß nur die wenigsten der Betroffenen wissen, was mit ihnen los ist. Wie bei anderen Schlafstörungen auch leiden nicht nur die Opfer unter Schlafentzug. Partner, die im selben Bett oder auch nur im selben Zimmer schlafen, leiden fast immer unter chronischem Schlafentzug.

Erstaunlicherweise berichteten die an unserem Projekt in Moscow beteiligten Hausärzte von fast dreißig Prozent ihrer Patienten von unzweideutigen Symptomen des Syndroms. Wie auch bei den anderen Schlafstörungen, war keinem der Patienten eine Diagnose des Syndroms der unruhigen Beine gestellt worden, bevor sie zu uns kamen. Es muß gegen diese schreckliche Störung vorgegangen werden. Das Syndrom der unruhigen Beine ist mittlerweile eines der dringlichsten Probleme im Gesundheitswesen Amerikas, ohne daß es im mindesten angegangen würde.

Der erste Schritt liegt in der Ausbildung. Es stehen jetzt sehr effiziente neue Behandlungsmethoden zur Verfügung, so daß es keinen Grund gibt, warum sich Millionen von Menschen weiterhin quälen sollten. Deswegen sollten Vertreter der Gesundheitsberufe gründlicher über dieses Syndrom informiert werden. Zumindest sollte eine Bevölkerungsstudie durchgeführt werden, um die Verbreitung und die Auswirkung des Syndroms der unruhigen Beine auf die Gesundheit und Lebensqualität der Betroffenen zu dokumentieren. Die Forschung sollte sich vorrangig um eine Therapie oder Prävention kümmern.

Gastroösophagealer Reflux

Manchmal verursacht der Rückfluß der Magensäure in die untere Speiseröhre, gastroösophagealer Reflux genannt, eine Schlafstörung. Wenn die Säure bis in unseren Rachen und Kehlkopf kommt, wacht der Schläfer hustend und würgend auf. Wenn die Säure jedoch nur die untere Speiseröhre erreicht, wird der Schläfer aufwachen, ohne zu wissen, warum. Dies haben Experimente gezeigt, bei denen ein oder zwei Tropfen Säure durch einen Schlauch in die Speiseröhre in der Nähe des Magens eingegeben wurden. Selbst diese kleine Säuremenge brachte die schlafende Person zum Aufwachen, obwohl sie von keinem Sodbrennen berichtete.

Kaum ein Arzt kommt auf gastroösophagealen Reflux und veranlaßt den Patienten, mit einem Säuremeßgerät in der Speiseröhre zu schlafen. Selbst Schlafstörungskliniken nehmen diesen Test selten in ihre Routineuntersuchungen auf. Deshalb haben wir keine sicheren Kenntnisse von der Verbreitung des gastroösophagealen Refluxes als Insomnieursache.

Sodbrennen ist eine verbreitete Störung wacher Patienten. Gastroösophagealer Reflux ist eine potentiell weiter verbreitete Insomnieursache, als angenommen und sollte stets in Betracht gezogen werden. Heute sind nicht verschreibungspflichtige Medikamente erhältlich, die die Absonderung von Säure blockieren; hilfreich ist auch, vor dem Schlafengehen keine volle Mahlzeit zu sich zu nehmen. Bei Patienten, die sich über Schlafschwierigkeiten ohne ersichtlichen Grund oder gar gelegentliches Aufwachen mit Sodbrennen beklagen, sollte gastroösophagealer Reflux als Ursache in Erwägung gezogen werden.

Fibromyalgie

Fibrositis ist eine Störung, die charakteristischerweise mit empfindlichen Punkten an bestimmten Stellen mit Muskel- und Sehnenschmerzen einhergeht. Immer liegt Tagesmüdigkeit vor und sehr oft die Schwierigkeit, einzuschlafen und den Schlaf aufrechtzuerhalten. Wenn jemand mit einem Fibrositis-Syndrom in eine Schlafstörungsklinik überwiesen wird, zeichnet ein Schlaftest meistens ein abnormes EEG-Muster namens Alpha-Delta-Schlaf auf, in dem sich reguläre Rhythmen im Alpha-Frequenzbereich über große, langsame Delta-Wellen legen.

Selten liegt es auf der Hand, warum Patienten schlecht schlafen. Natürlich stört der Schmerz den Schlaf. Patienten mit Fibrositis-Syndrom, die sich dem Multiplen Schlaflatenztest unterziehen, zeigen selten akuten Schlafmangel. Daher kann man eine große Schlafschuld als Hauptursache der Tagesmüdigkeit ausschließen. Meinem Eindruck nach kommt dieses Problem häufig vor. Die Patientenverbände schätzen, daß es in den Vereinigten Staaten über zehn Millionen Betroffene gibt.

Eine interessante Beobachtung an dieser Störung ist die signifikante Verstärkung des Schmerzes durch experimentellen Schlafentzug. Meiner Meinung nach sollte sich die Forschung folgenden Fragen widmen: Gibt es eine Schlafpathologie, die Schmerzen verursacht, oder stören die Schmerzen den Schlaf, oder handelt es sich um eine Kombination von beidem? Verschlimmert Schlafmangel Schmerz überhaupt?

Insomnie durch psychische, emotionale und psychiatrische Probleme

Häufige oder persistente Insomnien werden oft mit Depression und anderen psychischen Problemen verbunden. Liegen die Probleme – Phobien, Ängste, Neurosen – nicht auf der Hand, wird es schwieriger, die wahre Ursache der Insomnie auszumachen.

Die Frage der Behandlung ist knifflig. Im allgemeinen nehmen sich Psychiater dieser Fälle an. Obwohl viele Schlafspezialisten Psychiater sind, gibt es zwanzig- bis fünfzigmal mehr Psychiater als Schlafspezialisten, und die meisten von ihnen sind in Schlafstörungen nicht bewandert. Die Insomnie wird daher wahrscheinlich meist nicht direkt angegangen, und es liegen noch zu wenige Ergebnisse darüber vor, wie oft sich die Insomnie nach Behandlung der zugrundeliegenden psychiatrischen Beschwerden aufgelöst hat.

Störungen, die zu ihrer Diagnose einen Schlaftest erfordern

Nach Ausschluß der oben erwähnten Ursachen für Insomnie gibt es mehrere mögliche Ursachen, die nur durch einen polysomnographischen Test bestimmt werden können; manchmal hilft auch hier eine sorgsame Befragung weiter. Die vielleicht verbreitetste Störung ist die der periodischen Gliederbewegungen oder PLMD *(periodic limb movement disorder)*, die häufig mit dem Syndrom der ruhelosen Beine verknüpft ist. Bei dieser Störung zeigt der Schlaftest wiederkehrende stereotype Gliederbewegungen während des Schlafs. Die Bewegungen betreffen immer die Beine, selten die Arme, und bestehen aus Streckung des großen Zehs, partieller Beugung des Knöchels, des Knies und manchmal der Hüfte. Oft sind sie kräftig genug, um den Schläfer aufzuwecken. Die Opfer klagen über Schlaflosigkeit und nichterholsamen Schlaf. Selten werden die Beinbewegungen wahrgenommen, doch berichten Bettpartner, getreten oder gestört worden zu sein. Die Ernsthaftigkeit des Problems hängt von der Häufigkeit der Bewegungen ab. Am eindrucksvollsten aber ist ihre Regelmäßigkeit. Fast ehrfürchtig starrte ich oft auf den Polysomnographen, wenn er exakt alle dreißig Sekunden einen Ausbruch von elektrischer Aktivität im vorderen Schienbeinmuskel anzeigte (eine Beugung jede halbe Minute ist üblich, doch kann die Zeitspanne variieren). Untersuchungen haben eine enge Beziehung zwischen Alter und PLMD aufgezeigt; Personen über fünfundsechzig Jahre sind bis zu vierzig Prozent betroffen.

Eine weitere Ursache nennt man zentrale Schlafapnoe, bei der die Atmung während des Schlafs einfach aufhört und erst nach Erwachen des Patienten wieder aufgenommen wird. Die Ernsthaftigkeit der zentralen Schlafapnoe bemißt sich daran, wie oft das Opfer während des Schlafs aufhört zu atmen. Schnarchen kann vorkommen, sticht aber nicht hervor. Manchmal können zentrale und obstruktive Schlafapnoe zusammen vorkommen; dann spricht man von gemischter Apnoe. In der zentralen Schlafapnoe selbst gibt es keine Obstruktion. Für die zentrale Schlafapnoe gibt es keine wirkliche Behandlung. Glücklicherweise kommt sie nur selten vor.

Eine dritte Diagnose heißt Fehlwahrnehmung des Schlafzustands. Für einen Schlafspezialisten ist dies ein interessantes und erstaunliches Phänomen. Es wird in etwa fünf Prozent der Fälle diagnostiziert, bei denen Patienten, die über persistente Insomnie klagen, beim Test einen normalen Schlaf zeigen. Man sagt ja auch, das Gehirn schlafe niemals, was bedeutet, daß das Gehirn aktiv den Schlaf induziert und aufrechterhält. Bei manchen Leuten liegt die Hirnaktivität höher, was sie glauben läßt, sie wären wach, obwohl sie unzweifelhaft schlafen. Die meisten sagen nicht, überhaupt nicht geschlafen zu haben, doch liegt ihre Schätzung weit unterhalb ihres tatsächlichen Schlafs.

Das Problem der Fehlwahrnehmung des Schlafzustands kann manchmal dadurch gelöst werden, daß die Menschen von der Normalität ihres Schlafs überzeugt werden. Einmal kam eine junge Frau ohne Terminabsprache in mein Büro und sagte der Sprechstundenhilfe, sie würde warten, bis ich erschiene. Sie sah schrecklich aus und war offensichtlich verzweifelt. Ich prüfte ihre Tagesschläfrigkeit und zwei Nächte lang ihren Nachtschlaf. Nach dem MSLT wies sie weniger Tagesschläfrigkeit auf als der durchschnittliche Mensch auf der Straße. Beim Nachttest schlief sie ziemlich schnell ein und die Nacht durch. Dasselbe passierte auch in der zweiten Nacht. Nach beiden Nächten jedoch war die Patientin sicher, kaum geschlafen zu haben. Um die Resultate der Tests zu besprechen, setzte ich mich mit ihr an einen Tisch und ging die EEG-Aufzeichnungen beider Nächte Seite für Seite durch. In möglichst beruhigender und versichernder, aber auch bestimmter Art sagte ich ihr: »Ich mache diese Schlafaufzeichnungen nun fast ein ganzes Berufsleben lang, und Ihre Tests zeigen einen absolut normalen und guten Schlaf. Das hier sind wunderschöne Schlafspindeln, und dies ist ein wunderschöner langsamwelliger Schlaf.« Ich erklärte ihr, daß das Gehirn während des Schlafs nicht untätig sei, und versicherte ihr, daß sie sich über die Qualität ihres Schlafs keine Sorgen mehr zu machen brauche. Ich möchte hinzufügen, daß ich unsere Besprechung auf Tonband aufnahm. Als wir fertig waren, gab ich ihr das Band und sagte: »Wenn Sie sich irgendwann in den kommenden Jahren wieder sorgen sollten, hören Sie sich bitte dieses Band an.« Die Patientin hatte danach keine Probleme mehr mit Insomnie.

Wenn Menschen, die unter Fehlwahrnehmung des Schlafzustands leiden, Schlafmedikamente erhalten, sagen sie interessanterweise oft, daß sie mehr als normal schliefen, obwohl die Ganznachtaufzeichnung zeigt, daß ihre Schlafzeit nicht im mindesten höher liegt. In diesen Fällen verbessert das Schlafmittel weniger den Schlaf, als daß es das Gefühl, wach zu sein, vermindert.

Primäre Insomnie

Nun kommen wir zu zwei verschiedenen Diagnosen, die oft als »primäre Insomnien« in einen Topf geworfen werden. Die erste und bei weitem verbreitetste ist psychophysiologische Insomnie, auch erlernte oder bedingte Insomnie genannt. Diese Störung wird in Schlafkliniken am häufigsten diagnostiziert. Die Diagnose kommt in Betracht, wenn das Patienteninterview große Angst und Spannung vor dem Zubettgehen ergibt. Für viele bedeutet es den größten Kampf in ihrem Leben, genug Schlaf zu bekommen. Wenn Patienten erzählen, in einer fremden Umgebung besser zu schlafen als im eigenen Bett, ist das gewöhnlich ein gutes Zeichen – in der fremden Umgebung sind die Winke und bedingten Signale, die Spannung erzeugen, entweder nicht vorhanden oder stark reduziert. Diese Personen sind auf ihre Schlafprobleme fixiert. Die meisten Schlafspezialisten kennen mehrere dramatische Fälle: schreckliche Schlaflosigkeit, aber tiefer und fester Schlaf, wenn sie wegen eines Sturms die Nacht auf dem Boden eines Flughafens verbringen müssen; zu Hause nicht schlafen können, aber am Berghang hängend. Obwohl es häufig vorkommt, ist dieses Phänomen nicht ausreichend geklärt.

Eine klinische Diagnose der psycho-physischen Insomnie muß unbedingt den Tageszustand einschließen; gewöhnlich gehören Reizbarkeit, Angst und depressive Verstimmung dazu. Das Polysomnogramm weist einen gestörten Schlaf in Form einer verlängerten Schlaflatenz – zwanzig Minuten oder mehr – und eine abnorme Wachzeit während der Nacht auf.

Die zweite Diagnose lautet richtig idiopathische Insomnie. Ursprünglich wurde sie in der Kindheit beginnende Insomnie genannt und bezieht sich auf eine lebenslange Unfähigkeit, ausreichend zu schlafen. Vermutlich wird sie durch eine Abnormität in den Gehirnmechanismen, die das Schlaf-Wach-System kontrollieren, verursacht. Die Störung ist selten und ihre Verbreitung unbekannt. Das entscheidende Merkmal ist der Beginn im frühen Alter. Das Vorhandensein von Tagessymptomen und gewissen milden neurologischen Zeichen unterscheidet diese Diagnose von den Befunden bei einem normalen Kurzschläfer.

Lange Zeit gab es einige Verwirrung bei der Klassifizierung von Patienten, die länger schliefen, als sie dachten. Wie schon erwähnt, gehen Schlafspezialisten davon aus, daß der Verlust von ein oder zwei Stunden Schlaf pro Nacht zu einer kumulativen Schlafschuld führt, die die Schlaftendenz während des Tags stetig ansteigen läßt. Nach wenigen Tagen erzeugt der Schlafverlust starke Beeinträchtigungen, wie Wellen der

Schläfrigkeit und brennende Augen, die schwer zu ignorieren sind. Schließlich gibt es Verhaltensänderungen, die anderen auffallen sollten, wie einschlafen, sobald man sitzt. Wenn der nächtliche Schlafverlust substantieller ist, zum Beispiel vier Stunden, kann er unmöglich jede Nacht so weitergehen, da der homöostatische Schlaftrieb so stark würde, daß Schlaf unvermeidlich wäre.

Angesichts dessen ist die Dimension der Insomnie, über die viele Schlafklinikpatienten klagen, zu bezweifeln. In einer unserer frühesten wissenschaftlichen Veröffentlichung aus den sechziger Jahren analysierten wir Schlaflaborfragebögen, Testergebnisse der Patienten und ihre Klagen. Das Ergebnis zeigte eine beträchtliche Diskrepanz zwischen den Klagen und der Schwere der im Schlaflabor festgestellten Schlafstörung.

In einem Forschungsprojekt wurde der Schlaf eines Patienten, der über schwere Insomnie klagte, zehn aufeinanderfolgende Nächte lang im Schlaflabor aufgezeichnet. Am Morgen gab er auf einem Fragebogen an, zum Einschlafen zwischen ein und vier Stunden gebraucht zu haben, durchschnittlich eineinhalb Stunden. Der objektive Test jedoch zeigte, daß er niemals mehr als dreißig Minuten gebraucht hatte, um einzuschlafen, durchschnittlich etwa fünfzehn Minuten. Eine andere Patientin desselben Forschungsprojekts, die unter chronischer Insomnie litt, gab jeden Morgen auf dem Fragebogen an, sie schlafe niemals mehr als fünf Stunden, und ihre zehn Schätzungen der eigenen Schlafdauer kamen auf einen Durchschnitt von etwa vier Stunden. Der aus dem polysomnographischen Test errechnete Durchschnitt betrug sechs Stunden und zwanzig Minuten.

In den siebziger Jahren gab es keine allgemein akzeptierte und in objektiven Schlafparametern erfaßte Definition der Insomnie. So mußte eine Person, die unter die Diagnose Insomnie fallen sollte, mindestens dreißig Minuten brauchen, um einzuschlafen, weniger als sechs Stunden schlafen oder mehrmals in der Nacht aufwachen. Patienten mit einem diagnostischen Polysomnogramm in einer Schlafklinik erfüllten im allgemeinen diese Kriterien, doch eine große Zahl von Freiwilligen für klinische Erprobungen von Schlafmedikamenten, die zuerst überprüft wurden, um sicherzugehen, daß sie auch in Frage kämen, erfüllten diese Kriterien nicht. Mit der Zeit begannen die Schlafspezialisten, sich in der klinischen Praxis weniger auf die objektiven Schlafparameter und mehr auf die Klagen der Patienten zu verlassen. Wenn sich jemand miserabel fühlte und angab, das komme von seiner Insomnie, dann hatte er auch eine Insomnie.

Als der Multiple Schlaflatenztest anerkannt wurde und sich einer verbreiteten Anwendung erfreute, berichteten drei Schlafforschungsgruppen, unsere eingeschlossen, daß eine große Zahl der chronisch Schlaflosen tagsüber hellwach war und die höchsten oder fast höchsten MSLT-Werte zeigt. Um ein Beispiel zu geben, verglichen wir normale Schläfer und chronisch Schlaflose. Die über Insomnie Klagenden waren deutlich wacher als die normale Vergleichsgruppe, und vierzehn Prozent hatten MSLT-Höchstwerte und schliefen tagsüber niemals ein. Chronisch Schlaflose weisen etwa jedes Niveau der Tagesschlaftendenz auf. Viele Personen, die über schwere Insomnie klagen, bestreiten, sich tagsüber schläfrig zu fühlen. Die Ergebnisse stimmen also überein. Die leichteste, wenn auch nicht befriedigende Erklärung, wäre die, daß diese Leute im Labor zu viel Angst haben, um sich dem Schlaf hinzugeben, obwohl sie schläfrig sein mögen. Die von ihnen beschriebene Schlafschuld sollte allerdings die Angst überwinden. Des Rätsels Lösung lieferte die herausragende Forschung von Mike Bonnet und Donna Arand.

Bonnet und Arand benutzten zuerst Aufzeichnungen von zehn Patienten mit primärer Insomnie, um dann in einer Vergleichsgruppe von normalen Schläfern sieben Nächte lang identische Schlafstörungen zu erzeugen. Dadurch wollten sie feststellen, ob spezifische Schlafmuster, die von den Patienten mit primärer Insomnie berichtet worden waren, für die sekundären Insomniesymptome verantwortlich waren. Im einzelnen waren die Symptome Angespanntheit, Verwirrung, verminderte Kraft, Persönlichkeitsstörung, subjektive Überschätzung des schlechten Schlafs, erhöhte Körpertemperatur und eine insgesamt erhöhte Stoffwechselrate. Die Personen hatten auch erhöhte MSLT-Werte. Auf der anderen Seite zeigten normale Schläfer mit den Schlafmustern von Insomniepatienten Symptome, die eher leichtem, partiellem Schlafmangel ähnelten als den Symptomen primärer Insomnie. Nach Bonnet und Arand sind sekundäre Symptome, die von Patienten mit primärer Insomnie berichtet werden, wahrscheinlich nicht mit ihrem schlechten Schlaf an sich verbunden. Die Daten dieser und anderer Untersuchungen stützen die Behauptung, daß die indirekten Symptome von Insomnie, eingeschlossen schlechter Schlaf, sekundär zum zentralnervösen Hyperarousal sind.

Behandlung primärer Insomnien

Gewöhnlich sind die primären Insomnien schwer zu behandeln. Da diese Störungen chronisch sind, hat man nichts unversucht gelassen, um nicht-medikamentöse Behandlungen zu entwickeln. Die meisten Ärzte verschreiben wirksame Schlafmedikamente nicht einmal für ein paar Tage, geschweige denn über lange Zeit. Ich bin überzeugt, daß ein engagierter und kenntnisreicher Arzt in fast jedem Fall von Insomnie Erleichterung verschaffen kann, doch benötigt er dazu viel Zeit. Ein problematisches Versprechen, das die meisten Ratgeberbücher über Insomnie geben, lautet: »Innerhalb von fünf Tagen schlafen Sie gut.« Menschen mit chronischer Insomnie sollten wissen, daß eine Heilung nicht so leicht zu erreichen ist. Es ist dumm und kontraproduktiv, dies zu verschweigen.

Es gibt allerdings eine Reihe allgemeiner Techniken, die zur Linderung primärer Insomnien ausprobiert werden können. Diese umfassen Verbesserung der Schlafhygiene, Entspannungstechniken, Stimuluskontrolle, kognitive Techniken und Schlafrestriktion. Ich werde sie im folgenden durchgehen.

Verbesserung der Schlafhygiene

Eine gute Schlafhygiene bedeutet, alles zu tun, um in der Nacht gut zu schlafen. Schlafhygiene umfaßt nichtpsychologische Elemente wie Vermeidung von Koffein vor dem Zubettgehen, doch vieles ist verhaltensorientiert. Eine der wichtigsten Verhaltensmaßregeln für gesunden Schlaf ist die Einhaltung eines regulären Zeitplans. Regelmäßigkeit hilft unserem Schlafzyklus wie regelmäßiges Joggen am Morgen unserer Leistungsbereitschaft. Sich sieben Tage in der Woche an einen gleichmäßigen Zeitplan zu halten, ist ein Opfer, das sich lohnt; es hilft, die ganze Woche in Höchstform zu bleiben. Man nehme es als »ärztliche Anordnung«. Oft mußte ich mich von Abendgesellschaften früh verabschieden, weil es für mich nötig war, ins Bett zu gehen. Die bessere Schlafhygiene wird im neunzehnten Kapitel ausführlicher besprochen.

Entspannungstechniken

Entspannung dient schon lange als Mittel gegen das den Schlaf störende physiologische Arousal. Die bekannteste Technik heißt progressives Entspannungstraining. Mit dieser Methode lernen Schlafgestörte, sich systematisch zu entspannen, durch Anspannung und Entspannung zuerst der Füße, dann der Beine, dann der Hände, dann der Arme. Sie konzentrieren sich auch auf die Kontrolle der Atmung und denken an angenehme Empfindungen. Menschen, die diese Technik während des Tags und vor dem Zubettgehen anwenden, können mit der Angst, die den Schlaf zu Beginn und in der Mitte der Nacht stört, besser fertig werden.

Stimuluskontrolle

Zur Verbesserung unserer Einschlafchance spielt das Abschalten möglichst vieler stimulierender Aktivitäten oder Gedanken vor dem Zubettgehen eine wichtige Rolle. Sich vor dem Schlafengehen von allen störenden Dingen fernzuhalten, mag selbstverständlich klingen, doch es ist erstaunlich, wie oft sich Menschen vor dem Zubettgehen noch aufregen, ärgern oder Sorgen machen. Zum Beispiel schauen sie die Spätnachrichten und sehen Berichte über Raub, Mord, tödliche Unfälle und Korruption und wundern sich dann, daß sie nicht schlafen können. Andere Gefahren sind das Erledigen von Hausarbeiten, das Begleichen von Rechnungen oder ähnliches kurz vor dem Zubettgehen. Irrtümlicherweise glauben viele, ihre Zeit gut zu nutzen, wenn sie sich den Kopf schon für morgen zerbrechen. Es stört jedoch den Schlaf und untergräbt die Produktivität des nächsten Tags, wenn man sich vor dem Schlafengehen auf Dinge konzentriert, die eine psychologische Anspannung verursachen.

Einer meiner Kollegen hatte einmal einen Patienten, Ron, einen klassischen Fall von Schlafstörung, der nicht von seiner Arbeit lassen konnte. Ron gründete eine eigene Elektronikfirma und entwickelte eine chronische Insomnie, die über Jahre andauerte. Die Stunden vor dem Schlafengehen verbrachte er meistens damit, sich über den nächsten Tag und was da alles schiefgehen könnte, den Kopf zu zerbrechen. Danach brauchte er eigentlich nicht mehr zu Bett zu gehen. Ron spielte schon die Krisen des nächsten Tages durch. Mein Kollege wies ihn an, sich eine halbe Stunde unmittelbar nach dem Abendessen als »Sorgenzeit« vorzunehmen, während der er alle anstehenden Probleme bedenken konnte. Doch durfte er diese dreißig Sorgenminuten keinesfalls überschreiten. Den Rest des Abends verbrachte Ron mit beruhigenden und entspannenden Dingen, wie dem Lesen eines guten Buchs. Letztlich spielten diese Techniken bei der Sprengung des psycho-physiologischen Zirkels seiner Insomnie eine entscheidende Rolle.

Kognitive Techniken

Beliebte Techniken gegen Schlaflosigkeit sind einfache, repetitive Denkaufgaben. Die geistige Aufmerksamkeit, die sie erfordern, lenkt von störenden Gedanken ab. Das klassische Beispiel ist Schafe zählen. Einige Leute greifen zum fortlaufenden Rechnen, indem sie mit einer Zahl anfangen (sagen wir Tausend) und eine andere Zahl (sagen wir Siebzehn) davon abziehen und immer weiter so.

Um zur Ruhe zu kommen, funktioniert es manchmal auch, sich paradoxerweise auf das Wachbleiben zu konzentrieren. Der Versuch, so lange wie möglich wach zu bleiben, kann die Angst, nicht einschlafen zu können, neutralisieren. Dadurch entspannt sich die Person soweit, daß ihre (gewöhnlich beträchtliche) Schlafschuld die Überhand gewinnt und sie in den Schlaf führt.

Schlafrestriktion

Im Kampf gegen Insomnie wende ich gern eine eher formale kognitive Technik, die Schlafrestriktion, an. Man fordert den Patienten auf, nicht zu schlafen. Ich ziehe diese Technik bei Patienten vor, die ihre Symptome übertreiben oder Fehlwahrnehmungen ihres Schlafs haben, aber die Möglichkeit, daß sie normal schlafen könnten, abstreiten. Ich möchte nicht, daß sie sich der Lüge beschuldigt sehen; durch die Methode kann ich einer entsprechenden Konfrontation aus dem Weg gehen. Wenn jemand also erklärt, »Ich schlafe nur vier Stunden in der Nacht«, sage ich, »Gut, ich möchte, daß Sie um drei Uhr ins Bett gehen und um sieben Uhr aufstehen.« Nach nur vier Stunden Schlaf hat der Patient gewöhnlich eine große Schlafschuld aufgebaut und fühlt sich ziemlich schläfrig. Dann fügen wir jede Nacht eine halbe Stunde Schlaf hinzu, bis der Patient auf solide siebeneinhalb Stunden pro Nacht gekommen ist. Diese Technik erfordert vom Patienten ein hohes Engagement und ist nicht für jedermann geeignet.

Alternative Therapien

Keine der alternativen Therapien zur Behandlung von Insomnie ist wirklich geprüft worden. Nichtsdestotrotz treffe ich bei meinen öffentlichen Vorlesungen immer auf jemanden, der auf eine davon schwört. Ich freue mich für ihn, kann aber nie wissen, ob sie auch anderen hilft.

Hypnose

Hypnose ist für die Förderung von Entspannung und Bekämpfung von Insomnie von beschränkter Wirksamkeit. Zum einen erfordert Hypnose einen Fachmann und kann nicht einfach zu Hause versucht werden. Zweitens ist die hypnotische Trance etwas anderes als Schlaf; sie ist zwar ein höchst suggestiver Entspannungszustand, führt aber nicht unbedingt zu Schlaf. (In Fällen der psycho-physiologischen Insomnnie kann Hypnose übertriebene Ängste lindern.) Die dritte Schwierigkeit ist die, daß einige Menschen gegen Hypnose resistent sind.

Die sogenannte Selbsthypnose ist in Wirklichkeit eine freiwillige Entspannungstechnik, die der Meditation ähnlich ist. Selbsthypnose, Meditation und Yoga können Körper und Geist beruhigen und auf den Schlaf einstimmen. In einer Untersuchung wurden Patienten angewiesen, mit geschlossenen Augen ruhig zu liegen und sich auf ihre Atmung zu konzentrieren und beim Ein- und Ausatmen an die Worte »ein« und »aus« zu denken. Als Mittel gegen Insomnie erwies sich diese Technik als ebenso wirksam wie die progressive Entspannungstechnik.

Biofeedback

Durch Biofeedback lernen die Patienten, ihre physiologischen Reaktionen zu überwachen und zu kontrollieren. Patienten sind an Geräte angeschlossen, die den elektrischen Widerstand der Haut oder die Hirnwellen überwachen. Durch das Feedback von der Maschine können sie lernen, physiologische Spannung und Entspannung bewußt zu kontrollieren. Untersuchungen haben gezeigt, daß Biofeedback wirksam sein kann, doch ist sein Einsatz durch den Zugang zu den entsprechenden Geräten begrenzt.

Akupunktur

Es gibt keine guten Untersuchungen über den Nutzen einer Behandlung
von Insomnie mit Akupunktur oder Akupressur, obwohl einige Praktiker
behaupten, Insomnie in neunzig Prozent der Fälle erfolgreich behandeln
zu können. Ich muß gestehen, gegenüber solchen Behauptungen Zweifel
zu haben, da die Untersuchungen, die ich gelesen habe, nicht dem anerkannten wissenschaftlichen Protokoll entsprechen.

Massage

Massage hilft Menschen bei der physischen und geistigen Entspannung;
oft schlafen Menschen auf dem Massagetisch ein. Um wirksam zu sein,
müßte die Massage freilich direkt vor dem Schlafengehen im eigenen
Bett verabreicht werden. Wie Biofeedback und Akupunktur ist dies für
die meisten Leute unpraktikabel, es sei denn, man lebt mit jemandem zusammen, der massieren kann.

Kräuter und andere Hausmittel

Regelmäßig fragen mich Leute nach Kräuterbehandlungen gegen Insomnie und wollen wissen, ob sie funktionieren oder ob es über ihre
Wirksamkeit wissenschaftliche Untersuchungen gibt. Auch Baldrian,
Kräutertees, warme Milch und ähnliches sind noch nicht genügend wissenschaftlich untersucht worden. Die wenigen Untersuchungen sind meistens begrenzt und haben mit klinischer Erprobung nichts zu tun. Wenn
Schlafforschung so gut finanziert wäre wie Krebsforschung, hätten wir
Zeit und Geld genug, um darauf Antworten zu geben. Im Moment ist dem
nicht so. Wenn diese Behandlung bei jemandem, der unter einer vorübergehenden Insomnie leidet, wirkt – wunderbar. Doch bei chronischer Insomnie empfehle ich den Besuch bei einem Schlafspezialisten.

Melatonin

Anfang der neunziger Jahre begannen Schlafforscher mit der Untersuchung des Hormons Melatonin als Schlafmedikament und testeten es an Labortieren auf Giftgehalt und Nebenwirkungen. Die Substanz erwies sich als vielversprechend, und Mitte der neunziger Jahre stellten die Forscher bei der US-amerikanischen Food and Drug Administration (FDA) den Antrag, die Sicherheit von Melatonin an Menschen zu testen. Die FDA lehnte den Antrag ab und forderte noch mehr Tierversuche. Da in der Bürokratie die linke Hand nicht weiß, was die rechte tut, stimmte wenig später die Nahrungsmittelregulierungsbehörde der FDA dem Verkauf von Melatonin als Nahrungsmittelzusatz zu. Ohne jeden Test war Melatonin als eine »natürliche Substanz« erhältlich geworden. Durch eine überaus positive Besprechung in den Medien nahmen die Leute Melatonin nicht nur als Schlafmittel, sondern auch zur Förderung ihrer Gesundheit, ihres Wohlbefindens, ihrer Lebensdauer und Potenz. Auf diese Weise begann eine der größten unkontrollierten und inoffiziellen Erprobungen in der Medizingeschichte.

Von Melatonin wissen wir, daß es als Hormon von der Epiphyse im Gehirn abgesondert wird und dem Körper mitteilt, daß es draußen dunkel ist. Den menschlichen Körper weist Melatonin an, sich auf den Schlaf vorzubereiten; bei Nachttieren, wie Ratten, sendet es ein Wecksignal aus. Bei einigen Säugetieren regulieren Veränderungen des Melatoninniveaus den Winterschlaf, sexuelle Aktivität und die Produktion von Sexualhormonen. Da der Mensch tendenziell das ganze Jahr sexuell aktiv ist, scheint Melatonin diesen Bereich nicht zu beeinflussen, obwohl eine Veränderung des Melatoninniveaus bei der sexuellen Entwicklung in der Pubertät sehr wohl eine Rolle spielt.

Der schlafinduzierende Effekt von Melatonin wirkt kontrapunktisch zum Weckeffekt von Licht. In sehr niedrigen Dosen (bis zu einem halben Milligramm für Erwachsene) kann Melatonin die biologische Uhr verschieben. Der Melatoninspiegel steigt vor dem Einschlafen an; denselben Effekt kann auch die Einnahme von Melatonin bewirken. Am ehesten beeinflußt Melatonin die Phase der biologischen Uhr, wenn es mit wechselnden Lichtstufen synchronisiert wird. Wer zum Beispiel vor ein Uhr meistens nicht einschlafen kann, dem gelingt es vielleicht, wenn er Melatonin kurz nach Sonnenuntergang einnimmt. Die nächtliche Einnahme von Melatonin bewirkt also eine Phasenvorverlegung (früher ins Bett und früher aufstehen), während es am Morgen eine Phasenverzögerung einleitet (später aufstehen und später ins Bett).

Da Melatonin Blutgefäße verengen kann, kann es für Leute mit einer kardiovaskulären Krankheit gefährlich sein. Biologen haben auch eine Auswirkung auf menschliche Spermien und Eizellen beobachtet. Möglicherweise beeinflußt Melatonin die menschlichen Reproduktionszyklen analog zu seinem Einfluß auf die Reproduktion anderer Säugetiere.

Wenn mich Patienten fragen, ob sie Melatonin einnehmen sollen, weise ich sie darauf hin, daß das Hormon, was seine Reinheit und Dosierung angeht, weniger sorgfältig reguliert ist als andere Medikamente und daß seine Wirkung erst wenig erforscht ist. Gleichwohl scheint Melatonin einigen Menschen zu helfen, so daß ich Patienten nicht davon abhalte, es gegen vorübergehende Insomnie oder *jet lag* zu probieren. Vielleicht hilft es Nachtarbeitern, am Tage besser zu schlafen, und andere können vielleicht ihre innere Uhr mit Hilfe von Melatonin stellen.

Die Beziehung zwischen zeitweiliger und persistenter Insomnie

Leider wissen Schlafspezialisten wenig darüber, wie eine ursprünglich vorübergehende Insomnie in eine chronische übergeht. Manchmal persistiert Insomnie, weil ihre Ursache, wie Schichtarbeit oder posttraumatische Streßstörung, schwerwiegend und dauerhaft ist. In anderen Fällen halten die Schlafschwierigkeiten noch lange nach Verschwinden der ursprünglichen Probleme an. In der Regel wissen wir nicht, wie jemand zu seiner Insomnie kommt. Nach Vermutungen der meisten Insomnieexperten bringen gelegentliche, begrenzte Anfälle von Insomnie den Betroffenen dazu, sich um seinen Schlaf Sorgen zu machen. Dies wiederum erzeugt eine Anspannung, die den Schlaf stören und die Sorge verstärken kann. Wahrscheinlich sind manche Menschen dafür anfälliger als andere.

Wir haben gelernt, daß die Anfälligkeit für vorübergehende Insomnie um so größer ist, je niedriger die Schlafschuld ist. Einer meiner Assistenten, der immer fünf Minuten nachdem er ins Bett gegangen war, einschlief, verminderte einmal seine Schlafschuld, indem er jede Nacht ein oder zwei Extrastunden schlief. Zu seiner großen Überraschung hatte er plötzlich Schwierigkeiten einzuschlafen. Er hatte seine Schlafschuld über die Maßen hinaus vermindert, so daß seine alltäglichen Sorgen ausreichten, um den Schlaf zu verhindern. Hätte er die Ursachen seiner »Insomnie« nicht durchschaut, hätte er sich vielleicht darüber den Kopf zerbrochen, was wiederum auf Dauer Schlafprobleme bereitet hätte.

Ich weiß, daß Menschen eine Insomnie im Keim ersticken können, wenn sie von Anfang an geschickt handeln und nicht warten, bis sie sich zu einem häufigen und dauerhaften Problem ausgewachsen hat. Jeder normale Schläfer, der einmal schlecht schläft, sollte sich nach dem Grund fragen und die Ursache identifizieren können. Jeder sollte seine Schlafgewohnheiten kennen und im Griff haben. Selbst wenn man sich nicht erinnern kann, schlecht geschlafen zu haben, sollte man auf Schlafprobleme vorbereitet sein. Anders als die chronische Insomnie, die aus einer zeitweiligen Insomnie erwächst, mag die von Bonnet und Arand beschriebene Insomnie des gesteigerten physiologischen Arousals oder Hyperarousals mit der Konstitution des einzelnen zu tun haben. Auf der anderen Seite habe ich den Verdacht, daß unter diesen Patienten weitaus häufiger eine posttraumatische Störung vorliegt, als wir bisher annehmen. Frühkindliche Erfahrungen physischer Gewalt oder sexuellen Mißbrauchs werden oft verdrängt oder aus Scham verschwiegen. Auch in diesem Zusammenhang möchte ich auf die Notwendigkeit einer verstärkten Insomnieforschung hinweisen.

Wir sollten, wie gesagt, die Schlafschuld um einer optimalen Leistung willen niedrig halten. Allerdings sind die Menschen, wenn die Schlafschuld niedrig ist, viel anfälliger für Insomnie, und die Prinzipien der Schlafhygiene werden immer wichtiger.

Verteidigung der Schlaftablette

Ärzte und sogar Betroffene davon zu überzeugen, daß es sich bei Insomnie überhaupt um ein ernstes Problem handelt, ist das schwierigste Unterfangen. Die meisten Ärzte und Laien betrachten Insomnnie als eine Belästigung, deren Bedeutung noch geringer ist als die einer Erkältung. Wir wissen aber, daß Insomnie, die nicht behandelt wird, lebensbedrohlich werden kann.

Als Schlafspezialist glaube ich, daß vor allem zwei Punkte von Ärzten und der Öffentlichkeit mißverstanden und mythologisiert werden, und zwar das Problem der Insomnie und ihre Behandlung mit Schlaftabletten. Unwissen führt zu schlechter Medizin und ist gefährlich.

In einer Umfrage im Rahmen meines Einführungskurses »Schlaf und Träume« stimmten vierundneunzig Prozent der Studenten der Aussage zu: »Schlafpillen machen süchtig.« Es fehlt jedoch jeder Anhaltspunkt dafür, daß die gegenwärtig vertriebenen verschreibungspflichtigen Schlafmedikamente süchtig machen würden. Wie in aller Welt sind diese jungen Studenten auf diese Idee gekommen?

Ebenso rätselhaft ist die Tatsache, daß drei Viertel der Studenten der Aussage zustimmten: »Erst wenn man mehr als einen Monat Schlafschwierigkeiten gehabt hat, sollte man Schlaftabletten nehmen.« Diese Ansicht läuft den Schlußfolgerungen einer Arbeitsgruppe auf einer Konferenz 1983 unter der Schirmherrschaft der National Institutes of Health zuwider; zahlreiche Schlafexperten waren sich einig, daß die beste Behandlung der vorübergehenden Insomnie eine kontrollierte Schlafmedikation sei.

Erschwert wird das Problem der mangelnden öffentlichen Aufklärung durch das konservative Verhalten der meisten Ärzte gegenüber Schlafmedikamenten. In einer Befragung von nahezu fünfhundert Hausärzten meinten etwa neunzig Prozent, daß Schlaftabletten süchtig machten und schwerwiegende Nebenwirkungen hätten. Vor nicht langer Zeit fungierte ich als Berater bei einer FDA-Anhörung über das Schlafmedikament Halcion (Triazolam). Einer der Ärzte begann seine Aussage mit der Bemerkung: »Eine Schlaftablette zu nehmen, ist wie eine Mücke mit einem Vorschlaghammer zu erschlagen.«

Nach Meinung vieler gehört Insomnie zu den häufigsten Problemen in der Praxis der Hausärzte. Ärzte würden von Patienten überrannt, die nach Schlaftabletten fragen. Nichts könnte weiter von der Wahrheit entfernt sein. Insomnie ist verbreitet, doch wird sie nicht in den Arztpraxen diagnostiziert oder behandelt. Landesweite Umfragen in den USA in den frühen achtziger Jahren zeigten, daß nur zehn Prozent der Insomniepatienten Schlaftabletten verschrieben bekamen, und diese Patienten nahmen sie meist nur ein paar Nächte lang ein. Menschen, die gelegentlich Schlaftabletten einnehmen, berichten übereinstimmend, daß diese Medikamente ihre Symptome lindern, und im Falle eines Wiederauftretens von Schlaflosigkeit würden sie sie wieder nehmen. Kritiker, die von einer Überverschreibung von Schlaftabletten reden, verweisen immer auf Patienten, die jahrelang jede Nacht Schlaftabletten nahmen. Diese Patienten bilden eine extrem kleine Minderheit. Jüngere Untersuchungen zeigen, daß für die große Mehrheit der Insomniebetroffenen zu wenig Schlaftabletten verschrieben werden.

Meine ausgedehnten Beobachtungen der allgemeinmedizinischen Praxis in den letzten Jahren zeigen, daß Patienten mit Insomnie fast nie um

Hilfe dagegen nachsuchen, und wenn sie es, selten genug, tun, sträuben sich die Ärzte, Schlaftabletten zu verschreiben.

Irrtümliche Ansichten haben zu einer Situation geführt, die eine rationale Analyse verhindert. In den seltenen Fällen, in denen Ärzte doch etwas gegen Insomnie verschreiben, bevorzugen sie Medikamente wie Antidepressiva und Medikamente zur Angstunterdrückung, deren Sicherheit und Wirksamkeit in der Schlafbehandlung nicht sorgfältig getestet wurden, während die jüngsten Generationen von Schlaftabletten spezifisch für die Behandlung von Schlaflosigkeit entwickelt worden sind und sich als nützlich erwiesen haben. Einige Ärzte verachten Schlaftabletten als bloße Symptomkur, die nicht an ein zugrundeliegendes Problem heranreichen. Aber vom Standpunkt des Patienten aus ist Symptomerleichterung genau das, was er braucht, um so mehr bei einem streßbezogenen und zeitweiligem Insomnieproblem.

Insomniepatienten befinden sich in einer klassischen Zwickmühle. Sie tragen ihre Insomnie dem Arzt nicht vor, weil sie denken, das einzige, was ein Arzt gegen ihre Schlaflosigkeit tun kann, ist, ihnen eine Schlaftablette zu verabreichen, wovor sie eine irrationale Angst haben. Schlimmer noch ist die Verweigerung einer Schlaftablette seitens des Hausarztes. Um weder eine Tablettensucht noch die Verachtung des Arztes zu riskieren, leiden Patienten lieber weiter oder wenden sich an die Alternativmedizin – die helfen mag oder auch nicht.

Persönlich habe ich die Verachtung gegenüber Schlaftabletten bei einer Ärztin erfahren. Jedes Jahr gebe ich eine Vorlesung an der Cornell-Universität. Bei meinem jüngsten Besuch bemerkte ich eine Studentin, die einen schrecklich müden Eindruck machte. Es stellte sich heraus, daß sie eine schwere persönliche Krise hinter sich hatte und in der Folge unter ernstem Schlafmangel litt. Unfähig, in der Nacht zu schlafen und ihre Kurse einem Mittagsschlaf zu opfern, wußte sie nicht ein noch aus. Da ich wußte, was einem derart Schlafdeprivierten passieren kann, telefonierte ich mit ihrer Ärztin. Ich stellte mich vor und sagte, daß diese Studentin für ein paar Nächte Schlaftabletten brauchte. Die Ärztin zögerte, so daß der Cornell-Professor, mein Gastgeber, ans Telefon ging und sie darüber aufklärte, daß ich auf diesem Gebiet zu den führenden Fachleuten der Welt gehöre. Unser Appell bestärkte die Ärztin nur in ihrem Vorsatz: »Ich bin kein Tablettenhändler, weder für Sie noch für irgend jemanden«, sagte sie. Mein Einwand, daß niemand von einem drei- oder viertägigen Vorrat an Schlafmitteln süchtig werden, half nicht. Angesichts der Entrüstung in ihrer Stimme hätte man denken können, ich sei ein Drogendealer. Ich konnte der Studentin nur raten, einen Arzt zu finden, der ihr das dringend benötigte Schlafmittel verschrieb.

Eine kurze Geschichte der Schlafmedikation

Die unglückliche Diskrepanz zwischen der Vorstellung von Gefährlichkeit der Schlaftablette und ihrer Sicherheit und Wirksamkeit wurzelt in der verzerrten Geschichte der früheren Schlafmedikation. Die Schlaftablette wird von ihrer unrühmlichen Vergangenheit verfolgt, obwohl die heutigen Medikationen genauer und sicherer sind. Um das verbreitete Vorurteil gegenüber Schlafmedikamenten zu verstehen und um zu erkennen, warum solche Befürchtungen gegenstandslos geworden sind, soll ein historischer Exkurs eingefügt werden.

Viele ältere Medikamente, die zur Induzierung von Schlaf verwandt wurden, hemmen das zentrale Nervensystem so weit, daß sie zu Bewußtlosigkeit und bei höheren Dosen zum Tod führen. Die Geschichte der Schlaftablettenentwicklung ist die Geschichte der Suche nach schlafinduzierenden Medikamenten, die in hohen Dosen sicher sind, nicht süchtig machen, sich schnell verbrauchen, so daß der Anwender sich am nächsten Tag nicht schläfrig fühlt, und keine Nebenwirkungen haben. Im allgemeinen genügten die schlafinduzierenden Medikamente der Vergangenheit keiner dieser Anforderungen. Das hängt zum Teil damit zusammen, daß die meisten dieser Medikamente für andere Zwecke entwickelt wurden; ihre schlafinduzierende Eigenschaft war zunächst eine Nebenwirkung und gewöhnlich eine unter vielen.

Seit die Menschen an Schlaflosigkeit leiden, gibt es wahrscheinlich auch medikamentöse Behandlungen. Bis ins neunzehnte Jahrhundert enthielten die meisten Schlaftrunke Alkohol, Opium oder eine verdünnte Lösung des aktiven Bestandteils im Opium, Morphin. Natürlich wurde und wird Morphin noch als Schmerzmittel benutzt. Es fördert auch die Verdauung. Eine Tinktur aus Morphin, Laudanum genannt, wurde lange bei Magenproblemen angewandt. Morphinderivate rufen allerdings praktisch alle Nebenwirkungen hervor, die bei einer Schlaftablette vermieden werden sollten. Morphin macht süchtig, beeinflußt die Stimmung, wirkt viele Stunden und kann in hohen Dosen zu Koma und Tod führen. In niedrigen Dosen kann es nervös machen. Doch waren Morphin und Alkohol die besten Sedativa.

Das erste synthetische Schlafmedikament war Chloralhydrat; es wurde 1869 eingeführt. Chemisch sind dieses Medikament und seine Verwandten Bromidsalze und wurden als Bromide bekannt. Sie stellten noch keine große Verbesserung dar, weil sie auch süchtig machten und eine Überdosis tödlich sein konnte.

Erst 1903 wurde Barbital entwickelt, das eine große Klasse von schlafinduzierenden Zusammensetzungen, die Barbiturate, ins Leben rief. Obwohl für die Anästhesie entwickelt, wurden die Barbiturate bis in die siebziger Jahre weithin als Schlaftablette verschrieben. Am gebräuchlichsten waren Secobarbital-natrium (bekannt unter der Handelsbezeichnung Seconal), Phenobarbital (Luminal) und Primidon (Resimatil). Barbiturate hemmen das zentrale Nervensystem; in hohen Dosen können sie zu tiefer Bewußtlosigkeit führen. In niedrigeren Dosen lösen sie Hemmungen; Luminal wurde im Volksmund als »Wahrheitsserum« bekannt, nachdem es von Psychiatern eingesetzt worden war, um die Hemmungen von Patienten während der therapeutischen Sitzungen herabzusetzen.

Barbiturate wurden bald weniger als Schlafhelfer eingesetzt. Sie machen süchtig und »high« und erhöhen dadurch die Gefahr des Mißbrauchs. Die Toleranz nimmt schnell zu; nach nur einwöchiger Einnahme einer stetigen Dosis paßt sich der Körper dem Medikament an, reagiert schwächer und benötigt eine höhere Dosis. Mit Erhöhung der Dosierung geht die Gefahr einer versehentlichen Überdosis einher, da die Differenz zwischen einer therapeutischen und einer letalen Dosis relativ klein ist. Die Überdosis muß kein Versehen sein. In den fünfziger und sechziger Jahren nahmen sich einige Hollywoodstars und auch andere mit einer Handvoll Schlafbarbituraten, oft in Kombination mit Alkohol, das Leben. Ich glaube, daß die versehentliche Überdosis und der willentliche Mißbrauch von Barbituraten für das allgemeine Vorurteil gegen Schlaftabletten verantwortlich ist.

In den Siebzigern begannen die Ärzte, einen neuen und sichereren Typus von Medikamenten zu verschreiben, Benzodiazepine. Das erste von ihnen war Chlordiazepoxid (Librium), gefolgt von Diazepam (Valium). Diese frühen Benzodiazepine waren eigentlich für die Behandlung von Angstzuständen geschaffen und anerkannt worden. In den Vereinigten Staaten konnten Ärzte sie für Schlaf verschreiben. Wie bei den älteren Schlafmedikamenten wurden die schlafinduzierenden Eigenschaften von Librium und Valium als Nebenwirkungen bemerkt. Nach den aufsehenerregenden Todesfällen durch Barbiturate in den fünfziger und frühen sechziger Jahren stellten die Benzodiazepine eine wichtige Verbesserung in der Sicherheit dar. Bei Selbstmordversuchen erwiesen sie sich meistens als unwirksam, und da sie keine Toleranz erzeugten, brauchten die Dosen nicht erhöht zu werden. Doch konnten die frühen Medikamente gegen Angstzustände wie Valium immer noch süchtig machen, was weidlich publik wurde.

Schlafmittel heute

Schlafinduzierende Medikamente werden Hypnotika genannt. Das erste von der FDA als Hypnotikum genehmigte Benzodiazepinmedikament war Flurazepam (Handelsbezeichnung Dalmadorm), ein geprüftes Schlafmittel, das in den frühen siebziger Jahren entwickelt wurde. Die nächste FDA-geprüfte Schlaftablette war Halcion, die jedoch mit der Zeit ein paar Probleme aufwies. Seit 1982 hat die FDA extrem seltene Fälle untersucht, in denen Menschen, die Halcion eingenommen hatten, gewalttätig oder suizidanfällig geworden sein sollen. Da die FDA zu dem Ergebnis kam, daß das Medikament bei richtigem Gebrauch völlig sicher sei, setzte sie die empfohlene Dosis herab und fügte auf dem Beipackzettel Warnungen vor möglichen Angstzuständen, abnormem Denken und Verhaltensveränderungen hinzu.

Eine neue Klasse von Hypnotika wurde entwickelt, die sicherer und wirksamer ist als jede andere zuvor, Imidazopyridine. Ein gegenwärtig in den Vereinigten Staaten erhältliches Schlafmedikament aus dieser Klasse ist Zolpidem (Handelsbezeichnung Ambien, in Deutschland Bicalm). Weitere Zusammensetzungen sind in der Entwicklung. Ambien ist ein kurz wirkendes Hypnotikum, das keine Toleranz induziert und wenig oder kein Suchtpotential hat. In Europa ist es seit 1987 auf dem Markt, und 1992 wurde es in den USA freigegeben. Seine Verweildauer im Blut ist kurz. Am Ende der Nacht ist das Medikament so weit umgewandelt, daß der Patient seine Wirkung nicht mehr spürt. Ambien verursacht am nächsten Tag keine Restschläfrigkeit, im Unterschied zu den lang wirkenden Benzodiazepinen wie Dalmadorm, das eine viel längere Halbwertzeit hat. Ambien ist den Benzodiazepinen auch dadurch überlegen, daß es in seiner Interaktion mit Nervenzellen viel selektiver ist.

Um als eine spezifisch für Insomnie empfohlene Medikation genehmigt zu werden, muß ein Hypnotikum eine unglaubliche Serie von Tests bestehen, die normale Probanden und Patienten mit Insomnie einbezieht. Solche Tests sind sehr teuer; um nur eine Zusammensetzung auszuwerten, braucht man über hundert Millionen Dollar. Gegenwärtig ist Ambien in den Vereinigten Staaten das meistverschriebene Hypnotikum neben Halcion und einer älteren Zusammensetzung, Temazepam (Restorial). Ambien ist die am besten evaluierte, wirksamste und sicherste Schlaftablette. Ihre Sicherheit und hohe Wirksamkeit gehen auf ihre Spezifität zurück.

Barbiturate, Benzodiazepine und Imidazopyridine funktionieren alle in der gleichen Weise. Sie aktivieren den Regler des Gehirns, der die Nervenaktivität zurückhält und das Nervensystem vor der völligen Verausgabung bewahrt. Der Bremshebel heißt GABA-Rezeptor und ist eigentlich eine Mannigfaltigkeit von Anlegestellen für unterschiedliche regelnde Moleküle. Barbiturate machen sich an einem Teil des GABA-Komplexes fest und hemmen breitenwirksam alle Nervenaktivität. Benzodiazepine machen sich an einem anderen Teil des Rezeptors fest und wirken gezielter; im allgemeinen lindern sie Angst, entspannen Muskeln und induzieren Schlaf. Ambien und andere Nichtbenzodiazepinmedikamente sind noch spezifischer; sie machen sich nur an einem Untertypus des Benzodiazepinrezeptors fest. Unter den Benzodiazepinen und Ambien hat jedes Medikament eigene Stärken und Schwächen, und jeder Patient reagiert etwas anders auf die einzelnen Medikamente. Die meisten Schlafspezialisten sind überzeugt, daß Ambien gegenwärtig das beste erhältliche Medikament gegen Insomnie ist; mit den wenigsten Nebenwirkungen induziert es bei den meisten Menschen Schlaf.

Mit den Jahren hat sich die Schlafmedikation verbessert, und je mehr wir über Schlaf wissen, desto besser wird sie noch. Das gesellschaftliche Verhalten zu Schlaftabletten ist jedoch hinter der wissenschaftlichen Arbeit an diesen Substanzen zurückgeblieben. Ein Kollege von mir beobachtete 1990 Verhaltensweisen gegenüber Schlaftabletten und kam zu dem Ergebnis, daß der Hauptgrund für die Vermeidung dieser Medikamente in ihrer angeblichen Sündhaftigkeit bestand. Mir scheint jedoch, daß die Einnahme von Schlaftabletten zum Erhalt eines guten Schlafs, auch über einen längeren Zeitraum, nicht sündiger ist, als die tägliche Einnahme von Dutzenden von Herzmedikamenten oder Antidepressiva wie Prozac. Wenn eine nicht süchtig machende Schlaftablette, die keine Toleranz induziert und sehr wenige Nebenwirkungen hat, der einzige Weg ist, gut zu schlafen und sich tagsüber wach zu fühlen, dann sehe ich nichts »Sündhaftes« darin. Diese Medikamente können Leben retten und sind gerechtfertigt, sobald ihre Vorteile ihre Risiken überwiegen.

Frei verkäufliche Medikamente

Für mich sind die Millionen von Schlafgestörten, die zur Selbstmedikation gezwungen sind, ein beredtes Zeugnis für zu wenig Hypnotikaverschreibung. Die meisten in der Apotheke erhältlichen »Schlafhelfer« sind nicht getestet. Hauptbestandteil dieser Schlafmedikamente ist gewöhnlich ein

Antihistamin, was ursprünglich zur Behandlung von Allergien entwickelt wurde und das Immunsystem beeinflußt. Da Histamine auch als Neurotransmitter fungieren, sind Histaminneuronen mit der allgemeinen Weckreaktion verknüpft und entladen häufiger, wenn wir am aktivsten sind. Antihistamine mögen Schläfrigkeit induzieren, indem sie die Aktivität der Nervenzellen dämpfen, doch ist die Antihistaminaktivität ziemlich allgemein und hat andere Effekte wie Unruhe, Wasserentzug und Verstopfung. Bei längerer Einnahme entwickelt der Körper eine Medikamententoleranz und macht den Anwender für eine »Absetzinsomnie« anfällig – eine Insomnie nach Beendigung der Medikamenteneinnahme. Antihistamine verweilen auch viel länger im System als Hypnotika, ein weiterer Grund, warum sie ein schlechter Ersatz für Schlaftabletten sind, die viel präziser wirken. Aus allen diesen Gründen sprechen sich die Schlafspezialisten allgemein gegen die frei verkäuflichen Tabletten gegen Schlaflosigkeit aus.

Erfolgreiche Behandlung

Aus einer chronischen Insomnie gelangt man oft nur über gewundene und schwierige Pfade zu einem gesunden Schlaf. Das folgende Beispiel soll das illustrieren. Zusammen mit dem Patienten versuche ich nach dem oben beschriebenen schrittweisen Verfahren mögliche Ursachen auszuschließen, um auf den konkreten Grund seiner Insomnie zu kommen. Mit dem Auffinden der Ursache ist schon ein entscheidender Schritt getan.

So kam einmal eine Dozentin der Stanford-Universität zu mir, weil sie Schlafprobleme hatte. Zuerst fragte ich sie, seit wann das Problem bestand, nach welchem Schema es verlief und wie ernst sie es einschätzte. Dann überprüfte ich die typischen Faktoren, die mit einer rein zirkadianen Insomnie verknüpft sind. Meinem Gefühl nach hatte sie ein leichtes DSPS, doch das war nicht das Hauptproblem. Mit ein paar weiteren Fragen konnte ich Restless Legs, Fibromyalgie und SER ausschließen. Dann fragte ich sie nach den Belastungen in ihrem Leben. Sie war eine ehrgeizige Frau, die sich sehr unter Druck setzte. Sie arbeitete hart und blieb regelmäßig bis spät in der Nacht auf. Ihre Schlafprobleme waren mit der Zeit immer schlimmer geworden, bis sie aus Besorgnis zu mir kam.

Ihre Forschungsprojekte waren interessant, doch mußte sie Ergebnisse vorweisen. Sie hatte noch keine Anstellung und arbeitete viel, um ihren Wert unter Beweis zu stellen. Ich fragte sie nach ihren Schlafgewohnheiten und ihren Räumlichkeiten. Sie tendierte dazu, bis zum Schlafengehen zu arbeiten. Ihr Mann war ein Frühaufsteher und schlief daher schon lange, wenn sie ins Bett ging. Das Wachliegen in der Dunkelheit neben ihrem fest schlafenden Mann rief in ihr oft Haßgefühle hervor und hinderte sie am Einschlafen.

Ihre Insomnie schien im Streß zu wurzeln. Ich beschloß, zunächst von einem Nachtschlaftest abzusehen. Da sie der Einnahme von Schlaftabletten selbst für eine kurze Zeit reserviert gegenüberstand, gab ich ihr einige einfache Ratschläge. Sie sollte Koffein vermeiden und wenig Alkohol zu sich nehmen. Vor dem Zubettgehen sollte sie ein warmes Bad nehmen. Zum Schluß, wenn sie das Licht ausgeschaltet und ihre Augen geschlossen hatte, sollte sie sich auf eine angenehme Erinnerung konzentrieren, einen Lieblingsfilm etwa oder einen vergangenen Urlaub, und ihn Schritt für Schritt durchgehen, bis ihr die Augen zufielen. Ich bat sie auch, ein Schlaftagebuch zu führen. Sie schien erleichtert zu sein und bereit, meinen Vorschlägen zu folgen.

Nach einigen Tagen kam sie wieder. Sie hatte alles ausprobiert, und ihr Schlafproblem hatte sich etwas gebessert, doch die Insomnie war noch immer da. Als nächstes wollte ich wissen, ob wir es mit einer persistenten psychophysischen Insomnie oder nur mit ständigem Streß zu tun hatten. »Sehen Sie«, sagte ich ihr, »Sie haben einen kleinen Fortschritt gemacht. Versuchen wir, Ihren Streß in der Schlafenszeit zu reduzieren, und dies für zwei Wochen, um zu sehen, ob wir die Dinge nicht viel mehr verbessern können.« Wir beschlossen, daß sie am frühen Abend eine »Sorgenzeit« für ihre gesammelten Sorgen einrichten sollte, um dann bis zum Zubettgehen nicht mehr an sie zu denken. Sie erklärte sich auch bereit, zusätzliche Entspannungsübungen zu machen.

Als sie danach wiederkam, war sie entmutigt; ihre Insomnie hatte sich nicht verbessert. Nun fürchtete ich, ihr Schlafproblem hing nicht nur mit Streß zusammen, sondern war eine phycho-physische Insomnie, bei der die Angst vor Schlaflosigkeit das Einschlafen verhinderte. Ich machte einen klinischen polysomnographischen Ganznachttest. Die Ergebnisse schlossen periodische Bewegungen der Glieder, zentrale Schlafapnoe und Fehlwahrnehmungen des Schlafzustands aus. Sie hatte eine ernste Schlafstörung. Da die Störung früher in der Nacht mit einer langen Schlaflatenz schlimmer war als später in der Nacht, ging ich von einer stark verzögerten Schlafphase aus. Ich empfahl ihr, am Morgen helles Licht zu benutzen, um ihre Schlafphase zu verschieben, und sie früher am Tag aufwachen und früher am Abend einschlafen zu lassen. Ich schlug ihr auch

vor, eine Woche lang eine niedrig dosierte Schlaftablette zu nehmen.
Manche Leute verzweifeln aus Angst, nie wieder gut schlafen zu können.
Für diesen Fall sollte sie wissen, daß sie schlafen konnte. Inzwischen war
sie bereit, alles zu versuchen, und so verschrieb ich ihr eine niedrige Dosis Ambien. Ich bat sie auch darum, mich jeden Morgen anzurufen, um
mich wissen zu lassen, wie es in der Nacht davor gegangen sei.

Mit dem hellen Licht am Morgen und den Schlaftabletten schlief sie
sofort besser. Während des Tags fühlte sie sich gut, und sie fürchtete sich
nicht mehr vor dem Zubettgehen. Nach einer Woche brauchte sie keine
Lichtexposition mehr am Morgen. Nun ging es darum, ihr zu zeigen, daß
sie auch ohne Schlaftabletten schlafen könnte. Also schlug ich ihr vor, ihr
für jeden Tag der nächsten Woche eine Schlaftablette zu geben, einmal jedoch ein Placebos. Wenn der Grund ihrer Insomnie hauptsächlich Angst
war, sollte ihr die Einnahme eines Medikaments, selbst eines Placebos,
helfen. Sie sollte mich auch weiter jeden Morgen anrufen und mir sagen,
wie sie geschlafen hatte. Sie schlief die ganze Woche gut. Danach sagte
ich: »Sie haben jetzt vier Tage lang ein Placebo genommen. Ich denke,
Sie sind geheilt.« Sie war außer sich vor Freude und konnte in der folgenden Zeit ihren guten Schlaf beibehalten.

Das Wissen anwenden

In den letzten fünfundzwanzig Jahren haben wir viel über Insomnien gelernt, doch haben sich nur wenige Wissenschaftler direkt mit Insomnieforschung befaßt und mit nur wenig finanziellen Mitteln. Wir haben eine
Menge darüber gelernt, wie den unter Schlaflosigkeit Leidenden geholfen werden kann. Ich weiß allerdings, daß die große Mehrheit derer, die
sich um ihre Schlafschwierigkeiten Sorgen machen, nicht in den Genuß
dieses Wissens kommen.

Insomnie wird verharmlost. Jeder Fall ist anders. Der Erfolg hängt von
der genauen Wahrnehmung und der individuellen Behandlung ab. Die
Menschen müssen auf den eigenen Schlaf achten. Gegebenenfalls müssen sie einen Fachmann aufsuchen, der sein Fachwissen auf ihren individuellen Fall anzuwenden weiß und sich genug Zeit für die Behandlung
nimmt. Egal, ob als vorübergehende oder chronische, Insomnie sollte als
das ernste und potentiell lebensbedrohliche Gesundheitsproblem, das sie
ist, offensiv behandelt werden.

Kapitel 7: Schnarchen und Apnoe, die nächtlichen Würger

Folgender Fall ist typisch: Ich hatte einen Patienten, der aus einer leitenden Position mit hohem Gehalt entlassen worden war. Als er mich aufsuchte, litt er seit zehn Jahren unter Müdigkeit. Seine Bemühungen um ärztliche Hilfe endeten in der Diagnose einer Depression. Verschiedene Antidepressiva wurden ihm verschrieben, doch seine Müdigkeit verschlimmerte sich. Er bekam zunehmend Schwierigkeiten mit hohem Blutdruck, der auf keine noch so aggressive Behandlung ansprach. Schließlich erreichte seine Müdigkeit einen Punkt, an dem er den Anforderungen seiner hohen Position nicht mehr genügen konnte. Er bekam nichts mehr auf die Reihe; sein Denken war beeinträchtigt. Häufig sagte er Termine wegen zu großer Müdigkeit ab. Schließlich wurde er aufgefordert, die Firma zu verlassen.

Als ich ihn sah, war er auf einem Tiefpunkt angelangt und seit drei Jahren arbeitslos. Wegen seiner Reizbarkeit und Apathie stand seine Ehe auf der Kippe. Seit mindestens fünf Jahren sei ihm total elend zumute, sagte er, und er frage sich, was für ein Sinn dieses Leben habe. Obwohl er schon seit zehn Jahren litt und unzählige Besuche bei Spezialisten hinter sich hatte, genügten ein Blick auf ihn und drei oder vier Fragen für eine vorläufige Diagnose. Ein Labortest bestätigte einwandfrei, daß er es mit keiner chronischen Müdigkeit durch Depression, sondern mit einem verborgenen Killer namens Apnoe zu tun hatte. Die Behandlung war schnell und einfach, und seine Müdigkeit ließ spürbar nach.

Apnoe ist ein weitgehend unerkannter Killer, aber er zeigt sich ganz offen. Jede Nacht unterbrechen mehr als fünfzig Millionen Amerikaner ihre Atmung. In einer erstaunlichen entwicklungsgeschichtlichen Fehlleistung hat uns die Natur mit Luftröhren ausgestattet, die während des Schlafens zum Kollaps neigen und den Luftstrom anhalten, ohne daß unser Gehirn die Fähigkeit hätte, die Atmung fortzusetzen. In diesem atemlosen Moment gibt es nur zwei Möglichkeiten, Tod oder Aufwachen, um zu atmen. Im schlimmsten Fall bleiben die Lungen vierzig, fünfzig, sechzig Sekunden und länger ohne Luft. Erfolglos kämpfen die Muskeln des Zwerchfells gegen die blockierte Luftröhre an. Kohlendioxid bildet sich im Blut, der lebenswichtige Sauerstoffspiegel fällt. Nach einer Minute oder mehr gerät das erdrosselte Gehirn in Panik und schreit nach Sauerstoff. Haut und Lippen laufen blau an. Kurz vor Eintritt des Todes kämpft sich der Schläfer plötzlich wach, Zunge und Luftröhrenmuskeln straffen sich und machen dem Sauerstoff in luftschnappenden und schnaubenden Atembewegungen den Weg in die Lunge frei. Das Blut hat wieder Sauerstoff, und der Tod ist noch einmal abgewendet. Anstatt alarmiert zu sein und wach zu bleiben, fällt der Betroffene unmittelbar wieder in Schlaf. Nach ein paar Sekunden hebt das Schnarchen an, und der Zyklus beginnt von neuem und wiederholt sich mehrere hundert Male in einer Nacht.

So wirkt Apnoe optisch und akustisch auf einen objektiven Beobachter, aber die Opfer selber haben keine Erinnerung an ihren nächtlichen Kampf um Leben und Tod. Immer wieder erfüllt es mich mit Staunen, daß Apnoebetroffene in einer einzigen Nacht viele hundertmal aufwachen können und nicht die mindeste Erinnerung an ihre Qual haben. Wieviel Schlaf diese Menschen verlieren ist schwer festzustellen, doch ist es mindestens ein Drittel ihrer Zeit im Bett. Schlaf, der so oft unterbrochen wird, trägt nicht gerade zur Reduktion der Schlafschuld bei. Opfer dieses nächtlichen Würgers sind sich vielleicht eines Kräfteverlustes und einer Tagesmüdigkeit bewußt, doch kennen sie nicht den Grund, es sei denn, jemand sagt ihnen, was nachts mit ihnen passiert.

Die schweren Folgen dieser Schlafstörung und ihre hohe Prävalenz machen sie zu einem ernsten allgemeinen Gesundheitsproblem. Ich habe Leute, die es besser wissen sollten, abwiegeln hören, Phänomene von dieser Verbreitung könnten nicht abnorm sein.

Apnoe – das griechische Wort für das Fehlen des Atems – bleibt das in der Medizin am wenigsten diagnostizierte tödliche Problem. In ihrem Bericht 1992 für den US-Kongreß schätzte die National Commission on Sleep Disorders Research, daß jedes Jahr achtunddreißigtausend tödliche Herzinfarkte und Schlaganfälle in den Vereinigten Staaten auf das Konto der Apnoe gehen. Ich würde sie den lautlosen Killer nennen – ein Ausdruck, der allgemein für hohen Blutdruck verwendet wird –, wenn die obstruktive Schlafapnoe nicht alles andere wäre als lautlos. Menschen mit Apnoe schnarchen gewöhnlich so laut, daß das Geräusch mit dem eines Preßlufthammers verglichen wird. Und doch bleibt die Bedeutung dieser lauten Warnung von Laien und Ärzten unerkannt.

Von denen, die den Schnarcher hören, wird die Warnung jedoch nicht immer ignoriert. Vor ein paar Jahren wurde eine Frau wegen Ruhestörung angezeigt, weil ihre Nachbarn sich über ihr lautes Schnarchen beklagt hatten. Einer meiner Patienten erzählte mir, bei der Armee sei er abends in der Kaserne ins Bett gegangen und morgens draußen auf dem Truppenübungsplatz wieder aufgewacht, wohin ihn die anderen Soldaten samt Bett verfrachtet hatten. Die Frau eines anderen Patienten berichtete, daß ihr unmittelbarer Nachbar eines Tages an ihre Tür gepocht und gefragt habe, was für ein Tier sie in der Wohnung halte. »Das ist kein Tier«, antwortete sie, »das ist mein Mann.« Neulich ersuchten mich mehrere Studenten, etwas gegen das Schnarchen eines Kommilitonen in ihrem Wohnheim zu tun. Sein lautes Schnarchen brächte sogar die Wand zum Zittern. Ich arrangierte einen Schlaftest für diesen Studenten und war nicht überrascht, eine schwere obstruktive Schlafapnoe vorzufinden. Noch alarmierender war der Befund eines hohen Blutdrucks, obwohl der Mann erst zwanzig Jahre alt war.

Fast vierzig Prozent der Bevölkerung hat eine Art von Apnoe. Die Hälfte dieser Fälle ist klinisch relevant. Das heißt, daß mindestens zwanzig Prozent der Leute, die ihren Hausarzt aufsuchen, ein gefährliches Apnoeniveau haben. Die Zahl von Arztbesuchen, die der Apnoe zugeschrieben werden können, liegt wahrscheinlich viel höher, da Apnoe eine Reihe von Gesundheitsproblemen hervorruft, wegen derer die Leute zum Arzt gehen. Eines der verbreitetsten Symptome ist extreme Müdigkeit, da die Quantität und Qualität des Schlafs der Betroffenen sehr niedrig sind. Doch werden diese Leute nicht richtig diagnostiziert. Ich vermute, daß praktische Ärzte weniger als ein oder zwei Prozent ihrer Apnoepatienten als solche diagnostizieren. Selbst Leute mit den deutlichsten Symptomen werden meist falsch diagnostiziert.

Wer sind diese unglücklichen Menschen? Übergewichtige oder fettleibige Menschen sind eher von Apnoe betroffen, aber auch dünne Menschen können sie haben, je nach Weite ihrer Luftröhre oder Form ihres Rachens. Klare Fälle der obstruktiven Apnoe tauchen tendenziell sowohl bei Männern als auch bei Frauen in ihren dreißiger, vierziger und fünfziger Jahren auf, können aber auch Kinder treffen. Die Gesamtprävalenz bei Männern ist etwa eins zu vier. Die Prävalenz von Apnoe bei Frauen liegt bis zur Menopause unter der von Männern, dann allerdings steigt sie auf ein ähnliches Niveau.

In der gesamten Medizin kenne ich kein einziges anderes ernstes Phänomen, das so verbreitet, lebensbedrohlich, behandelbar und doch so unerkannt ist. Die Situation kommt einem vor, als wäre Diabetes den Laborforschern gut bekannt und als wäre ein wirksames Insulin entwickelt worden, doch als hätten die praktischen Ärzte keine Ahnung, daß Diabetes existiert. Wie bei der Apnoe würden Ärzte, die keinen Diabetes erkennen können, auf Patienten stoßen, deren Krankheit sie nicht erklären können und die sie lauter Untersuchungen unterzögen, ohne die Ursache der Krankheit zu finden. Ohne richtige Diagnose würde sich der Zustand der Patienten allmählich verschlimmern: Nierenschaden, Erblindung, periphere Neuropathie, Verstopfung der Blutgefäße und Gangrän. Wenn die Patienten dann sterben, wüßten die Ärzte nicht, warum, weil sie nichts über diese Krankheit erfahren haben. Die Ärzte würden die Folgen des Diabetes behandeln, aber ohne Erfolgsaussicht, weil sie nicht bis zur Wurzel der Krankheit vordrängen. Das Elend ginge weiter.

Das Problem der undiagnostizierten Apnoe ist um so tragischer, als es sehr wirksame Behandlungsmöglichkeiten gibt und der Zustand oft vollständig behoben werden kann. Der Gedanke an die vielen vermeidbaren Todesfälle, an die Gefahren, denen so viele Menschen allnächtlich ausgesetzt sind, und daran, daß so wenig dagegen getan wird, erschüttert mich so sehr, daß ich zu einem regelrechten Eiferer in dieser Frage geworden bin. Vor fünf Jahren realisierte ich enttäuscht, daß Allgemeinmediziner am Stanford Medical Center nicht besonders an unserer Schlafstörungsklinik interessiert waren. Ich marschierte in die Klinik für innere Medizin und bot den fünf Leuten, die im Warteraum saßen, einen kostenlosen Schlaftest an; ich ließ die gewöhnlichen Kosten eines Schlaftests, tausend Dollar, nicht unerwähnt. Vier der fünf wollten den Test machen. Von diesen vier hatten zwei eine ernsthafte Apnoe. Jahrelang waren sie von Arzt zu Arzt gepilgert auf der Suche nach der Ursache ihrer Gesundheitsprobleme, die fast ausschließlich durch die Apnoe hervorgerufen worden waren.

Manchmal bringt mich mein Eifer in peinliche Situationen. Auf dem Rückflug von einem Vortragstermin bemerkte ich, daß der Passagier auf der anderen Seite des Ganges einschlief und alle paar Minuten einen längeren Atemstillstand hatte. Aus Erfahrung wußte ich, daß er unter einer ernsten, vielleicht lebensbedrohlichen Apnoe litt. Wenn er aufwachte, wollte ich ihn darauf ansprechen, fand jedoch während des Flugs keine Gelegenheit, das Thema taktvoll anzuschneiden. Es ist schwer, mit einem Fremden ein Gespräch über seine Gesundheitsprobleme anzuknüpfen. Nachdem ich das Flugzeug verlassen hatte, kam mir in den Sinn, daß ich womöglich gerade die Chance, das Leben eines Menschen zu retten, verpaßt hatte. Da bekam ich eine zweite Chance. Im Flughafen ging ich auf die Toilette. Als ich am Urinbecken stand, sah ich, daß der Mann mit der Apnoe direkt neben mir stand. Ich platzte heraus: »Sie haben ein ernstes Problem, das sofort behandelt werden muß!« Bevor ich noch etwas anderes sagen konnte, sah er mich vernichtend an, zog den Reißverschluß hoch und verließ den Raum.

Im großen und ganzen bin ich allerdings mit dem Erreichten zufrieden. Bis jetzt haben meine Kollegen und ich in Stanford das Leben vieler tausend Menschen erleichtert, wenn nicht gerettet. Die Zahl der Menschen, deren Leben durch die Schlafforschung bisher allein in den Vereinigten Staaten erleichtert oder gerettet wurde, muß in die Hunderttausende gehen. Dennoch sind noch immer viele Millionen Apnoebetroffene ohne Diagnose und Behandlung.

Schnarchen

Manchmal, wenn ich zu einem Laienpublikum spreche, greife ich zu einer kleinen pädagogischen Übung, die mir einst ein Kollege verraten hat. Ich frage:»Wie viele von Ihnen haben eine Schlafstörung?« Meistens gehen nicht mehr als ein oder zwei Hände in die Höhe, oft keine einzige Hand. Dann frage ich:»Wie viele von Ihnen schnarchen?« Etwa die Hälfte des Publikums hebt die Hand. Ich warte, während sich die Leute umschauen, einige lächeln und lachen, weil Schnarchen als etwas Lustiges gilt und so viele Hände oben sind. Nach einer angemessenen Kunstpause sage ich:»Alle die, die die Hand gehoben haben, haben eine Schlafstörung.« Dann erkläre ich, warum: Schnarchen indiziert eine Beeinträchtigung der Atmung beim Schlafen. Wer schnarcht, sollte den Beeinträchtigungsgrad seiner Atmung und die zu gewärtigenden Konsequenzen kennen.

Wir schnarchen, weil unser Rachen einer der größten Kompromisse der Natur ist. Der Rachen ist eine Röhre, die vielfältige Funktionen erfüllen muß, Atmen, Sprechen, Essen und Trinken. Die Mechanismen für diese Aktivitäten sind verschieden. Um all die verschiedenen Laute beim Sprechen hervorbringen zu können, müssen Zunge und obere Atemwege sehr flexibel sein. Dies gilt auch für das Schlucken. Zum Atmen brauchen wir allerdings eine steife Röhre, die sich beim Einsaugen von Luft in die Lunge nicht verschließt.

Die Aussteifung der Atemwege wird partiell durch Muskelspannung erreicht, beim Einschlafen jedoch entspannen sich die Rachenmuskeln. Beim Inhalieren während des Schlafens wird der schlaffe Rachenraum durch das Saugen und den Luftstrom nach innen gezogen. Das Nach-innen-Ziehen und Zurückprallen und wieder Nach-innen-Ziehen setzt eine schnelle Vibration in Gang, wie eine Fahne, die sich im Wind wellt. Dieses vibrierende Fleisch erzeugt ein Geräusch, das Schnarchen. Lautes Schnarchen ist ein Zeichen, daß die Atmung strapaziert, der Rachen fast verschlossen ist. Je enger der Rachen während der Atmung wird, desto mehr muß das Zwerchfell ziehen, um genug Luft zu bekommen. Das Ergebnis ist ein Teufelskreis; vermehrtes Saugen von der Lunge und vermehrter Luftstrom durch den Rachen verschließen diesen immer mehr und verstärken dabei die Vibration, das Schnarchen.

Bei gesunden Schläfern reicht die Erschlaffung des Rachens und der Zungenmuskulatur nicht aus, um eine Apnoe oder selbst ein lautes Schnarchen hervorzurufen. Doch sind die Unterschiede zwischen Schläfern mit und ohne Apnoe gering. Wenn der Rachen schon etwas eng oder durch

fetthaltiges Gewebe eingeengt ist, wird der Saugeffekt an den Rachen-
wänden verstärkt. Entsprechend zählen zu den Risikofaktoren für eine
Apnoe vergrößerte Mandeln oder Lymphknoten, Fettleibigkeit und ein
von Natur aus kleiner Luftkanal. Schnarchen ist das erste Zeichen eines
drohenden Versagens – wie Risse im Gemäuer.

Wenn aus dem Schnarchen eine Apnoe wird

Nicht jeder, der schnarcht, hat Apnoe, doch steigt im allgemeinen die
Wahrscheinlichkeit mit dem Geräusch des Schnarchens. Es gibt zwei Arten der Apnoe: zentrale und obstruktive. Zentrale Apnoe tritt auf, wenn
das Zwerchfell, das Gehirn oder die Nervenverbindung zwischen beiden
keine oder wenige Anstalten machen, Luft in die Lungen zu ziehen. Bisher
gibt es noch keine wirksame Behandlung der zentralen Apnoe. Glücklicherweise kommt diese Form der gestörten Atmung während des Schlafens selten vor.

 Obstruktive Schlafapnoe ist die bei weitem verbreitetste Art. Im folgenden beziehe ich mich, wenn ich von Apnoe spreche immer auf die
obstruktive Schlafapnoe.

 Wie beim Schnarchen werden bei der obstruktiven Schlafapnoe die
Wände des Rachens durch den Saugeffekt des Einatmens zusammenge-
zogen. Doch in der obstruktiven Schlafapnoe verschließt sich der Rachen.
Um zu verstehen, warum, stelle man sich einen schönen Sommertag vor,
ein leichter Wind weht durch das offene Fenster herein und geht durch
die offene Haustür hinaus. Wenn die Tür weit offensteht, zirkuliert die
Luft frei. Steht aber die Tür nur ein paar Zentimeter offen, zieht der Wind
an ihr, der Spalt wird noch enger und erhöht die Geschwindigkeit der
durchziehenden Luft und den Druck auf die Tür, bis sie zuschlägt. Die
Gefahr wird von der geschlossenen Tür symbolisiert, denn obwohl sich
das Zwerchfell am Ende der Atmung entspannen würde, bliebe der Rachen verschlossen. Der Rachen schließt sich zu Beginn des Einatmens,
nachdem der größte Teil der Luft in den Lungen ausgeatmet worden war.
Darum fällt der Sauerstoffspiegel im Blut schneller, als er es täte, wenn
der Atem, wie es die meisten Menschen im Wachzustand tun, nach einem
tiefen Atemzug angehalten wird. Der Atemzyklus ist für das Zwerchfell noch nicht beendet. Es macht eine gewaltige und vergebliche Anstrengung, Luft einzuziehen, entspannt sich dann und läßt ein wenig Luft

heraus, atmet im Effekt die in den Lungen noch verbleibende Luft aus.

Wenn keine Luft in die Lungen kommt, beginnt der Sauerstoffspiegel im Blut zu fallen. Oft fällt der Sauerstoffspiegel gefährlich ab. Apnoeopfer erreichen manchmal Sauerstoffspiegel, die denen vergleichbar sind, die zustande kämen, wenn man vom Meeresspiegel zum Gipfel des Mount Everest katapultiert würde. Experimente der Air Force in Unterdruckkammern haben gezeigt, daß jemand, der nicht gewöhnt ist, sich in solchen Höhen zu bewegen, innerhalb von Minuten ohnmächtig wird und kurz darauf stirbt. Eine mögliche Folge des niedrigen Sauerstoffspiegels ist ein Gehirnschaden.

Sobald das Apnoeopfer aufschrickt und zu atmen beginnt, steigt der Sauerstoffspiegel – doch setzt ein anderer Streß ein. Das Herz beginnt wie verrückt zu schlagen, und der Blutdruck steigt alarmierend. In einigen Fällen haben Schlafspezialisten einen vorübergehenden systolischen Druck von dreihundert Millimeter-Quecksilbersäule gemessen. Der normale systolische Druck beträgt etwa einhundertzwanzig. Ein solcher Bluthochdruck Nacht für Nacht kann organische Schäden und kleine Gehirnschläge hervorrufen. Wenn die Herzarterien schon teilweise blockiert sind, kann die Anstrengung auch ein Herzversagen verursachen.

1973 schlugen Christian Guilleminault und ich das Maß vor, das noch immer für die klinische Definition von Apnoe und die Einstufung ihrer Schwere benutzt wird. Wir nannten es den Apnoe/Hypopnoe-Index (AHI). Hypopnoe sagen wir, wenn der Rachen sich nicht völlig schließt, aber der Luftstrom genug reduziert ist, um den Sauerstoff zu vermindern und eine Weckreaktion hervorzurufen. Der AHI-Wert stellt die durchschnittliche Zahl von Apnoe- und Hypopnoeepisoden eines Patienten während einer Schlafstunde dar. Wir legten einen AHI von fünf als unteren Grenzwert für das Stellen einer Apnoediagnose fest; ein Wert unter fünf, also weniger als fünf Atemstillstände pro Stunde, wird als zu niedrig für eine klinische Diagnose angesehen und erfordert keine Behandlung. Wenn jedoch ein Patient einen AHI von fünf bis zehn hat, zusammen mit anderen Zeichen oder Symptomen von Apnoe, wie Tagesmüdigkeit oder hohem Blutdruck, so wäre eine Behandlung zu empfehlen. Nicht alle meine Kollegen stimmen mit mir darin überein, daß Menschen mit einem AHI von zehn bis zwanzig unbedingt einen Arzt aufsuchen sollten, selbst wenn sie sich während des Tags nicht schläfrig fühlen. Meiner Ansicht nach sollten alle mit einem Wert über zwanzig sofort behandelt werden; sie haben ein ernstes, lebensbedrohliches Problem oder werden es bald haben.

Das von Guilleminault geleitete Stanford-Team hat jüngst Patienten identifiziert, deren lautes Schnarchen und exzessive Tagesschläfrigkeit nicht mit Apnoe zusammenhängt; ihre Atmung kennt keine Stillstände. Anscheinend wecken die verstärkten Atemanstrengungen, manchmal mit ausschlagenden Bewegungen verbunden, den Schläfer für einen Moment auf. Guilleminault nannte diese Variante der schlafbezogenen Atemstörung Resistenzsyndrom der oberen Atemwege. Ein Partner könnte bemerken, daß das Schnarchen unterbrochen wird, wenn der Schläfer hustet, sich räuspert oder irgend etwas murmelt und sich vielleicht danach auf die andere Seite dreht. Das Schnarchen hört nur einen Moment auf, dann wird es wieder aufgenommen. Es handelt sich um dieselbe Weckreaktion, die bei Patienten mit obstruktiver Schlafapnoe auftritt. Auch sie muß sorgfältig geprüft werden.

Die Entdeckung der Apnoe

Obstruktive Schlafapnoe war die dritte große Schlafstörung, die entdeckt und beschrieben wurde; die erste war Narkolepsie, über die ich später berichten werde, und die zweite war das Restless-Legs-Syndrom. Zwischen der ersten und dritten Entdeckung verging fast ein Jahrhundert. 1956 identifizierte eine Gruppe von amerikanischen Lungenärzten Patienten, die fettleibig und tagsüber extrem schläfrig waren. Sie nannten den Zustand »Pickwick-Syndrom«, nach »Joe, the fat boy«, einer Figur aus Charles Dickens' *Pickwick Papers*, der so schläfrig war, daß er stehend einschlief. Leider studierten die Forscher die Patienten nur zur Tageszeit und versuchten ihre schwere Schäfrigkeit durch hohe Kohlendioxidwerte im Blut zu erklären. Hätten die Ärzte gewußt, daß man Patienten auch beim Schlafen untersuchen muß, hätten sie eine große Entdeckung gemacht.

Neun Jahre später, 1965, berichteten zwei voneinander unabhängige Forschergruppen in Europa von periodischen Atemstillständen im Schlaf von Pickwick-Patienten und erkannten darin eine mögliche Ursache für die Tagesschläfrigkeit der Patienten. Die europäischen Befunde blieben in den Vereinigten Staaten gänzlich unbemerkt, zum Teil weil sie in obskuren Zeitschriften veröffentlicht worden waren, hauptsächlich jedoch, glaube ich, weil niemand wirklich an Sachen interessiert war, die mit Schlaf zu tun hatten.

1970, kurz nachdem wir unsere Schlafklinik gegründet hatten, bat mich ein Lungenspezialist von Stanford um Schlafaufzeichnungen an mehreren Pickwick-Patienten, die er im Palo Alto Veterans Administration Hospital untergebracht hatte. Eindrücklich bestätigten unsere Ergebnisse den Befund der obstruktiven Apnoe, den die Europäer fünf Jahre früher gemacht hatten. Damals sprach ich die Atmungsprobleme der Patienten ihrer massiven Fettleibigkeit zu, doch änderte sich unsere Perspektive, nachdem im Januar 1972 Guilleminault zu uns gestoßen war. Er bestand auf der Messung von Atmungsparametern als regelmäßigem Bestandteil unserer klinischen Ganznachtschlafauswertungen. Nachdem wir begonnen hatten, die Atmung jedes Patienten zu überwachen, schien uns jeder, der hilfesuchend in unsere Klinik kam, unter einer schweren obstruktiven Schlafapnoe zu leiden.

Das wie auch immer kleine Ansehen, das wir uns bis dahin erworben hatten, ging auf meine früheren Untersuchungen an Narkolepsiepatienten zurück. 1964 hatte ich mit dem inzwischen verstorbenen Steven Mitchell eine Narkolepsieklinik eröffnet. Damals stand jeder unter Narkolepsieverdacht, der Symptome einer exzessiven Tagesschläfrigkeit zeigte. Da wir die einzige derartige Klinik in der Welt waren, wurden uns von überallher Patienten überwiesen. Als uns nun der Zusammenhang von Apnoe und exzessiver Tagesschläfrigkeit bewußt wurde, merkten wir, daß viele dieser Patienten gar nicht an Narkolepsie litten, sondern an obstruktiver Schlafapnoe.

Trotz des Übergewichts der meisten unserer Patienten waren sie keine »Pickwicker«, und wir beschlossen, die Störung im Dienste einer allgemeineren Klassifizierung in Apnoe umzubenennen. Am 29. November 1972 hatten wir genug gelernt, um den ersten Fortbildungskurs in Diagnose und Behandlung von Schlafstörungen anzubieten. Da eine Disziplin erst dann existiert, wenn sie gelehrt wird, habe ich vorgeschlagen, den Beginn dieses Kurses als offizielle Geburtsstunde der klinischen und wissenschaftlichen Disziplin der Schlafstörungsmedizin anzusehen.

Mittlerweile hatten wir erfahren, daß selbst dünne Menschen eine obstruktive Schlafapnoe haben können und daß sie im fortgeschrittenen Stadium ausgesprochen gefährlich ist. Einen Vorfall 1973 erinnere ich noch so lebhaft, als wäre er erst letzte Nacht passiert. Ich überwachte gerade die Schlafaufzeichnung eines Patienten, als sich die Kurve seines Herzschlags total verflachte. Meine erste Vermutung war, daß der Verstärker nicht funktionierte oder die EKG-Elektrode sich gelockert hatte. Nachdem ich ein paar Sekunden am Gerät herumgefummelt hatte, fuhr ich buchstäblich aus meiner Haut, als ich bemerkte, daß das Herz des Patienten zu schlagen aufgehört hatte. Ich stürzte in den Schlafraum, bereit, zu Wiederbelebungsversuchen an Herz und Lunge. Am Bett angelangt, schnarchte der Patient, schnappte nach Luft und war offensichtlich am Leben. Ich kehrte in den Kontrollraum zurück und studierte die EKG-Aufzeichnung. Sein Herz hatte elf Sekunden zu schlagen aufgehört. Nach Auskunft eines Kardiologen bedeuten zwanzig oder mehr Sekunden das Aus; danach kommt der Herzmuskel kaum wieder von alleine in Gang. Man kann sich vorstellen, wie aufmerksam wir seitdem die Patientenaufzeichnungen verfolgen. Ein Patient, der unter unseren Händen stürbe – ein Alptraum.

Apnoe droht nicht nur bei Herzproblemen und hohem Blutdruck, sondern kann auch von der unglaublichen Schlafschuld herrühren, die die Betroffenen aufbauen, da sie in der Nacht fast keinen kontinuierlichen Schlaf finden. Menschen mit schwerer Apnoe haben eine so große Schlafschuld, daß sie während des Fahrens, Essens oder Sprechens einschlafen. Vor der Entdeckung der Apnoe vermuteten wir, wie gesagt, bei den meisten dieser Patienten Narkolepsie, und erst mit der Zeit realisierten wir, wie verbreitet Apnoe war und daß sie auch bei Menschen auftrat, die nicht fettleibig waren. Menschen mit schwerer Apnoe können zu fast jeder Tageszeit einschlafen. Ohne es zu wissen, fallen viele Leute immer wieder in einen Mikroschlaf, kurze Phasen, in denen sich EEG-Aktivitäten des Schlafs in den Wachzustand einmischen. Sie haben meistens dieselben Gesundheits-, Leistungs- und Befindlichkeitsprobleme wie alle schwer schlafdeprivierten Menschen, was sie nicht nur zu einer Gefahr für sich selbst, sondern auch für andere macht.

Die größte Gefahr ist das Einschlafen am Steuer. Menschen mit Apnoe sind weit häufiger in Autounfälle verwickelt; Untersuchungen haben eine zehnfach höhere Wahrscheinlichkeitsrate ergeben. Gewöhnlich haben die Betroffenen keine Ahnung, warum sie am Steuer einschlafen. 1991, bei der Besichtigung einer Forschungseinrichtung, gestand mir die Mitarbeiterin, die mich herumführte: »Ich sollte Sie treffen. Ich schlafe die ganze Zeit ein.« Ich fragte sie aus und erfuhr, daß sie eine laute Schnarcherin war und einen hohen Blutdruck hatte. Ein Jahr zuvor war sie am Steuer eingeschlafen und mit einem anderen Wagen frontal zusammengestoßen. Im Krankenhaus war sie intensiv behandelt, neurologisch gründlich untersucht und von etwa zwanzig Ärzten angeschaut worden. Keiner der Ärzte fragte sie nach ihrem Schlaf oder nahm ihre chronische Schläfrigkeit wahr. Nach der Genesung wurde sie entlassen, schlief jedoch weiterhin ständig ein. Ich überwies sie in das lokale Schlafstörungszentrum; mein Apnoeverdacht bestätigte sich dort, und sie wurde erfolgreich behandelt. Ihre Schläfrigkeit verschwand innerhalb einer Woche, nachdem sie seit gut zehn Jahren ständig müde gewesen war.

Tagesmüdigkeit bis zu ausgesprochener Schläfrigkeit gehören zu den lästigsten und leicht erkennbaren Symptomen, sind aber nicht die einzigen. Ebenso verbreitet sind Schwierigkeiten wie ösophagealer Reflux, häufiges nächtliches Urinieren, nächtliche Schweißausbrüche, Kopfschmerzen am Morgen, gereizter Rachen, Persönlichkeitsveränderungen und Taubheit, Einschränkung des Geschlechtstriebs bei Männern wie Frauen und sogar männliche Impotenz. Und wenn die Patienten mit diesen apnoebedingten Symptomen zum Arzt gehen, übersieht dieser fast immer die wirkliche Ursache. Selbst die Nebeneffekte der exzessiven Tagesschläfrigkeit – eingeschränkte Leistungsfähigkeit und Geistesgegenwart, Vergeßlichkeit, schwache Konzentration, Desorientierung – werden häufig anderen Krankheiten wie etwa Alzheimer zugeschrieben. Die Tatsache, daß Apnoe und markante Fettleibigkeit oft Hand in Hand gehen, führt dazu, daß viele apnoebedingte Gesundheitsprobleme irrtümlich dem Übergewicht der Patienten zugeschrieben werden.

Menschen mit fortgeschrittener Apnoe haben beträchtliche Gesundheitsprobleme. Der hohe Blutdruck, der Herzkranzgefäße, Nieren, Gehirn und andere Organe schädigt, zerstört auf Dauer das physische Wohlbefinden. Irgendwann können die Patienten sich überhaupt nicht mehr physisch anstrengen, ohne außer Atem zu geraten; da ihre Biochemie nicht mehr in Ordnung ist, bekommen sie Herzinfarkte oder Schlaganfälle, an denen sie irgendwann sterben.

In den frühen Tagen der Stanford Sleep Disorders Clinic versuchten wir möglichst viel und schnell über die kardiovaskuläre Seite des Problems zu lernen. Eine genaue Überwachung des Blutdrucks während des Schlafs, ohne die Patienten zu stören, war nicht einfach, da wir Druckumwandler im Herz oder in den großen Arterien plazieren mußten. Nachdem der italienische Schlafforscher Elio Lugaresi 1975 über nächtliche Hypertonie, verbunden mit Schnarchen und Apnoe, berichtet hatte, überredete Guilleminault die Stanford-Kardiologen John Schroeder und Ara Tilkian, nachts im klinischen Forschungszentrum des Krankenhauses den arteriellen Blutdruck des Körpers und der Lungen möglichst vieler Patienten zu messen. Sie beobachteten ein enormes Ansteigen des Blutdrucks, als ob der Patient schwere Gewichte höbe. Man kann sich die Schädigung der Blutgefäße unter den Hammerschlägen dieses erhöhten Blutdrucks jede Nacht Jahr für Jahr gut vorstellen.

Ein Kardiologenkollege machte uns mit der Technik eines 24-Stunden-EKG-Aufnahmegeräts vertraut, das die Patienten nicht nur mit nach Hause nehmen oder im Schlaflabor benutzen konnten, sondern dessen Resultate vom Computer analysiert wurden. Bisher konnte es sich niemand leisten, die Aufzeichnungen einer Papierrolle Stunde um Stunde genauestens zu überprüfen. Nachdem der Computer die Episoden mit den heftigsten und abnormsten Herzschlägen schnell lokalisiert hatte, konnte man einen Ausdruck dieser Episoden machen und sie untersuchen. Sie waren spektakulär.

Während der Apnoen geht der Herzschlag immer zurück, oft so weit, daß er stillzustehen scheint. Tatsächlich *bleibt* das Herz oft stehen, wie ich schon erfahren hatte. Wir beobachteten nachts bei unseren Patienten Probleme, die, wenn sie tagsüber im EKG auftauchen, die Kardiologen alarmieren. Das Herz kämpft unter einer doppelten Last; zusätzlich zu den Problemen, die durch den Kampf um die Atmung entstehen, leidet der Herzmuskel unter fehlendem Sauerstoff und beginnt zu versagen. Wie der Motor eines Autos zu stottern beginnt, wenn das Benzin zu Ende geht, reagiert das versagende Herz mit ernsten Rhythmusstörungen. Am schlimmsten ist ein wilder, unkoordinierter, schneller Herzschlag, ventrikuläre Tachykardie genannt, der, wenn er andauert, tödlich ist.

Guilleminault veröffentlichte einige Aufsätze über die eindrucksvollen Verbesserungen bei schweren Apnoepatienten, die mit einem Tracheostoma, einer von außen operativ angelegten Öffnung der Luftröhre, behandelt wurden. Die Patienten litten während des Schlafs unter dramatischen Herzanomalien; wenn bei der Behandlung der Tracheostomie-Schlauch geöffnet wurde, stellte sich ein völlig normaler Herzschlag ein. Wenn der Schlauch wieder geschlossen wurde, kehrten die Anomalien wieder. Stirbt ein ernsthaft kranker Apnoepatient während des Schlafs, so dürfte die direkte Ursache in einer tödlichen Herzrhythmusstörung liegen.

Weder in der kardiologischen Forschung noch bei praktischen Kardiologen erregten unsere Untersuchungen aus den siebziger Jahren besondere Aufmerksamkeit – ein trauriger Zustand, der fast bis heute anhält. Inzwischen beginnen Kardiologen auf die Information zu reagieren.

Wenn Patienten unter einer schweren obstruktiven Schlafapnoe leiden, ist fast immer auch eine kardiovaskuläre Krankheit im Spiel – hoher Blutdruck, koronare Herzerkrankung, Herzinfarkt oder Gehirnschlag. Häufig zeigen solche Patienten andere Risikofaktoren für eine kardiovaskuläre Krankheit – vor allem Fettleibigkeit –, denen die Kardiologen das Problem leichtfertig zuschreiben. Allerdings haben einige Kardiologen verblüffend gute Resultate in der Behandlung der obstruktiven Schlafapnoe bei Patienten mit Stauungsherz vorgelegt.

Am Anfang des Buches habe ich einen solchen Fall erwähnt; an dieser Stelle möchte ich konkreter auf ihn eingehen. Von der Geschichte erfuhr ich Anfang 1998 von Dick Simon. Der lokale Kardiologe überwies ihm einen Patienten mit weit fortgeschrittenem Stauungsherz – nicht, weil Simon ein Schlafspezialist, sondern weil er ein ausgezeichneter Internist ist. Der Patient, ein übergewichtiger Sechzigjähriger, konnte gerade mal um einen Häuserblock laufen, ohne in Atemnot zu geraten. Das langsame

Versagen des Herzmuskels rief in seinen Unterarmen eine massive Gewebeschwellung (Ödem) hervor. Da der Druck des Gewebes und der Körperflüssigkeiten auf Herz und Lunge ihm den Atem nahmen, konnte er sich nicht niederlegen. Seine Aktivitäten beschränkten sich größtenteils auf tagelanges Herumsitzen im Haus, wobei er häufig auf seinem Stuhl eindöste. Angeblich lag sein Stauungsherz am hohen Blutdruck, doch sprach keins von beiden auf die zehn verschiedenen Medikamente an, die er nahm.

Der Patient war in Simons Warteraum eingeschlafen, und Dick diagnostizierte sofort eine vorher unerkannte, schwere obstruktive Schlafapnoe. Nach mehreren Wochen der Behandlung war dieser Patient ein neuer Mensch geworden. Er konnte im Liegen atmen, er konnte eine Treppenflucht hochsteigen, sein Ödem war weg, und er fühlte und fühlt sich noch immer ausgezeichnet. Von den zehn Medikamenten, die er für sein Herz, seinen Blutdruck und seine Flüssigkeitverhaltung bekommen hatte, nimmt er nur noch zwei ein.

Ich bin überzeugt, daß obstruktive Schlafapnoe eine Hauptrolle in der Verursachung von hohem Blutdruck, Herzkrankheit und Hirnschlag spielt. Das ist nicht allgemein anerkannt, doch lege ich jedem Menschen mit hohem Blutdruck, einer Herzkrankheit oder der Befürchtung eines Gehirnschlags nahe, sich zwei Fragen zu stellen: Bin ich tagsüber müde? Und: Wurde mir gesagt, daß ich schnarche? Wenn dem so ist, sollte unbedingt das Vorliegen einer Apnoe überprüft werden, selbst wenn der Schlaftest aus nichts anderem bestehen sollte, als nachts ein Aufnahmegerät neben das Bett zu stellen. Die Hinweise auf eine kausale Rolle der nächtlich obstruktiven Schlafapnoe für die Entwicklung kardiovaskulärer Krankheiten verdichten sich.

Neulich machte ich eine informelle Umfrage unter meinen Schlafforschungskollegen, um herauszubekommen, wie viele der Meinung waren, die obstruktive Schlafapnoe sei eine Ursache für hohen Blutdruck, Herzinfarkt und Hirnschlag. Alle glaubten, Apnoe sei eine Ursache für alle drei potentiell tödlichen Störungen. Skeptische Nichtspezialisten haben sicher noch nie Patienten mit obstruktiver Schlafapnoe polysomnographisch getestet. Bei einer ernsthaft fortgeschrittenen Apnoe gibt es immer ein chronisches kardiovaskuläres Problem. Allerdings kann dieser komplexe Zusammenhang nur im Rahmen eines gut finanzierten Forschungsprogramms umfassend und befriedigend untersucht werden.

Apnoe bei älteren Menschen

Die Prävalenz von Apnoe steigt mit dem Alter der Menschen, wahrscheinlich weil das Gewebe, das der Atemwege eingeschlossen, mit dem Alter an Festigkeit verliert. Diese Schlaffheit läßt den Rachen sich leichter verschließen und geschlossen bleiben. Das Risiko der Apnoe wird wahrscheinlich auch durch hormonale Veränderungen vergrößert. Daher sollten Ärzte bei älteren Patienten mit Schlafproblemen, hohem Blutdruck oder Denkstörungen zuerst an Apnoe denken.

Patienten, die wegen Apnoe an Schlafmangel leiden, neigen zu Verwirrtheit und können vergeßlich werden. Ärzte und Verwandte sehen darin oft frühe Zeichen einer Alzheimerkrankheit oder anderer seniler Demenzen. Tagesmüdigkeit und Reizbarkeit werden auch häufig auf Depression zurückgeführt. Apnoe wird bei Älteren sicherlich meistens deswegen nicht erkannt, weil man sich nicht wundert, wenn sie schläfrig, abwesend und verwirrt sind.

Ich kenne einen Patienten, der wegen ständiger Müdigkeit zu einem Arzt ging, nachdem er im Auto mit seinem zwölfjährigen Enkel eingenickt war und gegen eine Leitplanke gefahren hatte; glücklicherweise war beiden nichts passiert. Der Arzt meinte, der Blackout des Mannes könnte mit Epilepsie zu tun haben, und verabreichte ihm entsprechende Medikamente. Als es nicht besser wurde, ging der Patient zum Psychiater, der eine Depression diagnostizierte und ein Antidepressivum verschrieb. Der Zustand des Patienten verschlimmerte sich noch, und er verlor bald alles Interesse an seiner Umgebung. Sein Psychiater erhöhte die Dosis, und setzte ihn, als der Erfolg ausblieb, dann auf ein anderes Medikament, ebenfalls hohe Dosis. Als auch das nicht half, wurde ihm noch ein weiteres Antidepressivum verabreicht, auch das ohne Wirkung. Dann wurde sein Gehirn nach Tumoren oder Minigehirnschlägen abgesucht, die das Problem erklären könnten, doch nichts wurde gefunden.

Zwei Jahre später stieß seine Frau auf einen Artikel, der das charakteristische laute, periodisch auftretende Schnarchen der Apnoe beschrieb. »Das ist mein Mann«, dachte sie. Als sie den Artikel dem behandelnden Arzt zeigte, tat der ihn ab. Da sie nicht leicht zu entmutigen war, rief sie das lokale Schlafzentrum an und verabredete für ihren Mann einen Termin. Im Schlafzentrum schlief ihr Mann im Warteraum ein. Seine Apnoe war offensichtlich. Nach einwöchiger Behandlung fühlte er sich wie »neu geboren« und konnte alle Medikamente absetzen.

Obwohl die Apnoeprävalenz mit dem Alter zunimmt, scheint die Prozentzahl von Menschen mit Apnoe nach dem siebzigsten Lebensjahr abzunehmen. Der Grund dürfte darin liegen, daß Menschen mit Apnoe früher sterben als ihre Altersgenossen und nicht alt werden.

Apnoe bei Kindern

Auf die Gefahren von obstruktiver Schlafapnoe bei Kindern stieß ich bald nachdem wir die Schlafklinik in Stanford eröffnet hatten. 1972 waren unter unseren ersten Patienten ein elfjähriger Junge, Raymond, und ein dreizehnjähriges Mädchen. Raymond hatte über die letzten sechs Monate einen hohen Blutdruck entwickelt. Zwar lag der hohe Blutdruck in Raymonds Familie, aber war noch nie so früh im Leben aufgetreten. Er kam zuerst in die Kinderabteilung von Stanford, wo die Ärzte eine Reihe von Untersuchungen durchführten und vergeblich versuchten, die Ursache der Hypertonie zu finden. Ein Kinderarzt bemerkte, daß der Junge tagsüber sehr schläfrig war und überwies ihn an Guilleminault.

In Anwesenheit der Mutter untersuchte dieser Raymond und erfuhr, daß Raymond schon immer extrem schläfrig gewesen war. In den zwei oder drei Jahren hatte sich das Problem verschlimmert. Seine Lehrer klagten, daß er im Unterricht einschlief und unaufmerksam, hyperaktiv und aggressiv war. Seine Mutter erzählte, daß Raymond von klein auf ein lauter Schnarcher war.

Ein Nachttest bestätigte unsere Vermutung einer schweren Apnoe. Der Junge unterbrach seine Atmung durchschnittlich fünfundfünfzigmal pro Stunde, und sein Rachen blieb jedesmal mindestens dreißig Sekunden geschlossen, manchmal bis zu fünfundsechzig Sekunden. Da er fast jede Minute zu atmen aufhörte, erhielt Raymond sehr wenig Schlaf. Mit jeder Apnoeepisode sackte der verfügbare Sauerstoff im Blut scharf ab, oft auf weniger als die Hälfte des normalen Betrags.

Guilleminault berichtete Raymonds Kinderärzten von seinen schweren Schlafproblemen und der möglichen Ursache für seinen hohen Blutdruck. »Wie ist das zu behandeln?« fragten sie. Guilleminault schlug ihnen ein Tracheostoma vor – diese operative Luftröhrenöffnung war bis dato nur in Europa durchgeführt worden. »Haben Sie das schon einmal gemacht?« Als Guilleminault verneinte, zog es der erschrockene Kinderarzt vor, einen anderen Grund für den hohen Blutdruck zu finden und weiter nach einer alternativen Behandlung zu suchen.

Sechs Monate später hatte sich der Blutdruck trotz aggressiver medikamentöser Behandlung verschlimmert. Angesichts des lebensbedrohlich hohen Blutdrucks bekam nun Raymond ein Tracheostoma, wodurch er im Schlaf normal atmen konnte.

Zehn Tage nach der Operation war sein Blutdruck wunderbarerweise auf ein normales Niveau gesunken. Außerdem war er untertags nicht mehr schläfrig. Wir behielten Raymond die nächsten fünf Jahre im Auge, und er entwickelte sich normal. Doch hatten wir noch Auseinandersetzungen mit seinem Kinderarzt, der sein Tracheostoma schließen wollte, da Raymond sich doch erholt habe. Er wollte nicht einsehen, daß die Apnoe, sein hoher Blutdruck und seine Schläfrigkeit wiederkehren würden, wenn die künstliche Öffnung geschlossen würde.

Nach unserem Erfolg mit Raymond waren die Ärzte der Kinderabteilung in Stanford bereit, es auch bei dem schläfrigen dreizehnjährigen Mädchen, dessen extrem hoher Blutdruck auf stärkste Medikamente nicht ansprach, mit einem Tracheostoma zu versuchen. Wieder verschwand wunderbarerweise eine scheinbar hoffnungslose Hypertonie nach Anlage einer Atemöffnung. Allerdings hatten bei ihr die sauerstoffarmen Jahre schon das Gehirn geschädigt; ihr Intelligenzquotient betrug nur noch fünfundsiebzig.

Nachdem unsere Klinik 1976 die erste Beschreibung der obstruktiven Schlafapnoe bei Kindern veröffentlicht hatte, wurden uns viele Kinder überwiesen. Obstruktive Schlafapnoe kann bei Kindern jeglichen Alters auftreten, von Kleinkindern bis zu Jugendlichen. Obwohl die heute verfügbaren Behandlungen weit weniger eingreifend sind als ein Tracheostoma, ignoriert die Mehrheit der Kinderärzte das Problem. Es gibt eine riesige Anzahl von Kindern, die undiagnostiziert sind und um ihre Gesundheit und Intelligenz gebracht werden, noch bevor sie eine Chance im Leben erhalten. In einem in Moscow in Idaho durchgeführten Forschungsprojekt sind wir zu dem Ergebnis gekommen, daß vierzig Prozent der Kinder laut schnarchten und zehn Prozent eine deutliche Apnoe hatten. Solche Fälle werden heute meistens durch eine Operation der Mandeln und Polypen gelöst. Die Gesundheit und geistige Entwicklung eines Kindes darf nicht durch Übersehen eines vollständig heilbaren Problems aufs Spiel gesetzt werden.

Eltern sollten häufig den Atem ihrer Kinder während des Schlafs beobachten. Wenn sie sich in einem ruhigen Zimmer über ihr schlafendes Kind beugen, sollten sie das Atemgeräusch kaum hören. Die Atmung sollte mühelos erscheinen – wie das Blasen durch ein kurzes, weites Rohr – und durch die Nase erfolgen. Natürlich atmet das Kind schwerer, wenn es erkältet ist.

Atmung, die Anstrengung erfordert oder irgendein Geräusch macht, wie schnarchen oder pfeifen, sollte untersucht werden. Schnarchen ist kein gutes Zeichen und sollte immer Anlaß zur Sorge sein, egal wie verbreitet es ist. Viele Eltern kennen den Schlaf ihrer Kinder; sie wissen, daß sie laut atmen, und denken sich nichts dabei.

Als ich ein Junge war, wurden die Mandeln in erster Linie als Träger von Bazillen angesehen. Kindern mit häufiger Halsentzündung wurden die Mandeln entfernt. Mit dem Penizillin und anderen Antibiotika sind unsere Besorgnisse gegenüber Mandeln und Polypen praktisch verschwunden. Es kann jedoch sein, daß dieses lymphartige Gewebe in den Atemwegen der einzige Schuldige an der obstruktiven Schlafapnoe eines Kindes ist. Eltern sollten in diesem Fall nicht vor einer Operation zurückschrekken, um ihren Kindern einen gesunden Schlaf zu ermöglichen. Außerdem stehen in Kürze Techniken zur Verfügung, die Mandeln und Polypen einfach, schmerzlos und sicher durch Mikrowellen einschrumpfen lassen können.

Werdende Eltern sollten über Schlaf und Atmung aufgeklärt werden, vor allem während der ersten Schwangerschaft. Nicht selten entwickeln Frauen während der Schwangerschaft eine obstruktive Apnoe, oder es verschlimmert sich eine harmlose Apnoe.

Plötzlicher Kindstod

Fast immer, wenn ich vor Laien über Apnoe spreche, meldet sich jemand und fragt nach dem plötzlichen Kindstod und danach, ob Apnoe die Ursache sein könnte. Als ein spezielles Phänomen wurde der plötzliche Kindstod oder SIDS *(Sudden Infant Death Syndrome)* 1963 entdeckt. Bei der Identifizierung dieses Problems spielte ein Klassenkamerad, Freund und Nachbar von mir in Walla Walla, dessen erstes Kind plötzlich und unerklärlich gestorben war, eine Hauptrolle. SIDS wird als Schlafkrankheit klassifiziert, weil der Tod immer im Schlaf eintritt. Scheinbar gesunde und glückliche Kinder werden schlafen gelegt und später tot im Bett aufgefunden. Jedes Jahr sterben mehr als siebentausend amerikanische Babys, etwa eines unter fünfhundert, den plötzlichen Kindstod. Seit 1973 gibt es Berichte von Apnoen bei Geschwisterkindern von SIDS-Fällen. Gelegentlich wird der Atemstillstand eines Kindes noch rechtzeitig bemerkt, um es wiederzubeleben.

In der Zwischenzeit sind genug Untersuchungen erschienen, um ob-

struktive Schlafapnoe als Hauptursache von SIDS auszuschließen. Die
Zahl der SIDS-Toten wurde durch die »Rückenschlafkampagne« erheblich vermindert: Eltern werden aufgefordert, ihre Kinder zum Schlafen
immer auf den Rücken zu legen und niemals auf den Bauch.

Behandlung der Apnoe

Besteht die schlechte Nachricht über Apnoe darin, daß sie weit verbreitet, lebensbedrohlich und unterdiagnostiziert ist, so lautet die gute, daß sie
sicher und wirksam behandelt werden kann. Zwei Behandlungsarten einer
schweren Apnoe stehen den Ärzten zur Verfügung; entweder wird der
Luftdurchgang erweitert oder während des Schlafs mechanisch offenge-
halten. Es gibt eine Vielfalt von chirurgischen und nichtchirurgischen Behandlungsmethoden der Apnoe; die einen funktionieren gut und andere
sind zweifelhaft. Die Behandlungen umfassen kontinuierliche Überdruckbeatmung, operative Eingriffe und eine neue Mikrowellentechnik.

Kontinuierliche Überdruckbeatmung

In den letzten eineinhalb Jahrzehnten haben sich die kontinuierlichen
Überdruckbeatmungsgeräte oder CPAP *(Continuous Positive Airway Pres-
sure)* für die Behandlung von obstruktiven Schlafapnoen als überaus wirksam erwiesen. Zur Anwendung des Gerätes wird eine kleine, bequeme
Maske nur über die Nase gezogen. Die Patienten müssen mit geschlossenem Mund schlafen, unterstützt von einem Kinnriemen, während das
Gerät sanft Luft in die Nase bläst, und zwar mit einem leicht höheren
Luftdruck als dem der Umgebung. Die meisten Leute gewöhnen sich
schnell daran.

    Das erste CPAP-Gerät wurde 1981 von dem australischen Lungenspe-
zialisten Colin Sullivan entwickelt. Wie wir hatte Sullivan die Erfahrung
gemacht, daß die Leute nur schwer zu einem Tracheostoma überredet
werden konnten, selbst wenn sie es zur eigenen Lebensrettung brauchten.
Einige Patienten verweigerten ein Tracheostoma sogar mit dem Wissen,
daß sie in dieser Nacht sterben könnten. Sullivan fand schließlich eine
Alternative zur Tracheostomie. Seine Idee war, Luft in die Nase zu blasen,
um den Rachen offenzuhalten. Sein erstes Versuchsgerät war ein Heim-

staubsauger; er befestigte den Schlauch am falschen Ende des Geräts, so daß die Luft herausgeblasen wurde, und konstruierte am anderen Ende eine Nasenmaske für den Patienten. Bei den Modellen von heute sorgt der Luftdruck dafür, daß der Luftweg nicht kollabiert.

Kaum hat man den richtigen CPAP-Druck erreicht, der den Luftweg offenhält, schlafen Patienten mit obstruktiver Schlafapnoe wie jemand, der viele Tage ohne Schlaf zugebracht hat. Den größten Teil der ersten Woche nach Einsatz des Geräts verbringen die Patienten in tiefem Schlaf, wobei die leichteren Schlafstadien bemerkenswert zurückgehen. Patienten berichten oft von einem dramatischen Anstieg ihrer Tageswachheit und Energie nach ein paar Nächten mit CPAP. Ein Betroffener erklärte vor der National Commission: »Mein Kopf wurde so scharf und klar, daß ich meinte, ein Hirntransplantat zu haben.«

Die nasale kontinuierliche Überdruckbeatmung muß sehr genau eingestellt werden. Der Luftdruck muß hoch genug sein, um während aller Schlafstadien und in allen Schlafpositionen einen offenen Luftweg aufrechtzuerhalten, aber nicht so hoch, daß er lästig wird. Dies erfordert sorgfältige Überwachung und Einstellung durch einen qualifizierten Schlafspezialisten. Maske und Gerät selbst können auch störend sein. Die meisten Patienten vertragen die Behandlung gut; einige haben jedoch das Gefühl, neben einem Staubsauger und mit einer Tauchermaske zu schlafen. Eine konsequente Anwendung des Geräts kann viel Geduld erfordern. Einige Patienten, die über Jahre mit ihm gut zurechtkommen und die Verbesserung in ihrem Leben bewußt genießen, beginnen irrtümlich zu hoffen, daß sie geheilt sein könnten und verzichten auf das Gerät.

Etwa der Hälfte der Apnoepatienten fällt es nicht schwer, das Gerät regelmäßig zu benutzen; bei ihnen wirkt es Wunder. CPAP ist sehr gut eingeführt, und die meisten Versicherungen übernehmen die Kosten.

Ein anderer Behandlungsansatz für die obstruktive Apnoe besteht darin, den Luftweg durch Vorziehen des Unterkiefers offenzuhalten. Dies wird durch eine Zahnklammer erreicht, die nachts in den Mund eingesetzt wird. Auch wenn diese Vorrichtung weniger kostet als andere Behandlungen, bin ich skeptisch, ob sie eine schwere Apnoe hinreichend vermindert. Es gibt erst wenige fundierte Untersuchungen über ihre Wirksamkeit; auch ist die Folgebereitschaft der Patienten noch nicht sorgfältig evaluiert worden.

Operative Eingriffe

1981, im selben Jahr, in dem das CPAP eingeführt wurde, begann man in den Vereinigten Staaten mit einem von japanischen Ärzten entwickelten chirurgischen Verfahren zur Linderung des Schnarchens als Behandlung der obstruktiven Schlafapnoe. Das Verfahren heißt Uvulopalatopharyngoplastik oder UPPP. Bei dieser chirurgischen Behandlung der Apnoe wird Gewebe an der hinteren Rachenwand einschließlich des Zäpfchens, der Mandeln und Teilen des weichen Gaumens weggeschnitten. Das UPPP-Verfahren wurde weithin angewandt, bis Folgestudien von Schlafspezialisten ergaben, daß es nur in zehn Prozent der Fälle die Apnoe vollständig beseitigte oder das AHI-Niveau unter fünf senkte. Auf jeden Fall vermindert UPPP aber Schnarchen, was jedoch eine neue Gefahr mit sich bringt, weil Schnarchen ein Alarmsignal ist. Es hat keinen Sinn, die Batterie aus der Rauchalarmanlage zu entfernen, anstatt das Feuer zu löschen. Oft zeigt ein objektiver Schlaflabortest bei Leuten, die behaupten, nach dem UPPP-Eingriff besser zu schlafen, daß die Apnoe genauso schlimm ist wie vorher. In einigen Fällen verschlimmert sie sich sogar, wahrscheinlich durch die Narben in der Rückwand des Rachens.

Vor mehreren Jahren gab es eine Marketingkampagne, UPPP mit einem Laser anstatt mit dem Skalpell durchzuführen. Der Gebrauch eines Lasers bietet jedoch nur den Vorteil, daß es bei der Operation weniger blutet. Entgegen der behaupteten Schmerzlosigkeit der Laserchirurgie berichten Patienten von schweren postoperativen Schmerzen.

Seit mehr als fünfzehn Jahren arbeitet die Stanford Sleep Disorder Clinic mit zwei herausragenden Hals-, Nasen- und Ohrenchirurgen zusammen, Nelson Powell und Robert Riley. Beide sind Zahnmediziner, Oberkiefer- und Gesichtschirurgen. Sie gehören zu den wenigen Chirurgen, die sich als Schlafspezialisten qualifiziert haben und an der Entwicklung besserer chirurgischer Behandlungsformen der obstruktiven Schlafapnoe arbeiten. Ihr Verfahren behebt in den meisten Fällen die obstruktive Schlafapnoe und bewirkt bis auf seltene Ausnahmen eine substantielle Hebung der Lebensqualität der Patienten. Ihr Ansatz ist eine Kombination von Standard-UPPP und einem ingeniösen Verfahren, durch welches der große Zungenmuskel nach vorne von der Rachenwand weggezogen wird. Dies wird durch das Herausschneiden eines kleinen Knochenrechtecks an der Vorderseite des Kiefers erreicht, an dem der Zungenmuskel befestigt ist. Das Knochenstück wird herausgezogen, um neunzig Grad gedreht, zurechtgeschnitten und fixiert. Dieses Manöver zieht die Zunge nach vorne und erweitert, ohne äußerlich sichtbare Veränderungen, den Durchmesser des Luftweges um mehr als einen Zentimeter.

In Stanford haben sich über tausend Patienten dieser Operation unterzogen, und postoperative Schlaftests zeigen, daß sechzig bis siebzig Prozent gänzlich geheilt sind.

Neue Mikrowellentechniken

Eine weitere vielversprechende Behandlung wurde von Powell entwickelt. Spezialisten haben in den letzten Jahren Radiofrequenzenergie benutzt, um die Prostatadrüse und bestimmte andere Zielobjekte zum Schrumpfen zu bringen. Nachdem er im Flugzeug neben einem Urologen gesessen und sich mit ihm über radiofrequenzgestützte Gewebeverminderung unterhalten hatte, kam Nelson auf die Idee, diese Technik auch im Bereich der oberen Luftwege anzuwenden. Er nahm Kontakt mit medizinischen Firmen auf und überzeugte sie, daß dies eine erfolgreiche Technik auch für die Apnoebehandlung sein könnte. Zusammen entwickelten sie eine sichere und wirksame Apparatur und führten vorsichtige Versuche erst bei Tieren, dann bei Menschen durch.

Im Grunde ist das Verfahren ziemlich einfach. Nach einer lokalen Anästhesie werden kleine Nadeln in das Gewebe plaziert, das zum Schrumpfen gebracht werden soll. Dann wird dem Zielgewebe nur an den Nadelspitzen eine genau kontrollierte Dosis Radiofrequenzwellen verpaßt. Die Fläche um die Nadelspitzen gerinnt und wird abgesaugt und hinterläßt nur eine winzige innere Narbe. Diese Behandlung führt zu einer umfassenden Reduktion des Gewebevolumens. Vor ein paar Jahren genehmigte die Food and Drug Administration die Technik für die Behandlung von Schnarchern. Jüngere klinische Versuche zeigen, daß sie an der Zunge, der Hauptschuldigen in den meisten Fällen von obstruktiver Apnoe, funktioniert. Nach Überprüfung dieser Daten hat die FDA die Technik für die Behandlung der obstruktiven Schlafapnoe genehmigt.

Das Verfahren hat gegenüber der konventionellen Chirurgie zahlreiche Vorteile. Er verlangt keinen Operationsraum oder Krankenhausaufenthalt. Als ambulante Operation ist es leicht durchzuführen. Der Eingriff selbst nimmt nur wenige Minuten in Anspruch und ist unblutig und schmerzlos. Unmittelbar nach dem Eingriff kommt es zu einer geringen Schwellung, und der Schmerz nach der Behandlung ist weit harmloser als der nach einer gewöhnlichen Operation; er kann durch Schmerztabletten leicht kontrolliert werden. Da sich die Unannehmlichkeiten in Grenzen halten, sind die Patienten auch gerne zu weiteren Behandlungen bereit – anders als bei der Laserchirurgie, bei der der Schmerz der Bereitschaft zur weiteren Behandlung entgegenstehen kann. Dies scheint die erste bequeme und verträgliche Behandlung zu sein; selbst bei Leuten, deren obstruktive Apnoe noch harmlos ist, könnte mit ihrer Hilfe die Störung behoben werden, bevor sie schlimm wird.

Powell und Riley und ihre Kollegen Rob Troell und Kasey Li gehören zu den besten Ärzten der Welt; ich kenne ihre Arbeit und hege eine große Bewunderung für ihre Sorgfalt und Geschicklichkeit. Ihr Ansatz könnte für die operative Entfernung der Mandeln und Polypen bei Kindern bald zum bevorzugten Verfahren werden; dadurch könnte auch der Widerstand der Kinderärzte gegen die Überweisung von Kindern an Chirurgen zur Behandlung von obstruktiver Schlafapnoe abgebaut werden. Wichtig ist, daß diejenigen, die die Technik anwenden, gut ausgebildet sind und vor allem die Schlafmechanismen und Schlafstörungen kennen. Vor diesem Hintergrund wird deutlich, wie wichtig es ist, daß die Medizinstudenten in der Diagnose und Behandlung der obstruktiven Schlafapnoe und anderer Schlafstörungen angemessen unterrichtet werden.

Licht am Ende des Tunnels?

Zusammen mit einer stetig wachsenden Zahl von Kollegen diagnostiziere und behandele ich seit mehr als einem Vierteljahrhundert die obstruktive Schlafapnoe. Jeder Arzt, der eine Zeitlang in der Schlafmedizin praktiziert hat, kennt die wunderbaren Genesungen. Allerdings kommt auf jeden erfolgreich behandelten Apnoepatienten wahrscheinlich ein weniger erfolgreich behandelter, und zusammen werden sie von jenen, die gar nicht als solche erkannt werden, um Hunderte übertroffen. Um an einen Schlafspezialisten heranzukommen, muß man von einem Hausarzt überwiesen werden, der die Schlafprobleme seines Patienten meistens nicht erkennt. Damit die Behandlung bezahlt wird, muß sie möglichst wirksam sein. Sicherlich wird jede Anstrengung unternommen, um die Wirksamkeit der Behandlungen zu vergrößern und bleibende Heilerfolge zu erzielen. Ich glaube, daß Radiofrequenztechnik die größten Versprechungen für eine breit anwendbare und erfolgreiche Behandlung birgt.

Eine Vorstellung von dem elenden Weg, den Menschen mit einer unerkannten Apnoe hinter sich haben können, bekam ich durch einen der Patienten, die wir aus dem Wartezimmer der Stanford-Klinik für Innere Medizin geholt hatten. Diese Patienten waren nicht aufgrund von Schlafproblemen gekommen und hatten auch keine Ahnung, daß sie welche hatten; sie waren nur gekommen, weil wir ihnen an diesem Tag im Warte-zimmer einen kostenlosen Test angeboten hatten. Ich sprach mit dem Patienten etwa drei Wochen nachdem eine Apnoe diagnostiziert worden war und er sich einer nasalen CPAP-Behandlung unterzogen hatte.

»Wie läuft es mit dem CPAP?«

»Phantastisch«, antwortete er. »Der Unterschied in der Lebensqualität ist verblüffend. Ich weiß gar nicht, wie ich ihn beschreiben soll. Ich hatte mich gerade damit abgefunden, daß ich eben älter werde und das Leben nun mal so ist. Aber dann kam es ganz anders.«

»Wenn Sie sich an Ihre Lebensqualität vor der Behandlung erinnern«, fuhr ich fort. »Wie beeinträchtigt war Sie Ihrer Meinung nach?«

»Erheblich. Ich würde sagen zu fünfzig Prozent, manchmal nahezu zu hundert Prozent. Meine Lebensqualität vor der Behandlung war wirklich mies. Wie soll ich sie beschreiben? Es fiel mir schon schwer, überhaupt Entscheidungen zu treffen und Initiativen zu ergreifen. Ich hatte einfach nicht die Kraft, mit dem Leben fertig zu werden. Nun ist mein Blutdruck unter Kontrolle, obwohl ich nur etwa ein Viertel der früheren Medikamente und überhaupt kein Diuretikum nehme. Es ist phantastisch. Früher sah ich viel fern und döste dabei ein. Nun kann ich meine Interessen verfolgen. Ich habe mir gerade meinen ersten Computer gekauft, und ich lese wieder, nun, da ich wach bleiben kann. Es ist wunderbar.«

»Ihre Diagnose der Apnoe wurde rein zufällig gestellt«, erinnerte ich ihn. »Sie hätten diesen Zustand noch acht oder zehn Jahre weiter ertragen können. Und jeder Ihrer Ärzte hat bei der Erkennung Ihrer Symptome versagt. Was denken Sie darüber?«

»Ich bin wütend«, antwortete er sofort, »und bitter. Ich meine, es ist unentschuldbar und eine schreiende Inkompetenz. Ich bin verdammt wütend, wenn ich daran denke. Ich verstehe nicht, wieso kein Arzt darauf kam. Es ist doch weiß Gott einfacher, als einen gebrochenen Arm zu erkennen. Man fragt ein paar einfache Fragen und braucht kein Röntgenbild. Der Gedanke, daß ich so viele Jahre mit einer so niedrigen und sich verschlechternden Lebensqualität gelebt, mich wirklich elendig gefühlt habe, ärgert mich furchtbar. Und wenn man bedenkt, wie viele andere Leute just in diesem Augenblick mit ähnlichen Beschwerden zu ihrem Arzt gehen und die Ursache nicht erkannt wird, dann ist das unentschuldbar. Wenn ich mein Haus hätte verpfänden müssen, um diese Behandlung zu bezahlen, hätte ich keine Sekunde gezögert. Es wäre eine leichte Entscheidung gewesen. Die Qualität meines Lebens in der Vergangenheit war schrecklich, und nun ist sie einfach großartig.«

Kapitel 8: Vom Schlaf überfallen –
Narkolepsie und andere Schlafstörungen

Es ist Nacht in einem kleinen Dorf. Eine junge Frau geht zu Bett und macht das Licht aus. Sie liegt ein paar Minuten auf dem Rücken und schaut zur Decke. Da bemerkt sie ein seltsames Leuchten am Fenster, ein Glühen, das das Zimmer langsam mit einem unheimlichen Licht erfüllt. Voller Schreck fühlt sie, daß gleich etwas Furchtbares passieren wird. Sie versucht aufzustehen, doch merkt, daß sie vollkommen gelähmt ist. Sie kann ihre Arme und Beine nicht bewegen; sie kann sich nicht aufrichten oder umdrehen. Plötzlich erscheint ein fremdes und furchterregendes Wesen im Fenster und bewegt sich auf sie zu. Sie möchte schreien, rennen, aber ihre Muskeln versagen. Sie bringt keinen Laut hervor, kann nicht einmal wegsehen. Dann befingert das Wesen ihren Körper und ihr Geschlecht. Nach einer Ewigkeit hört der Eindringling mit seiner Tortur auf und verschwindet. Das Glühen entweicht langsam aus dem Zimmer. Ein paar Minuten später kann sich die junge Frau wieder bewegen. Sie rennt zur Tür und versucht, der schrecklichen Erinnerung zu entfliehen.

Handelt es sich um eine Szene aus *Akte X*, oder die Beschreibung des Besuchs eines Außerirdischen aus der Regenbogenpresse? Im Gegenteil, wir schreiben das Jahr 1432. Die junge Frau wurde von einem Inkubus heimgesucht, einem Dämon, der nachts Frauen überfällt und oft sexuell belästigt. Nach dem damaligen Volksglauben waren diese Wesen Hexen, Kobolde und mißgebildete Kinder. Eine Legende besagt, Merlin, der Magier von König Arthur, sei das Produkt eines solchen Besuchs. Manchmal wurden Männer von einem weiblichen Dämon überfallen, Sukkubus genannt.

Es gibt bemerkenswerte Ähnlichkeiten zwischen diesen mittelalterlichen Geschichten von Inkubi und Sukkubi und modernen Geschichten von Menschen, die meinen, von Außerirdischen entführt und mißhandelt worden zu sein. Diese Leute sagen oft, daß solche Besuche in der Nacht kommen, wenn sie im Bett liegen. Die »Opfer« sind dann meist unfähig, sich zu bewegen, gelähmt. Manchmal scheint ein fremdes Licht auf sie, und sie werden in ein außerirdisches Raumschiff gebracht. Dort werden sie oft mit Nadeln und fremden medizinischen Instrumenten untersucht. Sie haben panische Angst. Später werden sie wieder nach Hause gebracht, ohne körperliche Male, aber mit einer lebhaften Erinnerung an alles, was passierte.

All diese Geschichten haben vielleicht eine gemeinsame Wurzel. Vielleicht sind sie das Produkt lebhafter »hypnagoger« (mit dem Einschlafen verbundener) Halluzinationen. Lebhafte Halluzinationen und panische Angst sind Symptome schwerer Schlafstörungen, die die Grenze zwischen Schlaf und Wachzustand verwischen. Narkolepsie, Schlafwandeln, Pavor nocturnus, Sprechen im Schlaf und REM-Verhaltensstörung finden in den Grenzgebieten des Schlafs statt, in denen die alltäglichen Gesetze des Denkens und Handelns nicht mehr zu greifen scheinen.

Die meisten Menschen haben einfache hypnagoge Bilder oder Empfindungen beim Einschlafen. Am verbreitetsten sind isolierte Bilder oder Gefühle, die unser Bewußtsein erfassen, etwa Berührungen unserer Haut oder ein Gefühl des Schwebens. Ein verbreitetes unangenehmes Gefühl ist das des plötzlichen Abstürzens, begleitet von einer schreck- und ruckhaften Bewegung der Glieder. Noch beängstigender, aber völlig normal, sind hypnagoge Bilder wie helle Blitzlichter und Geräusche wie ein lauter Knall, der aus dem Kopfinnern zu kommen scheint. Diese Bilder und Gefühle sind fast immer sehr flüchtig und holen den Schläfer, der noch nicht fest eingeschlafen ist, in den Wachzustand zurück. Tatsächlich können sie nur erinnert werden, wenn der Schläfer aufwacht.

Narkolepsie

Wirklich lebhafte hypnagoge Halluzinationen treten auf, wenn jemand unmittelbar oder sehr schnell in den REM-Schlaf verfällt, ohne die dazwischenliegenden Non-REM-Stadien zu durchlaufen. Wenn REM-Schlaf schnell eintritt, beginnt die Traumgeschichte oft exakt dort, wo der Wachzustand aufhörte – ein nahtloser Übergang des Bewußtseinsstroms von der realen Welt in die Traumwelt. Gelegentlich kann dies normalen Menschen passieren, wenn sie extrem schlafbedürftig sind oder später im Schlafzyklus während einer REM-Phase aufwachen. Bei Patienten jedoch, die Narkolepsie haben, sind hypnagoge Halluzinationen häufig und können quälend sein.

Wir wissen nicht, warum der Inhalt dieser lebhaften hypnagogen Halluzinationen oft unangenehm oder beängstigend ist. Nach Auskunft der Betroffenen sind sie wach, aber vollständig gelähmt. Manchmal sehen sie ein seltsames Licht. Oft werden sie von einer panischen Angst ergriffen und glauben, sterben zu müssen. Bestandteil ihrer Halluzinationen sind

Menschen, Tiere, Teile von Objekten oder einfach Gestalten. Viele Patienten haben mir berichtet, daß jemand in ihr Schlafzimmer eingedrungen sei, daß sie jemanden im Fenster auftauchen sahen oder hörten, wie Schritte näher und näher kamen, und wußten, daß sie in ihrem Bett ermordet werden würden. Bevor ihre Narkolepsie diagnostiziert wurde, war sich eine meiner Patientinnen sicher, ein Jahr lang jede Nacht einen furchterregenden Fremden in ihrem Schlafzimmer ein- und ausgehen gesehen zu haben. Erst nach der Diagnose konnte sie schließlich glauben, daß es niemanden gab. Davor hatte sie geschwiegen aus Furcht, für verrückt gehalten zu werden.

Narkolepsie interessierte mich schon als Student, als ich zum ersten Mal darüber gelesen und noch keinen Betroffenen kennengelernt hatte. 1958 hatte ich meinen ersten narkoleptischen Patienten. Er stieg in meinem New Yorker Schlaflabor ins Bett und ging in weniger als einer Minute direkt in eindeutigen REM-Schlaf über, ein Phänomen, das ich in Hunderten von Ganznachtaufzeichnungen an Erwachsenen noch nicht erlebt hatte. Ich wußte sofort, daß dies wichtig sein konnte und bat ihn, seinen Schlaf mehrere Nächte hintereinander aufzeichnen zu dürfen. Jede Nacht ging er vom Wachzustand unmittelbar in REM-Schlaf über. Schließlich untersuchte ich ihn auch während seiner Tagesschläfchen. Wieder ging er direkt vom Wachzustand in REM-Schlaf über, ein Phänomen, das wir, wie ich schon erwähnte, bei Neugeborenen fanden, aber nur unter besonderen Bedingungen bei Erwachsenen. Gewöhnlich durchlaufen Menschen die Non-REM-Phasen 1 bis 4, bevor sie in den REM-Schlaf eintreten. Die Entdeckung eines Schlafmusters, das sich so deutlich von der Norm abhob, war aufregend.

Von wissenschaftlichem Interesse ist die Narkolepsie vor allem, weil sie durch Funktionsstörungen in den primären Gehirnmechanismen, die den normalen Schlaf induzieren, verursacht wird. Die Aufklärung dieser Schlafstörung wird unser Verständnis vom normalen Schlaf und Wachzustand unweigerlich voranbringen. Der wichtigste und hinderlichste Effekt dieser Schlafstörung ist eine unerträgliche und ständige Schläfrigkeit. Narkoleptiker kämpfen unablässig darum, wach zu bleiben, und kaum lassen sie darin nach, überkommt sie augenblicklich der Schlaf. Mitten im Satz, beim Essen oder selbst während des Geschlechtsverkehrs werden sie vom Schlaf übermannt. Solche unwillkürlichen Schlafattacken können bis zu zehn oder zwanzig Minuten dauern, und danach wachen die Opfer etwas erholt auf. Kurz danach werden sie wieder schläfrig.

Die dramatischste Komponente des Narkolepsiesyndroms wird »Kataplexie« genannt; das ist ein Schwächeanfall der Muskeln oder eine fast vollständige Lähmung, die plötzlich auftritt, für ein paar Sekunden oder

Minuten anhält und verschwindet. Menschen mit Kataplexie können hinfallen und alles bewußt mitbekommen, was um sie herum passiert; sie können sehen und hören, nur nicht sich bewegen. Wie im REM-Schlaf funktionieren Atmung und Herz normal, ebenso die Augenmuskeln. Die Arm- und Beinmuskulatur jedoch bleibt völlig schlaff. Wenn die kataplektische Attacke etwas anhält, kann der Arm des Betroffenen ohne Widerstand angehoben, geschüttelt und fallen gelassen werden. Wenn die Episode vorüber ist, stellt sich die willentliche Muskelkontrolle wieder ein.

Erst als ich die Verknüpfung der Muskellähmung mit dem menschlichen REM-Schlaf entdeckt hatte, konnte man Kataplexie auch erklären. Davor hatte man irrtümlicherweise angenommen, die Attacken seien epileptische Anfälle, die mit der intensiven Schläfrigkeit des Betroffenen nichts zu tun hätten. Was die Kataplexie noch seltsamer macht, ist die Tatsache, daß die Attacke typischerweise durch starke Emotionen ausgelöst wird, durch Zorn, Lachen oder Aufregung. Aus diesem Grund wurde Kataplexie oft psychologisch als eine Abwehr von Emotionalität interpretiert.

Bei manchen Patienten lösen nur spezifische Situationen oder Gefühle eine Attacke aus. Ein narkoleptischer Jäger zum Beispiel hatte kataplektische Attacken, wenn er den Abzugshebel seines Gewehrs ziehen oder blutiges Roastbeef schneiden wollte. Andere haben Attacken, wenn sie sich streiten oder über einen Witz lachen. Viele Narkoleptiker wissen, welche Emotionen wahrscheinlich eine Attacke auslösen und vermeiden Situationen, in denen sie aufkommen könnten. Bei Menschen mit schwerer Kataplexie kann jede starke Emotion eine Attacke auslösen.

Nachdem ich sicher war, daß narkoleptische Patienten unmittelbar vom Wachzustand in REM-Schlaf verfallen, wollte ich beweisen, daß Kataplexie derselbe paralytische Zustand ist, der normalerweise etwa zwei Stunden pro Nacht während des REM-Schlafs eintritt. Während des REM-Schlafs, und nur dann, ist der Mensch gelähmt. Sehnenreflexe wie der Kniereflex fallen im REM-Schlaf völlig aus; an allen Gelenken sind die Beuge- und Streckmuskeln gelähmt und schlaff. Die willentliche Muskelkontrolle verschwindet, doch die Atmung geht weiter, und die Augenmuskeln sind nicht gelähmt. Ich beschloß, Kataplexie zu induzieren, indem ich Patienten zum Lachen bringe und dann nach diesen gleichen Paralysemustern schaue.

Die Patienten konnten während einer kataplektischen Attacke ihre Augen auf Befehl hin- und herbewegen, mehr oder weniger normal atmen und auf Befehl ein- und ausatmen. Wie im REM-Schlaf waren sie während der Paralyse vollkommen schlaff; die Sehnenreflexe fielen aus, und ihre Arme und Beine waren taub.

Bei Patienten, die nicht gestört wurden und sich in einer angenehmen Lage befanden, konnte eine vollständige kataplektische Attacke oft in eine REM-Schlafphase mit Traum münden. Viele Träume waren direkte Fortsetzungen der Wacherfahrung, nahmen nur eine bizarre Wendung an. Natürlich waren die Halluzinationen eines Narkoleptikers im Mittelalter andere als die eines heutigen, und das Übernatürliche war Teil seiner Welt. Aber selbst in der heutigen Welt werden Träume der *sleep-onset*-REM-Phase oft mit der Wirklichkeit verwechselt. Ich hatte einen Patienten, der mehrmals samstags zur Arbeit ging, weil er geträumt hatte, daß ihn sein Chef einbestellt hätte. Zuweilen sind Narkoleptiker weder richtig wach, noch schlafen sie richtig; sie können gleichzeitig in zwei verschiedenen Bewußtseinszuständen leben. Ein Patient, den wir im Labor untersuchten, war sich, während er uns zuhörte, bewußt, im Labor zu sein, hatte jedoch das Gefühl, gelähmt draußen auf der Straße zu liegen, und hatte schreckliche Angst, von einem Auto überfahren zu werden.

Obwohl Narkoleptiker den ganzen Tag schläfrig sind, schlafen sie nachts nicht gut. Ihr Schlaf ähnelt dem von Menschen mit wenig oder gar keiner Schlafschuld. Narkoleptiker verbringen viel Zeit ihrer Nacht mit leichtem Schlaf und wenig mit dem tiefsten Non-REM-Schlaf. Das ist genau das Gegenteil des Schlafs nach längerem Schlafentzug.

Für Narkoleptiker ist es sowohl gesellschaftlich als auch privat fast unmöglich, ein normales Leben zu führen. Ihre Tendenz, gerade in emotional aufgeladenen Momenten einzuschlafen, läßt sich ohne Wissen um die Krankheit kaum vermitteln.

Narkolepsie kann Menschen fast jeden Alters treffen; sie wurde schon bei dreijährigen Kindern beobachtet und ist bei einigen Erwachsenen erst im fünfzigsten Lebensjahr aufgetreten. Doch sie bricht meist in der Adoleszenz aus, was auf einen Zusammenhang mit der sexuellen Reife hindeutet. Besonders schlimm kann es sein, wenn Narkolepsie bei Kindern auftritt und nicht erkannt wird; ich kannte Eltern, die vor der Diagnose ihr narkoleptisches Kind wiederholt wegen unkooperativen, faulen und lügenhaften Verhaltens geschlagen hatten.

Wann immer die Störung akut wird, kann sie verwirrend und sehr lästig sein. Wenn sie sich erstmals durch einen kataplektischen Anfall zeigt, wissen die Betroffenen wenigstens sofort, daß irgend etwas nicht stimmen kann. In den meisten Fällen jedoch ist das erste Symptom eine exzessive Tagesschläfrigkeit, die sich über mehrere Jahre schleichend entwickeln, aber auch plötzlich eintreten kann. Die katalektischen Attacken können auch gleichzeitig wie die exzessive Schläfrigkeit auftauchen. Doch gewöhnlich tritt die Kataplexie zwei oder drei Jahre später auf. Manchmal manifestiert sich die Narkolepsie zuerst in hypnagogen Halluzinationen. Eine meiner Patientinnen hatte ihr erstes Symptom, als sie eines Nachts ins Bett ging und neben sich eine Klapperschlange vorfand. Die von ihr gerufene Polizei durchsuchte die ganze Wohnung. Da sie die Nacht durchwacht hatte, legte sie sich am nächsten Nachmittag für ein Schläfchen auf die Couch, und wieder war die Klapperschlange da. Verwirrt und hysterisch vor Angst wurde sie in die psychiatrische Abteilung eines Krankenhauses gebracht.

Da das allgemeine Wissen über Narkolepsie gering ist, werden Betroffene oft gemieden und haben Schwierigkeiten, einen Partner zu finden. Die Wahrscheinlichkeit, daß ein Narkoleptiker Kinder mit der gleichen Störung bekommt, ist kaum höher als bei anderen.

Untersuchungen zur Einschätzung der Lebensqualität von Narkoleptikern haben festgestellt, daß sie unter doppelter Wahrnehmung, Erinnerungsschwierigkeiten, Gleichgewichtsstörungen und Persönlichkeitsveränderungen leiden. Etwa zwei Drittel der Befragten geben im nachhinein an, daß Narkolepsie für ihre häufigen Auffahrunfälle verantwortlich war. Leute berichten auch von Lähmungen in gefährlichen Augenblicken – mit der Folge, sich zu verbrennen, in der Badewanne fast zu ertrinken oder beim Autofahren Unfälle oder Beinahunfälle zu bauen.

Von Narkolepsie ist nur ein halbes Prozent der Bevölkerung betroffen oder einer unter zweitausend Menschen. Die Zahl hält sich weltweit ziemlich konstant. Obwohl sie eine niedrigere Prävalenz hat als Insomnie, Apnoe oder das Restless Legs-Syndrom, ist Narkolepsie immer noch eine relativ verbreitete Störung. (Doppelt so viele Frauen haben Brustkrebs, und Narkolepsie ist fünfmal verbreiteter als Leukämie.)

Nachdem ich meinen ersten narkoleptischen Patienten in New York untersucht hatte, wollte ich mehr solche Patienten ausfindig machen, um zu sehen, ob sie auch *sleep-onset*-REM-Phasen zeigen würden. Zu dieser Zeit arbeitete ich mit dem Psychoanalytiker Charles Fisher zusammen, der die unbewußten Motive hinter der ständigen Tagesmüdigkeit und den plötzlichen Lähmungsattacken meines ersten Narkolepsiepatienten herausbekommen wollte. Fisher und ich befragten Ärzte und Krankenhäuser in ganz New York City, bis wir schließlich vier weitere Narkoleptiker fanden. Sie zeigten alle das gleiche Schlafmuster.

Als ich 1963 zur Stanford-Universität wechselte, wollte ich dort die Narkolepsiestudien fortsetzen, doch hatte keiner der örtlichen Ärzte jemals einen solchen Patienten gesehen. Überzeugt, daß es wenigstens ein paar Narkoleptiker geben mußte, tat ich etwas, was ich nie zuvor getan hatte: Ich setzte eine kleine Annonce in die lokale Tageszeitung: »Wenn Sie die ganze Zeit über schläfrig sind und immer dann Anfälle von Muskelschwäche haben, wenn Sie lachen oder wütend werden, schreiben Sie bitte an Stanford-Professor Dement unter dieser Adresse.« Die Annonce erschien nur ein paar Tage, doch meldeten sich über hundert Leute, von denen mindestens die Hälfte Narkoleptiker waren. Wenn ich mich recht erinnere, wußte keine dieser Personen, was mit ihr los war. Narkolepsie war also viel verbreiteter, als ich ursprünglich angenommen hatte, und offensichtlich war sie unter Medizinern nicht bekannt. Ich sammelte viel Erfahrung mit dieser Störung. Entsetzt erfuhr ich, daß Patienten durchschnittlich mehr als fünfzehn Jahre gelitten hatten, bevor sie zu mir kamen, und daß sie durchschnittlich fünf verschiedene Ärzte aufgesucht hatten, ohne eine korrekte Diagnose zu bekommen. Ich realisierte zum ersten Mal, wie wenig Medizinstudenten über Schlafstörungen erfahren.

Ich übernahm mit einem jüngeren Kollegen, Stephen Mitchell, die Verantwortung für die Versorgung der Narkoleptiker unserer Gegend. 1964 eröffneten wir die erste Spezialklinik für Schlafstörungen. Finanziell sollte sie sich durch die zahlenden Patienten tragen. Leider hatten die meisten Patienten entweder keinen Job oder wurden schlecht bezahlt, nicht zuletzt aufgrund ihrer Eigenart, ständig einzuschlafen. Die Klinik machte innerhalb eines Jahres bankrott. Gleichwohl war die Saat gelegt.

Behandlung der Narkolepsie

Narkolepsie kann gegenwärtig nicht geheilt werden; sie kann nur medikamentös aufgefangen werden. Wir behandeln die Störung mittels Stimulantien gegen die durchdringende Tagesschläfrigkeit der Patienten. Kataplektische, hypnagoge Halluzinationen und Schlafparalysen sind reine Manifestationen von REM-Schlaf und können mit verschiedenen Medikamenten behandelt werden. Meist werden Antidepressiva benutzt, weil sie die REM-Paralyse blockieren.

Viele Jahre war die Behandlung der Narkolepsie auf Amphetamine und das amphetaminähnliche Ritalin beschränkt. (Letzteres wird paradoxer- und strittigerweise dazu benutzt, hyperaktive Kinder zu beruhigen.) Die Hauptschwierigkeit bei der Behandlung abnormer Schläfrigkeit betrifft die richtige Dosierung. Der verbreitetste Fehler der Ärzte bei der Behandlung der Narkolepsie bestand und besteht immer noch darin, die Medikamente nicht in der gebührenden Ausdauer anzuwenden. Da Amphetamine weithin mißbraucht werden, sind sie verpönt; Ärzte, die wenig über Narkolepsie wissen, haben oft Hemmungen, sie über eine längere Zeit zu verschreiben. Auch viele Patienten teilen dieses Unbehagen. Doch ist diese Vorsicht kontraproduktiv. Ich ziehe oft den Vergleich mit Diabetes, bei dem die Bauchspeicheldrüse kein Insulin produziert. Das vom Arzt verschriebene Insulin ersetzt das, was dem Körper des Patienten mangelt, um gesund zu sein. Genauso ist Narkolepsie eine Krankheit, in der die täglichen Phasen der inneren, zirkadianen Weckreaktion fehlen. Durch die Medikamente wird diese wichtige innere Funktion ersetzt.

Um die optimale Dosis des Anregungsmittels zu finden, läßt man den Patienten am besten sein persönliches Behandlungsziel bestimmen, etwa die Erlangung der Fähigkeit, im Klassenzimmer wach zu bleiben oder eine Strecke zu fahren, ohne einzuschlafen. Sind die Ziele festgesetzt, werden zu ihrer Erreichung ausreichende Anregungsmittel zur Verfügung gestellt. Insgesamt sollte das Behandlungsziel darin bestehen, dem Patienten ein normales Leben zu ermöglichen. Der Arzt sollte zunächst eine minimale Dosis verschreiben und dann langsam so lange erhöhen, bis das Ziel erreicht ist.

Eines der zehn Mitglieder der National Commission on Sleep Disorders Research ist Narkoleptiker und ein erfolgreicher Geschäftsmann. Bis zur Identifizierung seiner Störung war er schulisch und beruflich ein typisches Opfer seiner Krankheit gewesen. Doch nach richtiger Diagnose und Behandlung entfaltete er seine außergewöhnlichen Talente voll. Zwei Jahre arbeitete ich mit ihm in obengenannter Kommission eng zusammen. Bis auf eine gelegentliche partielle Kataplexie wegen Aufregung und einen seltenen Anflug von Schläfrigkeit – beides war trivial – war er dank seiner Behandlung absolut normal. Seine Medikation besteht aus einer täglichen morgendlichen Dosis von hundert Milligramm Metamphetamin, die sich viele Jahre lang nicht geändert hat. Sein Herz, Blutdruck und seine Leber werden regelmäßig überprüft, und er hat niemals Probleme mit Nebenwirkungen gehabt.

Während ich dies Ende 1998 schreibe, hat die FDA ein vielversprechendes neues Mittel zur Behandlung der Narkolepsie zugelassen. Das Narkolepsiemedikament Modafinil, im Handel als Vigil bekannt, hält Menschen aufgrund von Mechanismen wach, die noch nicht ganz verstanden sind. Modifinil ist kein Amphetamin, und seine Wirkungsweise ähnelt nicht der konventioneller Anregungsmittel, die verschiedene Nervenzentren des Gehirns großflächig aktivieren und eine Reihe von Nebenwirkungen hervorrufen, von Herzklopfen bis Magenbeschwerden. Modafinil verursacht wenige oder keine Nebenwirkungen. Vielleicht setzt es im Gehirn am Verknüpfungspunkt zwischen dem Schlaftrieb und dem zirkadianen Wecksystem an.

Wie jedes Medikament erweist es sich erst in seiner Langzeitwirkung;

eine sechsmonatige Studie an einundsechzig Patienten hat nichts Besorgniserregendes zutage gefördert. Während dieses Versuchs bemerkten die Patienten keine Wirkungen in bezug auf Stimmung, Blutdruck und Herzfrequenz, Gewicht oder Nachtschlaf. Einige Patienten klagten über Kopfschmerzen und trockenen Mund, doch fanden sich solche Klagen fast ebenso oft in der Gruppe, die ein Placebo bekam. Alle mit Modafinil behandelten Patienten berichteten von einer Abnahme der Tagesschläfrigkeit; es gab kein Anzeichen für eine Gewöhnungstendenz der Patienten. Dies ist wichtig, da die Betroffenen die Medizin ihr Leben lang nehmen müssen, häufig vom fünfzehnten Lebensjahr an.

Schlafstörungen und Sicherheit

Neben dem Wunsch, unerkannt zu bleiben, wird oft die Angst vor Führerscheinentzug als wichtiger Grund von Narkoleptikern genannt, von der Möglichkeit der Behandlung keinen Gebrauch zu machen. Ich bin fest davon überzeugt, daß ein richtig betreuter Patient nicht weniger sicher ist als irgendein anderer. Der richtig behandelte Narkoleptiker ist sicherer als jeder »normale« Fahrer, der unter schwerem Schlafmangel leidet. Die Antwort auf die Besorgnis der Allgemeinheit um die Fahrsicherheit ist nicht das Führerscheinverbot für Narkoleptiker, sondern das weitere Aufspüren und Behandeln von Leuten mit Schlafstörungen. Wie schon mehrmals gesagt, ist die große Mehrheit der Schlafgestörten unerkannt.

Den Traum ausagieren: REM-Verhaltensstörung

Gemeinhin sagt man, schön wäre es, wenn Träume wahr würden, doch für Menschen mit REM-Verhaltensstörung ist das Realistische ihrer Träume ein Alptraum. Diese Störung kann als eine Umkehrung der Narkolepsie verstanden werden. In der Narkolepsie dringt die Muskellähmung des REM-Schlafs in das Wachleben ein. In der REM-Verhaltensstörung tritt die während des REM-Schlafs normale Muskellähmung nicht ein. Die REM-Paralyse versagt, und der Körper agiert den Traum des Gehirns aus. Verletzungen des Träumers und gegebenenfalls des Partners sind an der Tagesordnung.

Die REM-Verhaltensstörung wurde 1985 zum ersten Mal von Guilleminault und zwei Schlafspezialisten der Universität von Minnesota, Mark Mahowald und Carlos Schenck, beschrieben. Über neunzig Prozent der Patienten mit REM-Verhaltensstörung sind männlich. Die Störung tritt gewöhnlich nach dem fünfzigsten Lebensjahr auf, obwohl wir in Stanford auch schon neunjährige Patienten hatten. Die REM-Verhaltensstörung scheint progressiv zu verlaufen; bevor Patienten ihre REM-Träume voll »ausagieren«, begleiten sie ihre Träume meistens schon Jahre mit Sprechen und ruckhaften und zuckenden Bewegungen. Bei älteren Patienten ist gewöhnlich ein degenerativer neurologischer Zustand, oft die Parkinsonsche Krankheit, mit der REM-Verhaltensstörung verbunden. Man vermutet, daß in diesen Fällen der degenerative Prozeß das winzige Gebiet des Gehirnstamms, das die REM-Paralyse kontrolliert, affiziert hat.

Wie schon erwähnt, sind die Funktionsweisen des träumenden und wachen Gehirns ähnlich; beide verarbeiten Gedanken und senden Botschaften aus, um Glieder zu bewegen. Normalerweise können die Anweisungen zur Bewegung der Augen frei passieren, doch werden Botschaften zur Bewegung von Muskeln im Rest des Körpers blockiert, bevor sie das Rückenmark verlassen. In der REM-Verhaltensstörung werden die Botschaften aufgrund der Pathologie im Stammhirn nicht aufgehalten. Ohne aufzuwachen oder zu realisieren, daß sie träumen, bewegen die Träumer ihre Arme und Beine im Bett, sprechen im Schlaf oder stehen wirklich auf und gehen umher. Äußerliche Sinneseindrücke werden vom Gehirn blockiert und gleichzeitig durch innerlich erzeugte Empfindungen aus der Traumwelt ersetzt. Wie in jedem Traum dirigiert das Gehirn die Handlung; der Körper ist nur passiv beteiligt.

Die ausagierten Träume sind oft gewaltsam oder erschreckend. In ihren Träumen werden die Leute gejagt oder müssen gegen Feinde, Dämonen oder wilde Tiere kämpfen. Ich sprach mit einem Mann, der geträumt hatte, er würde Football spielen. Beim Aufwachen merkte er, daß er mit der halben Inneneinrichtung des Zimmers zusammengestoßen war. Diese nächtliche Aktivität ist gefährlich. Patienten erleiden blaue Flecken, Schnittverletzungen und sogar Knochenbrüche. Dabei erinnern sie sich gewöhnlich nicht an den realen Vorfall, wohl aber an den geträumten.

Menschen mit einer REM-Verhaltensstörung können im Schlaf gewaltsam werden, obwohl sie in ihrem Alltag normalerweise nicht gewalttätig sind. Menschen, die in der Nacht einen Gewaltausbruch hatten, wachen am nächsten Morgen gewöhnlich ganz erholt auf, als hätten sie wunderbar geschlafen. Das autonome Nervensystem, das den Herzschlag, die

Atmung und andere lebenswichtige Funktionen reguliert, bleibt von den nächtlichen Aktivitäten anscheinend unberührt. Kontinuierliche Aufzeichnungen des Herzschlags, der Atmung und des Blutdrucks von Patienten zeigen, daß sie um sich schlagen, fluchen und im Zimmer herumhüpfen und trotzdem einen normalen Herzschlag von sechzig Schlägen pro Minute kontinuierlich beibehalten können. Während der unter autonomer Kontrolle stehende Teil des Körpers sich wie in einem normalen REM-Schlaf verhält, läuft der unter willentlicher Kontrolle stehende Teil Amok. Nur in seltenen Fällen, bei extremen Alpträumen, erhöhen sich Herzschlag, Blutdruck und Atemgeschwindigkeit.

Schlafspezialisten aus Minnesota haben ein ziemlich wirksames Mittel gegen diese REM-Verhaltensstörung entwickelt, Clonazepam, ein Benzodiazepin, das die Störung in neun von zehn Fällen beseitigt. Bei angemessener Dosierung entwickeln die Betroffenen gewöhnlich auch über mehrere Jahre keine Clonazepamtoleranz. In den wenigen Fällen, in denen Clonazepam nicht wirkt, können einige Antidepressiva die starke Aktivität eindämmen. Es ist ratsam, scharfe und zerbrechliche Objekte aus dem Schlafzimmer zu entfernen. Einige Patienten schlafen nur auf einer Matratze auf dem Boden und verhängen die Fenster mit schweren Vorhängen. Viele Paare haben getrennte Schlafzimmer.

Vor fast vierzig Jahren beobachtete der ausgezeichnete französische Schlafforscher Michel Jouvet, daß Katzen mit einer Schädigung in einem winzigen Teil des Stammhirns ihren Nicht-REM-Schlaf mit Episoden halluzinatorischen Verhaltens unterbrechen. Sie buckeln, fauchen, fletschen ihre Zähne gegenüber einem unsichtbaren Feind, während ihre Hirnwellen normalen REM-Schlaf aufzeichnen. Wenn diese Gebiete nicht geschädigt sind und während des REM-Schlafs und einer Kataplexie aktiviert werden, lösen sie eine Sequenz von Nervenimpulsen vom Stammhirn zum Rückenmark aus, die sofort die Millionen von spinalen Bewegungsneuronen, die gewöhnlich die Muskeln in Bewegung setzen, ausschalten. Es ist möglich, daß unser Gehirn in diesem Teil des Stammhirns mit dem Alter verkümmert oder Schaden nimmt, und zwar in einer Weise, die nicht sofort auffällt. Es ist auch möglich, daß die Gehirnabnormitäten, die die Störung verursachen, viel früher entstehen – vielleicht in der Kindheit oder im Mutterleib – und erst durch die normalen Gehirnveränderungen im Alter ans Licht kommen. Die Tatsache, daß die Störung meistens bei Männern auftritt, weist auf einen hormonalen Ursprung hin.

Schlafwandeln und Pavor nocturnus

Ein junger Student mit Schlafmangel steigt mitten in der Nacht aus dem Bett, öffnet leise die Tür seines Schlafzimmers und betritt den Flur. Sein Zimmergenosse wacht auf, sieht ihn und fragt, wohin er gehe, doch der junge Mann läuft weiter, offenbar ohne ihn zu hören. Sein Zimmergenosse stellt sich ihm in den Weg, doch der Schlafwandler scheint durch ihn hindurchzusehen. Nach etwa fünf Minuten kehrt der Schlafwandler ins Bett zurück und schläft fest ein. Am Morgen kann er sich an nichts erinnern.

Ein vierjähriges Mädchen setzt sich mitten in der Nacht auf und beginnt zu schreien. Seine Eltern eilen herbei und finden es in panischer Angst. Sie fragen, was los ist, und versuchen es zu beruhigen. Das Kind reagiert nicht auf Zuspruch und scheint die Eltern nicht wahrzunehmen. Sein angstvoller Blick ist starr auf einen Punkt gerichtet. Die Eltern dringen auf es ein: »Was ist los, Schatz?« Nach fünf scheinbar endlosen Minuten läßt sein Schreien nach, wortlos legt es sich nieder und schlüpft wieder in einen friedlichen Schlaf. Am Morgen kann es sich nicht mehr erinnern, wovor oder daß es überhaupt Angst gehabt hatte.

Dies sind zwei Beispiele für Parasomnien (lateinisch »fast Schlaf«): Schlafwandeln und Pavor nocturnus. Wie Menschen mit REM-Verhaltensstörung fahren die von Schlafwandeln und Pavor nocturnus heimgesuchten Personen aus einem scheinbar tiefen Schlaf hoch und agieren, als wären sie wach. Charakteristischerweise reagieren sie nicht auf andere Personen und haben am nächsten Tag keine Erinnerung an den Vorfall. Anders als bei der REM-Verhaltensstörung jedoch träumen die Menschen nicht, wenn sie schlafwandeln und haben während des Angstanfalles keinen Alptraum. Tatsächlich treten weder Schlafwandel noch Pavor nocturnus während des REM-Schlafs auf. Schlafwandeln kommt vor, wenn Menschen unter großem Schlafmangel leiden; sowohl Pavor nocturnus als auch Schlafwandeln treten eher zu Beginn der Nacht auf, wenn die Schlafschuld noch hoch ist. Aufzeichnungen der Hirnwellen zeigen, daß beide, Schlafwandler und Pavor-nocturnus-Betroffene schnell zwischen Schlaf- und Wachzustand hin und her wechseln. Sie wachen genug auf, um das emotionale Gehirn und die elementaren motorischen Zentren zu aktivieren, ohne jedoch die Funktionen der Reflexion und des Selbstbewußtseins einzubeziehen. Die Schlafschuld hält das Gehirn fest im Griff, so daß der Schläfer nicht aus der Wahrnehmungsstumpfheit und Amnesie herauskommt, die wir alle von den ersten Momenten nach dem Aufwachen her kennen. Beim richtigen Schlafwandeln gibt es Wahrnehmung, aber mit einer niedrigen Erkenntnisfunktion; Schlafwandler können eine Tür erkennen, wissen aber nicht, wie man sie öffnet.

Die fehlende Bewußtheit bei beiden Störungen hängt mit der umfassenden Amnesie zusammen, die auch Menschen mit extremer Schlafschuld befallen kann. Wahrnehmung ist so eng mit Erinnerung verbunden, daß man beide kaum trennen kann. Wie bewußt kann man sein, wenn man sofort vergißt, was man erlebt? Nach dem Neurowissenschaftler Gerald Edelman ist Bewußtsein »erinnerte Gegenwart«, Bewußtheit eine unmittelbare Erinnerung dessen, wie wir fühlen und was wir denken. Es ist möglich, daß Schlafwandler nicht völlig schlafen, aber daß der Teil des Gehirns, der für diese Erinnerung zuständig ist, nicht so funktioniert wie er es im Wachzustand tut.

Schlafwandeln tritt üblicherweise zwischen dem vierten und achten Lebensjahr auf und verschwindet dann nach der Adoleszenz. Interessanterweise geben Kinder häufig gerade um das vierte Jahr herum den Mittagsschlaf auf; am Abend erreichen sie dann eine maximale Schlafschuld und schlafen in der Nacht tief und fest durch.

Die größte Angst jagen die nächtlichen Angstanfälle nicht den Schläfern, sondern deren Eltern ein. Im Pavor nocturnus fahren Kinder panisch, oft mit einem Schreckensschrei aus tiefem Schlaf auf. Ihre Augen sind aufgerissen, als sähen sie etwas Furchtbares. Ihre Herzen jagen, sie zittern, und sie atmen schnell und flach. Ich erinnere mich, wie meine Tochter in der Nacht vor Angst wimmerte. Obwohl ich als Fachmann mit Pavor nocturnus vertraut bin, mußte ich aufpassen, nicht selbst panisch zu reagieren. »Was ist los?« bestürmten meine Frau und ich unsere Tochter, doch sie starrte mit ihren aufgerissenen Augen einfach weiter geradeaus.

Der Anblick von Kindern, die angsterfüllt wie noch nie, aber nicht ansprechbar sind, ist nicht leicht zu ertragen. Durch die Unfähigkeit, das eigene Kind zu trösten, fühlt man sich ohnmächtig, schuldig, weil man als Beschützer irgendwie versagt.

Ich hoffe, ich kann diese Besorgnisse und Ängste zerstreuen. Auch inmitten einer Episode des Pavor nocturnus schläft ein Kind gewissermaßen immer noch. Es hat keinen bösen Traum und erinnert sich fast nie an den Vorfall. Möglicherweise erlebt es die Angst gar nicht; mehr als sein Geist ist es sein Körper, der den Schreck ausdrückt. Irgendwie ist es nicht das bewußte Selbst, das panisch ist, sondern ein Prozeß im schlafenden Gehirn.

Man sollte darauf achten, daß sich die Kinder nicht verletzen. Beruhigend auf sie einzureden, auch wenn sie nicht reagieren, kann nicht verkehrt sein. Gewöhnlich beruhigen sich Kinder nach fünf oder fünfzehn Minuten und fallen in den normalen Schlaf zurück, ohne wirklich aufgewacht zu sein. Wenn sie doch aufwachen, sind sie verwirrt und können nicht sagen, was ihnen Angst eingejagt hat, oder erinnern sich nicht einmal, daß sie Angst gehabt haben.

Etwa drei Prozent der Kinder sind von Pavor nocturnus betroffen, obwohl viele Fälle nicht bemerkt werden. Nächtliche Angstanfälle treten bei Kindern meistens zwischen dem zweiten und fünften Lebensjahr auf und verschwinden gewöhnlich nach dem siebten Lebensjahr wieder. Die Störung kann auch später im Leben auftauchen, man vermutet, aufgrund einer Form von Epilepsie oder eines organischen Hirnschadens. Wie Schlafwandeln ist Pavor nocturnus tendenziell familienbedingt. Die Episoden kommen ohne erkennbaren Auslöser, können jedoch bei Fieber verstärkt auftreten und sind gelegentlich mit Medikamenteneinnahme verknüpft. Schlafmangel verschlimmert sie bezeichnenderweise.

Schlafwandeln und Pavor nocturnus kommen bei Erwachsenen selten vor. Wenn Erwachsene ständig Anfälle von Pavor nocturnus oder Schlafwandeln haben, sollten sie einen Schlafspezialisten aufsuchen. Sorgen oder Streß können das Gehirn zum Aufwachen veranlassen, und gleichzeitig können Schlafmangel und überwältigende Schlafschuld das Gehirn von einem vollen Aufwachen abhalten. Sprechen im Schlaf hat ähnliche Gründe. Das Gehirn ist wach genug, um Sprechbefehle zu geben, andererseits nicht wach genug, um den Akt mit Bewußtheit auszustatten.

Schlafwandeln bei Erwachsenen ähnelt manchmal einer allgemeinen Amnesie. Vor einigen Jahren wurde ich zu einem Symposium über Schlafstörungen nach Bologna eingeladen, organisiert von dem bahnbrechenden Schlafspezialisten Elio Lugaresi. Ich flog nach Paris, wo ich nach Bologna umsteigen sollte. Ich bestieg das Flugzeug in San Francisco und schlief nach dem Start ziemlich schnell ein, da ich übermüdet war. Meine nächste Erinnerung war, daß mich der Flugbegleiter weckte, da wir landeten. Ich sah aus dem Fenster und erblickte Gebäude, die ich nicht erkannte. Ich war verdutzt, da ich eigentlich mit dem Flughafen Charles de Gaulle und seiner Umgebung ziemlich vertraut war. Zu meinem großen Erstaunen landeten wir in Bologna. Ich muß die Landung in Paris, das Verlassen des Flugzeugs, das Besteigen eines Busses zu einem anderen Terminal, das Warten auf den nächsten Flug und das erneute Einsteigen vollkommen vergessen haben. In gewissem Sinne war ich wach gewesen, aber nicht bewußt.

Schlafwandeln kann auch durch übermäßigen Medikamentengebrauch oder Wechselwirkungen zwischen Medikamenten hervorgerufen werden. Das Geheimnis des ersten englischen Kriminalromans, *The Moonstone* von William Wilkie Collins, ist, daß der Hauptcharakter unter dem Einfluß eines Schlaftrunks schlafgewandelt war und eine kostbare Perle gestohlen hatte. Medikamenteninduziertes Schlafwandeln kann bei älteren Patienten vorkommen, denen mehrere Medikamente von verschiedenen Ärzten verschrieben wurden. Zuviel Alkohol kann auch zu einer Episode von Somnambulismus führen.

Viele Leute glauben, daß Streß Schlafwandeln verursachen kann. Eine überfordernde Situation führt aber nur dann zum Schlafwandeln, wenn eine große Schlafschuld dazukommt. Ein Beispiel von Schlafwandeln in Zusammenhang mit Anspannung gibt Shakespeares *Macbeth*, ein Stück, das von Schlafanspielungen nur so wimmelt. In einer Szene empfindet Lady Macbeth intensive Schuld darüber, daß sie ihren Mann zum Königsmord anstachelt und wird von der Kammerfrau und einem Arzt beim Schlafwandeln beobachtet:

Kammerfrau: Seitdem Seine Majestät in den Krieg gezogen, habe ich gesehen, wie sie aus ihrem Bett aufstand, ihr Nachtgewand umwarf, ihren Schreibtisch aufschloß, Papier nahm, es zusammenlegte, schrieb, das Geschriebene las, es versiegelte, und dann wieder zu Bett ging: und die ganze Zeit im tiefen Schlaf.

Arzt: Eine große Zerrüttung der Natur: die Wohltat des Schlafes zu genießen, und zugleich die Geschäfte des Wachens verrichten! ...

Kammerfrau: Seht, da kommt sie! So ist ihre Art und Weise! Und, bei meinem Leben, fest im Schlaf! Beobachtet sie, steht ruhig! ...

Arzt: Seht, ihre Augen sind offen.

Kammerfrau: Ja, aber ihre Sinne sind geschlossen.

Die Kammerfrau und der Arzt beobachten Macbeth, wie sie laut und deutlich spricht, während sie versucht, imaginäres Blut von den Händen zu waschen.

Arzt:
Von Greueln flüstert man, – und
Taten unnatürlich
Erzeugen unnatürliche Zerrüttung:
Die kranke Seele will ins taube Kissen
Entladen ihr Geheimnis. Sie bedarf
Des Beicht'gers mehr noch als des Arztes. – Gott,
Vergib uns allen! Seht nach ihr; entfernt,
Womit sie sich verletzen könnt', und habt
Ein Auge stets auf sie!

Für den Arzt stecken wohlgemerkt hinter dem Schlafwandeln der Lady Macbeth eher psychische als körperliche Probleme. Er erteilt denselben Rat, den die Ärzte heute auch geben: man solle auf die Patientin aufpassen, sie schützen und alles entfernen, was sie auf ihrem Weg verletzen könnte.

Moderne Schlafspezialisten glauben nicht länger, daß Menschen, die schlafwandeln oder nächtliche Angstanfälle haben, schwere psychologische Probleme haben, Angst, Furcht oder Schuld. Viele Untersuchungen haben ergeben, daß Menschen mit Parasomnien – Parvor nocturnus, Schlafwandeln, Bruxismus (Zähneknirschen), Bettnässen und ähnlichem – nicht mehr psychologische Probleme haben als andere auch.

Meistens wird zwischen normalem Schlaf und Parasomnien ein klarer Schnitt gemacht, doch dürfte der Unterschied eher gradueller als kategorialer Natur sein. Nur wenige Leute schlafwandeln in einem stereotypen Sinn, doch wer hat nicht schon einen Wecker abgeschaltet oder einen nächtlichen Telefonanruf angenommen, ohne sich daran erinnern zu können? Viele Ärzte im Bereitschaftsdienst kennen die Erfahrung, mitten in der Nacht einen Telefonanruf zu beantworten, mit einer Krankenschwester über einen Patienten zu sprechen, dann ins Bett zurückzugehen und sich am Morgen nicht an den Anruf erinnern zu können. »Mensch«, sagt die Krankenschwester, »haben Sie Glück, daß ich nicht das getan habe, was Sie mir gesagt haben, als ich letzte Nacht anrief.« Der Arzt antwortet verwirrt: »Ich erinnere mich nicht an Ihren Anruf.« Jeder kennt Situationen, in denen sich der Körper bewegt, aber der Geist nicht beteiligt ist.

Vielen Menschen kommt wie dem Arzt in *Macbeth* die Grauzone zwischen Wachen und Schlafen unnatürlich und bedrohlich vor. Wie kann jemand beides sein, wach und schlafend, bewußt und nicht? Wie kann jemand die Außenwelt in einem bestimmten Sinne wahrnehmen und andererseits nicht? Sind Menschen verantwortlich zu machen, wenn sie während des Schlafwandelns oder Träumens Sachen zerschlagen oder einen Mord begehen?

Ich weiß von mindestens einem Mordfall, wo jemand aufgrund von Schlafwandeln freigesprochen wurde, doch bin ich sicher, daß in vielen anderen Fällen Leute für Verbrechen verurteilt wurden, die sie im Schlaf begangen haben. Ich glaube fest an die Unrechtmäßigkeit einer solchen Verurteilung. Das schlafende Ich ist wie eine andere Person in uns, jemand, der nicht denselben Gesetzen und Normen unterworfen ist wie Menschen im Wachzustand.

Ich gebe zu, daß diese Vorstellung schwierige Fragen der rechtlichen Verantwortlichkeit und Zurechnungsfähigkeit aufwirft. Aber wie wir geisteskranke Menschen als nicht verantwortlich für ihre Taten ansehen, so sollten wir auch für schlafende Menschen Verständnis aufbringen. Um sich in den Augen des Gesetzes zu vergehen, muß sich der Angeklagte

204   *Vom Schlaf überfallen – Narkolepsie und andere Schlafstörungen*

seiner Tat und deren Wirkung bewußt sein. Wenn jemand einen unvorhersehbaren Herzinfarkt erleidet, beim Fahren ohnmächtig wird und einen Unfall verursacht, machen wir ihn nicht für den Unfall verantwortlich. Das bewußte Ich des Wachzustands ist vom Unbewußten des schlafenden Ichs so verschieden wie eine Person von einer anderen.

Meistens ist der Schlafwandler selbst bedroht. Ich kenne eine Frau, deren Mann und deren zwei Söhne schlafwandelten. Ein Sohn wurde von einem Lastwagen erfaßt und getötet, als er eines Nachts auf die Straße schlafwandelte. Ihr großer Schmerz wurde noch durch den Bericht des Untersuchungsrichters verschlimmert, der als Todesursache Selbstmord angab. Sie legte Einspruch ein und konnte sich mit Hilfe von Mark Mahowald, einem weltweiten Experten auf dem Gebiet der Parasomnien, durchsetzen.

Kapitel 9: Unsere chronische Müdigkeit

Vor ein paar Jahren führte ich ein Experiment durch, mit dem ich herausfinden wollte, ob Menschen ihre Einschlafwahrscheinlichkeit richtig beurteilen, wenn sie schläfrig sind. Zweiundvierzig Studenten blieben freiwillig die meiste Zeit der Nacht auf und legten sich dann von fünf bis sieben Uhr zu einem Schläfchen nieder. Danach sollten sie eine Stunde, während der ihre Hirnwellen aufgezeichnet wurden, wach bleiben. Sie saßen vor einem Computer, der sie alle zwei Minuten aufforderte, ihre Einschlafwahrscheinlichkeit in den nächsten zwei Minuten zu beurteilen – durch Anklicken einer Skala von null bis hundert. Außerdem sollten sie Symbole anklicken, die anzeigten, ob sie ein Gähnen, flottierende Gedanken oder Halluzinationen, schwere Augenlider oder Sehtrübungen, ein Einnicken des Kopfs oder wirkliches Einschlafen verspürten.

Allgemein lagen die Studenten in der Einschätzung ihrer Einschlafwahrscheinlichkeit erheblich daneben. Da sie kontinuierlich auf Video aufgenommen und ihre Hirnwellen aufgezeichnet wurden, waren wir über das objektive Geschehen genau informiert. Oft schliefen Studenten in Abschnitten ein, in denen sie ihre Einschlafwahrscheinlichkeit mit Null beurteilt hatten; andere Male gaben sie eine hundertprozentige Einschlafwahrscheinlichkeit an und schliefen doch nicht ein.

Die Ergebnisse spiegeln die Blindheit der meisten Menschen für ihre Einschlaftendenz im Alltag. Bereitwillig bestätigen sie, daß chronischer Schlafverlust schwächend und gefährlich sein kann, doch scheinen sie die Warnsignale der eigenen Müdigkeit nicht zu erkennen oder ihre Bedeutung nicht ernst zu nehmen, da sie sich weiter der Illusion hingeben zu wissen, wann sie einzuschlafen drohen. Alle Schlafepisoden der Studenten in unserem Experiment dauerten drei Sekunden oder länger – die Zeit, die ein unaufmerksamer Fahrer braucht, um bei einer Geschwindigkeit von hundert Stundenkilometer und einem Abweichwinkel von nur drei Grad um vier Meter weit aus der Spur zu geraten. Drei Sekunden reichen aus, um einen tödlichen Unfall zu bauen. Auch auf der Straße hätten unsere Versuchspersonen gemeint, nicht einzuschlafen und hätten sich geirrt.

Für eine andere Studie hielt ich einmal abends in einem Seniorenheim einen langweiligen Vortrag. Zwei Assistenten behielten das kleine Publikum sorgfältig im Auge. Fast alle Senioren nickten mindestens einmal ein. Später danach befragt, stritten sie durchgängig ab, eingeschlafen zu sein.

Die Kosten des Schlafmangels

Wir befinden uns in einer Zeit der allgemeinen Müdigkeit, die auf eine
lange Reihe von kulturellen, ökonomischen, gesundheitlichen und tech-
nologischen Veränderungen zurückgeht – die älter sind als Thomas Edison
und seine Erfindung der elektrischen Glühbirne. Die gesellschaftliche
Entwicklung hat zu längeren und ungewöhnlichen Arbeitszeiten – abends,
am Wochenende, in der Nacht, rund um die Uhr – geführt und unsere
Schlafzeit im letzten Jahrhundert um etwa zwanzig Prozent verkürzt. In
den drei Jahrzehnten seit 1969 haben die Amerikaner ihren Arbeitstag um
jährlich 158 Stunden – fast einen Arbeitsmonat – erweitert. Viele dieser
Überstunden sind der Schlafzeit entwendet worden; längere Arbeitszeit
bedeutet, andere Aufgaben des täglichen Lebens in die Nachtstunden zu
verlagern. Die Lebensmittelgeschäfte in den größeren Städten der Vereinigten Staaten haben durchgehend geöffnet; auch andere Geschäfte bleiben länger geöffnet, um den Bedürfnissen der Bürger, die spät arbeiten
und ihre Besorgungen erst nach der Arbeit erledigen können, entgegen-
zukommen.

Die besondere Marke unserer Epoche lautet »Hedomasochismus«, das
heißt die Vorstellung, alles tun zu können und zu müssen – Arbeit, Familie, Sport, Hobbys. Für den Schlaf bleibt nur noch sehr wenig Zeit. Die
puritanische Ethik der »harten Arbeit« des neunzehnten Jahrhunderts
wurde von der Ethik der »harten Arbeit und harten Freizeit« des späten
zwanzigsten Jahrhunderts abgelöst. Wir setzen uns auf allen Ebenen so
sehr unter Druck, daß wir von nichts mehr viel haben. Wir wollen im Büro
erstklassige Arbeit leisten, Zeit mit unserem Partner und den Kindern verbringen, ins Fitneßstudio gehen, das Haus sauberhalten, kochen und schön
essen, ins Kino gehen und spät aufbleiben, um einen Film zu sehen. Und
vor dem Zubettgehen versuchen wir noch, den nächsten Tag vorzubereiten, indem wir Berichte lesen oder unser e-mail-Postfach abfragen.

Durch diese harte Arbeit und Freizeit vernachlässigen wir unseren
Schlaf. Schlafbedürfnisse, die ungelegen kommen oder zu häufig sind,
rufen unseren Unmut hervor. Gehen wir dann endlich ins Bett, sind wir
frustriert, wenn sich der Schlaf nicht gleich einstellt. Wir sehnen uns nach
Schlaf und ziehen doch zugleich alles andere vor; wir übergehen so lange
seinen Appell, bis er zerstörerisch wird.

Wie kommen wir aus dieser Falle wieder heraus? Wir können schlecht
die Zeit zurückdrehen und die moderne Technik ungeschehen machen.
Wir wollen auch nicht auf all die Annehmlichkeiten und Unterhaltungen
verzichten, die uns vom Schlafen abhalten. Angesichts der Anforderun-

gen unseres zunehmend komplexen modernen Lebens ist es nicht leicht, unseren Schlaf auszudehnen.

Ich glaube, wir müssen unser Verhältnis zum Schlaf grundlegend überdenken. Wir haben keine Wahl; die gesundheitlichen Bedrohungen unserer modernen Antischlafkultur sind zu groß. Die Freiheit, die wir durch die Einführung der Elektrizität und der mit ihr betriebenen Geräte und jüngst durch globale Kommunikation und Internet gewonnen haben, erfordert einen weisen Gebrauch. Wenn wir uns dabei nicht vom Wissen über Schlafmangel und biologische Rhythmen sowie die Bedingungen gesunden, angemessenen Schlafs leiten lassen, werden wir schlafwandlerisch ins Unglück marschieren.

In den letzten Jahren wurden von US-amerikanischen Schlafforschern außerhalb des Labors Daten über die Auswirkung von Schläfrigkeit und Schlafentzug auf die Leistungsfähigkeit in realen Situationen gesammelt. Dies geschah in Zusammenarbeit mit der Bundesbehörde National Transportation Safety Board. Ein großer Prozentsatz von Transportunfällen hat mit Schläfrigkeit oder schlafinduzierten Bewußtseinsausfällen zu tun. Auch ein großer Teil von Arbeitsunfällen am Fließband wird der Kombination von Schläfrigkeit und monotoner Arbeit zugeschrieben. Ernste Bemühungen um eine Beurteilung der vollen Auswirkung von Müdigkeit in kritischen Branchen wie Luftfahrt, Medizin, Gütertransport auf der Straße und Schiffahrt haben deutlich gemacht, daß das Problem ernster und verbreiteter ist als angenommen.

Gefahr beim Fliegen

Ein Flugzeug zu fliegen war einmal eine relativ einfache Sache. Die wenigen Kontrollinstrumente waren überschaubar, die Flüge langsam und kurz. Doch die mehrmotorigen Passagierflugzeuge sind zunehmend kompliziert geworden. Automatische Flugzeugkontrollen einschließlich Autopilot und Satellitensteuerung machen den Beruf des Piloten sowohl einfacher als auch komplizierter, da sie neue Fehlverhalten heraufbeschwören. Flugzeuge sind heute im allgemeinen so gut gebaut und getestet und die Wetterbeobachtung hat sich so verbessert, daß Pilotenfehler zu den häufigsten Ursachen von Flugzeugunglücken gehören. Um so wichtiger ist die Untersuchung der Leistungsfähigkeit von Menschen bei der Bedienung dieser komplexen Maschinen.

Heute, da Flugzeuge schneller und weiter fliegen, spielen Schlafschuld und zirkadianer Rhythmus eine Hauptrolle für die Leistungsfähigkeit der Piloten. Jede Besatzung eines internationalen Fluges kennt die schwierige Zeitplanung und die drückende Müdigkeit.

Ein Beispiel für die tragischen Konsequenzen menschlichen Versagens aufgrund von Schlafmangel ist das Flugunglück einer Maschine der American Airlines in Cali, Kolumbien, im Dezember 1995. Als sich das Flugzeug dem Flugplatz von Cali näherte und in ein langes, tiefes Tal absank, mußte der Autopilot so programmiert werden, daß er sich an einem Funkfeuer namens »Rozo« orientierte. Durch Eintippen des Buchstabens »R« in den Computer rief der Kopilot eine Liste von Navigationsfunkfeuern mit dem Anfangsbuchstaben »R« auf. Er wählte gleich das erste Funkfeuer auf der Liste, das gewöhnlich das nächste ist. Der unter Schlafmangel leidende Offizier übersah jedoch, daß das erste Wort nicht »Rozo«, sondern »Romeo« hieß, ein mehr als hundert Meilen entferntes Funkfeuer in Bogotà. Der ebenso unter Schlafmangel leidende Pilot bemerkte den Fehler auch nicht, und der Autopilot gehorchte der Einstellung. Ohne daß es die Besatzung realisierte, vollzog das Flugzeug eine leichte Wendung nach links, Richtung Bogotà. Als der Fehler Minuten später entdeckt wurde, war es schon zu spät. Das Flugzeug krachte gegen den Steilhang; 149 Menschen starben. Die Aufzeichnungen der Black Box dieses Cali-Fluges sind eine ergreifende Schilderung von Pilotenmüdigkeit:

Kapitän: Ich rief einmal die Flugsicherung an und sagte: »Eh, diese scheißinternationale Route macht mich … Ich möchte, daß ihr mir die genaue gesetzliche Ruhezeit durchgebt.« Daher weiß ich das, und ich hab's mir aufgeschrieben. Zehn Stunden Ruhezeit für die Crew.

Erster Offizier: Das gilt für die internationale Route?

Kapitän: Jawohl, wenn du weniger als fünfeinhalb Stunden fliegst.

Erster Offizier: Was in diesem Fall …

Kapitän: Das ist unser Szenario. Zehn Stunden Ruhezeit für die Crew, dreißig Minuten Einsatzbesprechung und eine Stunde Vorbereitung. Und du kannst das überhaupt nicht beschleunigen, denn das kommt von der FAA [Federal Aviation Agency]. Versuchst du, vor diesen elfeinhalb Stunden zu starten, bist du ein Idiot.

Der Kapitän erwähnt einen befreundeten Piloten, der Probleme hatte, internationale Routen zu fliegen.

Kapitän: Er sagte, es mache ihm nichts aus, um fünf Uhr morgens wieder nach Hause zu fliegen. Aber mir, ich bin wie … es ist die reine Folter.

Erster Offizier: Ja.

Kapitän: Folter im Scheißauto, wenn man versucht, wach und am Leben zu bleiben. Ich habe das mit meiner Frau diskutiert. »Schatz«, habe ich gesagt, »ich möchte das wirklich nicht, ich hoffe, du denkst nicht, daß ich [unverständlich].« Sie sagte: »Kein Problem. Du mußt nicht diesen Scheiß tun.« [Gähngeräusch]

Ironischerweise überhörten Pilot und Erster Offizier die Warnungen in ihrer Unterhaltung. Ihr Fehler ist typisch für Menschen, die zu müde sind, um auf Zeichen zu achten, die über Leben und Tod entscheiden können.

Um festzustellen, wie weit Piloten von Müdigkeit betroffen sind, und um eine wirksame Gegenstrategie zu entwickeln, hat die NASA eines der wichtigsten Programme in der Fatigueforschung durchgeführt. Mark Rosekind, der Direktor dieses Fatigue Countermeasures Program, war ein früherer Student und späterer Kollege von mir. In der NASA entwarf Rosekind das erste Programm zur Messung der Auswirkungen von Lang- und Kurzstreckenflügen auf die Besatzung.

Er und seine Kollegen verkabelten die Piloten mit tragbaren Computern. Zu festgelegten Zeiten absolvierten die Piloten Geschicklichkeits- und Reaktionstests. Als er Piloten auf Transpazifikflügen zwischen San Francisco, Japan, Hawaii und Los Angeles beobachtete und testete, waren die Resultate erschreckend. Bei Piloten, die diese Routen nachts flogen, verschlechterten sich die Reaktionszeiten um mehr als fünfundzwanzig Prozent, wie bei einem Menschen, der die ganze Nacht aufgeblieben war. Die Piloten schliefen häufig kurz ein, Schlafepisoden von fünf bis zehn Sekunden. Fünfzehn Prozent der Episoden dauerten mehr als fünfzehn Sekunden. Während dieses Mikroschlafs hatten die Piloten effektiv keinen Kontakt zur Außenwelt und hätten im Notfall nicht reagieren können.

Rosekind hebt hervor, daß die Untersuchungen die Situation wahrscheinlich noch beschönigen, da die Piloten wußten, daß sie mit EEG-Geräten verkabelt und von einem Aufpasser beobachtet wurden. Trotz dieser Motivation, wach zu bleiben, schliefen sie ein. Daß der Zustand in unbeobachteten Situationen viel schlimmer ist, zeigt die exemplarische Aussage eines Piloten vor der National Commission on Sleep Disorders Research, daß er manchmal so schläfrig gewesen sei, daß er »einnickte, als wir in die Startposition kamen«.

Solche Beeinträchtigung in der Mitte des Flugs mag noch weniger gefährlich sein. Doch machte Rosekinds Gruppe auch die Erfahrung, daß einige Piloten in den letzten dreißig Minuten des Flugs, während des Senk- und Landeflugs, ihren Geist aufgaben. Unter den neun Piloten im Untersuchungsabschnitt traten fünf Episoden von Mikroschlaf in den letzten zehn Flugminuten auf.

Ärzte, die im Stehen schlafen

Daß Piloten, die mehrere Zeitzonen durchqueren, Müdigkeitsprobleme
haben, ist alarmierend, aber auch verständlich. Beunruhigender ist, daß
Chirurgen, Anästhesisten und Notärzte und Pflegepersonal, denen wir
buchstäblich unser Leben anvertrauen, unter chronischem und schwerem
Schlafmangel leiden. Für Stationsärzte und Medizinalassistenten – die
Infanteristen des Krankenhauses und der Notfallstation – ist es nicht ungewöhnlich, hundert Wochenstunden zu arbeiten, was zwei Nächte Bereitschaftsdienst einschließt. Nachdem ein paar Fälle von müdigkeitsbe-
dingter Pfuscharbeit publik wurden, sind nun die Dienstzeiten der Ärzte
in New York auf höchstens sechzehn Stunden pro Tag bei durchschnittlich achtzig Wochenstunden innerhalb von vier Wochen festgelegt worden, außerdem wöchentlich einmal kontinuierlich vierundzwanzig Stunden frei.
Beim Durchrechnen merkt man, daß jemand, der sechs Tage pro Woche
sechzehn Stunden, insgesamt sechsundneunzig Stunden, arbeitet, sich immer noch im vorgeschriebenen Rahmen bewegte, wenn er in der folgenden Woche seine Durchschnittszeit auf nur achtzig reduzierte. Dabei bleiben nicht mehr als vier oder fünf Stunden Schlaf pro Tag. Kürzlich hat
jedoch die *New York Times* enthüllt, daß diese Richtlinien regelmäßig verletzt werden und Notärzte in den Krankenhäusern von Manhattan weiterhin hundert Wochenstunden schuften.

Ein Blick in Operationssäle ist zum Fürchten. Chirurgen, Anästhesisten und Operationsschwestern sind mehrere Nächte in der Woche im
Bereitschaftsdienst. Ärzte können um zwei Uhr zu einer Notoperation gerufen werden, fünf Stunden operieren und dann direkt zu einer zuvor an-
beraumten Operation um sieben Uhr übergehen. Der Patient hat keine
Ahnung, daß der Chirurg, der ihn operiert, nur zwei oder drei Stunden geschlafen hat oder von einer langen Operation in der vorangegangenen
Nacht übermüdet ist.

1993 kam in Colorado ein achtjähriger Junge auf den Operationstisch.
Der diensthabende Anästhesist war für seine extreme Müdigkeit bei der
Arbeit berüchtigt und gab zu, manchmal während der Operation einzuschlafen. Doch obwohl die häufige Schläfrigkeit des Anästhesisten bei
der Arbeit den anderen Ärzten und Operationsschwestern bekannt war,
sollte er dem Jungen die Vollnarkose verabreichen. Wenn möglich, vermeiden Chirurgen eine Vollnarkose, weil manchmal zwischen der Dosis,
die eine tiefe Bewußtlosigkeit erzeugt und derjenigen, die tödlich wirkt,
nur ein schmaler Grad liegt. Jeder reagiert etwas anders auf Narkosen,
und eine bestimmte Dosis wirkt sich auf verschiedene Menschen ver-

schieden aus. Diese Faktoren machen die Anästhesie zu einem medizinischen Äquivalent des Fliegens. Beides sind hoch komplexe, technische Prozeduren, die die meiste Zeit routinemäßig ablaufen. Gewöhnlich haben Anästhesisten nichts anderes zu tun, als Geräte zu überwachen. Wenn jedoch etwas schiefläuft, kann es auf absolute Geistesgegenwart und den Bruchteil einer Sekunde ankommen. Mehr als jeder andere medizinische Beruf besteht der des Anästhesisten aus Tagen oder Wochen einer einigermaßen langweiligen Routinearbeit und Momenten des Schreckens. Den achtjährigen Jungen kostete die Schläfrigkeit des Anästhesisten das Leben. In den kritischen Momenten versagte der Anästhesist. Vor Gericht gab er zu, während der Operation entscheidende Fehler gemacht zu haben, stritt jedoch ab, eingeschlafen zu sein. Nichtsdestotrotz wurde er der »groben Vernachlässigung ärztlicher Sorgfaltspflicht« für schuldig befunden.

Diese und ähnliche Tragödien werfen ein Schlaglicht auf das Ausmaß, in dem das medizinische Establishment die Gefahren der Müdigkeit ignoriert. Wenn ein Arzt betrunken in den Operationssaal käme, dürfte er wohl kaum arbeiten. Trunkenheit bedeutet, in seiner Leistungsfähigkeit wesentlich beeinträchtigt zu sein. Jemanden nur dann für müdigkeitsbedingte Fehler verantwortlich zu machen, wenn er einschläft, ist dasselbe, als würde man einen betrunkenen Fahrer nur dann vorladen, wenn er am Steuer umkippt. Gleichwohl konzentrieren sich gerichtliche Untersuchungen von Unfällen, die auf das Konto übermüdeter Fahrer, Ärzte und Piloten gehen, gewöhnlich auf die Frage, ob die betreffende Person tatsächlich eingeschlafen ist, anstatt auf ihren Zustand in der Zeit vor dem Unglück.

Natürlich machen auch Ärzte gelegentlich einen Fehler. Andererseits ist es in meinen Augen unentschuldbar, wenn ein Arzt aus Müdigkeit einen Fehler begeht. Vor einigen Jahren gaben zweiundvierzig Prozent der Mitarbeiter eines Krankenhauses in San Francisco zu, mindestens einen Patienten durch einen müdigkeitsbedingten Fehler getötet zu haben. Wir unterzogen Krankenschwestern und Notärzte dem Multiplen Schlaflatenztest; nur einer lag nicht in der Gefahrenzone extremer Schläfrigkeit.

Unsicher bei jeder Geschwindigkeit

Selbst wenn wir nicht operieren oder fliegen, nehmen die meisten doch täglich an einem Russischen Roulette teil, bei dem der Einsatz nicht minder hoch ist und alles von unserer kompetenten Leistung abhängt. Es geht um das Autofahren. Angesichts der enormen Prävalenz von Schlafmangel ist es erstaunlich, wie wenig über die Auswirkungen von Schlafmangel und zirkadianem Rhythmus auf das Fahrverhalten geforscht wurde. Wir wissen aber, daß dreiunddreißig Prozent der Verkehrsunfälle auf Schläfrigkeit zurückzuführen sind. Und wir wissen, daß Müdigkeit die Hauptursache der tödlichen Autounfälle von jungen Leuten zwischen achtzehn und fünfundzwanzig ist. In einer Umfrage des Gallupinstituts gaben einunddreißig Prozent der Erwachsenen an, am Steuer eingenickt zu sein, und vier Prozent berichteten von Autounfällen aufgrund von Schläfrigkeit.

Müdigkeit spielt bei den meisten Autounfällen mit »unbekannter Ursache« wahrscheinlich die entscheidende Rolle. Die Müdigkeit ist für die Sicherheit im Straßenverkehr so bedrohlich, weil sie in unvorhersehbarer und individueller Weise zuschlägt. Aber so, wie wir mit absoluter Sicherheit wissen, daß betrunkene Fahrer mehr Unfälle produzieren als nüchterne, wissen wir mit absoluter Sicherheit, daß müde Fahrer mehr Unfälle produzieren als solche, die gut ausgeruht und wach sind.

Wann immer wir wach sind, baut sich Schlafschuld auf. Wenn wir über mehrere Nächte nicht den Schlaf bekommen, den wir brauchen, oder wenn der Schlaf häufig unterbrochen wurde, wird die Schlafschuld von einem Tag auf den nächsten übertragen. Am besten stellt man sich die Schlafschuld als eine Last vor, die man mit sich herumträgt. Wenn wir kräftig sind, können wir die Last leicht tragen. Wenn wir nicht kräftig sind oder stolpern, kann die Last sehr schwer werden und uns erdrücken. Wie wir uns jeweils fühlen, ist kein verläßlicher Index für unsere Schlafschuld, denn Stimulierung, Aufregung oder körperliche Übung können einen Anflug von Schläfrigkeit komplett unterdrücken. Einen einfachen Grundsatz sollte jeder beherzigen: *Wenn man irgendwann am Tag schläfrig wird, hat man eine beträchtliche Schlafschuld und sollte in gefährlichen Situationen vorsichtig sein.* Dies gilt besonders für Aktivitäten, die repetitiv, eintönig oder einschläfernd sind; darunter fällt an erster Stelle das Fahren.

Im Jahre 1990, nach dem Bericht über die »Exxon Valdez«, erkannte der National Transportation and Safety Board, daß Müdigkeit die häufigste direkte Ursache von tödlichen Lastwagenunfällen ist. Man muß kein

Wissenschaftler sein, um zu erkennen, daß Fernfahrer eigentlich per definitionem unter schwerem Schlafmangel leiden. Als sich jedoch die National Commission on Sleep Disorders Research mit den verschiedensten Problemen befaßte, begann ich mich zu fragen, wie viele Fernfahrer eigentlich unter der vorwiegenden Schlafstörung, der obstruktiven Schlafapnoe, litten.

1991, im zweiten Jahr des Bestehens der Kommission, initiierten wir eine Studie über den Nachtschlaf von Fernfahrern. Ich konnte den Sicherheitsbeauftragten einer Firma, deren Lastwagen überall in den Vereinigten Staaten fuhren, überreden, uns zu unterstützen. Rückblickend ist klar, daß er nicht wußte, auf was er sich da einließ. Die Ärzte Gèrman Nino-Murcia, Riccardo Stoohs und ich sowie die Mitarbeiter Anna Itoi und L'Ann Bingham waren Teil des Untersuchungsteams.

Wir befragten 602 Fahrer, neunzig Prozent davon männlich; an zweihundert konnten wir Nachtschlafaufzeichnungen durchführen.

Wir fragten die Fahrer: »Wann haben Sie das Gefühl, mit dem Fahren aufhören zu müssen?« Zweiundachtzig Prozent antworteten, sie hörten dann auf, wenn ihr Kopf vornüberfalle und sie einen Schreck bekämen oder wenn sie etwas auf der Straße sähen, was gar nicht da sei (eine hypnagoge Halluzination). Beide Bekenntnisse zeigten, daß sie schon am Steuer eingeschlafen waren.

Zu unserer großen Überraschung hatten viele Fahrer eine obstruktive Schlafapnoe. Bei über siebzig Prozent wurde eine Apnoe diagnostiziert, und dreizehn Prozent davon waren sehr ernst. Das sind dreimal soviel wie in der allgemeinen Bevölkerung. Angesichts der hohen Unfallraten von Apnoepatienten waren dies alarmierende Nachrichten.

Nachdem wir der Firma unsere Zwischenergebnisse mitgeteilt hatten, stand plötzlich kein Fahrer mehr zur Verfügung. Sicherlich hatten weder die Fahrer noch die Manager, noch der Sicherheitsbeauftragte oder die drei Firmenärzte jemals etwas von obstruktiver Schlafapnoe gehört oder waren sich ihrer Bedeutung bewußt. Keiner in der Firma hatte eine Vorstellung davon, daß sich Schlafverlust zu einer Schuld addiert. Wir waren allerdings in unserer Forschung schon weit genug gediehen, um einen Paragraphen über diese Studie in den Schlußbericht der National Commission on Sleep Disorder Research aufnehmen zu können.

Eine weitere große Enthüllung in diesem Zusammenhang betraf die Fahrdienstleitung. Fünfzig Fahrdienstleiter saßen in einer riesigen Halle an Tischen und sprachen über Kopfmikrofone mit etwa fünfzig Lastwagenfahrern, die in den Vereinigten Staaten unterwegs waren. In einer hitzigen angespannten Atmosphäre bugsierten Fahrdienstleiter zweieinhalbtausend Kühlwagen zu ihrem Bestimmungsort. Die Fahrer transportierten meistens leichtverderbliche Ware, die pünktlich geliefert werden mußte. Mit verzweifelter Stimme beschwatzten, beschworen und bedrohten die Dienstleiter die Fahrer, ihre Ladungen rechtzeitig ans Ziel zu bringen. Geradezu beängstigend fand ich die hohen Prämien auf die meisten Ladungen zu den meisten Zielen, die meisten rechtzeitigen Lieferungen und die wenigsten Verspätungen. Aufgabe der Fahrdienstleiter war es, die Fahrer anzutreiben und sie so lange wie möglich auf der Straße zu halten. Dies bedeutete, daß die Fahrer für einen ausreichenden Nachtschlaf oder die Beachtung der ersten Anzeichen von Schläfrigkeit bestraft wurden.

Eines der jüngsten großen Forschungsprojekte wurde vom US-Transportministerium, der Canadian Transportation und Speditionsfirmen gesponsert und galt einer viereinhalb Millionen Dollar schweren Mehrjahresstudie über Müdigkeit und Wachsamkeit von Berufsfahrern. Das Ergebnis wurde 1997 veröffentlicht. Schlechte Arbeits- und Pausenpläne und weder bei Fahrern noch bei Managern Kenntnis von Schlafstörungen bildeten die großen Probleme des Gewerbes. Die Studie enthüllte, daß die Fahrer pro Tag zwei Stunden Schlaf zu wenig bekamen und daß gewisse Tageszeiten – in Entsprechung zu den zirkadianen Einbrüchen am frühen Nachmittag und frühen Morgen – bei Lastwagenunfällen eine entscheidende Rolle spielten.

Lange Strecken gehören zum Beruf des Lastwagenfahrers, aber für gewöhnliche Autofahrer stellen lange Reisen meistens einen Bruch im normalen Zeitplan dar. Christian Guilleminault aus Stanford gehörte zu einer Gruppe von Forschern, die an einem Ferienwochenende mit Hilfe der französischen Verkehrspolizei aufs Geratewohl 2197 Autofahrer anhielten. Achtzig Prozent von ihnen waren auf der Fahrt in den Urlaub, und die Hälfte hatte ihre Schlafzeit vor Fahrtbeginn am Morgen reduziert; ein Viertel hatte mehr als drei Stunden Schlaf vor der Abfahrt verloren.

Wir kennen alle diese Situation: Wir stehen früher als sonst auf, um rechtzeitig loszukommen, oder wir brechen wegen der Überstunden bei der Arbeit und der Urlaubsvorbereitungen stark übermüdet in den Urlaub auf. Während der Fahrt kämpfen wir gegen die Müdigkeit an. Manche schlafen wirklich am Steuer ein, andere suchen einen Rastplatz auf. Die meisten meinen jedoch, es trotz Übermüdung schaffen zu können – wie einer, der sich auf eine Bombe setzt und sich freut, wenn sie nicht hochgeht. Ein Einnicken genügt, um das eigene Leben und das anderer zu ruinieren. Wenn ich beim Fahren den Wunsch nach erlösendem Schlaf spüre, bin ich sofort alarmiert. Es ist, als würde mir jemand eine Gewehrmündung an den Kopf setzen. Ich habe mir geschworen, niemals der Verursacher eines solchen Unfalls zu sein. Ich fahre immer an die Seite und schlafe ein bißchen.

Schlechte Zeitplanung und verkürzter Schlaf sind nicht die einzigen Gefahren. Viele Fahrer sind übermüdet, weil sie eine Schlafstörung haben, die es ihnen nicht erlaubt, nachts genug Schlaf zu bekommen. Eine Untersuchung von sechstausend Apnoepatienten fand zum Beispiel heraus, daß 15,6 Prozent schon mindestens einen Autounfall gehabt hatten, im Unterschied zu nur 6,7 Prozent der Kontrollgruppe von gesunden Fahrern. Das zeigt, daß Menschen mit Apnoe eine doppelt so hohe Unfallwahrscheinlichkeit haben wie Menschen ohne Apnoe. Die Kombination von Alkoholkonsum und schwerer Apnoe ergab eine fünffache Zunahme von schlafbedingten Unfällen.

Die Lektionen aus diesen Studien betreffen uns alle, die wir nicht genug Schlaf bekommen oder nicht den, den wir brauchen. Sie betreffen jeden, der jemals beim Fahren gegähnt hat und es nicht als Warnsignal genommen hat. Die Gesellschaft hat lange gebraucht, die Gefährlichkeit des Fahrens unter Alkoholeinfluß anzuerkennen und sich gegen das Fahren im betrunkenen Zustand auszusprechen. Wir brauchen eine ähnliche Aufklärungskampagne gegen das Fahren im schläfrigen Zustand. Wenn Schlaflast und biologische Uhr zusammenwirken, um das Gehirn zum Schlafen zu bringen, können uns langfristig kein Kaffee und keine Willenskraft wach halten.

Die Anatomie der Müdigkeit

Schlechter Schlaf kann nicht nur tragische, sondern auch ärgerliche und teure Konsequenzen haben, wie bei der Patientin, die so schläfrig war, daß sie ihr schmutziges Geschirr anstatt in die Geschirrspülmaschine in die Waschmaschine packte. Ein anderer Patient hatte alles in Bewegung gesetzt, um sich eine Karte in der ersten Reihe eines entscheidenden Football-Spiels zu sichern, schlief aber bald auf seinem Sitz ein und verpaßte das ganze Spiel. Schläfrige Leute verrechnen sich, sind vergeßlich und entfernen sich emotional von ihren Nächsten.

Trügerisch ist die Fähigkeit, sich trotz großer Schlaflast wach zu fühlen. Aktivierungsreaktionen (Arousal) wirken der Schlafschuld entgegen, sowohl periodische Weckeffekte der biologischen Uhr als auch Weckeffekte durch Aufregung und durch Anspannung. Kurzfristig kann man die Wirkung einer großen Schlafschuld mit Hilfe einer stimulierenden Aktivität aufschieben. Doch läßt sich Schlafmangel nicht unendlich ignorieren. Irgendwann holt er uns ein – wenn wir uns etwas entspannen oder wenn der zirkadiane Wachzustand des Körpers am frühen Morgen oder frühen Nachmittag auf seinen niedrigsten Punkt sinkt. Wenn die Aktivierungsreaktion zeitweilig nachläßt, bricht sich unser aufgestauter Schlaftrieb Bahn und droht uns unmittelbar zu überwältigen, egal, wo wir sind und was wir tun.

Ein Beispiel für Schlafentzug ist das, was man das Samstagssyndrom nennen könnte. Viele Leute arbeiten in der Woche lange und hart und hoffen, am Wochenende den versäumten Schlaf nachzuholen. Freitagnacht fallen sie erschöpft ins Bett und schlafen fest bis in den späten Vormittag. Obwohl sie mehrere Stunden Schlafschuld zurückgezahlt haben, laufen sie wie Zombies durch den Samstag und können sich kaum aufrechthalten. Ein Grund für diese Wochenendmüdigkeit liegt darin, daß man nicht in einer Nacht die gesammelte Schlafschuld einer Woche zurückzahlen kann. Der andere, weniger offensichtliche Grund liegt darin, daß das ständige Arousal der Wochentagsarbeit fehlt und also die Schlafschuld nicht länger verdeckt. Da Menschen am Wochenende dazu neigen, mehr zu trinken und zu essen, sind ihre schlafbekämpfenden Arousals zusätzlich geschwächt. Viele Verkehrsunfälle am Wochenende gehen auf die gefährliche Kombination von zuviel Alkohol, unerkannter Restschlafschuld und vermindertem Streß zurück.

Um unsere Anfälligkeit für die Risiken der Schläfrigkeit zu verstehen, müssen wir uns das wache Bewußtsein als ein ständiges Tauziehen vorstellen. Ständig zieht die Schlafschuld das Gehirn in Richtung Schlaf, während die Stimulierung seitens der biologischen Uhr und der Umwelt die Wachheit befördert. Wie ich oben erklärte, ist alle Wachheit Schlafentzug. Wir bauen im Laufe des Tages eine Schlafschuld auf und zahlen sie dann im Nachtschlaf zurück. Wenn uns eine Stunde des vollen Nachtschlafs fehlt, nehmen wir diese einstündige Schlafschuld in den nächsten Tag mit, und unser Schlaftrieb wird größer. Schlafschuld akkumuliert sich: Wenn wir alle acht Nächte eine Stunde weniger bekommen, als wir brauchen, tendiert unser Gehirn so stark zum Schlafen, als wären wir eine Nacht aufgeblieben. Schlafentzug ist die allgemeinste Gehirnbeeinträchtigung.

Viele Leute wollen nicht glauben, daß die in einer gewöhnlichen Woche akkumulierte Schlafschuld verheerende Auswirkungen auf die motorischen und intellektuellen Funktionen haben kann. Doch Labortests haben die gnadenlose Arithmetik bestätigt. In seinem jüngsten Forschungsprojekt verkürzte der Fatigueexperte David Dinges von der Universität Pennsylvania den Schlaf von Freiwilligen über einen Zeitraum von zwei Wochen. Dinges kam zu dem Schluß, daß die Leistung von Leuten, die zwei

Wochen lang nachts nur vier Stunden schlafen, dieselbe ist wie die von
Leuten, die drei Tage und Nächte hindurch wach gehalten wurden.

Er machte die Beobachtung, daß die individuelle Empfindung der
Schlaflast innerhalb seiner Testgruppe stark variierte, ähnlich wie bei der
Alkoholverträglichkeit. Aber am Ende der zwei Wochen war jeder von der
langfristigen Schlafschuld ernsthaft beeinträchtigt. Chronischer Schlafverlust setzt fast jedes Moment der menschlichen Leistung herab – Aufmerksamkeit (die Fähigkeit, Informationen aufzunehmen), Wachsamkeit
(die Fähigkeit, aufgrund von Informationen zu handeln) und Reaktions-
vermögen. Große Schlafschuld macht »dumm«. Übermüdete Menschen
brauchen länger, um auf kritische Situationen zu reagieren, und ihre Reaktionen sind unbestimmter und weniger effektiv. »Es hat Jahre gedauert,
um Tests zu entwickeln, die die Leistung genau messen können«, berichtete Dinges, »aber je besser unsere Untersuchungen wurden, desto klarer
wurde uns, daß die Effekte des Schlafentzugs jenseits unserer Vorstel-
lungskraft lagen. Sie waren schlimmer, als wir dachten.«

Der Vergleich zwischen Schlafentzug und Alkoholkonsum bietet sich
an. Australische Forscher haben herausgefunden, daß es deutliche Paral-
lelen gibt. Sie teilten vierzig Probanden in zwei Gruppen. Eine Gruppe
wurde dreißig Stunden, von acht Uhr morgens bis vierzehn Uhr des nächsten Tages, wach gehalten. Der anderen Gruppe wurde ab acht Uhr alle
dreißig Minuten zehn bis fünfzehn Gramm Alkohol verabreicht, bis der
Alkoholspiegel im Blut jedes Probanden ein Promille erreicht hatte. Den
Gruppen wurden Tests für die Koordination von Hand und Auge vorgelegt. Die australischen Forscher stellten fest, daß nach siebzehn wachen
Stunden (um ein Uhr, wenn die biologische Wachheit abfällt) die Gruppe mit Schlafentzug dieselben Testergebnisse hatte wie die Trinkgruppe,
deren Blutalkohol ein halbes Promille betrug. Nach vierundzwanzig Stunden des Wachseins hatte die Schlafentzugsgruppe dieselben Koordina-
tionsdefizite wie die mit dem maximalen Alkoholspiegel von einem Promille.

Wenn man unter extremem Schlafmangel leidet, wird der Schlaf so
verführerisch, daß man an nichts anderes mehr denkt. Eine Gruppe von
Schlafforschern untersuchte vor einiger Zeit sechs Collegestudentinnen
mit einem Schlafmangel von vierundzwanzig Stunden. Sie legte ihnen
eine Reihe von psychomotorischen Fingerklopftests vor und stellte ihnen
Fragen, die ihren Motivationsgrad zur Ausführung der Tests feststellen
sollten. Die Ergebnisse zeigten, daß der primäre Faktor in der Verschlechterung ihrer kognitiven und motorischen Leistung während des Schlafmangels nicht so sehr die Fähigkeit, sondern der Wille zum Antworten
war.

Immer wieder zeigen Berichte über Katastropen im Transportwesen, daß übermüdete Menschen auf Gefahrensituationen mit Gleichgültigkeit reagieren. Bevor das Flugzeug beim Anflug auf den Flottenstützpunkt Guantanamo auf Kuba abstürzte – der erste große Flugzeugabsturz, der von dem National Transportation Safety Board offiziell auf Übermüdung des Piloten zurückgeführt wurde –, entschied sich die unter Schlafmangel leidende Cockpitbesatzung unerklärlicherweise für einen schwierigen Anflug anstatt für einen leichten. Als der Nuklearreaktor in Tschernobyl durchschmolz – in den frühen Morgenstunden, wenn die zirkadiane Wachheit auf ihrem Tiefstpunkt ist –, hatten die Ingenieure die kritischen Warnsignale, die eigentlich Panik hätten hervorrufen müssen, bemerkt, doch seltsamerweise nicht auf sie reagiert. In seinem Buch über den ersten Atlantikflug 1928 beschreibt Charles Lindbergh ausführlich seinen Zustand. Als Lindbergh zu seinem dreiunddreißigeinhalbstündigen Flug aufbrach, war er schon mehr als eineinhalb Tage auf gewesen; am Ende seines Flugs war er also fast siebzig Stunden wach gewesen. Er schreibt: »Mein Geist geht an und aus … Dumpf sagt mein ganzer Körper, daß es im Leben nichts, nichts Schöneres gibt als zu schlafen.« Tatsächlich schlief er auf seinem Flug ein und stürzte fast in den Ozean, wachte jedoch rechtzeitig wieder auf.

Wenn das Gehirn mehrmals zwischen Wachen und Schlafen hin und her gewechselt ist, kann es auf Autopilot schalten und ein sozusagen automatisches Verhalten erzeugen. Die meisten von uns haben dies irgendwann schon einmal erlebt. Wir fahren oder laufen auf der Straße und können uns plötzlich nicht mehr daran erinnern, was in den zehn oder fünfzehn vergangenen Minuten, manchmal noch länger, passiert ist oder was wir gesehen haben. Wir funktionieren ganz gut, vermeiden Zusammenstöße, aber wir behalten keine Erinnerungsspuren. Es ist fast wie Schlafwandeln, nur daß der Zustand aus dem Wachen und nicht im Schlaf entsteht. Mit Zunahme der Schlafschuld wird das automatische Verhalten unbestimmter.

Müdigkeit verringert die Wettbewerbsfähigkeit

Sicherheit ist nicht das einzige, was von Müdigkeit beeinträchtigt wird. Alle Probleme, die unsere Schläfrigkeit begleiten – Konzentrationsschwäche, verzögerte oder schlechte Entscheidungsfähigkeit, Gleichgültigkeit, Motivationsschwäche –, beeinflussen die Qualität unserer Arbeit. Auch wenn es in unserer Arbeit nicht um Entscheidungen über Menschenleben geht, so geht es doch allemal um den Lebensunterhalt. Uns passieren Fehlkalkulationen, oder wir übersehen Probleme. Einmal führte Rosekind einen Workshop über Schlaf, Müdigkeit und Entscheidungsfindung für eine Gruppe von Piloten der Firma MCI durch. Nach dem Kurs fragte ein Assistent des Geschäftsführers Rosekind: »Diese Sache gilt doch nicht nur für Piloten, oder?« Es stellte sich heraus, daß MCI-Vertreter im Begriff waren, nach London zu reisen, um über eine Fusion mit der britischen Telecom zu verhandeln. Die Verhandlungen waren Milliarden Dollar schwer, doch hatte sich keiner darum gekümmert, daß die Geschäftsführer von MCI auch genug Schlaf und Ruhe bekamen, um sich an die neue Zeitzone zu gewöhnen, bevor sie sich mit den britischen Vertretern trafen. Der Assistent machte sich daran und änderte ihren Reiseplan.

Spitzensportler etwa verletzen sich bei Schlafmangel und gestörtem zirkadianem Rhythmus leichter. Bei der Sommerolympiade in Atlanta 1996 untersuchten Forscher die Auswirkung der Zeitzonendifferenz auf zwölf koreanische Sportler. Nach dem Flug von Korea nach Atlanta, der zehn Zeitzonen umfaßte, machten fast alle Koreaner eine Phase der Müdigkeit durch, und ein Drittel klagte über nachlassende Kraft. Im Durchschnitt benötigten die Sportler vier Tage für die Umstellung, bevor sie wieder ihre sportlichen Leistungen in Korea erreichten. Die Hälfte der Sportler fühlte sich von Umweltgeräuschen in ihren Schlafquartieren gestört; ebenso viele schnarchten oder verzeichneten Atemstillstände beim Schlafen.

Bei dem vielzitierten »Heimvorteil« denken die meisten immer an die Vertrautheit des eigenen Spielfelds und die Unterstützung durch die eigenen Fans. Mein Kollege Roger Smith hat gezeigt, daß der Vorteil an die Mannschaft, die auf dem Höhepunkt ihrer zirkadianen Wachsamkeit spielt, geht. Wenn etwa die lokale Mannschaft während ihres physiologischen Knicks in der Mitte des Nachmittags spielt, aber die Besucher aus dem Osten schon in der Phase ihrer abendlichen Wachheit sind, haben die Besucher den Vorteil.

Betroffen sind nicht nur die motorischen Leistungen, sondern Sport impliziert auch Fähigkeiten wie strategisches und klares Denken und schnelle Reaktion. Wer die Wirkung von Schlaflast und zirkadianem Rhythmus bedenkt, verfügt in jedem Wettbewerb über einen Vorteil. Ob man mit jemandem wettet, gegen ihn spielt, mit ihm verhandelt oder konkurriert – immer kann das Wissen über Schlaf von Nutzen sein.

Rosekind hat inzwischen die NASA verlassen und eine Consultingfirma gegründet; diese berät Gesellschaften im Umgang mit Schlaf am

Arbeitsplatz. Wenn seine Kunden zum ersten Mal von Schlafproblemen hören, berichtet Rosekind, verleugnen sie das Problem, dann erkennen sie es an und suchen eine schnelle Lösung. Er erklärt ihnen, daß jede Person einen eigenen Weg zur Wiedergewinnung gesunden Schlafs finden muß, und zwar auf Grundlage der praktischen Kenntnis der Schlafwissenschaft und des individuellen Schlafprofils der Person. Seine Kunden setzen in Anwendung ihres Wissens wichtige Sitzungen zu Zeiten an, in denen sie sich in Höchstform befinden, oder führen einen Mittagsschlaf ein, um anderen überlegen zu sein. Personen, die unter Schlafmangel leiden, werden leicht gleichgültig und akzeptieren Bedingungen, die sie in aufmerksamem Zustand nicht akzeptiert hätten. Das Militär berücksichtigt bereits zirkadiane Faktoren bei der Festlegung der Angriffszeit – gewöhnlich zwischen Mitternacht und vier Uhr Ortszeit, wenn der Gegner auf seinem tiefsten Punkt der Wachheit ist.

Um dieses Kapitel abzuschließen, möchte ich von meinem Beinahetod infolge von obstruktiver Schlafapnoe erzählen. Im November 1996 war ich im Rahmen einer Vortragstour nach Portland in Oregon geflogen, um auf einer Konferenz über Verkehrssicherheit unter der Schirmherrschaft des Washingtoner Transportministeriums zu sprechen. Der eigentliche Ort der Konferenz war Skamania Lodge am Columbia River, etwa vierzig Meilen östlich von Portland.

Das Flugzeug landete in der Mittagszeit, und ich beschloß, ein Taxi zu nehmen, anstatt auf den Flughafenbus zu warten. Beim Einsteigen achtete ich nicht besonders auf den Fahrer. Wir überquerten die Portlandbrücke und bogen ostwärts in eine zweispurige Straße oberhalb der Schlucht des Columbia River ein. Eigentlich hatte ich mir vorgenommen, ein kleines Nickerchen zu machen, doch hielt mich irgendein Schutzengel wach.

Nach etwa zwei Dritteln der Strecke vernahm ich plötzlich das Geräusch der Reifen auf dem Kies des Seitenstreifens. Ich sprang sofort schreiend auf und ergriff über den Sitz hinweg das Steuer. Wir schleuderten auf die Gegenfahrbahn, doch kam uns glücklicherweise kein Fahrzeug entgegen. Ich erspare mir die wütenden Worte an den Fahrer, doch als wir an der Lodge ankamen, war mir plötzlich alles klar. Mein Fahrer war fettleibig, hatte einen relativ kleinen Kiefer und einen dicken Nacken. Ich nahm kurz seine Krankengeschichte auf: »Schnarchen Sie?« Er antwortete: »Ja. Meine Frau weigert sich, im selben Raum zu schlafen.« »Sind Sie tagsüber müde?« »Ich habe überhaupt keine Energie. Ich fahre Taxi, weil dieses Stop-and-go mich wach hält.« »Haben Sie hohen Blutdruck?« »Ja, ich nehme Medikamente.« »Haben Sie wegen Ihrer Müdigkeit schon einmal einen Arzt aufgesucht?« »Ja, ich habe außer meinem

Hausarzt auch andere Ärzte gefragt.« »Was haben sie unternommen?« »Nichts, eigentlich.«

Die Schlafstörungen lauern überall. Apnoe ist Teil unseres Lebens. Niemand ist sicher. Wäre mein Taxi in die Schlucht des Columbia River gestürzt, wäre der Unfall auf Bremsversagen oder einen anderen falschen Grund zurückgeführt worden. Daß der Tod des Fahrers und meiner mit einer obstruktiven Schlafapnoe zu tun gehabt hätte, wäre niemals bekanntgeworden.

Ich machte den Fahrer darauf aufmerksam, daß er wegen einer sogenannten obstruktiven Schlafapnoe abnorm schläfrig sei, und nahm ihm das Versprechen ab, sofort anzuhalten, sobald er sich ein wenig schläfrig fühle. Für den nächsten Tag vereinbarte ich für ihn einen Test im Portland-Schlafcenter. Das Ergebnis lautete, wie erwartet: schwere obstruktive Schlafapnoe.

Welche Lehre können wir daraus ziehen? Vielerorts ist diese Person der Schulbusfahrer unserer Kinder, der Lastwagenfahrer neben uns auf der Autobahn, unser Arzt, der Diensthabende der Luftverkehrssicherung während unserer Landung – vielleicht wir selbst.

Teil drei
Wenn Schlaf gelingt

Eine der großen Lieben meines Lebens ist der Jazz. Als ich an der Universität von Washington mein Grundstudium absolvierte, war ich Bassist in einer Jazzband – teils um mir etwas Geld zu verdienen, teils aus reiner Freude am Spielen. Unsere Seattle Jam Sessions waren immerhin so bekannt, daß Mitglieder von Big Bands, die auf der Durchreise waren, mit uns zusammenspielten. So lernte ich auch Musiker wie Quincy Jones und Ray Charles kennen. Nach dem Wechsel an die Universität von Chicago hörte ich dann mit dem öffentlichen Spielen auf, nicht, weil das Medizinstudium mich zu sehr beanspruchte, sondern weil die Beiträge des Musikerverbands zu hoch waren (tausend Dollar in Chicago gegenüber hundertfünfzig Dollar in Seattle). Ich musizierte nur noch zum Vergnügen, auch wenn ich immer weniger Zeit dafür fand. In letzter Zeit habe ich den Baß nicht mehr oft hervorgeholt, aber jahrelang spielte ich, wann immer ich konnte, mit Amateurbands in Stanford, und im Fachbereich Musik wirkte ich als Vorsitzender des Jazzkomitees sogar am Aufbau eines speziellen Lehrprogramms mit. (Ein paar Jahre lange hatten wir dort als *artist in residence* einen der ganz Großen, Stan Getz. Ich war begeistert, ihn kennenzulernen, mit ihm zusammenzuarbeiten und sogar einmal mit ihm zu spielen, 1989 bei mir zu Hause.)

Oft habe ich mit Staunen festgestellt, wie sehr der Jazz ein Spiegelbild des Lebens ist. Im Leben gibt es Konstanten, Muster, die den Rhythmus unseres Alltags ausmachen, und aus dieser Gleichförmigkeit gehen einmalige Ereignisse, wunderbare Zufallsbegebenheiten, verblüffende Interaktionen und Ideen hervor. Im Jazz geben Baß und Schlagzeug den Beat an; der wird zur Grundlage für die Melodieimprovisation der Trompete, der Gitarre oder des Saxophons und läßt musikalische Ideen entstehen, die zwar im Grundrhythmus verankert sind, aber zugleich Neues schaffen.

Es gibt noch eine weitere Übereinstimmung. Ist nur einer der Spieler nicht in der Lage, sich dem Swing der restlichen Gruppe einzufügen, macht er allen Musikern die Sache schwer. Spielt die Band zwanglos zusammen, scheint alles ganz leicht; fällt aber ein einziger aus dem Rhythmus heraus (auch wenn das Publikum es nicht merkt), wird es zu harter, anstrengender Arbeit. Das ist im Leben nicht anders. Wenn Menschen aus dem Rhythmus ihres Schlafzyklus herausfallen oder hohe Schlafschulden auf ihnen lasten, wird auch das übrige Leben mühsam. Sie brauchen sich nicht einmal unbedingt müde zu fühlen, trotzdem erscheint ihnen alles schwieriger als sonst.

Wenn Schlaf gelingt – wir ihn gelingen lassen –, wirken Geist und Körper im Einklang miteinander. Der Schlaf verringert die Last der Schlafschulden, gewährt uns unendlich viel Halt, steigert unser Gefühl, wohlauf und vital zu sein, und fördert die wichtigsten geistig-seelischen Qualitäten – Lustempfinden, Motivation, Gedächtnis und Erkenntnis –, die wir brauchen, um so schöpferisch, produktiv und lernfähig zu sein wie möglich.

Im folgenden Teil will ich in Kürze ein rasch expandierendes Forschungsgebiet vorstellen: die Untersuchung der Frage, wie Schlaf und Schlafmangel sich auf Leben und Seelenleben auswirken. Ein Großteil des hier Erörterten läßt sich nicht durch jahrzehntelange Studien absichern. Die Schlafforschung ist jung und noch unzureichend fundiert, vor allem deshalb, weil die Arbeit in den biologischen Grundlagenwissenschaften zumeist von der Dringlichkeit des Kampfes gegen die Krankheit motiviert ist. Was ich berichte, ist unabgeschlossen, eine Vorschau auf das Kommende. Die Schlafforscher, die diese Wissensfelder bearbeiten, sehen sich mit den größten Rätseln des Schlafs konfrontiert; zugleich aber haben sie die Chance, seine schönste Verheißung zu entdecken. Nach meiner Überzeugung werden alle Antworten, die wir zum Problem des täglichen Schlafs finden, unser Leben tiefgreifend verändern und uns helfen, zwanglos in seinem Rhythmus mitzuschwingen.

Kapitel 10:
Was tut der Schlaf?

Noch heute ist die Überzeugung weit verbreitet, Ziel des Schlafs sei es, dem Körper einmal Ruhe zu gönnen, insbesondere den Muskeln. Es gibt keinerlei direkte Beweise für diese Annahme. Manche Muskeln sind pausenlos tätig, ohne ausruhen zu müssen; das Herz setzt nicht einfach ein paar Stunden am Tag aus, und auch das Zwerchfell gönnt sich keine Atempause. Selbst das Gehirn ruht während des Schlafens nicht in dem Sinne, daß es nichts mehr täte, und der REM-Schlaf ist für die Hirnzellen beinahe das Gegenteil von Ausruhen. Wenn der Schlaf also kein Ruhezustand ist, was bedeutet er dann für uns? Warum schlafen wir?

Das führt zu der Frage, ob der Schlaf einem »lebenswichtigen Zweck« dient, ob er eine zentrale Funktion erfüllt, ohne die wir sterben müßten. Essen und Trinken etwa sind lebenswichtig; über das Essen bekommen wir die Wärmeenergie, die das Räderwerk des Lebens in Gang hält, und mit dem Wasser bekommen wir die Hauptflüssigkeit, die dieses Räderwerk braucht. Aber was ist mit dem Schlaf? Es gibt zwar Thesen, Vermutungen, ein paar überzeugende Experimente, doch bislang hat noch niemand präzise den Grund genannt, warum der Körper ein Drittel des Tags stilliegen und das Bewußtsein sich ins Innere zurückziehen muß. Der Schlafforscher Allan Rechtschaffen von der Universität von Chicago sagte einmal: »Wenn der Schlaf in den vielen Stunden überhaupt nichts leistet, ist er der größte Irrtum, den die Natur je begangen hat.« Es gibt sogar zwei Sorten Schlaf, den REM- und den Non-REM-Schlaf. Wer wirklich begreifen will, was Schlaf ist, muß also beider Zweck erklären.

Die Suche nach dem ursprünglichen Zweck des Schlafs wird mitunter als Gralssuche der Schlafforscher bezeichnet. Während manche meiner Kollegen daran zweifeln, daß wir je bis zu dieser Erkenntnis vordringen, bin ich der Ansicht, daß wir fast zwangsläufig auf sie stoßen werden. Das Geheimnis des Schlafs wird gelüftet werden, sobald die Gesellschaft die dazu nötigen Forschungsmittel bereitstellt.

Die Auswirkungen des extremen Schlafentzugs beim Menschen

Früher war ich der Ansicht, wir könnten den eigentlichen Zweck des Schlafs herausfinden, indem wir Menschen am Schlafen hindern und sie dann beobachten. Zahlreiche biologische Funktionen hat man dadurch erkannt, daß man sie ausschaltete. So ließ sich durch Entfernung der Schilddrüse an Versuchstieren im Handumdrehen beweisen, welche zentrale Rolle diese Drüse für Stoffwechsel und Wachstum spielt. Oben erwähnte ich den Langzeitwachmarathon des New Yorker Diskjockeys Peter Tripp. Bei ihm waren Paranoia und Halluzinationen vermutlich in erster Linie durch die Stimulantien ausgelöst, mit denen er wach gehalten wurde. Doch die anfängliche Erklärung lautete, die Ursache dieser Symptome liege im Schlafentzug, denn Schlafen und Träumen seien die Hüter unserer geistigen Gesundheit. Ohne Schlaf, so die damalige These, verliere das menschliche Bewußtsein den Realitätskontakt und werde anfällig für Geisteskrankheiten.

Einige Jahre später konnte ich eine weitere Person unter Bedingungen des Langzeitschlafentzugs studieren. In diesem Fall beobachtete ich den gesamten Marathon und kam, was die psychischen Auswirkungen längerer Schlaflosigkeit betrifft, zu einer anderen Einschätzung. Im Januar 1965 las ich in einer Lokalzeitung, in San Diego wolle ein Gymnasialschüler namens Randy Gardener versuchen, den Guinness-Rekord für die längste Wachzeit zu brechen, der damals bei zweihundertsechzig Stunden lag. Randy hatte zusammen mit zwei Freunden beschlossen, über diese Zeit hinauszukommen. Ich füge hinzu, daß ich den damaligen Rekord mit Skepsis betrachtete, weil der Mann, der ihn aufgestellt hatte, nicht sorgfältig überwacht worden war. Randy wollte volle elf Tage oder 264 Stunden wach bleiben, und seine Freunde sollten ihm dabei helfen.

Das war für mich eine seltene und einmalige Gelegenheit, extremen Schlafentzug an einer hochmotivierten Versuchsperson zu studieren; und ich brauchte nicht einmal Forschungsmittel zu beantragen. Ich rief sogleich bei Randy an, stellte mich ihm und seinen Eltern vor und fragte, ob ich ihn bei seinem Versuch, den Rekord zu brechen, beobachten dürfe. Randy hatte gerade den zweiten Tag seines Wachmarathons begonnen und noch etwas weniger als zehn Tage vor sich. Seine Eltern waren froh, daß ein beobachtender Arzt hinzukam; das verringerte ihre Befürchtungen, ihr Sohn könnte bei seiner Dauerwache Gesundheitsschäden davontragen. Mit ihrer Zustimmung fuhr ich gen Süden und mietete mich in einem Motel ein.

In meinem Motelzimmer verbrachte ich freilich die wenigste Zeit. Jeden Tag und die meisten Nächte war ich bei Randy zu Hause. Er war ein Prachtkerl, und man konnte gut mit ihm auskommen. Zuerst fand er das Wachbleiben leicht. Am dritten Tag aber begann es ihm schwerzufallen, zumal in den Nachtstunden. Keine Sekunde durfte man ihn aus den Augen lassen, damit er nicht aus Versehen einnickte. Von nun an verbrachte ich die ganze Nacht bei ihm, um sicherzustellen, daß er wach blieb. Sobald er einzuschlafen drohte, scheuchte ich ihn ins Freie auf das kleine Basketballfeld hinterm Haus, oder ich fuhr ihn im offenen Cabriolet bei lauter Radiomusik im menschenleeren San Diego umher.

Ein Problem, mit dem ich nicht gerechnet hatte, war, daß ich selbst nach und nach unter Schlafmangel litt. Am fünften Tag fuhr ich falsch in eine Einbahnstraße und stieß beinahe mit einem Polizeiauto zusammen. Die Beamten waren wütend. Ich versuchte ihnen die Situation zu erklären, aber was ich auch sagte, es verschlimmerte die Sache nur noch.

Mir wurde klar, daß ich Hilfe brauchte, wenn ich Randy gefahrlos überwachen wollte. Ich rief einen Kollegen, George Gulevich, an und bat ihn, nach San Diego zu kommen. Außerdem brauchten wir ein EEG-Gerät, um nach beendigtem Marathon Randys Erholungsschlaf aufzeichnen zu können. Gulevich kam mit dem Gerät. Auch Randys Freunde halfen, aber die Aufgabe, dem Jugendlichen Gesellschaft zu leisten und ihn wach zu halten, fiel doch größtenteils uns zu. Wir einigten uns auf Schichten, so daß immer einer von uns bei ihm war.

Ich erinnere mich noch lebhaft, daß die anstrengendste Zeit zwischen drei und sieben Uhr morgens lag. In den frühen Morgenstunden wurde Randy immer sehr gereizt, wenn wir ihm nicht erlaubten, die Augen zu schließen. »Ich will gar nicht schlafen«, beharrte er, »nur die Augen ausruhen.« Heute wissen wir, daß er jedes Mal, wenn er die Augen für mehr als ein oder zwei Sekunden schloß, einen Mikroschlaf schlief. Sobald er nahe daran war, richtig einzuschlafen, rüttelten wir ihn, um ihn daran zu hindern. Manchmal wurde er wütend und vergaß für kurze Zeit sogar, warum er nicht schlafen sollte. »Wieso machen Sie das?« schimpfte er. Dann wurde er so schläfrig, daß weder Reden noch Schütteln ausreichten, um ihn wach zu halten. Mit Basketball klappte es zum Glück immer. Wir schleiften ihn fast auf das Spielfeld, aber wenn er einmal dort war und sich bewegte, ging es besser.

Etwa zur Halbzeit des Wachexperiments erhielt ich einen Anruf von LaVerne Johnson und Ardie Lubin, zwei Schlafforschern am Marinehospital in San Diego; Lubin hatte zehn Jahre zuvor im Auftrag der Armee am Walter Reed Medical Center in Washington über Schlafentzug gearbeitet. Sie boten mir für die Aufzeichnung von Randys Erholungsschlaf ihre technischen Anlagen an; mit ihnen konnte man auch differenziertere Tests zur psychischen und muskulären Leistungsfähigkeit durchführen.

Gegen Ende von Randys Unternehmen wurde ihm das Wachbleiben ein wenig erleichtert, denn sein Marathon, mit dem er den Weltrekord brechen wollte, begann die Aufmerksamkeit der Medien auf sich zu ziehen. Ständig klingelte das Telefon. Sogar aus Europa und Japan riefen Journalisten an. Reporter und Kameraleute gaben sich in seinem Elternhaus ein Stelldichein. Obgleich Randy nur ein völlig übermüdeter Schüler war, richteten sich die Augen der Welt auf ihn. Das spornte ihn zum Durchhalten an – vor soviel Publikum wollte er nicht schlappmachen.

Am zehnten Tag begleitete ich Randy durch die Stadt und war beeindruckt, wie gut er sich hielt. Wir gingen in einen Spielsalon und spielten unzählige Spiele an einem Baseballautomaten. Jedesmal schlug er mich. In der letzten Nacht schlug er mich um drei Uhr morgens mehrmals beim Basketballspielen. Um fünf Uhr morgens gab Randy eine Pressekonferenz. Trotz der frühen Morgenstunde tauchten im allgemeinen Gedränge auch sämtliche Kameras der lokalen und nationalen Fernsehsender auf. An seinem mit Mikrofonen gespickten Pult wirkte Randy wie der Präsident der Vereinigten Staaten. Sein Auftreten war tadellos, nicht ein einziges Mal geriet er ins Nuscheln oder verhaspelte sich. Nach der Pressekonferenz ging Randy schlafen. Während sich das Team des Marinehospitals mit der Schlafaufzeichnung befaßte, beantworteten Gulevich und ich einigen der vielen Anrufer ihre Fragen: »Wird er wieder aufwachen?« »Wie lang wird er schlafen?«

Um sechs Uhr morgens ging Randy nach 264 Stunden Wachsein zu Bett. Abends um acht Uhr vierzig wachte er nach vierzehn Stunden und vierzig Minuten Schlaf auf. Er duschte und zog sich an, dann folgten weitere Interviews und Fototermine. Um Mitternacht war er hellwach und beschloß, aufzubleiben und morgens zur Schule zu gehen. Er wußte, daß seine Mitschüler ihn sehen wollten – er war ja der »Held des Tages«.

Nach Schule und Abendessen ging er wieder ins Krankenhaus und war um etwa halb acht Uhr abends im Bett. Nach zehneinhalb Stunden Schlaf wurde er um sechs Uhr morgens geweckt, damit er pünktlich zur Schule kam. Beim dritten Laborschlaf, der auf Freitagnacht fiel, schlief er um etwa elf Uhr abends ein und wurde um acht Uhr morgens auf eigenen Wunsch geweckt. Noch dreimal ging er zum Schlafen ins Schlaflabor des Marinehospitals, das erste Mal eine Woche, dann sechs und schließlich zehn Wochen nach seinem Wachmarathon.

Randy warf meine Vorstellungen vom Zusammenhang zwischen Langzeitschlafentzug und psychischer Erkrankung einigermaßen über den Haufen. In den 264 Stunden Dauerwachsein wurde er nicht psychotisch;

er zeigte nicht einmal andeutungsweise psychotische Symptome. Der Schlafausfall machte ihn in keiner Weise verrückt. Alle kurzzeitigen Fehlleistungen konnten wir problemlos aufs Konto der schweren Schläfrigkeit verbuchen.

Schade, daß wir damals noch nicht mehr über biologische Rhythmen oder Schlafschulden wußten. Die drei Kontrollnächte im Labor des Marinehospitals ergaben, daß Randys Schlafbedarf bei etwas weniger als sieben Stunden pro Tag lag. Danach hätte er ungefähr fünfundsiebzig Stunden Schlaf verloren, aber er mußte bis zur vollständigen Erholung keine fünfundsiebzig Stunden zusätzlich schlafen. Die Schlafaufzeichnung nach einer Woche unterschied sich kaum von den beiden, die nach sechs respektive zehn Wochen vorgenommen wurden. Überrascht waren wir damals auch über sein spontanes Erwachen nach nur vierzehn Stunden und vierzig Minuten Schlaf. Heute meine ich, daß er nicht aufwachte, weil er lang genug geschlafen hatte, sondern weil es auf neun Uhr abends zuging, auf den Zeitpunkt also, an dem seine biologische Uhr das Gehirn immer besonders nachdrücklich weckte.

Gegen Ende der Dauerwache machten Lubin und Johnson mehrere Funktions-EEGs. Beim heutigen Blick auf die Daten scheint mir, als sei Randy für einen Teil der Zeit in eine Art Somnambulismus verfallen. Vor kurzem habe ich noch einmal die damaligen Film- und Tonbandaufnahmen sowie unsere im Anschluß veröffentlichten wissenschaftlichen Aufsätze durchgesehen und kann mit Sicherheit sagen, daß Randys Wachmarathon über 264 Stunden ohne psychische Komplikationen verlief. Auch mit Gulevich sprach ich erneut darüber, und wir waren uns in dieser Einschätzung einig; als Schlafforscher sind wir beide hinreichend vertraut mit jenen Folgeerscheinungen des Schlafentzugs, die den Anstoß zu einer echten psychischen Erkrankung geben, um den Unterschied benennen zu können.

Die Auswirkungen dieser langen Zeit der Schlaflosigkeit waren dennoch nicht ganz harmlos. Randys Fähigkeiten – analytisches Denken, Gedächtnis, Wahrnehmung, Motivation und Bewegungskontrolle – wurden in verschiedenem Maße beeinträchtigt. Selbst in seinen besten Wachphasen war er nicht völlig frei von Funktionsstörungen. Seine Reaktionsfähigkeit war äußerst eingeschränkt, und bisweilen konnte er nicht einmal ein paar Zahlen addieren. Er wies alle Störungen auf, die Schlafmangel – etwa beim Autofahren – so riskant werden lassen.

Meine Erwartung, durch jemanden, der eine oder zwei Wochen lang keinen oder fast keinen Schlaf bekommt, Hinweise auf die lebenswichtige Funktion des Schlafs zu erhalten, wurde allerdings enttäuscht. Randy zeigte keinerlei Anzeichen für ein körperliches oder geistiges Versagen, das über die Ausfälle, mit denen man bei extremer Schläfrigkeit ohnehin rechnet, hinausgegangen wäre.

Es versteht sich von selbst, daß es äußerst schwierig und problematisch ist, Menschen dauerhaft wach zu halten. In der neueren Forschung hat man daher auf Versuchstiere, insbesondere Nager, zurückgegriffen.

Was Tiere uns lehren

Alle Säugetiere scheinen zu schlafen. Doch je mehr Arten wir studieren, um so deutlicher wird, daß sowohl die Gesamtschlafmenge als auch die Zeit, die jeweils auf Non-REM- und REM-Schlaf verwendet wird, von Art zu Art erheblich variieren und nicht durchgängig an ein biologisches Prinzip gebunden sind. Außerdem ist jede Spezies zu verschiedenen Tageszeiten aktiv. Mit ein paar Ausnahmen weisen alle Säuger die Hauptmerkmale des Schlafs auf: Muskelerschlaffung, veränderte Hirnwellenaktivität und Körpertemperatur, REM-Schlaf mit seinen unverwechselbaren Hirnwellenmustern und vor allem das »Abschalten der Wahrnehmung« durch das Gehirn, seine Abschottung gegen die Sinnesreize der Außenwelt. Alle Lebewesen und alle Körperzellen dieser Lebewesen scheinen einen Zyklus von Ruhe und Tätigkeit zu kennen. Aber nicht jedes Lebewesen kennt Schlaf. Irgendwo auf dem Weg der Evolution zwischen Hefepilz und Hirschkuh entstand der Schlaf.

Katzen sind vorzügliche Schläfer. Offenbar können sie ständig und fast überall schlafen. Ungewöhnlich an ihnen ist, daß sie so viele Nickerchen machen; die meisten Tiere haben – entweder tagsüber oder nachts – eine zusammenhängende Schlafperiode und eine gleichfalls zusammenhängende Wachperiode. Katzen jedoch verbringen sowohl den Tag wie auch die Nacht in einem Wechsel von Kurzschlaf und Wachen. Vor ein paar Jahren haben wir mehrere Tage lang von mehreren Katzen rund um die Uhr Schlafaufzeichnungen gemacht. Ihre tägliche Gesamtschlafzeit lag zwischen dreizehn und vierzehn Stunden, aber fast immer verteilte sie sich über den ganzen Tag. Vielleicht hat die Evolution der Katzen dieses Ergebnis gezeitigt, weil sie in der Lage sein mußten, sowohl tagsüber als auch nachts auf Jagd zu gehen. Was immer der Grund für ihre häufigen Nickerchen sein mag, dank ihrer Schlafgewohnheiten wurden sie zu exzellenten Objekten der Schlafforschung. Zugleich haben uns diese Gewohnheiten leider allzulange daran gehindert, die zirkadiane Weckfunktion zu erkennen, denn im Katzenhirn scheint sie keinen festen Platz zu haben.

Einer der ungewöhnlichsten Schläfer unter den Säugetieren ist der Delphin, der – wie andere Meersäuger – zunächst an Land lebte und erst dann ins Wasser überwechselte. Im Meer bildete er eine fischähnliche Körperform aus und bewahrte nur einige Merkmale der Landsäuger wie etwa Viviparie (die Fähigkeit, lebende Junge zu gebären) und Lungenatmung. Ein weiteres Säugermerkmal, den Schlaf, bewahrte er zwar auch, aber nur in Verbindung mit einer erstaunlich kreativen und unverzichtbaren Anpassungsleistung. Landlebende Säugetiere treten nämlich die Atemsteuerung an willensunabhängige autonome Atemzentren im Hirnstamm ab. Delphine hingegen müssen ihre Atmung willentlich steuern – was die Mitwirkung des wachen Gehirns voraussetzt –, sie können es sich nicht erlauben, unwillkürlich unter Wasser zu atmen. Dieses Problem lösen sie, indem sie immer nur eine Hirnhälfte schlafen lassen. Vermutlich verfolgen auch andere Meersäuger ähnliche Schlafstrategien, aber das ist noch nicht bewiesen. Meiner Ansicht nach wird die These, daß es ein vitales Schlafbedürfnis gibt, durch die außergewöhnlichen Maßnahmen, mit denen die Natur beim Delphin den Schlaf sichert, erheblich untermauert.

Auch Vögel schlafen, aber ihr Schlafmuster sieht anders aus als das der Säuger und hat sich wahrscheinlich unabhängig ausgebildet. Bei vielen Vögeln lassen sich kurze Salven der für den REM-Schlaf spezifischen Hirnaktivität beobachten – vielleicht eine Form des REM-Schlafs in seiner Entstehungszeit. Vögel könnten sich wahrscheinlich nicht zum Schlafen auf einen Ast hocken, wenn sie einen richtigen REM-Schlaf mit der ihn begleitenden Muskellähmung hätten. Bemerkenswert ist, daß sie zwar eine eigene Schlafform entwickelt haben, aber gleichfalls acht Stunden pro Tag schlafen.

Einige meiner Kollegen haben sich intensiv mit Reptilien befaßt. Viele von ihnen weisen offenkundige Ruhephasen mit sensorischem Sichabschließen auf – eines der Definitionsmerkmale des Schlafs. Dasselbe Licht- oder Geräuschquantum, das in ihrer aktiven Zeit eine Reaktion hervorruft, reicht in der inaktiven Zeit als Signal nicht aus; um die Tiere zur Reaktion zu bewegen, muß das Licht heller und das Geräusch lauter sein. Die meisten Forscher sind sich darin einig, daß im Hirnaktivitäts- und Verhaltensmuster fast aller Reptilien mehrere Merkmale des Schlafs aufzufinden sind (obgleich diese Tiere definitiv keinen REM-Schlaf kennen). Doch bei der Mehrzahl der niederen Arten kann man die Ruhezeit nicht in unserem Sinne Schlaf nennen. Insekten, Würmer und andere Wirbellose weisen keine jener Veränderungen der Nerventätigkeit, des Stoffwechsels und der Reizempfindlichkeit auf, die wir gemeinhin als Hauptanzeichen des Schlafs ansehen. Fische legen in regelmäßigen Abständen eine Pause ein, in der sie die Flossen ganz leicht auf einem Stein ruhen lassen oder mit einer Flosse etwas Seetang umschlingen. Viele Fischarten scheinen in dieser Zeit weniger auf Reize zu reagieren, so daß wir es hier mit einer primitiven schlafähnlichen Tätigkeit zu tun haben könnten.

Eine plausible Erklärung für die Ruhezeit bei niederen Organismen und den offenbar schlafähnlichen Zustand bei Reptilien, Vögeln und Säugern sehe ich im Bedürfnis nach Konservierung von Energie. Alle Organismen müssen mit einer bestimmten Energiemenge auskommen. Für Wachstum und Aktivität können sie genau so viel Energie einsetzen, wie sie durch Kalorienverbrauch aufbringen. Jedes Tier braucht besondere Lichtverhältnisse, unter denen es sich diese Kalorien durch Jagen oder Äsen am besten beschaffen kann. Nachttiere besitzen entweder eine Nachtsehfähigkeit oder ein besonders gutes Gehör, einen besonders guten Tast- oder Geruchssinn. Andere wie etwa Fledermäuse kommen am besten in der Morgen- und Abenddämmerung zurecht. Manche Arten finden es optimal, gleich nach Sonnenaufgang zu jagen, wenn andere Tiere erstmals nach der Nacht wieder draußen auf Nahrungssuche sind. Der Energiehaushalt nötigt zur Einschränkung der Aktivität, solange Licht- und Jagdbedingungen ungünstig sind. Während der Tageszeiten, die für die Kalorienbeschaffung ausfallen oder gar das Risiko erhöhen, einem anderen Organismus die Mahlzeit zu liefern, empfiehlt es sich stillzuhalten. Diese Überlebensstrategie scheint als Drang, in regelmäßigen Abständen inaktiv zu sein, in die Gene einprogrammiert.

Besonders hoch ist der Überlebensaufwand bei den warmblütigen Vögeln und Säugetieren. Wie bei den Kaltblütern sorgt auch bei ihnen der starke Schlaftrieb für den Energieerhalt und hindert sie daran, auf Nahrungssuche zu gehen, wenn sie es nicht mit maximaler Effizienz tun können. Aber warmblütige Tiere brauchen zusätzlich Kalorien, um sich warmzuhalten, also besonders viele Kalorien, um zu überleben. Ein Ökonom würde sagen, warmblütige Tiere betrieben ein kapitalintensives Unternehmen. Mit ihrem größeren Gehirn müssen sie effizienter Kalorien beschaffen und mit ihrem Haarkleid die Wärme halten. Kleinere Tiere brauchen vergleichsweise mehr Energie zum Wärmen, denn im Verhältnis zur Körpermasse (die Wärme erzeugt) haben sie mehr Oberfläche (die Wärme abgibt). Manche kleinen, in kalter Umgebung lebenden Tiere haben so knappe Ressourcen für ihren Stoffwechsel, daß sie verhungern würden, wenn sie länger als ein paar Stunden umherliefen. Daher ist es sehr sinnvoll, daß das Gehirn für einen unwiderstehlichen Schlafdrang sorgt.

All dies spricht dafür, daß Tiere um so mehr Schlaf brauchen, je mehr Energie sie konservieren müssen, und in der Tat läßt sich ein solcher Zusammenhang nachweisen. Am längsten schlafen in aller Regel kleine

Tiere, zumal wenn sie in kalten Breiten leben. Größere Tiere, besonders in wärmeren Breiten, schlafen wenig. Pferde schlafen drei Stunden pro Tag, Katzen etwa fünfzehn und Fledermäuse ungefähr zwanzig Stunden. Nur wenige Arten – ein paar Beuteltiere und Halbaffen – passen nicht in dieses Schema; sie schlafen mehr, als man erwarten würde. Fast immer handelt es sich dabei um Tiere, deren Nahrung knapp ist und die durch vermehrtes Schlafen zusätzliche Kalorien sparen müssen.

Für uns Menschen spielt das natürlich keine Rolle. Wäre Kaloriensparen der Hauptzweck unseres Schlafens, ließe sich kaum erklären, warum wir wohlgenährten Bürger der postindustriellen Länder immer noch Schlaf brauchen. Aber zum einen ist es erst zwei oder drei Evolutionssekunden her, daß die Konservierung von Kalorien ihren zentralen Stellenwert einbüßte, und zum andern hat sie ihn in den von Hunger geplagten Entwicklungsländern noch gar nicht verloren. So gesehen scheint es fast, als könnten wir eines Tages den uralten Schlafdrang ablegen oder ihn per Gentechnologie ausschalten. Doch auch wenn der ursprüngliche Zweck des Schlafs im Kaloriensparen bestehen sollte, für das Gehirn sind mittlerweile weitere Zwecke hinzugekommen.

Vor kurzem nahm ich an einer Tagung teil, auf der Jerry Siegel, einer der besten Wissenschaftler auf dem Gebiet der Schlafforschung, einen faszinierenden Vortrag über die Unterschiede des Schlafs bei allen möglichen Arten hielt. Sie sind, gelinde gesagt, verblüffend, und sie zu begreifen wird eine große Herausforderung sein.

Die Bedeutung des REM-Schlafs für das Gehirn

In den ruhigen, langsamwelligen Tiefschlaf eingebettet ist eine völlig andersartige Schlafform, und zwar der REM-Schlaf, der die Träume hervorbringt. Was immer sein Zweck sein mag, die intensive Tätigkeit des träumenden Gehirns ist so wichtig für uns, daß das Gehirn, um sie möglich zu machen, gezielt die Muskeln des Körpers lahmlegt. Auf der Suche nach dem Zweck des REM-Schlafs haben wir unter anderem das noch unfertige Gehirn des Säuglings studiert.

Wie schon erwähnt, machten Howie Roffwarg und ich 1960 Hirnwellenpolygramme vom Säuglingsschlaf und stellten mit Erstaunen fest, daß Säuglinge etwa fünfzig Prozent ihres Schlafs in der REM-Phase verbringen, während es bei Erwachsenen nur etwa fünfundzwanzig Prozent sind.

Die Prozentzahlen sagen freilich noch nicht viel, denn Neugeborene schlafen ungefähr sechzehn Stunden am Tag, das heißt, sie verbringen volle acht Stunden im REM-Schlaf. Nach unserer damaligen Hypothese haben Feten und Neugeborene einen so großen REM-Schlaf-Anteil, weil die REM-Aktivität eine entscheidende Rolle in der Entwicklung des Gehirns spielt. Wie wir bereits wissen, erhält das kindliche Gehirn seine Form durch die Nervensignale, die von Sehen, Hören, Schmecken und anderen Sinneswahrnehmungen ausgelöst werden. Schon im Mutterleib lernt der Fetus Geräusche, Druckeinwirkungen sowie Geruch und Geschmack aus dem Fruchtwasser kennen. Diese Nervenimpulse werden über verschiedene Bahnen durch das Gehirn geleitet. Die Nervenbahnen, die die Zellen am effektivsten verbinden und daher am häufigsten benutzt werden, werden immer besser. Jene Nervennetze hingegen, die weniger häufig benutzt werden oder sich als unpraktisch erweisen, werden immer schlechter oder ganz stillgelegt. Nervenzellen, die hinderlich sind, werden zerstört. Nach etwa vier Monaten Schwangerschaft hat der Fetus zweihundert Milliarden Nervenzellen im Gehirn ausgebildet, zweimal soviel wie er braucht. Abgebaut wird der Überschuß im ersten Lebensjahr. Dabei werden jene Zellen abgetötet, die während der frühen Hirntätigkeit nicht mit den anderen harmonieren.

Nervensysteme, die in den entscheidenden Stadien der Frühentwicklung nicht genügend Stimuli erhalten, arbeiten niemals korrekt, auch wenn sie später reichlich stimuliert werden. In den seltenen Fällen etwa, in denen ein Säugling grauen Star hat, verkümmert der durch die Krankheit blockierte Teil des Gesichtsfelds und entwickelt sich nur, wenn die Störung sofort behandelt wird.

Im REM-Schlaf sendet, wie schon erwähnt, eine Region an der Hirnbasis elektrische Nervenimpulse aus, die allseitig im Gehirn fortgeleitet werden und höhere Zentren ebenso stimulieren wie die Hirnrinde, jene dünne Außenschicht des Gehirns, in der sich die meisten kognitiven Prozesse abspielen. Denkbar ist, daß der REM-Schlaf dem in der Entstehung befindlichen Gehirn ein regelmäßiges Training ermöglicht und weit mehr Nervenerregung zustande bringt, als der Fetus oder Säugling sie durch bloße Sinnesreize erhielte. Diese Selbststimulierung des Gehirns könnte die Grundlage zu seiner Organisation schaffen, indem sie Protosensationen erzeugt, an denen das Gehirn sich schult und auf spätere reale Sensationen vorbereitet.

So wenigstens lautete unsere These, die wir 1966 in der Zeitschrift *Science* publizierten. Sie ist bis dato weder bewiesen noch widerlegt worden, weil sie ausgesprochen schwer zu überprüfen ist. In den letzten zehn Jahren konnte die neurologische Forschung jedoch nachweisen, daß das fetale Gehirn der Entwicklung seines visuellen Systems mit künstlichen Stimuli nachhilft. Da es im Mutterleib dunkel ist, können die Augen keine Botschaften an die Sehfelder des Gehirns senden und ihnen das Training bieten, das sie für ihre Entwicklung brauchen. Gleichwohl arbeiten Augen und Sehfelder gleich nach der Geburt völlig korrekt. Möglich ist das nur, weil die Augen des Feten eigene Nervensignale erzeugen, als würden sie durch Lichteinfall aktiviert. Diese Signale wandern von der Netzhaut zu den Sehfeldern des Gehirns und liefern ihnen die Stimuli, die sie brauchen, um Bilder zusammensetzen zu können. Sie sorgen dafür, daß das visuelle System sich organisiert und lernt, aus den ersten Lichtmustern, die nach der Geburt auf die Augen treffen, sinnvolle Bilder zu verfertigen.

In den letzten Jahren hat Roffwarg dieses Phänomen untersucht, indem er Katzenjungen eine Woche lang ein Auge zuklebte. Bei dem begrenzten Zeitraum blieben keine Dauerschäden am Sehvermögen des Auges zurück, aber die Nervenzellen fingen doch an, zu verkümmern und weniger lichtempfindlich zu werden. Darüber hinaus entdeckte er, daß die Entwicklung des visuellen Systems noch nachdrücklicher gestört wurde, wenn er nicht bloß das eine Auge zuklebte, sondern auch den REM-Schlaf unterbrach. Wenn weder die Stimuli des Lichteinfalls noch die REM-Schlaf-Signale vorhanden waren, verkümmerten die visuellen Nervenzellen erheblich schneller. Das weist darauf hin, daß der REM-Schlaf noch nach der Geburt eine wichtige Rolle in der Entwicklung des Gesichtssinns spielt, weil er die Gehirnzellen mit Reizen versorgt, die die Lichtreize ergänzen.

Da der REM-Schlaf überall im Gehirn – nicht nur im visuellen System – Nervenzellen stimuliert, hilft er vermutlich auch bei der Entwicklung anderer Hirnregionen. Im Mutterleib gibt es wahrscheinlich Kopplungen zwischen REM-Stimuli und Reizen, die von den Geräuschen und Bewegungen der Schwangeren ausgehen. Auch manche biochemischen Signale, die die Mutter aussendet, wenn sie entspannt, hungrig, aufgeregt oder überanstrengt ist, könnten über die Plazenta weitergegeben werden und zusätzliche Reize für das sich ausbildende Nerven- und Hormonsystem des Feten beisteuern.

Die Vorstellung, daß der REM-Schlaf eine wichtige Rolle in der Entwicklung das Gehirns spielt, wird durch das Muster der Hirnevolution bei Tieren bestätigt. Längere REM-Schlaf-Phasen gibt es nur bei Säugern, den Tieren mit der größten Gehirnmasse und dem vergleichsweise größten Neokortex. Der Neokortex ist die am höchsten entwickelte Gehirnpartie, in der ein Großteil des Denkens lokalisiert ist. Reptilien und Fische besitzen ihn zwar auch, aber bei ihnen ist er sehr klein. Bei den Vögeln, die nach den Reptilien entstanden sind und einen etwas größeren Neokortex aufweisen, läßt sich eine kurzzeitige REM-ähnliche Aktivität nachweisen, Salven von nur etwa einer Sekunde. Denkbar ist, daß die Säuger im Laufe der Evolution ihren großen Neokortex am erfolgreichsten ausbilden konnten, wenn sie über eine selbsterzeugte Nerventätigkeit verfügten.

Ein interessantes Beispiel für das Auftreten des REM-Schlafs in der Evolutionsgeschichte ist das Schnabeltier, ein wunderliches, in Australien beheimatetes, eierlegendes Säugetier mit einer Art Entenschnabel; es ist eine der ältesten noch heute lebenden Säugerarten. Ein australischer Wissenschaftler in Los Angeles fand unlängst heraus, daß das Vorderhirn des Schnabeltiers während des REM-Schlafs inaktiv bleibt. Genauso verhält es sich bei menschlichen Neugeborenen, solange das Gehirn noch wenig entwickelt ist. Bei erwachsenen Menschen hingegen ist das Vorderhirn während des REM-Schlafs sehr aktiv. Aus diesem Befund läßt sich schließen, daß bei den noch in der Entwicklung befindlichen Neugeborenen die Lokalisierung der REM-Aktivität die stammesgeschichtlichen Stadien nachvollzieht.

Nach unserer oben erwähnten Theorie besteht der Hauptzweck des REM-Schlafs darin, die Entwicklung des Gehirns zu fördern. Diese These wirft ein Problem auf. Sie impliziert, daß im Alter von etwa fünf Jahren, wenn der überwiegende Teil der Hirnentwicklung abgeschlossen ist, der REM-Schlaf nicht mehr benötigt würde. Warum halten wir aber bis zum Lebensende an REM-Schlaf und Träumen fest? Roffwarg und ich vermuteten, daß der REM-Schlaf ein Überbleibsel aus der Entwicklungszeit des Gehirns darstellt. Obgleich er, so unser Gedanke, für den Erwachsenen nicht mehr so wichtig ist, hat er für die Ausbildung des Säuglingshirns eine so große Bedeutung, daß der Erwachsene ihn einfach beibehält.

Denkbar ist, daß der REM-Schlaf auch die spätere Entwicklung unseres Gehirns fördert. Aus Untersuchungen von Tieren und Menschen geht hervor, daß Schlafentzug die Bildung von Langzeiterinnerungen beeinträchtigen kann. Werden neue Erinnerungen gebildet, so verändern die entsprechenden Hirnzellen ihre Verknüpfung; nicht anders als die Zellen des in der Entwicklung befindlichen Gehirns verstärken oder zerstören sie die Bahnen, die sie verbinden. Möglich ist, daß der REM-Schlaf, in dem das Gehirn die Tageserlebnisse verarbeitet, mit seiner überbordenden Nerventätigkeit dazu beiträgt, die Nervenverknüpfungen zu verändern und neue Erinnerungen zu bilden.

Vor kurzem wurde entdeckt, daß das erwachsene Gehirn imstande ist, neue Hirnzellen zu produzieren; diese Erkenntnis steht im direkten Widerspruch zum bisherigen Dogma, das Gehirn erzeuge nach dem Kleinkindalter keine neuen Zellen mehr. Vielleicht entwickelt sich das Gehirn permanent weiter, und wir brauchen den REM-Schlaf, um neue Zellen zu integrieren und die Verknüpfungen zwischen den bestehenden umzuformen.

Da der Schlaf aus zwei völlig verschiedenen Zuständen besteht, liegt der Gedanke nahe, jeder von beiden müsse einen eigenen lebenswichtigen Zweck (oder mehrere Zwecke) haben. Da im normalen Schlafprozeß immer erst der Non-REM-Schlaf und dann der REM-Schlaf kommt, wobei der erstere etwa eine Stunde dauert, konnte ich Experimente mit selektivem REM-Entzug durchführen, bei denen ich die Probanden zu Beginn jeder REM-Phase aufweckte. Zehn Jahre lang versuchte ich, mit solchen Experimenten den Zweck des REM-Schlafs herauszufinden. Wie schon im zweiten Kapitel erwähnt, waren meine ersten Thesen vom damaligen psychoanalytischen Denken diktiert. Die Annahme, Träumen und REM-Schlaf seien unverzichtbar für die psychische Gesundheit, ließ sich jedoch nicht erhärten. Im Gegenteil, unsere Versuchspersonen und Versuchstiere schienen durch den REM-Entzug sogar Energie zu gewinnen. Damals zog ich den Schluß, selektiver REM-Entzug fördere die Hirnprozesse, die der Motivation und dem trieborientierten Verhalten zugrunde liegen. Dieser Befund stand quer zu unserer vorherigen Vermutung.

In jener Zeit besaßen wir weder einen deutlichen Begriff von der Tagesschläfrigkeit noch eine quantitative Methode zu ihrer Messung; subjektive Skalen gab es so wenig wie den Multiplen Schlaflatenztest. In den siebziger Jahren erschienen ein paar Arbeiten, aus denen hervorging, daß beide Schlafzustände denselben Einfluß auf die Schlafneigung am Tage hätten. Doch je länger wir die Auswirkungen des Nachtschlafs auf die Tageswachheit untersuchten, desto mehr zweifelten wir daran, daß die zwei gänzlich disparaten Zustände dieselbe Funktion haben sollten. Ich fragte mich damals, ob die Folgen von Schlafausfall womöglich durch den Ausfall von REM-Schlaf etwas abgemildert werden. Tom Roth und Tim Roehrs haben zusammen mit anderen unlängst eine Versuchsreihe durchgeführt, die diesen Gedanken stützt. In ihrer Studie wurden Versuchspersonen im Schlaf paarweise zusammengeschaltet, so daß jedes Mal, wenn ein Proband geweckt wurde, um ihm REM-Schlaf zu entziehen, auch der mit ihm »verkoppelte« Partner in der Kontrollgruppe geweckt wurde. Beide Gruppen hatten also dieselben Schlafunterbrechungen, aber verschiedene Quanten REM-Schlaf. Die Gesamtzeit beider Gruppen wurde um etwa zweieinhalb Stunden reduziert. Die Kontrollpersonen bekamen REM-Schlaf in nahezu normaler Menge.

Die Resultate waren frappierend. In der Gruppe mit REM-Entzug änderte sich die Tagesschläfrigkeit trotz der zwei Nächte mit partiellem Schlafausfall überhaupt nicht, während die Kontrollgruppe, die viel mehr

Non-REM-Schlaf verlor, am Tage bedeutend schläfriger war. Die beiden
Forscher betrachten diesen Befund noch mit großer Vorsicht, nicht zuletzt
weil der REM-Entzug nur zwei Nächte dauerte. Ich für meinen Teil sehe
mich in meiner Überzeugung bestätigt, daß die zwei unterschiedlichen
Schlafzustände auch unterschiedliche Zwecke erfüllen.

Ist der Schlaf entbehrlich?

Hin und wieder berichtet eine Zeitung über jemanden, der angeblich
überhaupt nie schläft. Ist das überhaupt möglich? Wie schon gesagt, haben nicht alle Menschen dasselbe Schlafbedürfnis, und es scheint sogar
einige wenige zu geben, die entweder eine extrem große oder eine extrem
kleine Schlafmenge pro Tag brauchen. Im Jahr 1977 fahndete der Lon-
doner Psychologe Ray Medis nach Personen, die behaupteten, weniger
als eine Stunde täglich zu schlafen. Über eine breit angelegte Anzeigen-
serie suchte er nach Kurzschläfern. Er stieß auf eine junge Frau, die allem
Anschein nach mit etwa siebzig Minuten Nachtschlaf auskam und bereit
war, sich einer Schlafaufzeichnung zu unterziehen. Außerdem fand er
zwei Erwachsene, die angeblich im Durchschnitt etwa dreißig Minuten
täglich schliefen; beide schienen sich bester Gesundheit zu erfreuen und
klagten weder über Erschöpfung noch über Schlaflosigkeit.

Im Jahre 1978 besuchte ich Medis und traf zwei dieser Kurzschläfer.
Mitten in der Nacht waren sie hellwach und voller Tatendrang; beide
wirkten sehr überzeugend. Sie erzählten, sie hätten sowohl Tages- als auch
Nachtjobs. Kurzschläfer müssen ihr vitales Schlafbedürfnis in einer extrem kurzen Zeitspanne befriedigen. Vielleicht ist der Schlaf beim Menschen nur deshalb verlängert worden, weil es einen evolutionären Druck
zur Anpassung an die acht dunklen Stunden des Tages gab.

Kurzschläfer müßten mit adäquatem Instrumentarium untersucht und
über einen ausreichend langen Zeitraum beobachtet werden, damit wir
sicher sein können, daß sie tatsächlich immer so wenig schlafen und sich
dennoch normaler psychischer und physischer Gesundheit erfreuen.

Im Bemühen herauszufinden, welche Funktionen Schlaf und Traum
erfüllen, haben Allan Rechtschaffen und seine Kollegen von der Universität von Chicago mit Ratten experimentiert, denen sie viele Tage lang den
Schlaf entzogen. Dabei entdeckten sie, daß bei längerem totalem Schlafentzug die Ratten immer struppigeres Fell und Wunden am ganzen Kör-

per bekommen, die nicht verheilen. Schon nach kurzer Zeit sind sie nicht mehr imstande, ihre Körpertemperatur zu regulieren, und sie beginnt zu sinken. Ferner verlieren sie Gewicht, obgleich sie mehr als gewöhnlich fressen. Das zwangsläufige Ende ist der Tod, der nach etwa sechzehn Tagen eintritt. Ließ Rechtschaffen den Ratten zwar Non-REM-Schlaf, aber keinen REM-Schlaf, starben sie ebenfalls, allerdings erst nach etwa vierzig Tagen. Wir wissen nicht, was unter denselben Bedingungen mit Menschen geschähe, aber unbestätigten Berichten zufolge sind Folteropfer, denen man viele Tage lang den Schlaf entzog, in den meisten Fällen gestorben. Obgleich Rechtschaffens Versuche endgültig zu bekräftigen scheinen, daß sowohl Non-REM- als auch REM-Schlaf lebenswichtig sind, finde ich persönlich die Befunde nicht eindeutig. Die Ratten könnten natürlich an Schlafmangel und akkumulierten Schlafschulden gestorben sein; aber bei solchen Versuchen läßt sich auch Streß kaum ausschließen. Wie wir wissen, kann extremer Langzeitstreß zu Gewebezerstörung und Tod führen.

Angenommen, der Hauptzweck des Schlafs bestehe im Energieerhalt und der einzige Zweck des REM-Schlafs in der Förderung der Hirnentwicklung beim Kleinkind; angenommen also, bei Erwachsenen diene der Schlaf keinem wirklich lebenswichtigen Zweck, dann wäre vorstellbar, daß die Wissenschaftler eines Tages den Schlaf entbehrlich machten. Vielleicht gleicht der Schlaftrieb weniger dem Eßtrieb als vielmehr dem Geschlechtstrieb; ohne Sexualität ist das Leben nicht schön, aber anders als beim Nahrungsmangel ist es nicht bedroht. Meiner Ansicht nach muß es im Gehirn ein spezielles Nervengebilde oder Zentrum geben, das den Schlaftrieb erzeugt, ähnlich dem Nucleus suprachiasmaticus, der uns weckt und dem Schlaftrieb entgegenarbeitet. Daraus ergibt sich die Frage, wie weit man dieses Schlafzentrum deaktivieren und auf Dauer wachbleiben kann.

Mit Hilfe neuer Medikamente wie etwa Modafinil, das zur Behandlung von Narkolepsie eingesetzt wird, könnte die Frage nach der lebenswichtigen Funktion des Schlafs vielleicht einmal beantwortet werden. Da die von Modafinil erzeugte Wachheit nicht zur Anhäufung von Schlafschulden führt, werden wir womöglich irgendwann imstande sein, Ratten oder Menschen über lange Zeiträume wach zu halten, ohne daß sie in Streß geraten. Freilich liegen noch keine Langzeitstudien über die Nebenwirkungen chemisch induzierter Schlaflosigkeit vor. Der Körper hat dem Schlaf nach und nach zahlreiche Zusatzfunktionen übertragen. Während des Schlafs werden Hormone – Wachstumshormon, Prolactin, Cortisol und viele andere, die wir nicht bewußt wahrnehmen – in den Blutkreislauf entsendet. Ferner wirkt sich der Schlaf auf das Immunsystem aus und umgekehrt. Schlafen ist aufs engste mit unserem Wohlbefinden verquickt und affiziert uns in vielerlei Weise.

Der Schlaf hat mit fast jedem Aspekt unseres körperlichen und seelischen Lebens, unserer Interaktion mit der Außenwelt und mit anderen Menschen zu tun. Im Schlaf laufen Hunderte von biologischen Prozessen ab, die es unmöglich machen, ihn vom Lebensprozeß abzutrennen. Wollen wir gesund und glücklich sein, müssen wir in Erfahrung bringen, welchen und wieviel Schlaf wir für unser physisches und psychisches Wohlbefinden brauchen.

Manchmal reizt mich der Gedanke, keinen Schlaf zu brauchen – so viele Versuche sind zu machen, so viele Anträge zu schreiben, so viele Patienten zu betreuen, so viele Studenten zu unterrichten, und so wenig Zeit steht zur Verfügung. Aber ich würde den Schlaf vermissen, die Zyklen, die er uns aufnötigt. Ich mag die erzwungene Ruhe, die Tatsache, daß wir jeden Tag eine Zeit aussetzen. Ich genieße das köstliche Gefühl, mich nachts dem Schlaf hinzugeben, und vor allem genieße ich das morgendliche Aufstehen, wenn ich den Pulsschlag des neuen Tages spüre. Ich kann mir nicht vorstellen, ohne diesen täglichen Neubeginn zu leben, ohne die Möglichkeit, mit frischen Kräften zu starten. Dieses Empfinden hat man wahrscheinlich eher als Frühaufsteher, aber auch Nachteulen kennen das Gefühl, einen alten Tag hinter sich zu lassen, eine Tätigkeit abzuschließen und diese wunderschöne Pufferzone, diesen Einschnitt vor sich zu haben, ehe man mit dem nächsten Tag beginnt. Obgleich es wissenschaftlich denkbar wäre, daß der Schlaf nicht unbedingt lebenswichtig ist, meine ich doch, daß wir alles in allem von seinen lebenswichtigen Funktionen ausgehen können, die nur noch gefunden werden müssen. Vor wenigen Jahren besuchte ich einen von den National Institutes of Health veranstalteten Kongreß unter dem Titel »Was ist Schlaf, und was tut er für uns?«. Es wurde ein gewaltiges Spektrum an neuen, kreativen Forschungsansätzen präsentiert; sie reichten von der gelungenen Beschreibung von Schlaf- und Wachzustand bei der Fruchtfliege über die faszinierende Untersuchung der Schlafunterschiede zwischen Tierarten bis zu neuesten Informationen über den rasanten Zusammenbruch des Immunsystems bei Tieren durch Schlafentzug. Die Frage nach der grundlegenden biologischen Funktion des Schlafs gehört zu den großartigsten Problemen der wissenschaftlichen Forschung; sie steht in einer Reihe mit der Frage nach der Materie, dem Wesen des Bewußtseins, der Funktionsweise der Gene.

Die Überlegung, ob wir ohne Schlaf auskommen könnten, ist also in meinen Augen gar kein so interessantes Thema, wie es zunächst schien. Könnten wir Tabletten schlucken, statt zu essen, wie viele Menschen würden tatsächlich aufhören, Speisen zu sich zu nehmen? Der Schlaf ist an sich genußvoll, eine Stärkung für Seele und Geist. Und allem Anschein nach wird mein Faible für die Freuden des Schlafs von der Mehrzahl der Menschen geteilt: In einer Umfrage, die ich kürzlich unter meinen mehreren hundert Studenten in Stanford durchführte, antworteten erstaunlicherweise 97,2 Prozent: »Ich schlafe gern.«

Kapitel 11:
Schlaf, langes Leben und Immunsystem

Kurz bevor ich mit der Niederschrift dieses Kapitels begann, besuchte ich jenen Mann, der mich zur Schlafforschung gebracht hat. Nathaniel Kleitman, Jahrgang 1895, war trotz seiner hundertzwei Jahre noch immer ein scharfsinniger und anregender Gesprächspartner. Er bewegte sich langsamer als in früheren Jahren, und sein Gehör war ein wenig beeinträchtigt, aber es ging ihm gut. Über seinen Schlaf klagte Kleitman nicht, daher nehme ich an, daß er problemlos schlief. Stets habe ich mich glücklich geschätzt, in die Fußstapfen eines so engagierten, klugen und sympathischen Menschen getreten zu sein; ich kann nur hoffen, daß ich auch in punkto langes, gesundes Leben seinem Beispiel folgen werde. Wie die meisten Menschen versuche ich, auf meine Gesundheit zu achten. Und wie die meisten sorge ich vermutlich nicht für ausreichende körperliche Bewegung und vernünftige Ernährung. Auf eines aber, das in der Regel vernachlässigt wird, habe ich ein wachsames Auge, auf meinen Schlaf.

Schlafen hat für ein langes Leben vielleicht mehr Bedeutung, als gemeinhin angenommen wird. Es gibt zahlreiche überzeugende Beweise dafür, daß der Schlaf besonders zuverlässig anzeigt, wie alt man wird – zuverlässiger noch als die Tatsache, ob man raucht, sich genug bewegt oder Bluthochdruck beziehungsweise überhöhten Cholesterinspiegel hat. In den fünfziger Jahren hat die amerikanische Krebsforschungsgesellschaft eine umfangreiche Studie über Risikofaktoren durchgeführt. Mehr als eine Million Amerikaner aus allen Teilen der Vereinigten Staaten wurden nach körperlicher Bewegung, Ernährung, Rauchen, Schlafen und anderen gesundheitsrelevanten Lebensgewohnheiten befragt. Sechs Jahre später wiederholte man die Umfrage und stellte dabei auch fest, welche der Befragten in der Zwischenzeit gestorben waren. Von allen Faktoren in dieser großangelegten Studie wies die gewohnheitsmäßige Schlafzeit die engste Korrelation zur Mortalität auf. Allerdings ist sie nicht linear. In sämtlichen Altersstufen fanden sich die höchsten Sterblichkeitsraten bei denen, die als Schlafzeit vier Stunden oder weniger sowie neun bis zehn Stunden oder mehr angegeben hatten. Die niedrigsten Sterblichkeitsraten wiesen diejenigen auf, deren gewohnheitsmäßiger Nachtschlaf nach ihrer Aussage etwa acht Stunden betrug. Neun Jahre später führten Forscher eine eingeschränktere Nacherhebung durch und kamen im wesentlichen zu denselben Ergebnissen.

Eine neuere finnische Untersuchung zeigt den Zusammenhang zwischen Schlaf und Gesundheit auf. Die finnischen Forscher befragten in Tampere tausensechshundert Erwachsene im Alter zwischen sechsunddreißig und fünfzig Jahren über Gesundheitszustand sowie Länge und Qualität ihres Schlafs. Die Befunde waren eindeutig; im Vergleich zu guten Schläfern lag für schlechte Schläfer das Erkrankungsrisiko bei den Männern sechseinhalbmal, bei den Frauen dreieinhalbmal höher.

Auf den ersten Blick bietet sich folgende Erklärung für diesen Befund an: In den Reihen der Kurz- oder Langschläfer häufen sich chronisch oder unheilbar Kranke. Gravierende Gesundheitsprobleme wie etwa Krebs, die Schmerzen oder Unwohlsein verursachen, gehen aus naheliegenden Gründen Hand in Hand mit schlechtem Schlaf. Aber mittlerweile haben Schlafforscher sich die Daten noch einmal vorgenommen und diese Faktoren in ihre Berechnungen eingearbeitet. Was die Langschläfer angeht, so vermuten wir, daß sie deshalb eher sterben, weil sie an undiagnostizierter Apnoe oder einer anderen Schlafstörung leiden. Menschen mit Schlafstörungen, die viele Stunden im Bett verbringen, sind eigentlich keine echten »Langschläfer«. Ihr Schlaf wird immer wieder von kurzen, nicht erinnerten Aufwachphasen unterbrochen, die die reale Schlafzeit erheblich verkürzen. Apnoe und andere Störungen, die extreme Tagesschläfrigkeit verursachen, können zu lebensbedrohlichen Gesundheitsproblemen werden.

Keine der erwähnten Studien beweist im Einzelfall den Zusammenhang zwischen Schlafquantum und Lebenszeit, aber ihre Ergebnisse legen einen solchen nahe. Kann verkürzter oder verlängerter Schlaf die Lebenszeit beschneiden? Eine der Antworten auf diese Frage gibt das Immunsystem. Es sieht so aus, als bestünde ein interessanter und geheimnisvoller Zusammenhang zwischen dem Schlaf einerseits und der Selbsterhaltung des Körpers durch Immunfunktion und Zellreparatur andererseits.

Schlaf und Erkältung

Aus der Alltagserfahrung stammt das verbreitete Urteil, Schlafmangel erhöhe die Anfälligkeit für Krankheiten. Ein Student büffelt die ganze Nacht fürs Examen und bekommt einen Schnupfen. Eine Mutter steht alle paar Stunden auf, um ihr Neugeborenes zu versorgen, und bekommt eine Halsentzündung. Ein Manager bleibt zwei Nächte wach, um Verhandlungen zu führen, und wird krank. Aber besteht hier tatsächlich ein Zusammenhang? Viele Studenten, die fürs Examen büffeln, bekommen keinen Schnupfen, und viele Eltern bleiben wegen des neugeborenen Babys wach, ohne sich eine Halsentzündung zu holen. Wenn Menschen krank werden, neigen sie dazu, nach der Ursache zu forschen und Geschehnisse vor Ausbruch der Krankheit für diese verantwortlich zu machen.

Auf der Suche nach Erkenntnissen haben einige Immunologen die Frage, wie man Erkältungen kuriert, durch die Frage ersetzt, wie man sie erzeugen kann. Einer der ersten Versuche wurde in Südengland gestartet, in einem Örtchen, das wenig Ähnlichkeit mit einem Labor hat. Dort durften sich mehrere anscheinend wohlgemute Urlauber eine Woche lang kostenlos in hübschen Ferienhäusern aufhalten und nach Herzenslust lesen, malen oder in den umliegenden Wäldern umherstreifen. Die Probanden »zahlten mit der Nase«. Bei ihrer Ankunft im Erkältungslabor des Medical Research Council sprühte man ihnen mit einer Portion Aerosol das Erkältungsvirus in die Nasenlöcher. Nun beobachteten die Forscher eine Woche lang die Probanden und überwachten ihre Reaktion auf das Virus. Die meisten verbrachten ein paar angenehme Tage. Die Umgebung war wunderschön, alles war gratis, und es bestanden gute Aussichten, gar nicht erst zu erkranken. Das Virus infizierte weniger als eine von zehn Versuchspersonen. Von denen, die sich ansteckten, bekam nur etwa ein Drittel eine schwere Erkältung, und ein weiteres knappes Drittel erkrankte überhaupt nicht. Die Immunologen und Virologen des Erkältungslabors kontrollierten Ernährung, körperliche Bewegung, Belastungsniveaus, Rauchgewohnheiten und unzählige weitere Faktoren, um herauszufinden, wovon es abhängt, ob jemand krank wird oder nicht.

Die Ergebnisse dieser Versuchsreihe waren für manche eine Überraschung. Doch auch Sheldon Cohen von der Carnegie-Mellon-Universität und William Doyle von der Pennsylvania-Universität fanden heraus, daß der Schlaf Einfluß darauf hat, wie schwer man sich erkältet und wie stark die Schleimbildung ist. Sie entdeckten, daß der Schlaf einer von mehreren sekundären, aber statistisch signifikanten Faktoren ist, die sich auf die Anfälligkeit gegenüber dem Erkältungsvirus auswirken. Das gilt auch dann, wenn Faktoren wie etwa Streß mit berücksichtigt werden.

Das Abwehrnetz des Immunsystems

Wer die Wechselwirkungen zwischen Schlaf und Immunsystem begreifen will, sollte zunächst ein wenig darüber erfahren, wie unser Körper Krankheiten bekämpft. Man stelle sich eine Fünfjährige vor, die nach einem langen Spieltag von oben bis unten schmutzig ist. Den ganzen Tag wird ihr Gewebe unaufhörlich von Tausenden unterschiedlichster Viren, Bakterien, Einzellern und Pilzen angegriffen. Der Schuppenpanzer der Hautzellen fängt Bakterien ein und löst sich dann ab. Der Lidschlag wäscht die Augäpfel mit Tränenflüssigkeit und befördert pausenlos Mikroorganismen in die Tränenkanäle, wo sie abgetötet werden. Der Nasenschleim fängt und vernichtet Schmutzstoffe, die aus der Luft kommen, und falls unsere Fünfjährige bereits einen Schnupfen hat, spült der Schleimfluß das Virus hinaus. Die Säure im Magen und Immunzellen im Darm werfen sich auf die Millionen gefährlicher Mikroben, die sich an den von ihr verzehrten Speisen gütlich tun. Ohne Immunabwehr wäre dieses Kind so schutzlos wie der Nahrungsbrocken, den es gerade zu sich genommen hat, und würde den Krankheitserregern rasch zum Opfer fallen.

Mikroorganismen hält unser Körper in Schach mit Hilfe besonderer Zellen, die erkennen, ob es sich bei anderen Zellen um körpereigene oder fremde handelt. Das Immunsystem erkennt und vernichtet auch mutierende Zellen, die krebserregend sind oder werden können. Ein derartiger Angriff des Immunsystems steht vielleicht hinter den seltenen unerklärlichen Krebsheilungen, bei denen entwickelte Tumore ohne Behandlung – oder nachdem alle Behandlungen gescheitert sind – schrumpfen und verschwinden. Mittlerweile versuchen die Wissenschaftler denn auch, das Immunsystem für den Kampf gegen Krebs einzuspannen.

Sobald der Körper Eindringlinge ausfindig macht, setzen die Immunzellen eine Gruppe von Stoffen frei, die man Interleukine nennt. Diese Botenstoffe sind wie ein Alarmruf, der den ganzen Körper durchläuft und viele verschiedene Immunzellen dazu bringt, sich zu vermehren und zu bewaffnen. Spezielle Eiweiße, die sogenannten Immunglobuline, werden wie Fußtruppen in erste Gefechte mit der fremden Materie geschickt. Wird eine Zelle als fremd, krebserregend oder virusinfiziert erkannt, mobilisiert der Körper seine Panzer: Immunzellen wie die T-Zellen, die Makrophagen und die Killerzellen. Letztere greifen vor allem Krebszellen und Viren an. Sie drängen sich nah an die mutierenden oder infizierten Zellen heran und setzen Enzyme frei, die sich in die Zellmembran des Feindes hineinbohren und die Zelle auseinandersprengen.

Bei einer Aidserkrankung wird dieses Immunsystem selbst vom HI-

Virus angegriffen. In den Frühstadien der Krankheit ist das Immunsystem noch nicht lahmgelegt, es wird vielmehr äußerst aktiv und mobilisiert große Mengen spezieller Immunzellen, der T-Helferzellen. Doch obgleich das Immunsystem sich wacker zur Wehr setzt, gelingt es dem HI-Virus schließlich, die T-Zellen zu vernichten, und damit macht es anderen Mikroorganismen den Weg zum Körper frei. Die direkte Todesursache bei Aidskranken ist in aller Regel eine Krankheit wie Lungenentzündung, die bei nicht infizierten Menschen gar nicht tödlich wäre.

Der Schlaf – eine Kur

Sobald eine Infektionskrankheit uns in den Klauen hat, legt unsere gesamte Immunabwehr gleichsam einen höheren Gang ein. Interleukine und andere Immunmoleküle starten eine umfangreiche Mobilisierungsaktion unter den Immunzellen. Zu deren Folgen gehört auch das Fieber. Wissenschaftler machten die Entdeckung, daß injiziertes Interleukin-1 den Hirnthermostaten veranlaßt, die Körpertemperatur um einige Grade anzuheben. Manche Forscher kamen deshalb zu dem Schluß, Fieber sei ein Schutz für den Körper, denn viele fremde Mikroorganismen können bei normaler Körpertemperatur am besten leben. Wenn wir krank sind, bekommen wir nicht bloß Fieber, Kopf- und Muskelschmerzen, wir werden auch sehr müde. Dann wollen wir nur noch einen Platz finden, wo wir uns hinlegen können. Die Krankheit macht uns »schlapp«, wir fühlen uns »abgeschlagen« oder wir »liegen flach«. Selbst eine weniger schwere Erkältung ohne Fieber macht uns benommen und müde. Auch das scheint im wesentlichen den Interleukinen geschuldet, die auf eine Hirnpartie (vermutlich den Hypothalamus) Einfluß nehmen, um den von ihr ausgehenden Schlafdruck zu verstärken. Gibt man Versuchstieren Interleukin-1, so fallen sie schneller in Tiefschlaf. Wird die Substanz chemisch blockiert, wachen sie wieder auf.

Größere Müdigkeit ist aber nicht immer gleichbedeutend mit längerem Schlaf. Menschen und Versuchstiere schlafen in aller Regel zu Beginn einer Infektion mehr als im weiteren Verlauf der Erkrankung. Auf dem Höhepunkt der Krankheit schlafen die meisten Menschen nur phasenweise. Ein paar Stunden sind sie wach, schlafen dann wieder eine Weile und sind erneut mehrere Stunden wach. Dasselbe Muster beobachten wir, wenn wir die biologische Uhr bei Tieren außer Kraft setzen. Es scheint, als könnten Interleukine und andere Immunbotenstoffe direkt auf die Körperuhr Einfluß nehmen, sie vielleicht gar ausschalten oder ihre Weckfunktion blockieren. Möglich ist ferner, daß Schlafunterbrechung und krankheitsbedingter Wunsch nach extrem viel Schlaf eine kombinierte Wirkung entfalten, die den Kranken zusätzlich anstrengt und entkräftet.

Krankheit kann man wie Schlafentzug empfinden; aber Schlafentzug kann auch wie Krankwerden empfunden werden. Vor mehreren Jahren führte ich mit fünf oder sechs Assistenten zusammen ein wichtiges Projekt durch. Wir saßen zusammen und besprachen das Vorgehen. Um etwa zwei Uhr nachmittags fühlte ich plötzlich Müdigkeit und Gliederschmerzen und konnte kaum noch die Augen offenhalten. »Bloß jetzt keine Grippe kriegen«, schoß es mir durch den Kopf. Trotzdem war ich außerstande weiterzumachen, fuhr schließlich nach Hause und legte mich zu Bett. Ich schlief vierzehn Stunden durch. Beim Erwachen fühlte ich mich kerngesund, als sei nichts gewesen. Vielleicht war es eine leichte Infektion, die in einem halben Tag überstanden war. Wahrscheinlicher ist, daß ich zu viele Schlafschulden angehäuft hatte und mein Immunsystem streikte. Ich fühlte mich körperlich ausgelaugt, benommen, völlig antrieblos – genauso sehen die üblichen Grippesymptome aus. Daß Schlafschulden Unwohlsein erzeugen können, erhärten andere Beobachtungen. Nicht selten führt Schlafentzug zu Erbrechen, erhöhter Schmerzempfindlichkeit und verminderter Fähigkeit, lästige Reize zu ignorieren, zu Symptomen also, die bei normalen Krankheiten auftreten. Denkbar ist, daß es sich bei einer kurzen Eintagesgrippe in vielen Fällen um nichts anderes als Schlafmangel handelt, und diese »Virusinfektion« kuriert man am besten, indem man zu Bett geht und schläft.

Kranksein verstärkt unzweifelhaft unseren Schlafwunsch. Aber manche Forscher wollten wissen, ob der Schlaf uns im Fall einer Infektion auch beim Kampf gegen die Mikroben hilft. Vor einigen Jahren hat die Physiologin Carol Everson, die damals an den National Institutes of Health in Bethesda arbeitete, sich mit der Frage befaßt, warum Ratten bei totalem Schlafentzug spätestens nach vierzig Tagen sterben. Wie schon erwähnt, läßt sich nur schwer nachweisen, daß die Ratten nicht an stoffwechselbedingten respektive neurologischen Problemen oder Streß gestorben sind. Everson fragte sich, was wohl den allgemeinen Verfall vor Eintritt des Todes verursacht haben könnte; sie fühlte sich an unheilbar kranke Krebspatienten erinnert. In den letzten Krankheitsstadien wurden diese Patienten, deren körperliche Reserven erschöpft waren, von schweren bakteriellen Infektionen heimgesucht. Wie bei Aidskranken, die häufig an Lungenentzündung sterben, waren es auch hier schließlich die Bakterien, die die Menschen umbrachten, weil ihr Immunsystem versagte. Everson autopsierte Ratten nach dem Schlafentzugsexperiment und entdeckte stark vergrößerte Lymphknoten und eine Vielzahl von Bakterien im Blut. Wenn diese Bakterien, so ihre Schlußfolgerung, sich derart rasch im Körper der Ratten vermehren konnten, mußte infolge des extremen Schlafmangels das Immunsystem völlig zusammengebrochen sein.

Everson untersuchte nun, was geschieht, wenn die Zeit des totalen Schlafentzugs immer weiter verkürzt wird. Bei einem Symposium berichtete sie unlängst, sie habe bereits nach vier- oder fünftägigem Schlafentzug, als die Ratten noch kerngesund wirkten, in den Lymphknoten des Darms lebende E. coli-Bakterien gefunden, als ob die vorderste Abwehrfront geschwächt wäre und die auf den Plan gerufene hochkomplexe Immunabwehr – Bildung von Antikörpern, Freisetzung von Interleukinen und Ausschwärmen von Killer- und T-Helferzellen – allmählich anfinge zu bröckeln. Anders gesagt, die Bakterien vermehren sich im Blutkreislauf, weil die vordersten Verteidigungsstellungen des Körpers nicht mehr ausreichen und andere Abwehrkräfte in den Kampf eingreifen müssen. Da dieser Kampf meist siegreich ausgeht, merken wir die negativen gesundheitlichen Folgen des reduzierten Schlafs oftmals gar nicht. Everson zufolge könnte Schlafentzug ein Analogon zum Nahrungsentzug sein. »Entzieht man jemandem für kurze Zeit die Nahrung, so wird er zwar hungrig, aber es treten keine ernsten Probleme auf. Erst bei lang anhaltenden Nahrungsdefiziten wird die Situation lebensbedrohlich.«

Einiges spricht dafür, daß der Schlaf die Aktivität mancher Immunzellen und -stoffe unterstützt. Nach jedem Einschlafen vermehren sich Immunmoleküle wie etwa Interleukin-1 und Tumornekrosefaktor (TNF), und beim morgendlichen Erwachen nimmt ihre Zahl wieder ab. TNF ist ein effizienter Krebskiller. Nicht anders als Interleukin-1 wirkt er, wenn er injiziert wird, wie eine Schlaftherapie. Selbst bei perfektem Gesundheitszustand steigt der TNF-Spiegel während des Schlafs automatisch um das Zehnfache und fällt wieder, wenn wir aufwachen.

Natürliche Killerzellen könnten vom Schlafmangel besonders betroffen sein. Die durchwachte Nacht scheint ihre Menge nicht zu beeinflussen, aber am folgenden Tag kann sich die Zahl dieser für den Kampf gegen Eindringlinge verfügbaren Zellen erheblich verringern. Forscher in San Diego haben festgestellt, daß Menschen, die erst um drei Uhr morgens schlafen gingen, am folgenden Tag dreißig Prozent weniger natürliche Killerzellen hatten und diese weniger aktiv waren. Außerdem nahm die Produktion von Interleukin-2 ab – eine Einschränkung der Immunfunktion, die in manchen Fällen zu größerer Anfälligkeit für Viren wie etwa Erkältungsviren führte. Da diese Immunzellen den Körper auch gegen Tumore schützen, ist denkbar, daß chronischer Schlafentzug das Krebsrisiko erhöht.

Das sind spannende Entdeckungen, Hinweise auf eine hochkomplexe, noch unerkannte Interaktion zwischen Immunsystem, Gehirn und Schlaf.

Schlaf und Zellreparatur

Meist stellen wir uns den Heilungsprozeß als etwas vor, das erst eintritt, wenn wir uns verletzt haben, wenn ein Schnitt oder eine Schürfung Gewebe zerreißt und Zellen zerstört. In Wirklichkeit aber sind die Körperzellen permanent mit ihrer Wiederherstellung beschäftigt, da sie nicht bloß Schnitte und Prellungen reparieren, sondern auch den täglichen Verschleiß wettmachen. Im Alter dauert dieser Prozeß länger; kleine Verstauchungen oder Gelenkentzündungen, die in jüngeren Jahren höchstens einen halben Tag gedauert hätten, können sich nun eine Woche lang hinziehen. Ein Großteil dieser Reparaturarbeit ist Aufgabe des Wachstumshormons. Es stimuliert die Eiweißsynthese, wirkt an der Aufspaltung der Fette mit, die der Gewebereparatur die Energie liefern, und regt die Zellteilung an, damit alte oder funktionsuntüchtige Zellen ersetzt werden können. Die Tatsache, daß im ersten nächtlichen Non-REM-Schlaf geballt Wachstumshormone freigesetzt werden, läßt vermuten, daß der Tiefschlaf für diese Reparatur eine wichtige Rolle spielt und seine allmähliche Reduktion zu jenem körperlichen Verfall beiträgt, den wir im Alter erleben.

In den Blutkreislauf gelangt das Wachstumshormon durch das Eingreifen eines anderen Hormons mit dem plausiblen Namen »Wachstumshormon freisetzendes Hormon« oder *growth hormone-releasing hormone* (GHRH). Dieses Releasinghormon GHRH hat sich als schlafinduzierendes Mittel erwiesen. Wird der GHRH-Spiegel im Körper künstlich erhöht, verstärkt sich die Schläfrigkeit. Bei Tieren sorgt die Gabe von Medikamenten, die gezielt die Freisetzung des Wachstumshormons blockieren, dafür, daß sie länger wach bleiben, selbst wenn ihnen zuvor Schlaf entzogen wurde und sie sehr müde sind. Anders gesagt, die Ausschüttung von Wachstumshormon in die Blutbahn ist nicht bloß eine Folge des Schlafens, sondern – vermittelt über das GHRH – auch ein Anstoß zum Schlafen.

Wachstumshormon, Wachstumsfaktoren und Immunregulatoren scheinen gemeinsam den Schlaf herbeizuführen, weil sie in diesem Zustand ihre Arbeit am besten erledigen können. Sobald wir schlafen, macht sich unser Körper an die Energie- und Gewebekonservierung. Die Körpertemperatur sinkt (wodurch Energie gespart wird), Kohlehydrate werden gespeichert, das Wachstumshormon regt die Gewebereparatur an, und das Immunsystem wird gestärkt. Wenn wir hingegen wach sind und den Tag über arbeiten, rüstet sich unser Körper für tatkräftiges Handeln und folgt dabei dem entgegengesetzten biochemischen Muster. Die Streßhormone vermehren sich, mobilisieren die gespeicherten Kohlehydrate, um Energie bereitzustellen, und erhöhen den Adrenalinspiegel sowie die generelle Erregbarkeit. Die Streßhormone hemmen auch, wie man weiß, die Wirkung von Interleukin-1 und anderen Immunfaktoren und steigern damit die Wachheit noch. Der Wachstumshormonspiegel sinkt, vielleicht weil die Zellen von Reproduktion auf andere Funktionen wie etwa Nahrungsverarbeitung oder Muskelaktion umschalten. Ergänzt wird dieser Tageszyklus durch die psychischen Belastungen des Lebens, die nicht bloß den Schlaf beeinträchtigen, sondern auch das Immunsystem in Mitleidenschaft ziehen.

In dieser komplizierten und wild wogenden Interaktionssinfonie lassen sich Ursache und Wirkung nicht voneinander trennen. Gibt der Schlaf den Anstoß zum Gewebewachstum, oder gibt letzteres, vermittelt über GHRH, den Anstoß für den Schlaf? Steuert das Immunsystem den Schlaf, oder steuert dieser das Immunsystem? Je länger wir den Schlaf studieren, um so mehr erweist er sich als integraler und unverzichtbarer Bestandteil der körperlichen Lebenszyklen: Speicherung und Einsatz von Energie, Abwehr gegen innere und äußere Feinde. Hormone, Immunchemie, Stoffwechselprozeß und Schlaf sind in komplexer biochemischer Interaktion miteinander verflochten. Unser Körper pendelt hin und her zwischen den Erfordernissen des Wachlebens (Arbeit, Energieverbrauch und körperliche Anstrengung) und der Notwendigkeit der Regeneration (Energiespeicherung, Gewebereparatur und Vorbereitung des Immunsystems auf einen weiteren Kampftag).

Ohne die hervorragende Arbeit auf dem Gebiet der Schlafforschung und der Immunologie in Frage stellen zu wollen, möchte ich doch festhalten, daß wir noch immer keine eindeutige Antwort auf die Frage »Werden wir ohne Schlaf zwangsläufig krank?« gefunden haben. Wäre die Antwort positiv, könnte man den homöostatischen Schlaftrieb als Schutz gegen extrem hohe Schlafschulden, die zum Ausfall des Immunsystems und zu einem Angriff todbringender Krankheiten führen müssen, begreifen. Aber lange Wachmarathons wie der von Randy Gardener, in denen es nicht zu Erkrankungen kommt, sprechen dagegen. Für eine genaue Untersuchung des Immunsystems unter Bedingungen des Schlafentzugs und des normalem Schlafs müßten dringend finanzielle Mittel zur Verfügung gestellt werden. Seit mehr als dreißig Jahren leistet mein Kollege Jim Kreuger auf diesem Gebiet hervorragende Arbeit. Mit angemessener finanzieller Unterstützung könnte man die von ihm und Carol Everson entwickelten Hypothesen endlich beweisen oder widerlegen. Langzeitstudien zum Schlafausfall könnten dokumentieren, daß es den vermuteten Zusammenbruch des Immunsystems gibt und wie er aussieht.

Ich bin überzeugt, daß Schlaf der Erhaltung meines Körpers dient, und betrachte ihn auch als zuverlässiges Barometer für das weitere Schicksal meines Körpers. Vor einiger Zeit haben Forscher einen Wellness-Test durchgeführt, bei dem die Befragten selbst beurteilen sollten, ob sie sich gesund und wohlauf fühlen; der Test ergab, daß die Schlafqualität zu den Hauptkriterien gehört, nach denen die Menschen gutes und schlechtes Allgemeinbefinden unterscheiden.

Der Schlaf ist aufs engste mit dem gesunden neurologischen und hormonellen Funktionsablauf verflochten. Meiner Überzeugung nach gehört zu einer ganzheitlichen Gesundheitsvorsorge immer der gute und ausreichende Schlaf. Natürlich ist die Schlafqualität, wie viele andere Dinge des Lebens, ein Produkt aus Genen und Umwelt, aus Natur und Kultur.

Kapitel 12:
Befindlichkeit und Vitalität

Ich kenne einen Biochemiker an der Medizinischen Fakultät der kalifornischen Universität in San Francisco, der jeden August in den Bergen verbringt. Die Spätsommersonne geht dann dort um acht Uhr abends unter, und nach einiger Zeit ist die kleine Hütte ohne elektrisches Licht in Dunkel gehüllt. Die wenigen Kerosinlampen geben ein so schwaches Licht, daß sie seine innere Uhr nicht beeinflussen können, und bald nach Einbruch der Dämmerung fühlt er sich müde. Um etwa neun Uhr abends hat er schon Mühe, wach zu bleiben. Zu Beginn der Ferien schläft er nachts zehn oder elf Stunden, steht um sieben oder acht Uhr morgens auf und macht sogar noch ein Tagesnickerchen. Nach einigen Tagen wacht er morgens um sechs Uhr auf und fühlt sich nach etwa neun Stunden Schlaf pudelwohl. Daheim geht er in der Regel um Mitternacht zu Bett, und von sieben Stunden Bettruhe schläft er etwa sechseinhalb richtig. Aber jedes Jahr während seines Aufenthalts im Gebirge spürt er, wie die Lebenskraft in seinen Körper zurückkehrt. Am Ende der Ferien hat er einen Großteil seiner Schlafschulden zurückgezahlt und sich den für seinen Organismus optimalen Rhythmus geschaffen. Wie neugeboren kommt er nach Hause, voll Tatendrang und mit dem klaren Wissen, daß er gern Medizin lehrt. Gewiß liegt seine emotionale Regeneration nicht zuletzt an der Befreiung vom Arbeitsstreß, aber wichtiger noch ist, daß er dem von seinem Körper diktierten Zeitplan folgt. Da er kein künstliches Licht hat, das zur Schlafreduktion verführt, kann sein Organismus die Schlafschulden abarbeiten, die er in der Großstadt angehäuft hat. Er kehrt zurück zur schlichten Harmonie zwischen dem Rhythmus unseres Planeten und dem seines Körpers.

Gesunder Schlaf bereitet das Gehirn auf den nächsten Tag vor und stellt unsere geistig-seelische Balance wieder her. Fast jeder von uns hat irgendwann einmal die folgende Erfahrung gemacht: Nach einem guten Nachtschlaf stehen wir auf und fühlen uns frisch und erholt. Die Sinnesorgane genießen die kleinsten Dinge, die reine Luft, den Gesang der Vögel, die noch unzerlesene Zeitung. Wir sind ausgeruht und entspannt, aber nicht gelangweilt oder träge. Wir sind interessiert und aufgeschlossen für alles, was uns umgibt, aber keineswegs überfordert. Wir wenden uns der Welt zu. Wir sind sicher, daß wir es mit dem kommenden Tag aufnehmen können, nehmen Enttäuschungen nicht schwer und finden schwierige Aufgaben eher spannend als bedrohlich. Wir können jedes beliebige Problem gedanklich fassen und es mit Motivation und Selbstvertrauen anpacken; wir können uns maximal konzentrieren, während unser Körper ausruht. Bei der Erinnerung an solche Gefühle merken wir zugleich, daß wir sie seit langem nicht mehr empfunden haben.

Man versteht leicht, wie plausibel die alte Vorstellung war, unser Schlaf verdanke sich dem Hypnotoxin, einem tagsüber aufgebauten, wie Gift wirkenden körpereigenen Schlafstoff. Die Menschen fühlen sich abends so müde (vergiftet) und morgens so frisch (durch den Schlaf vom Gift befreit), daß dieser Gedanke naheliegt.

Shakespeare, der, nach seinen Werken zu urteilen, wohl an Schlaflosigkeit litt, hat in der Hymne, die Macbeth auf den von ihm »gemordeten« Schlaf anstimmt, die Wohltaten des Schlafs geschildert:

> Mir war, als rief es: »Schlaft nicht mehr! Macbeth
> Mordet den Schlaf!« Ihn, den unschuld'gen Schlaf;
> Schlaf, der des Grams verworr'n Gespinst entwirrt,
> Den Tod von jedem Lebenstag, das Bad
> Der wunden Müh', den Balsam kranker Seelen,
> Den zweiten Gang im Gastmahl der Natur,
> Das nährendste Gericht beim Fest des Lebens.

Erst als es zu spät ist, als Macbeth den König ermordet hat und merkt, daß er nie mehr der Gnade eines sorgenfreien, unschuldigen Schlafs teilhaftig werden wird, lernt er zu schätzen, was er verloren hat. Shakespeare wußte genau: Mag das Festmahl des Lebens in die Wachstunden fallen, das Nährende an ihm, das für Geist und Seele Erholung und Linderung bereithält, muß in unserem Schlaf beschlossen sein.

Der Schlaf ist beides, Medizin und Lebensmittel. Er ist ein Balsam, den wir am liebsten in Flaschen füllen und bei Bedarf anzapfen würden. Der Schlaf schafft die Voraussetzung für den Arousaleffekt, für gesteigerte Sinneswahrnehmung und Motivation, eine wunderschöne Empfindung. Viele Menschen suchen sie sich nicht nur über guten Nachtschlaf zu verschaffen, sondern auch über eine Tasse Kaffee oder Aufputschmittel. Nach diesem Gefühl der Vitalität streben wir. Meist sind wir abends todmüde und haben uns den ganzen Tag auf das erholsame Zubettgehen gefreut. Wie oft aber schieben wir es weit über eine vernünftige Uhrzeit hinaus, weil wir vor dem Fernseher kleben oder in einem Buch versinken. Wir wollen lange aufbleiben, um Zeit für uns selber zu haben, wenn die Kinder im Bett sind und die Hausarbeit erledigt ist. So groß ist unser Verlangen nach Stimulation, daß es schwerfällt, auf die abendliche Zerstreuung zu verzichten, damit wir uns am nächsten Tag wohl fühlen.

Das erstrebte Stimulationsempfinden resultiert aus der Anlage unseres Gehirns. Der menschliche Organismus wird »aufgedreht«, um schwierige Aufgaben mit genügend Energie angehen zu können. Wollen wir den vier grundlegenden Anforderungen des Lebens – Nahrungssuche und -aufnahme, Kämpfen und Sicherholen – so gut wie möglich gerecht werden, brauchen wir Antrieb. Vitalität, dieses Gefühl psychischer und physischer Spannkraft, ist zugleich ein Hauptbestandteil der Motivation, des inneren Drangs, der uns einem Ziel zutreibt. Ohne sie fühlen wir uns matt, lustlos, apathisch, mit einem Wort: deprimiert.

Viele Menschen wissen, daß sie in schlechter Verfassung sind, wenn sie nicht genug Schlaf bekommen. Die von der National Sleep Foundation 1998 durchgeführte Sammelumfrage hat ergeben, daß etwa ein Drittel aller Erwachsenen finden, die Tagesmüdigkeit wirke sich störend auf ihr gesellschaftliches Leben, ihre Beziehungen zu Freunden und Familienangehörigen und ihre Freizeitaktivitäten aus. Nach ihren Angaben wird der Genuß an diesen Betätigungen mindestens um die Hälfte geschmälert, wenn sie sich schläfrig fühlen. Da die meisten Menschen das Ausmaß ihrer Müdigkeit unterschätzen, bin ich fast sicher, daß der schlechte Schlaf den Wert vieler Aktivitäten noch weit stärker herabsetzt, als die Befragten angeben.

In zahllosen Studien haben Schlafforscher herausgefunden, daß guter Schlaf das Gehirn zu positiven Empfindungen anregt. Bekommen wir zu wenig Schlaf, sehen wir die Verhältnisse eher pessimistisch; wir sind leichter enttäuscht und unglücklich, aufbrausend und weniger tatkräftig. Überdies klagen wir bei Schlafmangel häufiger über körperliche Beschwerden – Kopf- oder Magenschmerzen, entzündete Gelenke oder Muskeln. Daß extremer Schlafentzug uns mißmutig macht, ist seit langem bekannt. Jeder, der mal eine oder zwei Nächte hintereinander aufbleiben mußte, kennt das. Weniger klar ist, wie sich nächtelanger partieller Schlafentzug auf die Befindlichkeit auswirkt. Wie geht es uns, wenn wir mehrere Nächte lang etwas, aber nie lang genug schlafen? Diese Frage gilt für die Mehrheit der Bevölkerung; während relativ wenige Menschen eine Nacht durchmachen, bekommen viele oft nächtelang zu wenig Schlaf.

Bei einer umfassenden Studie zum partiellen Schlafentzug haben David Dinges und seine Kollegen an der Universität von Pennsylvania den Schlaf ihrer Versuchspersonen eine Woche lang auf viereinhalb Stunden pro Nacht reduziert; tagsüber mußten die Probanden eine Reihe von Leistungstests absolvieren sowie Angaben zu Stimmung, Empfindungen und Gefühlen machen. Auf einer Skala wurde eingetragen, wie gestreßt oder ruhig, wie glücklich oder unglücklich, gesund oder krank, körperlich erschöpft oder aktiv, geistig erschöpft oder rege sie waren. Ferner sollten sie alles aufzählen, was ihnen problematisch schien oder zu Klagen Anlaß gab. Diese offene Frage zielt auf körperliche, kognitive oder emotionale Probleme. Sie ist wichtig, weil wir oft über Magenbeschwerden, unscharfes Denken oder andere physische beziehungsweise kognitive Probleme klagen, während wir in Wirklichkeit nur gedrückter Stimmung sind.

Dinges' Experimente zeigten überzeugend, daß Menschen, die weniger als den vollen Nachtschlaf bekommen, sich deutlich unglücklicher, gestreßter, physisch anfälliger und deshalb geistig und körperlich erschöpfter fühlen. Die Gesamtwerte für Befindlichkeit und Vitalität gingen im Laufe der Testtage kontinuierlich zurück. Als den Versuchspersonen dann mehr Schlaf zugestanden wurde, stiegen die Stimmungswerte sprunghaft wieder an.

Ein signifikantes Resultat dieser Versuchsreihe ist die Parallelität zwischen dem Absinken der Stimmung und der Zunahme von Leistungsausfällen. Die Versuchspersonen fühlten sich um so elender, je mehr Schlafschulden sie anhäuften. Schon ein geringes Maß an Schlafschulden bedeutet, daß wir uns ein wenig bedrückt, überfordert und unglücklich fühlen. Diese feinen Stimmungsunterschiede sind schwer zu testen, aber vieles spricht dafür, daß sie mit unserem Schlaf zusammenhängen.

Vor nicht langer Zeit besuchte ich Dinges an seiner Universität, wo er gerade mitten in einem neuen spannenden Versuch steckte: Zwei Wochen lang gewährt er den Versuchspersonen nur vier Stunden Schlaf pro Nacht. Während der ersten Woche wirkt sich das im wesentlichen in der bereits geschilderten Weise aus. Aber nach Dinges' Einschätzung läßt etliches darauf schließen, daß die allgemeine Beeinträchtigung in der zweiten Woche rapide zunimmt. Schlafforscher sind seit langem überzeugt, daß Menschen sich nicht an kurze Schlafzeiten anpassen können; diese Studie könnte es beweisen.

Zwei andere Wissenschaftler, June Pilcher und Allen Huffcutt, haben in einer statistischen Metaanalyse sechsundfünfzig Schlafstudien untersucht. Eine solche Analyse bringt die Befunde vieler Einzelstudien zusammen und versucht ein Muster herauszuarbeiten, das mehr aussagt als die Einzelstudie. Pilcher und Huffcutt stellten fest, daß der Schlafentzug sich stärker auf die Befindlichkeit als auf die kognitive oder die körperliche Leistungsfähigkeit auswirkt.

Wie schon erwähnt, laufen die meisten von uns mit erheblichen Schlafschulden herum, ohne es zu wissen. Uns geht es nicht gut, aber wir kommen nicht auf die Idee, daß wir ganz leicht etwas dagegen tun könnten. Wir halten es für normal, uns müde zu fühlen, wenn wir Auto fahren oder in einem warmen Zimmer sitzen oder eine Mahlzeit hinter uns haben, und wir halten es für nicht minder normal, so mürrisch zu sein, wie wir es sind, beim kleinsten Verdruß aufzubrausen, den Eindruck zu haben, wir machten alles völlig mechanisch. Die Studie von Dinges zeigt, daß wir uns, wenn wir unsere Schlafschulden abgetragen haben, wohler, glücklicher, leistungsfähiger und vitaler fühlen würden.

Ein Experiment aus jüngster Zeit, durchgeführt von Eve Van Cauter und ihren Kollegen an der Universität von Chicago und der Harvard-Universität, untermauert diesen Gedanken. Van Cauter untersuchte die Befindlichkeit und die kognitiven Funktionen bei Probanden, denen drei Nächte lang acht Stunden, dann sechs Nächte lang nur noch vier Stunden und schließlich sieben Nächte lang zwölf Stunden Schlaf zugestanden wurden. Die Stimmungswerte sanken in den sechs Nächten mit partiellem Schlafentzug erheblich, während die Müdigkeit deutlich anstieg. Dann folgte der Erholungsschlaf. In der Zeit des Schlafentzugs hatten die Probanden gut vierundzwanzig Stunden zusätzliche Schlafschulden angehäuft. Mit dem zwölfstündigen Schlaf über sieben Tage konnten sie achtundzwanzig Stunden Schlafschulden abtragen, also etwas mehr, als sie in den verkürzten Schlafnächten akkumuliert hatten. Damit erhielten sie die Möglichkeit, Schlafschulden abzutragen, die sie in das Experiment eingebracht hatten. Es überrascht deshalb kaum, daß die Probanden nach der Zeit des Erholungsschlafs etwas geringere Müdigkeitwerte und etwas höhere Befindlichkeitswerte erreichten als beim Ausgangstest zu Beginn der Versuchsreihe. Außerdem waren die Stimmungswerte am Tag nach der Erholungsschlafzeit deutlich gleichmäßiger, und es gab weniger Auf und Ab als zu Beginn des Experiments. Schlicht gesagt, wer mehr Schlaf bekommt, ist glücklicher und ausgeglichener. Das ist ein zentrales Ergebnis der Schlafforschung.

Vor einigen Jahren sah ich, als ich im Flugzeug Platz nahm, auf dem Nachbarsitz eine Frau, die mir vertraut vorkam, obgleich sie mich nicht zu kennen schien. Nachdem ich mir eine Stunde lang gesagt hatte »Ich weiß, daß ich sie schon irgendwo gesehen habe«, fiel mir endlich ein, daß ich sie in einer CNN-Sendung bei einem spannenden Interview gesehen hatte. Es war Madeline Cartwright, eine hochengagierte Grundschulleiterin in einem Getto von Philadelphia, die durch persönlichen Einsatz und Charakterstärke ihre Schule zu einer berühmten Bildungsoase gemacht hatte, in der gesittete und fröhliche Schüler exzellenten Unterricht erhielten. Ich stellte mich vor und erklärte ihr, ich hätte mir vorgenommen, Schüler zu ausgiebigerem Schlafen zu bewegen. Da erzählte sie mir folgende Geschichte. Eines Morgens begrüßte sie im Schulhof die eintreffenden Kinder. Beim Hineingehen sagten die Schüler »Guten Morgen, Mrs. Cartwright«, und einige fragten sie mit verschmitztem Grinsen: »Haben Sie gestern abend Arsenio gesehen?« Sie hatte keine Ahnung, worum es ging. Sie bekam heraus, daß es sich um Arsenio Hall handelte, den Gastgeber einer beliebten Talkshow, der sich am Vorabend über Grundschulleiter lustig gemacht hatte. Sie erfuhr auch, daß die Show von elf Uhr bis Mitternacht lief. Mit Schrecken stellte sie fest, daß viele ihrer Grundschüler so lange wach blieben und die Show sahen. Aber diese außergewöhnliche Frau hatte gute Beziehungen zu den Eltern, und so bat sie diese umgehend, so zahlreich wie möglich zu einer außerordentlichen Elternversammlung zu kommen. Sie erklärte ihnen, daß die Kinder nicht genug Schlaf bekämen und daß sie eigentlich um neun Uhr abends im Bett sein müßten. Die Eltern zogen mit. Kein Arsenio mehr für Sechs- bis Zwölfjährige! Das Ergebnis bei den Schülern war, so Mrs. Cartwright, eine spürbare Besserung der Befindlichkeit und ein auffälliger Rückgang von Streit und Gereiztheit.

Auch diese Geschichte zeigt, daß der Zusammenhang von Schlafmangel und Befindlichkeit eigentlich viel mehr Beachtung verdiente. Die bisherigen Untersuchungen zu Schlaf und Befindlichkeit kreisen um die klinische Depression. Wie sich Schlafentzug aber bei gesunden Menschen auf die Stimmung auswirkt, ist eine ungeklärte Frage.

Die Studien über Schlafentzug haben durchweg gezeigt, daß übermüdete Personen gereizter, unkonzentrierter und deprimierter sind als normal schlafende. Wir können also die Hypothese wagen, daß Gewalt und Depression in unserer heutigen Gesellschaft wenigstens zum Teil mit einem generellen chronischen Schlafentzug zusammenhängen.

Die Quelle der Vitalität

Der Schlaf setzt zwar die natürliche Vitalität in uns frei, aber das Wohlgefühl dazu erzeugt er nicht automatisch. Dieser eher unauffällige Punkt ist wichtig. Wenn wir uns elend fühlen, liegt das an den Schlafschulden. Der Hauptgewinn des Schlafs, sein Beitrag zu unserem Wohlbefinden, besteht in der Tilgung der Schlafschulden. Die Vorstellung, der Schlaf sei von sich aus Regeneration und Kraftquell, sitzt fest in den Köpfen. Die meisten Menschen tun sich schwer zu begreifen, daß unsere Stimmung immer besser wird, wenn irgend etwas die Schlafschulden wegschafft oder verdeckt. Schlafschulden können durch Schlaf abgetragen oder mit einer Tasse Kaffee beziehungsweise Amphetaminen verschleiert werden. Neben dem Schlaf selbst beeinflußt noch ein weiterer Faktor unsere Befindlichkeit, der Weckeffekt der biologischen Uhr. Anders gesagt, eine zentrale Rolle neben dem täglichen Druck der Schlafschulden spielt der Anschub durch die zirkadiane Weckfunktion; beide entscheiden nicht nur darüber, ob wir schlafen oder wach sind, sondern zugleich darüber, wie uns zumute ist.

Was die biologische Uhr tut ist leicht zu erkennen. Einmal hatte ich Gelegenheit zu beobachten, wie die Befindlichkeit durch eine zirkadiane Weckfunktion spürbar verändert wurde. Es geschah während eines Besuchs bei meiner Tochter Cathy, die damals in Harvard studierte. Nach einem späten Mittagessen saßen wir in ihrem Zimmer, und ich versuchte herauszubekommen, wie es ihr ging, welche Kurse am interessantesten waren, wie ihre sozialen Kontakte aussahen und ähnliches mehr. Cathys einsilbige, fast mürrische Antworten verschafften mir keine nennenswerte Information, abgesehen von dem Eindruck, daß sie sich nicht wohl fühlte. Ja, sie war fast beängstigend apathisch und schien an meinem Besuch überhaupt nicht interessiert. Ich fragte mich schon, warum ich diese Reise überhaupt angetreten hatte. Ich schlug einen Spaziergang vor. Es war etwa sechzehn Uhr und ein sonniger Tag im späten Frühjahr.

Als wir ungefähr eine halbe Stunde schweigend am Ufer des Charles River entlanggeschlendert waren, begann Cathy ein bißchen zu reden. Im Laufe von zwanzig bis dreißig Minuten verwandelte sie sich in einen mitteilsamen, auskunftsfreudigen, freundlichen, ja lebhaften Menschen. Noch beim Abendessen blieb das so, bis zu meinem Aufbruch um etwa acht Uhr abends. Wir verbrachten ein paar wunderschöne Stunden miteinander, und ich erfuhr alles, was ich über ihr Ergehen wissen wollte. Wäre ich um vier Uhr nachmittags abgereist, wäre es ein trübsinniger Besuch gewesen. Aber Cathy war in dem Alter, in dem sogar eine Collegestudentin mit extrem wenig Schlaf am späten Nachmittag und frühen Abend einen starken zirkadianen Weckeffekt erlebt. Ihre Müdigkeit konnte restlos verscheucht werden. Für diese wundersame Verwandlung bedurfte es keines äußeren Reizes; sie kam gänzlich von innen und spontan.

Chuck Czeisler hat diese Interaktion in einer Versuchsreihe untersucht, in der er zeigt, wie durchschlagend die zirkadiane Weckfunktion ist. Zu Beginn, als er die Befindlichkeit der Versuchspersonen zu immer derselben Tageszeit testete, fand er sie strikt korreliert mit dem Schlafquantum der allerletzten Tage. Blieb die Schlafmenge jedoch über lange Zeit konstant, wies die Befindlichkeit im Tagesverlauf Schwankungen auf, die dem Ansteigen und Abflauen der zirkadianen Weckfunktion entsprachen. Sowohl bei Nachteulen als auch bei Frühaufstehern kann diese Weckfunktion stärker sein als die stimmungsdämpfenden Effekte des Schlafentzugs.

Wenn jemand in schlechter Verfassung ist, wird er wegen der guten Stunden, verursacht durch die zirkadiane Weckfunktion, die negativen Auswirkungen von Schlafmangel nur schwer erkennen können. Die Nachteulen, die sich morgens mühsam aus dem Bett wälzen, und die Frühaufsteher, die schon gleich nach dem Abendessen müde und schläfrig werden, erklären ihr Befinden damit, sie seien eben Morgen- oder Abendmuffel. Wenn diese Menschen ihre Schlafschulden abtrügen, würden sie entdecken, daß die »schlechten« Tageszeiten viel besser werden. Ja, vielleicht sind sie dann sogar den ganzen Tag über und nicht bloß zu bestimmten Zeiten hellwach und voller Energie.

Das stimulierte Gehirn

Die Neurologie der Gefühle steckt noch in einem ganz frühen Entwicklungsstadium. Jahrtausendelang haben Menschen darüber nachgedacht, was uns eigentlich glücklich oder unglücklich macht, in gehobene oder gedrückte Stimmung versetzt. Zwar weiß man noch immer nicht genau, welchen Einfluß Schlaf und Schlafschulden haben, wenn das Gehirn Wohlbefinden respektive Unwohlsein erzeugt; aber immerhin ist uns schon klarer, wie es sich selbsttätig in Hochstimmung versetzt und wie Drogen uns durch Stimulation der Lustzentren »high« machen. Modellhaft wissen wir ferner, wie das Gehirn im Wach- und Traumzustand aktiviert wird und zu vollem Bewußtsein kommt. Wir haben herausgefunden, daß die Biochemie des Wachens und Schlafens unmittelbar Einfluß auf die für die Emotionen zuständige Hirnpartie nimmt. Während das wache Gehirn, einem Naturtrieb folgend, sich selbst stimuliert und für die lebenswichtige Interaktion mit der Außenwelt präpariert, neigt das schlafentzogene Gehirn zur Unterdrückung dieses Naturtriebs und zur Drosselung der eigenen neurochemischen Aktivität.

Eine zentrale Rolle beim Arousal spielt der Schaltkreis des sogenannten aufsteigenden retikulären Aktivierungssystems (ARAS). Mit diesem System arbeitet vermutlich die biologische Uhr, wenn sie das Gehirn wecken und wach halten will. Das ARAS ist eine kleine Nervenformation, die aus dem Innern des Hirnstamms, des ältesten und primitivsten Gehirnteils, kommt. Vergleichsweise wenige Zellen im Hirnstamm haben weitreichenden Einfluß und große Bedeutung für fast jede Zelle des Gehirns. Sie sind Träger jener Neurotransmitter, die die Aktivierungssignale

262 Befindlichkeit und Vitalität

aus dem retikulären Aktivierungssystem weitergeben: Noradrenalin, Dopamin und Azetylcholin. Das erstere gehört zu den Hauptneurotransmittern für den Arousaleffekt und ist die hirnspezifische Form des Adrenalins. Dopamin spielt, wie wir wissen, eine Rolle für Körperbewegung und Lustempfindung. Auch Azetylcholin gehört zu den wichtigen Arousalstoffen und fungiert als Träger von Signalen für Muskelbewegungen. Ein vierter Neurotransmitter, das Serotonin, beeinflußt gleichfalls die Befindlichkeit.

Diese neurochemischen Reizstoffe sorgen dafür, daß die hundert Milliarden Nervenzellen des Gehirns rascher reagieren können. Kein Wunder, daß sie eng mit dem limbischen System zusammenhängen, das man auch als das emotionale Gehirn bezeichnet. Denn »aufgedreht« werden müssen wir nicht nur, um auf Anforderungen rein mechanisch schnell reagieren zu können, sondern auch um für ihre Bewältigung emotional motiviert zu sein. Das retikuläre Aktivierungssystem bringt das emotionale Gehirn in Startposition. Nicht daß das Aktivierungssystem selbst Gefühle erzeugt, es sorgt vielmehr für die emotionale Einfärbung der ins Gehirn eindringenden Reize.

Die Aktivität des limbischen Systems gleicht der Filmmusik. Auf der Leinwand sieht man, wie ein Mensch nachts durch einen Korridor auf eine geschlossene Tür zuschleicht. Ist die Hintergrundmusik zu diesen Bildern spannungsgeladen, empfinden wir die Szene als aufregend und fragen uns angstvoll, was wohl hinter der geschlossenen Tür sein mag. Ist die Musik aber lebhaft und fröhlich, empfinden wir die Szene ganz anders; wir machen uns auf etwas Komisches gefaßt.

Nehmen wir nun den Film, der beständig in unserem Kopf abläuft – die Bilder aus jener Umwelt, welche die Sinnesreize uns als »Realität« präsentieren. Die aus der Hirnbasis aufsteigenden Nervenzellen erzeugen die Stimmungsmusik in unserem Innern, indem sie alle übrigen Hirnzellen dazu bringen, mehr oder weniger empfindlich auf die Außenweltszenen zu reagieren. Nach einem guten Nachtschlaf, in dem das aufsteigende retikuläre Aktivierungssystem das emotionale Gehirn ausgiebig präparieren konnte, erzeugen unsere Noradrenalin- und Dopaminstöße eine positive, kraftvolle »Hintergrundmusik«. Es entstehen das gemeinhin Vitalität genannte Gefühl, reichlich psychische und physische Energie zu haben, sowie ein innerer Schwung, den wir Motivation nennen. Fehlen beide, stellt sich Niedergeschlagenheit ein. (Wohlgemerkt, die klinische Depression ist etwas anderes als diese deprimierte Stimmung. Bei der klinischen Depression liegt eine gravierende Störung in der natürlichen Biochemie des Gehirns vor.)

Eine der Hauptthesen zu den Auswirkungen des Schlafs auf die Befindlichkeit lautet, der Schlaf sorge irgendwie für den Nachschub an erregenden Neurotransmittern im Gehirn. Den ganzen Tag über werden Neurotransmitter von den Nervenzellen abgegeben. Die einen kehren in die Zelle zurück, andere gehen verloren. Weil bei Schlafentzug das Gehirn hochgradig aktiv ist, könnte er es davon abhalten, die verlorengegangenen Neurotransmitter zu ersetzen. Abnehmende Nervenaktivität beeinträchtigt jedoch die Weckfunktion. Die Gedanken fließen weniger leicht, als sie eigentlich müßten. Man fühlt sich erschöpft.

Gegen die Hirnakzeleratoren treten andere Nervenzellen und Neurotransmitter als Bremsen an. Der im Gehirn am häufigsten vorkommende Neurorezeptor ist GABA (Gammaamino-Buttersäure), auf den neben Alkohol auch die in Schlaftabletten verwendeten Benzodiazepine wirken. Ein aktivierter GABA-Rezeptor macht die Nervenzelle weniger reaktiv, er verlangsamt den Prozeß der Informationsverarbeitung, er entspannt sozusagen den Gewehrhahn im emotionalen Gehirn.

Ein weiterer wichtiger Bremsmechanismus ist Adenosin. Adenosin gehört zu den Molekülen, die entstehen, wenn das Gehirn seine Hauptenergiequelle, das Adenosin-Triphosphat oder ATP, aufspaltet. Ist das Gehirn aktiv und verbraucht viel Energie, weist es zusätzliches Adenosin auf. Dieser Adenosinüberschuß fungiert als natürlicher Regler, der die Hirnaktivität im Zaum hält, damit sie nicht zu schnell wird. Die höhere Adenosinkonzentration im Gehirn kann mit ein Grund dafür sein, warum unser Kopf so müde wird, wenn wir hochemotionale oder geistig anstrengende Situationen zu bewältigen haben. Denkbar ist, daß die vermehrte Hirnaktivität eine Menge Adenosin freisetzt, das dann die Hirnaktivität vermindert.

Einige Forscher vertreten die These, mit eben diesem Bremsmechanismus unterdrücke der Schlaftrieb die Hirnaktivität und schaffe so die Verknüpfung zwischen Schläfrigkeit und Befindlichkeit. Je länger wir wach sind, desto stärker wird die Stimulation des retikulären Aktivierungssystems durch die hemmenden Schaltkreise des Gehirns gedrosselt; beide Systeme – Stimulierung und Drosselung – kämpfen gleichsam um die Vorherrschaft im Gehirn. Durch dieses Abbremsen arbeiten immer mehr Hirnregionen langsamer, und die Auswirkungen zeigen sich in unserem Handeln, Denken und Fühlen. Die Drosselung der Nervenaktivität in den motorischen Regionen bewirkt, daß wir weniger koordiniert sind; die Drosselung der Aktivität in der Hirnrinde bewirkt, daß wir langsamer denken; und die Herabsetzung der Aktivität im emotionalen Gehirn bewirkt, daß wir uns weniger vital, weniger motiviert fühlen. Dagegen angehen können wir, indem wir umherlaufen, uns stärker konzentrieren und uns mit Worten anfeuern, aber am Ende siegt doch der Schlaftrieb des Ge-

264   Befindlichkeit und Vitalität

hirns. An einem bestimmten Punkt ist kein mentaler Trick mehr imstande, die Hirnaktivität in jenen Arealen zu stimulieren, die wir zum Wachbleiben brauchen, und wir schlafen ein.

Sobald wir dann schlafen, werden die Bremsen wieder gelockert. Im Gehirn kommt es zu vermehrter Freisetzung von Dopamin und Noradrenalin. Danach fühlen wir uns wieder lebendig.

Vitalität in der Flasche

Das belebende Gefühl, das man empfindet, wenn am Morgen das ausgeschlafene Gehirn durch die zirkadiane Weckfunktion in Gang gesetzt wird, kann so schön sein, daß man es am liebsten in Flaschen abfüllen würde – und alle Generationen der zivilisierten Menschheit haben es versucht. Jede Epoche hat eine Vorliebe für ein bestimmtes Stimulans gehabt, das dem Schlaftrieb entgegenwirkt und die Stimmung hebt. Über den Vertrieb koffeinhaltiger Produkte – Kaffee, Tee, Kakao und Soda – sind im Laufe der Jahrhunderte ganze Handelsimperien entstanden. Große Teile Lateinamerikas, Indiens, Indonesiens und Ostafrikas wurden kolonisiert für den Anbau von Kaffee und Tee. Im zwanzigsten Jahrhundert hatten erst Kokain, dann Amphetamin eine legale Hochzeit, bis sich ihre finstere Kehrseite zeigte. Das Verlangen der Menschen nach Hochgefühl wird nie aus der Mode kommen. Die Geschichte der Drogen, die Schläfrigkeit und Befindlichkeit beeinflussen, verdient unser Interesse; angesichts neuer pharmazeutischer Wirkstoffe müssen wir unsere Auffassung von Stimulantien vielleicht radikal ändern.

Künstliche Reizstoffe wirken, indem sie die Nervenzellen im Gehirn dazu bringen, sich ihre Botschaften auf neue Art und Weise zuzusenden. Wenn Nervenzellen kommunizieren, werden über einen Spalt, die sogenannte Synapse, hinweg Neurotransmitter von einer zur anderen Zelle weitergegeben (vgl. Abb. 12.1). Nach ihrer Freisetzung in die Synapse werden die Neurotransmitter Noradrenalin und Dopamin für gewöhnlich rasch wieder recycelt: Die Ausgangszelle schnappt sie sich einfach. Durch Kokain wird dieser Vorgang blockiert, so daß Dopamin und Noradrenalin auch dann noch in der Synapse verbleiben, wenn ihr Auftritt längst vorbei ist, und weiterhin andere Zellen stimulieren. Auch durch Amphetamin werden diese beiden Neurotransmitter stimuliert, aber – anders als bei Kokain, das die normalen Hirnsignale nur verstärkt und dauerhafter

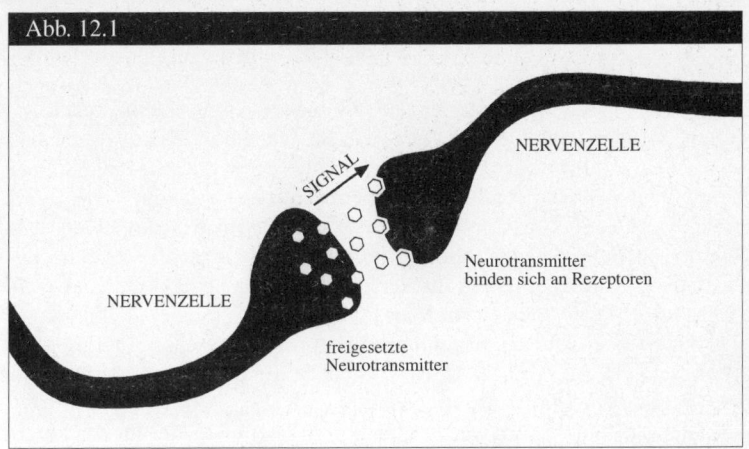

Abb. 12.1

NERVENZELLE

SIGNAL

Neurotransmitter
binden sich an Rezeptoren

NERVENZELLE

freigesetzte
Neurotransmitter

macht – über die eigenständige Erzeugung von Signalen. Dank seiner
strukturellen Ähnlichkeit mit Noradrenalin und Dopamin kann Amphetamin nämlich in die Nervenzellen eindringen und von dort die beiden Botenstoffe in die Synapse treiben, wo sie dann Nachbarzellen stimulieren.
Da sowohl Noradrenalin- als auch Dopaminsystem tief ins emotionale
Gehirn hineinwirken und die »Hintergrundmusik« zu unseren Erlebnissen liefern, erzeugen beide Substanzen das Gefühl starker Vitalität und
Euphorie. Dopamin ist der Hauptneurotransmitter in den Lustzentren des
Gehirns; wird es in diesen Zentren freigesetzt, fühlen wir uns phantastisch
und möchten das Geschehen, das diese Lustprämie hervorgebracht hat,
gern re-produzieren. Sex, Liebe, eine aufregende Fahrt oder eine große
Anschaffung – all das kann die dopaminabhängige Lustentladung stimulieren. Es scheint immer mehr, als machten Drogen deshalb süchtig, weil
sie – direkt oder indirekt – Dopamin freisetzen.

Kokain gewinnt man aus den Blättern der südamerikanischen Kokapflanze; die Indios kauen sie, damit sie in der großen Höhe länger arbeiten
können. Sie betrachten diese Pflanze als ein Geschenk der Götter, denn
sie vertreibt den Hunger, schenkt neue Kraft und läßt die Unglücklichen
ihr Leid vergessen. Die Europäer lernten die Blätter und ihre Wirkung
kennen, nachdem die Spanier im sechzehnten Jahrhundert das Inkareich
erobert hatten. Aber erst als der korsische Chemiker Angelo Mariani im
Jahre 1863 einen Kokaextrakt mit Wein mischte und die Mischung Vin
Mariani nannte, wurde Koka in Europa und später in Nordamerika be-
liebt. Angepriesen wurde das Getränk als Mittel gegen alle möglichen

Leiden, darunter Debilität, Erschöpfung, Niedergeschlagenheit, Überanstrengung, Hals- und Lungenerkrankungen, Schwindsucht und Malaria. Mariani wurde reich und berühmt.

Zwei Jahrzehnte später entwickelte George Pemberton, ein amerikanischer Chemiker aus Georgia, ein Getränk mit einem Kokaextrakt, das Marianis Erfindung kopierte. Anfangs spielte er mit dem Gedanken, dem Getränk auch Wein beizumischen, aber man schrieb das Jahr 1884, und in den Vereinigten Staaten war die Bewegung gegen den Alkohol auf dem Vormarsch. Pemberton entschied sich für Kolanußextrakt als Geschmacksstoff, fügte Kohlensäure und Zucker hinzu und nannte das Getränk Coca-Cola. Nicht anders als der Vin Mariani wurde die mit einem Schuß Koka versetzte Coca-Cola als gesundheitsförderndes Erfrischungsgetränk angepriesen. (Heute wird für Coca-Cola anstelle von Kokain Koffein, ein weniger starkes Stimulans, verwendet.)

Unter den Medizinern war Sigmund Freud der erste, der für das gereinigte Kokain, den eigentlichen Wirkstoff der Kokapflanze, warb. Ethnopharmakologen haben festgestellt, daß Menschen, die Kokablätter kauen oder Getränke mit Kokaextrakt trinken, weder süchtig werden noch sonstige Verhaltensprobleme entwickeln; aber auf Kokain trifft das nicht zu. Zunächst schien Kokain harmlos. Freud testete die Substanz an sich selbst und an Patienten, denn er hielt sie für ein wunderbares Mittel zur kurzfristigen Anregung, das weniger Nebenwirkungen hatte als Alkohol. In seinem 1884 veröffentlichten und vielgelesenen Aufsatz »Über Coca« schreibt er, sie besitze eine »gegen Hunger, Schlaf und Ermüdung schützende und zur geistigen Arbeit stählende Wirkung«. Bald wurde Kokain großzügig verschrieben, fast wie ein Allheilmittel. Wer jedoch das Mittel nimmt, entwickelt eine Toleranz, die immer größere Dosen nötig macht, um dieselbe Wirkung zu erzielen, und auf diesem Weg landet man irgendwann in der Psychose. Als sich die Psychosefälle mehrten, wurde Kritik an Freud laut. Und Kokain wurde als ein mit Alkohol und Morphium vergleichbares Suchtmittel geächtet.

Auch Amphetamin hielt man zunächst für ein unschädliches Mittel zur Bekämpfung der Müdigkeit. Aber im Gegensatz zu Kokain war Amphetamin ein synthetisches Arzneimittel, das man zur Therapie einer bestimmten Krankheit, des Asthmas, entwickelt hatte. In den zwanziger Jahren entdeckten nämlich Pharmakologen des amerikanischen Pharmaunternehmens Eli Lilly, daß einer der Bestandteile der chinesischen Heilpflanze *Ephedra vulgaris* die Atembeschwerden von Asthmatikern linderte, genau wie die traditionelle Behandlung mit Adrenalin. Sie nannten die Substanz Ephedrin. Deren synthetische Variante Pseudoephedrin wird in den USA noch heute in frei verkäuflichen Erkältungsmitteln wie Sudafed verwendet. Da es schwierig war, genügend Ephedrapflanzen zu bekommen, machten sich Chemiker in den dreißiger Jahren auf die Suche nach einem synthetischen Ersatzstoff und entwickelten das Amphetamin. Unter der Bezeichnung Benzedrin wurde es als Inhalat gegen Nasenverstopfung rezeptfrei verkauft.

Wie man den Inhalator aufbrechen und das darin befindliche Benzedrin zu sich nehmen kann, zeigte mir jemand, als ich Ende der vierziger Jahre in Walla Walla in der Nachtschicht in einer Konservenfabrik arbeitete. Man konnte den Inhalator aufbrechen und das kleine Stück Papier mit der Substanz herausnehmen, diese in eine Tasse Kaffee oder Wasser schütten, auflösen und trinken. Damals wurden Amphetamine weltweit vom Militär eingesetzt, um Soldaten und Piloten wach zu halten. Im Zweiten Weltkrieg ließ Japan Amphetamine in der Zivilbevölkerung verteilen, um die Produktion anzukurbeln. Die Substanz war so leicht zu bekommen und wurde weltweit so häufig eingenommen, daß sich Ende der vierziger Jahre und in den fünfziger Jahren eine regelrechte Massensucht entwickelte. Ein schockierendes Beispiel bot Japan, wo ein Viertel der Sechzehn- bis Fünfundzwanzigjährigen von der Droge abhängig war. Während meines Medizinstudiums Anfang der fünfziger Jahre konnten Studenten zur Apotheke gehen und unter Vorlage ihres Studentenausweises zwischen fünfzig und hundert Tabletten bekommen. Hin und wieder nahm ich Amphetamine, um vor Prüfungen länger lernen zu können, aber ich bin mir nicht sicher, ob ich tatsächlich mehr leistete als sonst. Die bald darauf erlassenen Arzneimittelgesetze setzten der Amphetamin- und Methamphetaminsucht kein Ende. In den sechziger Jahren stiegen die Abhängigenzahlen noch an, und heute schätzt man, daß etwa ein Prozent der Bevölkerung illegal zu Amphetaminen greift.

Anregungsmittel Nummer eins ist in der zivilisierten Welt das Koffein. Seine Wirkung ist schwächer als die von Kokain oder Amphetamin. Koffein ist in der modernen Gesellschaft zum allgegenwärtigen Stimulans geworden. Milliarden Menschen in der ganzen Welt nehmen täglich Kaffee, Tee und andere koffeinhaltige Getränke zu sich. Eine oder zwei Tassen heißer Kaffee gehören zu meinem Tagesbeginn einfach dazu. Aber selbst wer weder Tee noch Kaffee trinkt, kann dem Koffein kaum aus dem Weg gehen. Bei Vorträgen frage ich manchmal, ob unter meinen Zuhörern einige sind, die überhaupt kein Koffein zu sich nehmen. Im allgemeinen melden sich dann zwischen fünf und zehn Prozent. »Kein koffeinhaltiger Kaffee, kein Tee?« frage ich nach. »Keine koffeinhaltigen Sodawasser?« Schon gehen einige Hände herunter. »Kein Kakao?« frage ich, und fast alle Hände, die noch oben sind, senken sich. Koffein geben die Hersteller sogar manchen Schmerz- und Erkältungsmitteln bei.

Koffein stimuliert Gehirn und Körper, weil es im chemischen Aufbau dem Adenosin ähnelt, einem jener Moleküle, die in den Nervenzellen als Bremse fungieren, nur wirkt es entgegengesetzt. Da das Koffeinmolekül genauso gebaut ist wie Adenosin, versperrt es ihm den Zugang zu seinem Rezeptor, so daß diese hirneigene Bremse nicht greift. Wie bei anderen Stimulantien bekommen wir auch bei Koffein die Energie nicht zum Nulltarif. Seine Nebenwirkungen sind sattsam bekannt; bei zu häufigem Gebrauch macht es uns hypernervös, und wenn wir es zu spät einnehmen, können wir nicht schlafen. Seit langem weiß man, daß wir uns ans Koffein gewöhnen und immer mehr brauchen, um dieselbe Wirkung zu erzielen; so kann es zu leichter Abhängigkeit kommen, und wenn wir das Stimulans absetzen, müssen wir mit Kopfschmerzen, Reizbarkeit und Unwohlsein rechnen. Wie die meisten meiner Kollegen denke auch ich, daß Koffein, wäre es eine neue Substanz, von den Behörden niemals zugelassen würde, weil seine Nebenwirkungen schwerer wiegen als seine Anregungsfunktion.

Ein weiteres verbreitetes Stimulans ist Nikotin, das durch Kauen oder Rauchen von Tabak aufgenommen wird. Es kopiert einen anderen aktivierenden Neurotransmitter, das Azetylcholin, und stimuliert die Hirnaktivität. Diese Wirkung des Nikotins ist den Wissenschaftlern seit langem bekannt, aber erst in jüngerer Zeit haben sie entdeckt, daß Nikotin in den Lustzentren des Gehirns fast genauso wirkt wie Kokain: daß es nämlich die Freisetzung von Dopamin anregt. Diese Eigenschaft trägt vielleicht am stärksten dazu bei, daß Zigaretten süchtig machen. Wie Koffein hat auch Nikotin eine Menge Nebenwirkungen, und im Laufe der Zeit muß man immer mehr davon zu sich nehmen, um dieselbe stimulierende Wirkung zu erzielen. Überdies verursacht Tabak Gesundheitsschäden; es ist kaum vorstellbar, daß Zigaretten, würden sie heute erfunden, die staatliche Zulassung bekämen.

Kokain, Amphetamine, Nikotin und Koffein sind nur einige der zahlreichen künstlichen Anregungsmittel, die die Menschen im Laufe der Geschichte zu sich genommen haben. Der Wunsch nach Stimulation ist so stark, daß jährlich einer von fünfundzwanzig US-Bürgern bereit ist, für den Mißbrauch stimulierender Mittel harte Strafen in Kauf zu nehmen. Noch heute gibt es LKW-Raststätten im Mittleren Westen, an denen die Fahrer achtzehn Dollar für einen »Trucker-Kaffee«, eine Tasse Kaffee mit einem Löffel Zucker, der einen Schuß Methamphetamin enthält, hinlegen können. Solche Drogen sind nicht zuletzt deshalb gefährlich, weil sie die Neurotransmitter im Gehirn dezimieren und bei nachlassender Wirkung zum Zusammenbruch der Hirnfunktionen führen.

Sämtliche erwähnten Drogen erreichen nicht mehr als einen Aufschub der unausweichlichen Forderungen des Schlaftriebs. Man kann vielleicht länger wach bleiben, doch irgendwann muß man zusätzlichen Schlaf finden, um die angehäuften Schlafschulden zu tilgen.

Die Suche nach dem Wundermittel

Eines der Teams am Schlafforschungszentrum der Stanford-Universität ist unter Leitung von Dale Edgar damit beschäftigt, die Eigenschaften eines neuen Moleküls zu untersuchen, das entweder die körpereigenen Arousalprozesse stimulieren oder die natürlichen Schlafprozesse blokkieren, oder beides zugleich erreichen könnte. Es wurde 1976 in Frankreich entwickelt. Dieses Präparat ist Modafinil, das ich weiter oben als Arzneimittel gegen Narkolepsie erwähnt habe. Es geht um die Frage, wie sich Menschen, die nicht an Narkolepsie leiden, bei der Einnahme dieser Arznei fühlen. Modafinil scheint uns nicht anzuregen wie Amphetamin oder »aufzudrehen«, sondern lediglich wach zu machen. Der französische Schlafforscher Michel Jouvet gab mir einmal eine Probe Modafinil. Als sie wirkte, hatte ich nicht den Eindruck, ein Stimulans geschluckt zu haben. Ich fühlte mich bloß ganz wach. Weder das Team in Stanford noch andere in der staatlichen Zulassung von Arzneimitteln tätige Arbeitsgruppen konnten bislang eine nennenswerte schädliche Nebenwirkung oder ein Suchtpotential entdecken.

Was Modafinil für die Schlafforschung so interessant macht, ist die Tatsache, daß es kurzfristig das Schlafbedürfnis aufhebt und außerdem den Zwang zur Rückzahlung von Schlafschulden aufschiebt oder mindert. Verzichtet man – mit oder ohne Hilfe von Drogen – über lange Zeit auf Schlaf, braucht man einen ausgiebigen Erholungsschlaf, um die vielen Schlafschulden abzutragen. Wenn Edgar aber Versuchstiere mit Modafinil länger als einen Tag wach hält, brechen sie nach seinen Beobachtungen weder zusammen, noch müssen sie länger schlafen, um die während der Drogeneinnahme angehäuften Schlafschulden zu begleichen. Das heißt, Modafinil und ähnliche Substanzen sind keine Stimulantien, sondern eine neue Sorte von Medikamenten, die wir »Somnolytika« nennen.

Edgar vertritt die These, daß Modafinil an der Verbindungsstelle zwischen dem Schlafhomöostaten des Gehirns und seinem zirkadianen Wecksystem aktiv wird. Womöglich wird durch diese Substanz die hemmende Wirkung des GABA-Rezeptors so verändert, daß bestimmte, zwischen der Stimulierung durch die biologische Uhr und der Drosselung durch den Schlafhomöostaten vermittelnde Rezeptoren blockiert werden. Wenn Modafinil tatsächlich auf eine solche Untergruppe von Rezeptoren zielt, ließe sich erklären, warum es einerseits die Müdigkeit aufschieben und andererseits festlegen kann, wie die Schlafschulden angehäuft und getilgt werden. Aber das ist nicht bewiesen. Edgar glaubt, und ich folge ihm da, daß Modafinil oder vergleichbare Präparate uns Einsicht in die Techniken gewähren könnten, mit denen das Gehirn die Höhe der Schlafschulden kontrolliert – eine der wichtigsten und interessantesten Fragen der Schlafforschung.

In Frankreich wird Modafinil heute klinisch eingesetzt, und zwar zur Behandlung von Narkolepsie und idiopathischer Hypersomnie (exzessiver Tagesschläfrigkeit ohne bekannten Grund). In den Vereinigten Staaten ist das Präparat für die Behandlung von Narkolepsie zugelassen. Ein zugelassenes Medikament aber kann der Arzt für jede beliebige andere Krankheit verschreiben. Der Ärzteschaft gilt diese Freiheit der sogenannten *off-label*-Verschreibung als unantastbarer Bestandteil ärztlicher Autonomie. Modafinil kann also durchaus zu anderen Zwecken, nicht bloß gegen Narkolepsie oder Hypersomnie verordnet werden.

Wenn Modafinil und ähnliche Präparate tatsächlich schlafhemmend wirken, ohne die Euphorie zu verursachen, die bei den Stimulantien den Mißbrauch erklärt, könnten sie für Menschen in allen möglichen Notsituationen eine Hilfe sein – für Soldaten im Kriegseinsatz, Chirurgen bei langen Operationen, Politiker im Fall einer nationalen oder internationalen Krise. Die amerikanische Luftwaffe hat den Einsatz von Modafinil bereits getestet, und die kanadischen Truppen setzten es mit Erfolg bei Operationen im Golfkrieg ein.

Doch frage ich mich, was die künftige Entwicklung immer stärkerer Somnolytika eigentlich für die Gesellschaft bedeutet. Wenn eine solche Substanz tatsächlich den Homöostaten, und sei es nur für ein oder zwei Tage, ausschalten könnte, ohne Nebenwirkungen oder Suchtgefahr mit sich zu bringen, wäre das von Übel? Was würde geschehen, wenn eine solche Zukunftsdroge allgemein verschrieben oder gar frei verkauft würde wie heute Kaffee? Nähmen alle sie, um mehr zu arbeiten? Und wer dennoch vorhätte, weiterhin zu schlafen, müßte er berufliche Nachteile in Kauf nehmen, weil er sich den Luxus des Schlafs gestattet, während sein Kollege jeden Abend die Wunderdroge nimmt und auf die doppelte Arbeitsleistung kommt? In Aldous Huxleys Buch *Schöne neue Welt* nehmen die Menschen eine Pille namens Soma, um sich glücklich zu fühlen und Kritik an der Regierung zu unterlassen.

Ich bin überzeugt, daß Wissenschaft und Medizin unser Leben verbessern können. Die medizinische Technologie hat uns Mittel gegen einige der schrecklichsten physischen und psychischen Krankheiten in die Hand gegeben. Sie hat uns die Ängste früherer Generationen erspart, die mit ansehen mußten, wie ihre Kinder durch Kinderlähmung behindert wurden oder durch Tuberkulose viel zu früh starben. Aber unsere zunehmende Fähigkeit, Körperchemie und Gene zu manipulieren, ist unheimlich. Arzneimittel zur Steigerung von Fruchtbarkeit, Gedächtnis, Befindlichkeit, ja sogar Männlichkeit gehören schon zum Inventar vieler Hausapotheken. Die Frage, wie man die Biotechnologie optimal einsetzt, könnte sich als die wichtigste ethische und medizinische Frage unserer Zeit erweisen. Bioethiker helfen uns zwar, die Probleme abzustecken, aber nur eine freimütige und rückhaltlose öffentliche Diskussion wird zu vernünftigen Lösungen führen. Natürlich zahlt die Gesellschaft für die meisten technischen Fortschritte einen Preis, auch wenn es um elektrisches Licht oder Verbrennungsmotoren geht. Dennoch müssen wir als Einzelpersonen wie als Gesellschaft Entscheidungsfreiheit und Gefahren – die Gefahren einer pausenlosen Verschiebung der von der Natur gesetzten Grenzen – sorgfältig gegeneinander abwägen. Vielleicht werden sich unsere Kindeskinder eines Tages nach den Zeiten zurücksehnen, als die Menschen täglich ihre Arbeit unterbrechen mußten, um Körper und Geist zu regenerieren.

Einstweilen ist die natürliche Chemie des Körpers noch immer die sicherste, nachhaltigste Methode, mit der das Gehirn in den Stand gesetzt wird, das Leben zu genießen. Solange keine übermäßigen Schlafschulden es davon abhalten, ist das gesunde Gehirn so etwas wie eine Vitalitätsmaschine und erzeugt das chemische Milieu, das wir brauchen, um die Aufgaben des Lebens mit Schwung anzugehen und zu bewältigen. Kurzfristig mögen künstliche Stimulantien nützlich sein, um das Auf und Ab der biologischen Uhr auszugleichen oder mit Extremsituationen fertig zu werden. Aber bis zum Beweis des Gegenteils – und vielleicht wird er nie geführt – ist der gesunde Schlaf die beste Langzeitstrategie, um die Hirnaktivität anzuregen und unsere Lebensgeister zu wecken.

Kapitel 13: Das Traumleben

Früher war ich ein starker Raucher. Was Anfang der sechziger Jahre während meines Militärdienstes als Gelegenheitsgenuß begann, wurde zum Kettenrauchen. Ich rauchte zwei Packungen pro Tag, vielleicht sogar mehr; ich hatte immer eine Zigarette in der Hand. Wie viele starke Raucher hatte ich einen chronischen trockenen Husten entwickelt, den typischen Raucherhusten. Eines Tages im Jahre 1964 hustete ich in ein Taschentuch und stellte mit Schaudern fest, daß die kleinen Spuckflecken auf dem weißen Stoff rosarot waren. Ich suchte einen befreundeten Radiologen auf und bat ihn um eine Durchleuchtung meines Brustkorbs. Am nächsten Tag kam ich voller Angst wieder in seine Praxis. Nie werde ich seinen bitteren Gesichtsausdruck vergessen, als er mich vor den Leuchtkasten hinter seinem Schreibtisch bat. Wortlos drehte er sich um und heftete die Aufnahme meines Brustkorbs daran. Ich sah sofort, daß meine Lunge ein Dutzend weißer Flecke aufwies – Krebs. Angst und Verzweiflung packten mich. Ich konnte kaum atmen. Mein Leben war zu Ende. Nun würde ich nicht mehr sehen, wie meine Kinder groß werden, und alles nur, weil ich nicht aufgehört hatte zu rauchen, obgleich ich über Rauchen und Krebs genau Bescheid wußte. Du Schwachkopf, dachte ich, du hast dein Leben zerstört! Und dann wachte ich auf.

Der blutige Schleim, die Röntgenstrahlen und der Krebs waren ein Traum gewesen, ein unglaublich lebensechter und real wirkender Traum. Was für eine Erleichterung – ich fühlte mich wie neugeboren. Ich hatte einen Moment geglaubt, einen inoperablen Lungenkrebs zu haben; ich hatte in den Abgrund geblickt, und nun wurde mir noch einmal eine Chance gewährt. Sofort hörte ich auf zu rauchen, und seither habe ich mir nie wieder eine Zigarette angezündet.

Dies war einer jener überwältigenden realistischen Träume, wie sie die Menschen schon immer faszinierten. Es ist der Archetyp des Traums: persönliche Warnung, Verkörperung verdrängter Ängste, Prophezeiung. Träume dieser Art haben eine große Macht über uns Menschen. Da führen wir ein ganz normales Leben, bewegen uns relativ sorgenfrei von einem Tag zum nächsten, und plötzlich geschieht etwas im Traum, das unser Leben verändert.

Ich glaube, dieser Traum rettete mir das Leben; er sorgte dafür, daß ich noch heute, fünfunddreißig Jahre später, lebe und atme, aufgrund eines Erlebnisses, das nicht wirklich war. Vielleicht sind Träume ein Frühwarnzeichen. Vielleicht waren schon Krebszellen da, oder andere Zellen zeigten unter dem täglichen Ansturm des Zigarettenrauchs erste bösartige Veränderungen, und das alarmierte mein Gehirn.

Diese Krebsgeschichte habe ich oft erzählt, und unzählige Menschen berichteten mir daraufhin von eigenen lebensverändernden Träumen. Die meisten Erzählungen folgen dem Muster: »Ich konnte mich nicht entscheiden, ob ich Mike oder Jim heiraten sollte. Dann hatte ich einen Traum, in dem ich Jim heiratete, und es war schrecklich. Also heiratete ich Mike, und wir sind seit zwanzig Jahren ein glückliches Paar.«

Es mag sonderbar anmuten, daß man aufgrund eines Ereignisses, das gar nicht eingetreten ist, in weitreichenden Entscheidungen beeinflußt wird. Aber ein Traum kann die Gefühle stark affizieren, als wäre das Geträumte wirklich geschehen. Angenommen mir träumte, am Strand hätte ich meine Tochter aus den Augen verloren und mit entsetzlicher Angst und Verzweiflung entdeckte ich ihren leblosen Körper. Völlig gebrochen trüge ich sie zurück und verfluchte mich, weil ich nicht auf sie aufgepaßt hatte. Mit hundertprozentiger Sicherheit gäbe ich von nun an noch mehr acht. Wie bei meinem Krebstraum würde ich es als eine wunderbare zweite Chance erleben, wenn ich mich so verhalten könnte, daß diese Katastrophe nicht eintritt.

Zwar weiß der denkende Teil des wachen Gehirns, daß der Traum keine Wirklichkeit ist, aber der emotionale Teil des Gehirns kann ihn nicht einfach *ad acta* legen. Für unser Gehirn ist das Geträumte tatsächlich geschehen. Als ich aus meinem Rauchertraum erwachte, wußte ich, daß es ein Traum war. Aber ich ließ mit Zittern und Zagen meinen Brustkorb röntgen, obgleich ich kein Blut gespuckt hatte. Auch wenn die Ereignisse des Traums nicht real waren, die Emotionen waren es. Was ich körperlich empfand, konnte kaum wirklicher sein. Ich hatte den furchtbaren Augenblick, in dem ich von meinem Krebs erfuhr, ernsthaft erlebt, nicht bloß phantasiert wie in einem Tagtraum, sondern durchlebt. Unter diesen Umständen konnte ich nicht weiterrauchen. Die Möglichkeit, ein alternatives Geschehen oder die Folgen einer bedeutsamen Entscheidung zu erleben, und zwar nicht als Phantasiebild oder Gedankenblitz, sondern als echte Erfahrung, könnte vielleicht einmal ungeheuer wichtig werden, wenn wir bewußten Zugang zur Traumwelt bekämen.

Viele Menschen halten den Traum für den wichtigsten Teil des Schlafs. Der Gedanke, Träume seien, wie Freud es ausdrückte, »Briefe an uns selbst«, die uns entscheidende Auskunft über verborgene Gefühle geben, ist weit verbreitet. Auch ich bin über Träume zur Schlafforschung gekommen, und meine Laufbahn begann mit dem Studium des Zusammenhangs zwischen Traum und REM-Schlaf. Und die Faszination von der Macht und dem Rätsel des Traums hat mich nie verlassen.

Nicht alle meine Kollegen sehen das so. Manche betrachten den Traum als bloßes Epiphänomen des Schlafprozesses. Nach Ansicht des Schlafforschers und Psychologen Bernie Webb sind Träume »nur der Schaum auf dem Bier« des Schlafs. Zwei prominente neurowissenschaftliche Schlafforscher entfachten eine heftige Kontroverse, als sie Material für ihre These vorlegten, der Traum sei nichts als eine zufällige Nervenaktivität im Gehirn ohne wirkliche Absicht oder Bedeutung.

Träumen ist wie eine andere Welt, eine alternative Realität mit eigenen Gesetzen und Lehren. Nach meiner Überzeugung verschafft uns die Frage »Warum träumen wir gerade dies?« tiefgreifende Einsichten nicht allein in unser persönliches Inneres, sondern auch in das Wesen des Bewußtseins und die verborgene Funktionsweise des menschlichen Gehirns.

Traumphysiologie

Einige Studien lassen den Schluß zu, daß Träumen auch im Non-REM-Schlaf stattfinden kann, aber ich glaube, das liegt nur daran, daß man »Träumen« anders definiert und Menschen anders nach ihren Träumen befragt. Weckt man jemanden und fragt ihn »Was ging dir gerade durch den Kopf?«, wird er häufiger etwas zu erzählen haben, als wenn man ihn fragt: »Was hast du gerade geträumt?«. Die Erinnerung an lebhafte Traumbilder kommt bei Personen, die aus dem Non-REM-Schlaf geweckt werden, nur in etwa zehn Prozent aller Fälle vor, während Personen, die aus dem REM-Schlaf geweckt werden, zu mehr als achtzig Prozent davon berichten.

In meiner ersten Zeit bei Nathaniel Kleitman diente ich oft als Versuchsperson, teils weil wir nicht genug Geldmittel hatten, um andere in größerer Zahl zur freiwilligen Teilnahme zu bewegen, aber vor allem weil es für mich eine erstaunliche Erfahrung war, wiederholt geweckt zu werden und jedesmal die lebhafte Erinnerung an einen langen Traum zu haben. Man weckte mich auch mindestens hundertmal aus dem Non-REM-Schlaf, wonach ich mich aber nie an einen Traum erinnerte. Schon bei einem der ersten Male gewann ich die dauerhafte Überzeugung, daß das echte Träumen nicht im Non-REM-Schlaf stattfindet. Im Herbst 1954 fand ich einen Kommilitonen, der bereit war, der Zusammenarbeit mit mir ein paar Nächte Schlaf zu opfern. Gleich zu Beginn wollte ich ihm demonstrieren, wie wunderbar man Träume durch Aufwecken aus dem

REM-Schlaf ins Bewußtsein holen kann. In aller Eile zeigte ich ihm, wie die schnellen Augenbewegungen des REM-Schlafs auf dem Polygraphen erkennbar werden. Dann ließ ich mich an das Gerät anschließen und schlief ein.

Ich war ziemlich erschlagen, als er mich das erste Mal weckte, und konnte mich an keinen Traum erinnern. Doch ich wußte schon, daß die Erinnerungen aus dem ersten REM-Stadium oft eher kümmerlich ausfallen. Aber auch bei den folgenden vier Weckaktionen suchte ich vergeblich irgendein frisches Traumstückchen in meinem Gedächtnis zu finden. Meine Demonstration des wunderbaren Phänomens entwickelte sich zum totalen Reinfall. Als mein Mitstudent mich das sechste Mal weckte und ich mich an nichts erinnern konnte, war ich so peinlich berührt, daß ich stockend ein gefälschtes Traumfragment produzierte. Ich stand auf und sah mir die Polygraphenaufzeichnungen an. Mit welcher Erleichterung sah ich da, daß er bestimmte EEG-Wellen im Non-REM-Schlaf als REM-Signale mißdeutet hatte. Er hatte mich immer im Non-REM-Schlaf geweckt! Das war ein schlagender Gegenbeweis zu der These, der Zusammenhang zwischen REM-Schlaf und Traum verdanke sich der Erwartungshaltung von Versuchsperson und Versuchsleiter; ich hätte kaum stärker auf die Erinnerung an einen Traum eingestellt sein können, und dennoch gelang es mir nicht, auch nur das geringste Fetzchen ins Bewußtsein zu holen.

Wir wiederholten unseren Versuch. Mein Kommilitone war nun gut eingewiesen. Fünfmal weckte er mich, und ich erinnerte mich an fünf lebendige Kapitel aus dem Traumbuch dieser Nacht. Beim Blick auf die Polygraphenbilder sah ich, daß er jedesmal die Mitte der REM-Phase erwischt hatte.

Während des REM-Schlafs ist unser Körper fast völlig gelähmt. Die motorischen Signale, die das Gehirn normalerweise an die Muskeln sendet, werden am Rückenmark aufgehalten und blockiert. Wäre das nicht so, würden wir unsere Träume körperlich ausagieren – was, wie schon erwähnt, bei einigen Schlafstörungen tatsächlich passiert. Die REM-Lähmung läßt sich manchmal auch bei Schlafbeginn oder in den ersten Augenblicken unmittelbar nach dem Erwachen aus dem REM-Schlaf beobachten. Vielleicht haben Sie beim Wegsacken in den Schlaf selbst schon einmal diese Empfindung gehabt. Plötzlich merkt man, daß man sich nicht bewegen kann. Das kann beängstigend sein. Manche Patienten, die diese »Schlaflähmung« mehrfach erlebt haben, bekommen es so mit der Angst zu tun, daß sie sofort zum Arzt rennen. Wir beruhigen sie dann und erklären ihnen, daß ein paar Anfälle von Schlaflähmung völlig normal und harmlos sind.

Die Lähmung im REM-Schlaf ist nicht total. Hat jemand einen starken Drang, sich zu bewegen, oder heftige Gefühlsregungen im Traum, kann sie gelegentlich überwunden werden. Der Träumende kann mit den Gliedern zucken oder im Schlaf reden. Viele Alpträume bringen so starke Gefühle hervor, daß die REM-Lähmung durchbrochen wird, wobei die Bewegung oder die Gefühlsäußerung dann häufig den Schläfer weckt. Außerdem werden manche Bewegungsarten weniger stark blockiert als andere. Kurze, intensive Nervensignale, die die Muskeln zucken lassen, dringen leichter durch als längere, schwächere Signale, die bei kontinuierlichen Bewegungsabläufen aktiviert werden. Solche phasischen Signale verursachen die Zuckungen bei träumenden Katzen oder Hunden. Auch beim träumenden Menschen kommen sie vor, allerdings sind sie schwach und folglich weniger gut sichtbar.

Der Mann hat normalerweise im REM-Schlaf eine Erektion, denn diese kommt nicht durch Muskeltätigkeit, sondern durch Blutzufluß in die Schwellkörper zustande. Da vor dem Aufwachen meistens eine REM-Phase liegt, erwachen Männer häufig mit einer Erektion. Bei Frauen ist während des REM-Schlafs die Vagina stärker durchblutet, und die Klitoris schwillt an. Dieser verstärkte Blutzufluß im REM-Schlaf ist vermutlich nur ein Nebeneffekt bei der Aktivierung jenes Teils des autonomen Nervensystems, der die Herzfrequenz und andere unwillkürliche Körperfunktionen steuert.

Die Erektion im REM-Schlaf (die sogenannte Nächtliche Penis-Tumeszenz oder NPT) ist kein Indiz dafür, daß der Betreffende von Sex geträumt hat. Unabhängig vom Trauminhalt produziert der REM-Schlaf eine Erektion bei jedem Mann, der nicht aus physiologischen Gründen impotent ist. Auch alle männlichen Neugeborenen haben im REM-Schlaf Erektionen.

Viele Menschen, die Tiere beim Schlafen beobachtet haben, berichten, daß sie träumen. Katzen und Hunde weisen unmißverständliche Zeichen des REM-Schlafs auf. Man stelle sich einen ruhigen Sonntagmorgen im Winter vor, an dem die Wohnung ganz den Haustieren gehört. Die Katze liegt an einer sonnenbeschienenen Stelle auf dem Sofa; sie hat die Augen geschlossen und schläft fest, aber nicht bewegungslos. Hinter den Augenlidern wandern die Augäpfel rasch hin und her, die Pfoten zucken rhythmisch, und hin und wieder bewegen sich die Barthaare. Träumt sie davon, sich auf einen Vogel zu stürzen und ihn zwischen die Zähne zu nehmen? Am warmen Herd in der Küche schläft ein Golden Retriever. Dann und wann kommt ein kleines Knurren aus seiner Kehle. Träumt er, er laufe hinter einem Kaninchen her und begleite seine Jagd mit lautem Bellen? Ich möchte annehmen, daß überall, wo man Anzeichen für Träume sieht, auch geträumt wird. Ob Tiere allerdings den Traum genauso erleben wie Menschen, wissen wir nicht.

Einmal wollten wir mit einem Tier über Träume sprechen. Eine Zeitlang lebte im Gebäude hinter dem Schlaflabor ein berühmtes Gorillaweibchen namens Koko, dem man Zeichensprache beigebracht hatte. Das war die Gelegenheit, so schien mir, eine unserer nächsten biologischen Verwandten zu fragen, was sie träumte. Geplant war, Koko beim Schlafen zu beobachten, bis wir Augenbewegungen feststellten, sie dann aufzuwecken und mit Zeichen zu fragen: »Was hast du gerade gemacht?« Antwortete sie, »Eine Banane essen«, durften wir wohl davon ausgehen, daß sie geträumt hatte, sie äße eine Banane.

Ein Student lernte die Zeichen, mit denen Koko sich verständigte. Die Frau, die das Projekt leitete, stellte meinen Studenten dem Gorillaweibchen vor. In einer Ecke des Käfigs nahm er mit Koko Kontakt auf, während wir in einer anderen kurz miteinander sprachen. Nach wenigen Augenblicken schaute ich zu ihm hinüber und sah, wie er starr dastand, mit aschfahlem Gesicht und angstgeweiteten Augen. Koko war gerade dabei, seine Hose aufzumachen und sich seinen Penis zu angeln. Rasch griff Kokos Betreuerin ein. Es versteht sich von selbst, daß der Student jedes Interesse verloren hatte herauszufinden, was ein Gorilla über seine Träume erzählt, und so fand mein Studium der Gorilla-Träume ein jähes Ende. Aber sowohl Koko als auch andere Menschenaffen, die eine Zeichensprache erlernt haben, machen bisweilen Zeichen im Schlaf, als ob sie im Traum redeten.

Die Traumwirklichkeit

Der chinesische Philosoph Chuang Chou, der etwa um 300 v. Chr. lebte, beschrieb die sonderbare Parallelwirklichkeit von Traum- und Wachwelt mit folgenden Worten: »Ich, Chuang Chou, träumte einst, ich sei ein Schmetterling, ein Schmetterling, der umherflog und sich seines Lebens freute. Er wußte nicht, daß er Chuang war. Plötzlich erwachte ich und war wieder ich selbst, der wirkliche Chuang. Ich weiß nicht, ob Chuang träumte, er sei ein Schmetterling, oder ob ich jetzt ein Schmetterling bin, der träumt, er sei Chuang. Aber zwischen Chuang und einem Schmetterling muß ein Unterschied sein.«

Wir träumen fast nie, daß wir eine andere Person sind oder gar ein

Schmetterling. Ich glaube, Chuang Chou wollte sagen, daß es zwei unterschiedliche Wirklichkeiten gibt. Manche Leute sagen, die Traumwelt
sei anders, weil sie so befremdlich ist. Aber nach den Gesetzen der ihm
eigenen Wirklichkeit ist der Traum gar nicht so befremdlich. Nur sehr selten stellt ein Träumer die Realität seines Traums in Frage. Während wir
träumen, akzeptieren wir fast jedes Ereignis als real.

Das Hauptmerkmal, das die Realität vom Traum unterscheidet, ist wohl
die Kontinuität. Leben und Ereignisse in der realen Welt sind ein bruch-
loses Kontinuum. Der Traumwelt fehlt diese Eigenschaft. Jeder Traum ist
im Grunde ein isoliertes Geschehen – mit dem nächsten allenfalls lose
verknüpft. Auch die Ereignisse innerhalb des Traums springen aus einer
Szenerie in die nächste.

Einige der Vorstellungen über Träume haben mit der unvollständigen
Erinnerung zu tun. Ein gutes Beispiel dafür ist, daß viele Menschen meinen, wir träumten in Schwarzweiß. Schon vor Jahren konnte ich aber
nachweisen, daß wir farbig träumen und uns an die Farbe erinnern, wenn
wir den Traum gleich nach dem Erwachen aus dem REM-Schlaf erzählen. Offenbar verblaßt die Erinnerung an die Farben schneller als anderes.

Zu Beginn meiner Tätigkeit an der Stanford-Universität wollte ich den
Arzt der Stanford-Footballmannschaft kennenlernen, aber es gelang mir
nicht. Hocherfreut sah ich ihn dann eines Tages bei einer meiner Vorlesungen hinten im Seminarraum sitzen. Am Samstag darauf lief ich ihm
vor einem Spiel über den Weg, nannte ihm meinen Namen und sagte: »Ich
freue mich, daß Sie sich für die Schlafforschung interessieren.« Er sah
mich verständnislos an. »Letzten Dienstag waren Sie in meiner Vorlesung«, sagte ich. Er trat einen Schritt zurück: »Am Dienstag war ich in
Chicago.« »Aber ich habe Sie doch gesehen! Das ist unmöglich.« Verwirrt und peinlich berührt, entschuldigte ich mich und ging fort, aber daß
ich mich so klar erinnerte, ihn in meiner Vorlesung gesehen zu haben, beunruhigte mich. Als ich anfing, meine Erinnerung zu analysieren, merkte
ich, daß ich die Einzelheiten keineswegs klar vor mir sah. Weder wußte
ich, worüber ich gelesen hatte, noch ob ich den Sportarzt zu Beginn oder
gegen Ende der Vorlesung bemerkt hatte. Ich kam schließlich zu dem Ergebnis, ich müsse es geträumt haben, aber aus irgendeinem Grund hatte
ich den Traum als echte Erinnerung behalten. Dieses Erlebnis ist vielleicht ein Hinweis darauf, warum wir den größten Teil unserer Träume
vergessen: um uns nicht in Verwirrung zu bringen. Erinnerten wir uns klar
und deutlich an jeden Traum, fiele es uns womöglich schwer auseinan-
derzuhalten, was wirklich geschehen und was geträumt ist.

Die Tragweite des eben Gesagten ist keine geringe. Am häufigsten
werde ich gefragt, ob alle Menschen träumten. Meiner Ansicht nach

haben wir genügend Personen studiert, um darauf schlicht mit ja antworten zu können. Setzt man REM-Schlaf und Träumen gleich, dann leben wir jede Nacht etwa zwei Stunden lang in der Traumwelt. Denken Sie an den letzten Film, den Sie gesehen haben. Stellen Sie sich vor, Sie wären der Held oder die Heldin gewesen, und Sie könnten sich lebhaft an alles erinnern. Würden Sie jedes Traumerlebnis aus jeder Nacht erinnern, wäre das eine schwere Belastung. Viele Erinnerungen an Traumerlebnisse gerieten in Konflikt mit der Wachwelt. Ich bin überzeugt, daß hier die Erinnerung wie ein segensreicher Schutzwall wirkt. Erwachen wir aus einem intensiven Traum, den wir dauerhaft im Gedächtnis behalten, so versieht das Erinnern ihn unwiderruflich mit dem Etikett des Traums. Da wir im Bett liegen und uns in der Wirklichkeit wiederfinden, wissen wir, daß es ein Traum war.

Unsere Augen sind wie ein Fenster, durch das wir während des REM-Schlafs ins Gehirn schauen können. Die Augen zeigen, daß das Gehirn auf die Traumszenen genauso reagiert, wie es das täte, wenn der Traum Wirklichkeit wäre. Bei einer REM-Schlaf-Aufzeichnung sahen wir einmal, wie die Augen des Träumers hin- und herzuckten, zwanzigmal von links nach rechts und wieder zurück, in einer rhythmischen Bewegung. Das war so ungewöhnlich, daß wir ihn sofort weckten und fragten, wovon er geträumt habe. Er erzählte, er habe an einer Tischtennisplatte gesessen und dem Spiel zwischen seinem Bruder und einem Freund zugesehen, und während eines langen Ballwechsels habe er den Ball mit den Augen verfolgt. Wir wiederholten diese Szene in der wirklichen Welt. Der Mann saß an genau derselben Stelle und beobachtete, wie zwei Studenten den Ball zwanzigmal hin- und herschlugen, und dabei zeichneten wir seine Augenbewegungen auf. Das durch die Bewegungen beim Zuschauen entstandene elektrische Muster stimmte exakt mit dem überein, das wir während des Schlafs aufgezeichnet hatten. Bei einem anderen Probanden beobachteten wir im REM-Schlaf, wie seine Augen starr geradeaus blickten, mehrere Sekunden lang reglos blieben und sich schließlich rasch nach oben bewegten. Auch ihn weckten wir sofort, und er erzählte, er habe im ersten Rang eines Konzertsaals gesessen und zugesehen, wie der Geiger Isaac Stern auf der Bühne spielte. Dann sei vor ihm jemand aufgestanden und habe ihm die Sicht versperrt. Andere Schlafforscher, die sich für dieses Problem interessierten, berichten ähnliches.

Jahrelange Versuche lassen darauf schließen, daß sich das Gehirn im REM-Schlaf genauso verhält wie im Wachleben und Signale aussendet, um entsprechend der Szene, die sich im Traum abspielt, die Muskeln zu bewegen. Obgleich die Augen keine realen Bilder aus der Außenwelt empfangen, veranlaßt das Gehirn sie, sich zu bewegen, eine Szene abzubilden, die in Wahrheit nur im Bewußtsein existiert. Die Signale an den übrigen Körper werden wie gesagt in der Mehrzahl am Rückenmark blockiert, so daß wir unsere Gliedmaßen nicht bewegen. Für bestimmte Teile des Gehirns gibt es keinen Unterschied zwischen Wach- und Traumleben. Wenn wir träumen, daß wir essen oder kämpfen oder nachdenken, sendet das Gehirn dieselben Signale, als wenn wir wach wären und tatsächlich äßen, kämpften oder nachdächten.

In gewisser Weise ist alle Wahrnehmung ein Träumen. Der einzige Unterschied besteht darin, daß dem, was wir im Traum erleben, nur vom Gehirn selbst Grenzen gesetzt werden und daß es nicht von Sinnesdaten aus der Außenwelt organisiert und veranlaßt wird. Mein Kollege Stephen LaBerge sagte einmal: »Träumen ist eine von den Sinnesdaten nicht eingegrenzte Wahrnehmung, und Wahrnehmung ist ein von den Sinnesdaten eingegrenztes Träumen.«

Traumdeutung

Die Vorstellung, Träume seien persönliche Botschaften an den Träumer, hat eine lange Geschichte. Seit undenklichen Zeiten, lange vor Freud, hat man in Träumen nach ihrem Sinn gesucht. Die alten Ägypter hatten Traumkundige, die die Träume deuteten, und Ägyptologen haben ein ägyptisches Traumlexikon ausfindig gemacht, in dem die Bedeutungen der Traumsymbole aufgeschlüsselt sind. Griechen und Römer glaubten, daß Träume Voraussagen über die Zukunft enthalten; allerdings hielten sie nicht alle Prophezeiungen für wahr. Sie unterschieden zwischen den wahren »Elfenbeinträumen« und den unwahren »Hornträumen«. Die Bibel erzählt von vielen Visionen und Prophezeiungen, die den Menschen im Traum offenbart wurden. Der erste biblische Träumer ist Jakob mit seinem Traum von der Himmelsleiter und vom Kampf mit dem Engel, der erste Traumdeuter sein Sohn Joseph. Und in den letzten Jahrhunderten wurde Traumdeutung von Wahrsagern und Heilkundigen betrieben.

Mit Freud erwachte ein neues Interesse an der Deutung von Träumen; er legte als erster westlicher Denker der Moderne eine systematische psychologische Studie des Traums vor. Wie schon erwähnt, besteht die Freudsche Traumdeutung darin, daß man über den bewußten oder manifesten Trauminhalt hinausgeht und den latenten Inhalt findet, der in der Regel verdrängte sexuelle Gefühle oder andere tabuisierte Wunschregungen enthält. Nur die »gefahrlose«, das heißt verkleidete Freisetzung dieser gewalttätigen, inzestuösen oder urtümlich oralen Wünsche ermöglicht es den Menschen, so Freud, psychisch gesund zu bleiben. Diese Vorstellung, daß Träume das »Sicherheitsventil« sind, das die Psychose verhindert, gilt mittlerweile in der Schlafforschung als äußerst zweifelhaft; dennoch findet der Glaube, daß Träume einen Sinn haben, zunehmende Verbreitung.

Vor Jahren haben wir in einem primitiven Experiment versucht herauszufinden, was passiert, wenn wir den REM-Schlaf durch Essen und Trinken ersetzen. Wir wollten, wie bei anderen Studien auch, den Schläfer beim ersten Anzeichen von REM-Schlaf wecken, um diesen zu unterbinden. Wenn es stimmen sollte, daß der eigentliche Zweck des REM-Schlafs und des Traums in der Abfuhr primärer oraler Wünsche besteht, müßte es möglich sein, das Träumen durch Essen zu ersetzen und dem Probanden nach jeder REM-Unterbrechung Nahrung anzubieten. In der Erholungsnacht dürfte es dann nicht zum REM-Rebound, zur Zunahme des REM-Schlafs über normales Maß, kommen.

Die erste Versuchsperson, die wir testeten, gab als Lieblingsspeise Bananenkremtorte an. Meine Frau verfertigte eine köstliche Torte, und ich nahm sie ins Labor zu unserem Versuch mit. Wie immer beim REM-Entzugsexperiment wartete ich, bis ich mehrere Augenbewegungen sah, und weckte dann den Probanden. Er erzählte ein kurzes Traumfragment, in dem er eine Straße in Greenwich Village entlangging, aß dann mit großem Genuß sein erstes Stück Bananenkremtorte und meinte: »Eine tolle Art, Forschung zu betreiben!« Er ging wieder schlafen, trat eine Stunde später in ein weiteres REM-Stadium ein, erinnerte ein anderes Traumfragment, als wir ihn weckten, und aß wieder mit Behagen sein Kuchenstück. Nach dreimaligem Aufwecken, drei Traumfragmenten und drei Tortenstücken brachte das vierte Erwachen den folgenden Traum zutage: »Ich trank eine Tasse Kaffee und rauchte eine Zigarette.« Das vierte Stück Bananenkremtorte aß er mit etwas weniger Begeisterung und sagte: »Zum Abschluß einer Mahlzeit trinke ich immer Kaffee und rauche eine Zigarette.« Das fünfte Traumfragment beschrieb er so: »Ich kratzte Spaghetti von meinem Teller in einen Mülleimer.« Mit sichtlichem Widerwillen aß er sein fünftes Kuchenstück und ließ die Teigkruste liegen. Das sechste Traumfragment lautete: »Dr. Dement, ich träumte, ich hätte Sie mit Bananenkremtorte gefüttert!«

Ich glaube, daß in Träumen persönlicher Sinn steckt, vielleicht sogar ein Sinn, den das Bewußtsein verdrängt. Aber Deutungen, die man sich von Träumen macht, hängen auch erheblich vom kulturellen Kontext ab. In primitiven Traumbüchern kann man beispielsweise lesen, Eis im

Traum bedeute »erstarrte Gefühle«. Für Eskimos aber bedeutet Eis vielleicht einfach die Welt schlechthin, für Wüstenbewohner etwas Exoti-
sches, für ein Kind in den mittleren Breitengraden Schlittschuhlaufen.
Eine Zigarre kann für einen Phallus, einen Kapitalisten, etwas Lästiges
stehen – oder, wie Freud einmal sagte, einfach nur für eine Zigarre.

Manche Anthropologen gehen davon aus, daß häufig auftauchende
Traumobjekte und -handlungen für Angehörige desselben Kulturkrei-
ses denselben Sinn haben. In den westlichen Gesellschaften sind einige
Träume so verbreitet, daß ihnen eine allgemeine Bedeutung zugeschrieben wird. Träumt jemand zum Beispiel, er laufe nackt in der Öffentlichkeit herum, so sieht man dahinter zumeist die Angst, andere könnten ihn
so sehen, wie er in Wirklichkeit ist. Verbreitete Angstträume sind auch
solche, in denen man zu spät zu einer Prüfung kommt. Den Traum, in dem
man irgendwohin will und ständig daran gehindert wird, träumen wir häufig, wenn wir einem Vorhaben mit Ambivalenz gegenüberstehen. Wachen
wir aus einem dieser Träume auf, so wissen wir im allgemeinen genau,
was er bedeutet, selbst wenn wir es nicht in Worte fassen können.

Bedeutung versus Mechanismus

Einige bekannte Schlafforscher sind zu dem Schluß gelangt, Träume
seien keine Briefe an uns selbst. Sie sagten nichts über unsere wahren Gedanken und Gefühle aus. Die Wissenschaftler stellen die verbreitete Vorstellung in Frage, der Traum habe Bedeutung für unser Leben. Mit Hilfe
verschiedener Techniken vom EEG bis zur PET (Positronenemissions-
tomographie) haben die Neurowissenschaftler gewaltige Fortschritte in
der Abbildung des wachen Gehirns gemacht. Diese Techniken wurden
inzwischen auch in der Traumforschung eingesetzt.

Anfang der siebziger Jahre fanden die zwei hervorragenden Schlafforscher und Neurophysiologen J. Allan Hobson und Robert McCarley heraus, daß im REM-Schlaf eine kleine, basisnahe Hirnregion in starken,
regelmäßigen Salven, sogenannten *bursts*, Nervensignale aussendet. Diese Signale wandern in die höhergelegenen Partien des Gehirns und verteilen sich über den gesamten Kortex, in dem die höheren Hirnfunktionen
stattfinden. Ihre Versuche machten die beiden Forscher mit Katzen, aber
sie vertraten die These, dieselben »bursts« gebe es im REM-Schlaf aller
Tiere, auch des Menschen. Hobson und McCarley meinen in diesen

bursts den Ursprung des Träumens gefunden zu haben. Ihr »Aktivie-
rungs-Synthesis-Modell« besagt, daß die Signalsalven aus der basisnahen
»Brücke« (Pons) im gesamten Gehirn Nervenzellen aktivieren und damit
Bilder, Sensationen und Gefühle erzeugen.

Träume entstehen, so die beiden Neurologen, wenn das Gehirn im
Schlaf tut, was es täglich im Wachleben tut: wenn es sich auf die eintreffenden Nervensignale einen Reim macht. Das Gehirn nimmt die im wesentlichen zufällige, sinnlose Nervenaktivierung auf und »synthetisiert«
sie zu etwas, das Sinn und Zusammenhang hat, erfindet dafür eine Geschichte. Dieser Vorstellung entsprechend hat der Traum keinen verborgenen Sinn. Sensationen im Traum unterscheiden sich demnach in nichts
von den Sensationen, die Wissenschaftler hervorrufen, wenn sie mit elektrischen Sonden willkürlich irgendwelche Hirnabschnitte stimulieren –
einmal sagt die Versuchsperson, sie höre Musik, dann erinnert sie sich an
ein Kinderspielzeug. Zu welcher Sensation oder Erinnerung es kommt,
hängt allein davon ab, welche Nervenzellen die Sonde berührt hat. Die
beiden Forscher vertreten daher die These, auch die in Träumen auftau-
chenden Gedanken und Erinnerungen resultierten aus zufälliger Nerven-
reizung. Ihnen zufolge ist der sichtbare Trauminhalt der Inhalt, und es
lohnt nicht, nach verborgenen Bedeutungen zu suchen.

Im Jahre 1997 hat ein Forschungsteam unter Leitung von zwei Wissenschaftlern, Allen Braun von den National Institutes of Health und Thomas
J. Balkin vom Walter Reed Army Institute, mit Hilfe der Positronenemis-
sionstomographie ein Bild vom lebenden menschlichen Gehirn im REM-
Schlaf angefertigt, aus dem sich interessante Rückschlüsse auf den ei-
gentümlichen Inhalt von Träumen ergeben. Ein PET-Bild entsteht, wenn
man dem Gehirn eine leicht radioaktive Glukose injiziert, die den Blut-
fluß, mit dem sich die Nervenaktivität messen läßt, sichtbar macht. Auf
einer solchen Abbildung werden die arbeitenden, aktiven Hirnregionen
hell, die nicht aktiven bleiben dunkel; mit der älteren EEG-Technik hingegen lassen sich nur Quantität und Qualität der Hirnwellen sichtbar machen. Die PET-Bilder zeigen, daß im REM-Schlaf die primäre Sehrinde
ebenso wie andere Areale, die sensorische Information verarbeiten, weniger aktiv ist als normalerweise. Auch die Stirnlappen, in denen Kurzzeitgedächtnis, Planen und Ausführen von Gedanken und Handlungen sowie die Integration von Daten aus anderen Hirnpartien angesiedelt sind,
bleiben passiv. Hochaktiv sind dagegen jene Hirnzentren, die Emotionen
und Langzeitgedächtnis beherbergen. Nach Ansicht des Walter-Reed-
Teams erklärt dieser Befund, warum der Trauminhalt so viele Emotionen
und alte Erinnerungen enthält. Ein Haupteinwand gegen die Ergebnisse
besteht darin, daß PET-Bilder eine zu geringe Auflösung haben, so daß

die »passiven« Partien vielleicht nur zehn bis zwanzig Prozent weniger aktiv sind als die »aktiven«.

Für Psychoanalytiker ist die Vorstellung, daß der Traum nur eine zufällige Collage aus Gedanken und Bildern ist, geradezu ketzerisch. Und obwohl Freud und seine Theorie ins Abseits zu geraten scheinen, sind auch viele andere Menschen der Überzeugung, daß Träume eine geheime Botschaft für sie haben. Sie suchen in ihren Träumen Einsichten in ihr Leben, und ich kann darin nicht blanke Naivität erkennen.

Meinem Eindruck nach hat der Kampf zwischen Neurologie und Psychoanalyse zu einer falschen Dichotomie geführt. Die Frage lautet nicht, ob Träume sinnlos oder sinnvoll sind. Erstens wissen wir nicht mit Sicherheit, ob der erwähnte Prozeß im Hirnstamm eigentlich auch beim Menschen im REM-Schlaf stattfindet. Zweitens wäre durchaus denkbar, daß der Hirnstamm den Traumvorgang zwar in Gang setzt, dieser aber im unendlich komplizierteren menschlichen Hirn faktisch ein Eigenleben entfaltet. Drittens könnten manche Träume keinerlei Sinn haben, andere aber durchaus.

Außerdem muß zwischen Sinn und Zweck des Traums unterschieden werden. Wer zu den Wolken aufsieht und ein Gebilde entdeckt, das ihn an ein vertrautes Gesicht erinnert, mag darin einen Sinn finden. Das Gesicht läßt ihn vielleicht an einen ehemaligen Freund denken. Es kann sogar sein Leben verändern, wenn er Kontakt mit dem Freund aufnimmt und die Freundschaft erneut auflebt. Es wäre jedoch absurd zu sagen, die Wolke habe diese Form absichtlich angenommen, damit er das Gesicht des Freundes sieht. Auch Träume, in denen vertraute oder bedrohliche Gestalten auftreten, können einen Sinn haben, ohne daß sie den Zweck erfüllen, Streß abzubauen oder aggressive Gefühle zu äußern.

Was wir seit den siebziger Jahren über das Gehirn in Erfahrung gebracht haben, deutet darauf hin, daß das Aktivierungs-Synthese-Modell modifiziert werden muß. Mag sein, daß an der Hirnbasis pausenlos zufällige Aktivitätssalven erzeugt werden, aber die Bahnen, denen die Nervensignale folgen, sind bei deren Ankunft im Kortex nicht mehr annähernd so zufällig. Durch den Einsatz am Tage ändern die Nervenzellen des Gehirns ihr Verhalten. Sind sie stimuliert worden, können sie reaktionsbereiter werden. Haben wir am Tage Angst empfunden, reagieren die Nerven, die Schreckreaktion und Angstgefühle steuern, in der folgenden Nacht stärker als sonst. Die zunächst zufälligen Signale werden also bei ihrer Fortleitung durchs Gehirn vom aktuellen Hirnzustand modifiziert und gefiltert.

Um mich verständlicher zu machen, nehme ich als Bild ein buntes Mosaikfenster. Auf dessen eine Seite trifft weißes Licht, das nichts ist als ein

Gemisch aus allen Farben; auf seiner anderen Seite ergibt sich ein Farbmuster, das etwas abbildet. So wie das Buntglasfenster das Licht filtert, wirkt auch das Gehirn wie ein Filter, der die zufälligen Signale, die durch ihn hindurchgehen, in eine Ordnung bringt.

Trotz allem kann ich mich der These nicht anschließen, das Gehirn flicke erst im nachhinein, wenn Traumbilder und -sensationen bereits da sind, die zufällig entstandenen Teile zu einem Traum zusammen. Bilder und Sensationen lassen sich nicht als zufällig oder willkürlich abtun; viele von ihnen haben ihre Ursache im jeweiligen Zustand des Gehirns. Und da dieser wiederum auf unsere Erlebnisse und Erfahrungen zurückgeht, sind Traumbilder und -gefühle reale Reflexe des Erlebten.

In meinen Versuchen zum selektiven REM-Entzug ging ich, wie erwähnt, stets so vor, daß ich die Schlafaufzeichnung beobachtete und den Schlaf der Probanden unterbrach, sobald ich sicher war, daß ein REM-Stadium begonnen hatte. Da es etwa zwanzig bis dreißig Sekunden dauerte, bis man sicher sein konnte, erinnerten die Versuchspersonen meist nach dem Aufwachen ein kurzes Traumfragment. Unter ihnen war eine junge Frau, die vor nicht langer Zeit eine Stelle in der Flugreservierung von Trans World Airlines angetreten hatte. Computer gab es damals noch nicht, und sie hatte große Angst, Fehler zu machen. Da die Arbeit für sie neu war, fühlte sie sich unter Druck. Nach fast jedem Aufwecken erzählte sie uns: »Ich wollte gerade Flugreservierungen machen, und da saß ich schon in einem Flugzeug.« Ganz sichtlich war das, was ihr Denken beherrschte, auf die Ebene der Traumbilder gehoben worden; sämtliche Traumfragmente gingen von ihren Tagesgedanken aus. Auch wenn der Traum sich in unendlich verschiedene Richtungen bewegt hätte, die Sorgen des Tages setzten sich unübersehbar durch.

Die Auffassung, daß der Traum unbewußte Gedanken darstellt, ist mit meiner Sicht vereinbar. Nicht weniger als das bewußte Denken kann auch das unbewußte den Zustand des Gehirns verändern und den aus dem Hirnstamm aufsteigenden Nervensignalen eine bestimmte Form geben. Unbewußt oder nicht, unsere Tageserlebnisse und Lebenserfahrungen bilden das »Buntglas«, das die eintreffenden Signale filtert und die lebensechten Traumlandschaften hervorbringt.

Genau das geschah, glaube ich, auch in meinem schon erwähnten Rauchertraum. Der Hauptsinn des Traums bestand zwar darin, daß er mein Verhalten änderte, aber es gab da vermutlich noch etwas anderes. Damals rauchte ich wie gesagt viel, machte mir aber zugleich Sorgen, weil immer mehr Beweise für den Zusammenhang zwischen Rauchen und Krebs vorgelegt wurden. Überdies hatte ich ein schlechtes Gewissen, weil ich fast jede Nacht im Labor verbrachte, tagsüber schlief und meiner Frau die Betreuung unserer drei kleinen Kinder überließ. Mein Leben stand gewissermaßen auf dem Kopf. Ich glaube nicht, daß ich diese Empfindungen verdrängte – ich war mir der Probleme bewußt –, aber ich versuchte, die Folgen meines Rauchens und meiner Überarbeitung zu ignorieren. Der Krebstraum holte durch die Nervenaktivität diese seelischen Konflikte an die Oberfläche und stellte sie in einer Form dar, die ich nicht ignorieren konnte, und so brachte er mich dazu, meine realen Lebensprobleme zu lösen.

Die heutigen Neurowissenschaften können auch erklären helfen, wie es kommt, daß manche Traumbilder mehreres auf einmal darstellen – was Freud Verdichtung nannte. Ein üblicher Traumbericht lautet zum Beispiel: »Ich sprach mit meinem Vater, aber er war zugleich mein Lehrer Fred«, oder auch: »Ich hielt einen Apfel in der Hand, aber zugleich war es ein Buch, denn ich begann, darin zu lesen.« Bei der Wahrnehmung eines Apfels wird nicht bloß ein einzelnes Neuron aktiviert. Auf seinem Weg von den Augen ins Gehirn aktiviert das Bild des Apfels vielmehr eine ganze Neuronenkonstellation – rote Farbe, kugelförmiges Objekt, gewöhnliche Frucht und dergleichen mehr.

Gehen die Ausgangssignale im Gehirn nicht von einem wirklichen Apfel, sondern von einem Zufallsgenerator im Hirnstamm aus, so können die Objekte Eigenschaften erhalten, die sie gemeinhin gar nicht haben. Wenn nur die richtige Nervenkonstellation aktiviert wird, kann ein Objekt durchaus die Eigenschaften eines »wirklichen« Buches und eines »wirklichen« Apfels haben, auch wenn das faktisch unmöglich und nur schwer vorstellbar ist. Eine solche Verdichtung macht den Traumbericht, den wir nach dem Erwachen geben, oft wirr.

Vor dreißig Jahren hatte ich einen äußerst bedeutungsvollen Traum. Damals experimentierte mein Forschungsteam mit einer Substanz, die allem Anschein nach tiefgreifenden Einfluß auf die fundamentalen Schlafvorgänge hatte. Nach etwa einjähriger Arbeit an diesem Projekt erwachte in mir der heftige Verdacht, das Versuchspräparat, das wir vom Hersteller bezogen, sei nicht rein oder sogar ein völlig anderes Präparat. Da wir schon viel Arbeit investiert hatten, beschloß ich, Proben des Präparats mit einem Massenspektrometer analysieren zu lassen, um Gewißheit zu erlangen. Aber das Wochenende stand vor der Tür, so daß erst am folgenden Montag etwas unternommen werden konnte. Mir blieb nichts, als zu warten und zu hoffen, daß ich mich irrte.

Freitag nachmittag ging ich zu der Party eines befreundeten Künstlers. Dieser erzählte von einer nicht lange zurückliegenden Ausstellung seiner Werke in Schweden. Dort habe ihn jemand gefragt, ob er Jude sei (er ist portugiesischer Christ), und er habe im Scherz geantwortet, in Portugal gebe es überhaupt keine Juden. In derselben Nacht hatte ich einen Traum, dessen Inhalt sich aus dem Film *In 80 Tagen um die Welt*, den ich kurz zuvor gesehen hatte, und den Tagesresten zusammensetzte. In diesem Traum war ich auf der Jagd nach dem »verlorenen Stamm der portugiesischen Juden«, und ich war ihnen hart auf den Fersen. Ich verfolgte sie über Berg und Tal. Als ich auf die noch heiße Asche eines Lagerfeuers stieß, wußte ich, daß ich dem verlorenen Volk noch immer auf der Spur war. Mit neuer Entschlußkraft folgte ich ihm durch die Vereinigten Staaten, über den Atlantischen Ozean, quer durch Europa und Asien. Aber immer kam ich nach beträchtlichen Mühen ein wenig zu spät. Schließlich gelangte ich nach Wladiwostok, wo ich erfuhr, die Juden hätten sich nach Kalifornien eingeschifft. Ich nahm mir einfach ein Boot und stach in See. Ich geriet in heftige Stürme, und gegen Ende der Reise sank das Boot. Hin und her geschleudert von den Wellen, kämpfte ich mich durch die Brandung und wurde schließlich völlig entkräftet in Kalifornien an einen Strand gespült. Als ich im Bewußtsein meiner elendigen Situation auf den Sand kroch, stieß ich mit dem Kopf an etwas. Es war ein Schild. Ich blickte hoch und las die Worte: »Ha, ha! Wir waren die ganze Zeit in Kalifornien! Die portugiesischen Juden.« Mit einem Gefühl unendlicher Scham wachte ich auf.

Der Sinn dieses Traums bestand zunächst einmal in der Darstellung meiner Angst, unser Team sei um die ganze Welt gereist – das heißt habe ein ganzes Jahr gearbeitet – und absolut nichts erreicht. Der Traum war ein bildhafter Ausdruck für die Schwere der Arbeit und das abschließende Gefühl, viel Zeit verloren und vertan zu haben. Darüber hinaus aber war er eine lange, zusammenhängende Abenteuergeschichte, von Anfang bis Ende sinnvoll. Er konnte nicht als bloßer Zufallsprozeß entstanden sein. (Am Montag zeigten übrigens die Laborergebnisse, daß die von uns verwendete Substanz die richtige und absolut rein war, und das Forschungsprojekt war vollkommen in Ordnung.)

Zu diesem Traum ebenso wie zum Krebstraum muß ich noch etwas nachtragen. In beiden Nächten schlief ich nicht im Schlaflabor. In beiden Nächten erinnerte ich mich nur an diese Träume. Was war mit den anderen Träumen dieser Nächte? Vielleicht werden wir, wenn sich eine Botschaft aus der Traumwelt durchsetzen soll, durch ein Gefühl geweckt, das den Schlafdrang überwindet, und wir wachen auf, damit wir merken, daß wir träumen. Wohlgemerkt haben wir jede Nacht eine Kette von Erlebnissen, die uns, wenn wir sie im Wachzustand wahrnähmen, eher wie die Erlebnisse eines anderen vorkämen. Es müßte uns eigentlich mit Ehrfurcht erfüllen, wenn wir sehen, daß ein Teil von uns in einer anderen Welt lebt und daß beide Welten sich nur gelegentlich einmal begegnen.

Ein Merkmal des Traums bleibt noch zu erwähnen. Träume befreien uns von den Fesseln der realen Welt. Sie bescheren uns Abenteuer, Zerstreuung, Lust und häufig auch Angst und Schrecken. Gerade der Realismus der Traumwelt verleiht unseren Traumerlebnissen besonderen Wert, den wir allerdings erst erkennen können, nachdem wir aufgewacht sind.

Ein jährlicher Höhepunkt in meiner Vorlesung über »Schlaf und Traum« ist der Tag, an dem die Studenten ihre Lieblingsträume erzählen. Die Traumerzählungen werden immer schöner, und oft ist der ganze Saal sprachlos vor Staunen oder brüllt vor Lachen, wenn das Mikrofon von einem zum andern Erzähler weitergereicht wird. Manchmal denke ich, ich würde dieser Übung gern einmal das ganze Semester widmen.

Meine Hoffnung ist, daß die künftige Traumforschung uns leichteren Zugang zur Traumwelt verschaffen wird, damit das wache Selbst besser die Träume und das Traumselbst besser das Wachleben erreichen kann. Vielleicht wird ein Traum nur als wirklich erlebt, weil wir nicht wissen, daß wir träumen. Aber wenn ich an meinen Krebstraum zurückdenke, so scheint mir, als hätte die höhere Realität im Traum ein paar große Lernchancen zu bieten. Wer zum Beispiel »wirklich« erlebt, wie er durch Schläfrigkeit am Steuer einen Unfall verursacht und sich mühselig von schrecklichen Verletzungen oder Verbrennungen erholt, wird vielleicht durch diese Erfahrung für immer davon abgehalten, in übermüdetem Zustand zu fahren. Ich habe mir oft gewünscht, sowjetische und amerikanische Politiker und Generäle würden einmal vom totalen Atomkrieg träumen und erleben, wie sie auf einem noch der letzten Zivilisationsreste beraubten Planeten, im sogenannten nuklearen Winter, langsam dahinsiechten. Ich habe auch schon davon geträumt, wir könnten unser Lernen und Arbeiten im Wachzustand irgendwann einmal durch Lernen und Arbeiten in der Traumwelt ergänzen.

Seit den Anfängen der Geschichte haben die Menschen sich aus dem Traum Erkenntnisse über die Welt beschafft. Das Wichtigste, was die Einsicht in den Traum zu bieten hat, ist vielleicht die Entdeckung, wie das Gehirn arbeitet, wie wir wahrnehmen, warum wir so denken und wie wir es tun. Ob wir wollen oder nicht, wir müssen im Kopf Welten erschaffen und uns auf alle Signale, die im Gehirn umherschwirren, einen Reim machen. Vielleicht stellen wir fest, daß Träumen und Wachen mehr gemein haben, als wir dachten, und daß ein Großteil unseres Wachlebens eher bewußtlos, traumhaft abläuft. Es wird wohl noch lange dauern, bis unser stetig zunehmendes Wissen über das Gehirn auch die Geheimnisse lüftet, die den Sinn der Träume und den Zusammenhang zwischen Traum und Wachen umgeben. Havelock Ellis schrieb einmal: »Träume sind wirklich, solange sie dauern. Können wir vom Leben mehr behaupten?«

Kapitel 14:
Kreativität, Produktivität und Lernen

Ein in Stanford beliebter Kalauer lautet: Ereignisse in der Computerindustrie »geschehen in Hundsjahren«, das heißt, neue Produkte und Ideen, für deren Entwicklung andere Industriezweige Jahre brauchen, werden im boomenden Silicon Valley in etwa einem Fünftel der Zeit konzipiert und produziert. Wenn eine Firma beim profitablen Einsatz einer neuen Idee auch nur ein kleines bißchen zögert, muß sie mit ansehen, wie andere ihr zuvorkommen oder ihre Spitzeningenieure den Hut nehmen und eine eigene Firma gründen. Immer wieder staune ich über die große Zahl der jährlich neu gegründeten Unternehmen und die Milliarden Dollar, die zur Finanzierung nach Silicon Valley fließen. Selbstverständlich stehen an einem solchen Ort Kreativität, Produktivität und Lernen nicht bloß hoch im Kurs, sondern sind unverzichtbar zum Überleben.

Vor einigen Jahren hatte ich einen Patienten, dessen Leben völlig in Auflösung begriffen war. Er war ein intelligenter und hart arbeitender Manager, der eine Spitzenposition in der Computerindustrie bekleidet hatte. Wegen mangelnder Leistung war er entlassen worden und befand sich mit der Diagnose, manisch-depressiv zu sein, in Behandlung. Als ich ihn kennenlernte, nahm er Lithium und Schlafmittel. In unsere Klinik wurde er wegen schwerer Insomnie und Bewußtseinslücken am Tage eingeliefert. Seine Frau hatte ihn wegen seiner extremen Gereiztheit verlassen und das Sorgerecht für die Kinder erstritten. Bei meiner Ankunft in der Klinik sah ich, wie er im Warteraum auf und ab ging. Als ich ihn in mein Sprechzimmer bat, sagte er sofort: »Ich kann nicht schlafen, aber ich meine nicht, daß ich manisch-depressiv bin. Ich kann bloß nicht stillsitzen. Aber ob Sie es glauben oder nicht, wenn ich aufstehe, könnte ich gleich einschlafen.« Damit beschrieb er exakt das Syndrom der ruhelosen Beine. Die Diagnose manisch-depressiv war ihm fünf Jahre zuvor gestellt worden, und seitdem waren alle klinischen Anstrengungen darauf gerichtet gewesen, das richtige Medikament zu finden, statt die Diagnose zu überprüfen. Wegen seiner Intelligenz, seines Könnens und seiner Fähigkeit, eine komplexe und in raschem Wandel befindliche Unternehmenslandschaft zu überblicken und zu analysieren, galt er schon als neuer Stern am Himmel der Computerindustrie, aber seine Schlafstörung und der daraus resultierende Schlafmangel hatten ihn eingeholt. Er war nicht mehr imstande, die von ihm erwartete Leistung zu erbringen.

Er hatte tatsächlich das typische Restless-Legs-Problem. Ich setzte alle seine Medikamente ab und verschrieb ihm ein Spezialpräparat gegen dieses Syndrom. Sein Zustand besserte sich über Nacht. Nach einer Woche kam er noch einmal und berichtete, er habe sechsmal hintereinander durchgeschlafen und fühle sich wie neugeboren. Da er wieder gut schlafen konnte, gewann er auch längst vergessene körperliche Kräfte zurück, eine Vitalität, die ihm half, bei schwerer Arbeit durchzuhalten. Er war optimistisch und motiviert. Wie früher war er imstande, mit mehreren Anforderungen gleichzeitig fertig zu werden und verschiedene Lösungsmöglichkeiten abzuwägen. Er fühlte sich wie ein neuer Mensch, aber im Grunde fand er nur zu seinem alten Selbst zurück, zu jener Person, die ihre Begabungen mit Erfolg in einem anspruchsvollen Wirtschaftszweig einsetzen konnte. Er fand schnell eine neue Stelle.

Kreativität zählt nicht bloß in der Computerindustrie. Wir alle möchten gern wissen, wie wir mehr leisten, Probleme besser und schneller lösen, mehr vom Leben haben und unserem Tun zugleich unseren persönlichen Stempel aufdrücken können. Tausende von Unternehmensberatern zeigen den Firmen, wie man effizienter oder produktiver arbeitet, und Hunderte von Büchern geben den Menschen Ratschläge, wie sich dieselben Rezepte auf ihr Privatleben übertragen lassen. Aber wenige reden davon, daß gesunder Schlaf und richtige zeitliche Einteilung der Arbeit eine wesentliche Rolle spielen, wenn wir zu der ersehnten Kreativität und Produktivität gelangen wollen. Statt dessen meinen viele, für Effizienz müßten wir mit Schlaf bezahlen, es sei unmöglich, gleichzeitig genug Schlaf zu bekommen und Erfolg zu haben. Zunehmend scheint es, als könnten nur die Nacht- oder frühen Morgenstunden uns helfen, mehr produktive Zeit zu gewinnen. Ein solcher Tagesablauf kann kurzfristig etwas bringen, aber langfristig zehrt der fehlende Schlaf an unserem wachen Verstand und untergräbt unsere Fähigkeit zu dauerhafter Leistung.

Zusammen mit vernünftiger Ernährung und körperlicher Bewegung liefert der gesunde Schlaf die entscheidende Grundlage für jene psychische und physische Gesundheit, die wir zu optimalem Arbeiten brauchen. Daher will ich im folgenden untersuchen, welchen Einfluß Schlaf, Schlaftrieb und zirkadiane Weckfunktion darauf haben, wie wir lernen und wie wir schöpferisch oder produktiv tätig sind.

Die Illusion des Im-Schlaf-Lernens

Meine vierzigjährige Lehrtätigkeit war zugleich ein Labor, in dem ich über einen langen Zeitraum hinweg beobachten konnte, wie und wann Studenten am besten lernen. Durch eigene und die Studien meiner Kollegen bin ich zu dem Schluß gelangt, daß der Hauptfaktor, von dem Qualität oder Leistung der psychischen und kognitiven Funktionen abhängen, die Schlafschulden sind. Solange die Studenten genügend Schlaf bekommen, sind sie aufmerksam, interessiert und bereit, neues Wissen in sich aufzunehmen. Diejenigen, die die Menge ihrer Schlafschulden erkennen und auf deren Verminderung hinarbeiten, registrieren meist mit großem Staunen, daß sie während der Kurse nicht mehr einschlafen oder müde werden. Selbst in Vorlesungen, die unmittelbar nach dem Mittagessen stattfinden, können sie hellwach und interessiert sein. Eine Studentin fürchtete sich schon seit längerem vor einem Kurs, der mittags um ein Uhr zwanzig stattfand und von einem »total langweiligen« Dozenten geleitet wurde. Entweder schlief sie dort ein, oder sie kämpfte sich ab, um wach zu bleiben, und dabei bekam sie kaum etwas mit, und im Gedächtnis behielt sie schon gar nichts. Nachdem sie eine oder zwei Wochen lang acht Stunden Nachtschlaf bekommen hatte, blieb sie auch in diesem Kurs problemlos wach und aufmerksam. Nun fand sie, der Professor sei »viel interessanter geworden«.

Wenn wir zu wenig schlafen, lassen als erste die kognitiven Funktionen nach. Schlaf ist ein biologischer Grundtrieb, und starke, unbefriedigte Triebe wie Hunger, Durst, Sexual- und Schlaftrieb machen uns gleichsam zum kognitiven Tolpatsch. In der Schule ebenso wie am Arbeitsplatz sind ausgeschlafene Menschen viel mehr bei der Sache, können mehr aufnehmen und neue Ideen klarer durchdenken. Was die müde, gelangweilte Studentin, die im ausgeruhten Zustand die Vorlesung ihres Professors mit einem Mal fesselnd und anregend fand, erlebt hat, erleben viele Menschen, die endlich einmal Schlaf aufholen. Alte Interessensgebiete und Hobbys, die lange Zeit vergessen waren, erweisen sich erneut als angenehme Zerstreuung; aus allen Zeitungen und Büchern springen ihnen neue, interessante Ideen entgegen. Und immer wieder wird berichtet, das Lernen falle leichter, sobald der Kopf nicht mehr unter der Last der Schlafschulden leidet. Dasselbe tritt ein, wenn Menschen, die aufgrund einer Schlafstörung große Schlafschulden und eine übermäßige Schlafneigung haben, erfolgreich behandelt werden.

Manche Wissenschaftler vertreten die These, der Lernprozeß, der Erinnerungen im Langzeitgedächtnis speichert, erfordere reale Veränderungen in der Neuronenverknüpfung und der REM-Schlaf erleichtere diese Aktivität. Neurale Wachstumsfaktoren nehmen ja während des Schlafs zu, und der REM-Schlaf könnte die Phase sein, in der Wachstumsfaktoren und Nervenaktivität gemeinsam die Nervenverknüpfungen herstellen, mit deren Hilfe die Erinnerungen im Langzeitgedächtnis gespeichert werden. Der Nobelpreisträger Francis Crick, einer der Entdecker der DNA-Struktur, hat die Hypothese formuliert, daß das Gehirn im REM-Schlaf nutzlose Erinnerungen aussortiere und damit Speicherraum für neues Lernen und neue Informationen frei mache. Der Psychiater und Neurophysiologe Allan Hobson erklärte: »Allem Anschein nach werden die vom Gedächtnis bereits aufgenommenen Erinnerungen noch einmal durchgesehen und entsprechend ihrem emotionalen Stellenwert eingeordnet.«

Einige Experimente lassen sogar darauf schließen, daß der Schlafvorgang selber dem Gehirn hilft, Langzeiterinnerungen zu bilden, und daß jede Schlafstörung diesen Prozeß verhindert. Die ersten Versuche zu Schlaf und Gedächtnis wurden an Tieren durchgeführt. Nager, denen man beibrachte, durch ein Labyrinth hindurchzufinden oder einen Hebel zu drücken, um eine Belohnung zu bekommen, hatten größere Schwierigkeiten, diese Aufgaben zu lösen, wenn ihnen in der Nacht zuvor REM-Schlaf entzogen worden war. In anderen, von französischen Forschern vorgenommenen Tierversuchen zeigte sich, daß nach einem Tag, an dem die Tiere gelernt hatten, ein schwieriges Labyrinth oder eine andere komplizierte Aufgabe zu bewältigen, vermehrt REM-Schlaf auftrat, als wollten sie mit seiner Hilfe das neu entdeckte Wissen im Gehirn fixieren.

Bei menschlichen Probanden waren die Studien zum Zusammenhang von Schlaf und Gedächtnis komplizierter und widersprüchlicher. Einige Forschungsteams stellten fest, daß REM-Schlaf vermehrt auftrat, nachdem die Versuchspersonen das Morse-Alphabet oder eine andere kognitive Fähigkeit erlernt hatten, und daß Störung oder gar völlige Ausschaltung des REM-Schlafs die Gedächtnisleistung behinderte. Andere Forscher dagegen kamen in ihren Versuchen zu dem Ergebnis, daß wir nach dem Erlernen einer neuen Fähigkeit keine Veränderung des REM-Schlafs erleben oder daß der Entzug von REM-Schlaf keine Auswirkung darauf hat, wieviel Gelerntes wir behalten.

Wieder andere Wissenschaftler, die mit Hilfe von PET-Bildern die Gehirnaktivität während des REM-Schlafs messen, finden die These bestätigt, im Schlaf müsse das Gehirn die Erinnerungen konsolidieren, doch ich sehe das eher skeptisch. Zwar zeigen diese Bilder, daß sowohl der emotionale Bereich wie auch das Zentrum für Langzeiterinnerungen im REM-Schlaf aktiver sind als andere kognitive Areale, aber zwischen »Aktivität« und tatsächlicher Erinnerungskonsolidierung besteht doch ein erheblicher Unterschied.

Das ganze in sich widersprüchliche Beweismaterial ist weniger ein Hinweis auf die direkte Korrelation zwischen Schlaf und Gedächtnis als vielmehr ein aufschlußreicher Beleg für die Tatsache, daß die Wege des menschlichen Erkennens kompliziert und unergründlich sind. Das menschliche Gedächtnis ist erheblich komplexer als das aller anderen Lebewesen. Wenn wir uns erinnern, so geschieht das über eine Vielzahl von Verfahrensweisen und Anhaltspunkten. Den Weg durch die Straßen einer Stadt kann man sich entweder an bestimmten Geschäften oder Bäumen oder an einem Nacheinander von Abbiegungen merken, rechts, rechts, zwei Häuserblöcke geradeaus, links, rechts, links. Diese wiederum können wir uns vorsprechen und uns den Klang, das Singsangmuster einprägen oder gar ein Lied aus den Wörtern machen. Mit jeder dieser Techniken speichern wir die Information in anderer Weise und in einem anderen Teil des Gehirns. Howard Gardner, Psychologe am Pädagogik-Fachbereich der Harvard-Universität, hat sieben Grundtypen menschlicher Intelligenz ausfindig gemacht, die auf sieben verschiedenen Formen der Informationsspeicherung und -verarbeitung beruhen, auf sprachlicher, mathematisch-logischer, räumlicher, körperlicher, musikalischer, interpersonaler (Einsicht in die Beziehungen zwischen Menschen) und intrapersonaler (Einsicht ins eigene Selbst) Intelligenz. Gardners Modell ist zwar ein wichtiger Fortschritt in unserem Verständnis der Neurologie, aber ich fürchte, daß seine Karte mit den sieben kognitiven Wegen nur die vereinfachte Version eines weitaus komplizierteren Verbindungsnetzes darstellt.

Daher ist es gar kein Wunder, wenn es beim Menschen schwerer fällt, die Auswirkungen des Schlafs auf das Lernen zu testen. Einige Forscher haben zum Beispiel festgestellt, daß sich die auf deduktivem Schließen aufbauenden Techniken (wie etwa die Bedienung einer Maschine oder eines Computers) leichter lernen lassen, wenn auf den Erwerb der Technik REM-Schlaf folgt. Auch räumliches Lernen, das mit kurz aufblitzenden Figuren am Rande des Gesichtsfeldes überprüft wird, gelingt offenbar besser, wenn nach dem Lernen REM-Schlaf stattfindet. Aber solchen Experimenten entnehme ich vor allem, daß es keinen einfachen Zusammenhang zwischen REM-Schlaf und Gedächtnis gibt; vermutlich ist der REM-Schlaf nicht an allen Formen der Gedächtnisbildung beteiligt.

REM-Schlaf kann wohl dazu beitragen, daß Erinnerungen »haftenbleiben«, aber unverzichtbar ist er nicht. Veranschaulichen will ich dies mit einem drastischen Beispiel, das dem früher weitverbreiteten Glauben, REM-Schlaf sei für die Langzeitspeicherung von Erinnerungen unabdingbar, widerspricht. Der israelische Schlafforscher Peretz Lavie be-

richtet von einem Mann, der keinen REM-Schlaf hatte, einem Kriegs-
veteranen mit einer Kopfverletzung, bei der ein winziger Granatsplitter in
der Hirnbasis steckengeblieben war. Diese Verletzung brachte ihn sowohl
um den REM-Schlaf als auch um seine Träume. Keineswegs aber beein-
trächtigte sie seine Fähigkeit, zu lernen und sich neue Techniken oder
Erlebnisse zu merken. Dieser Fall bewies, daß der REM-Schlaf, der die
Gedächtnisbildung befördert, nicht das einzige Mittel ist, Erinnerungen
in die neuralen Erinnerungsbanken einzuspeisen. Peretz erwähnt in seiner Darstellung dieses Mannes, er habe bereits ein kleines bißchen REM-
Schlaf zurückgewonnen.

Ob der REM-Schlaf uns beim Lernen und Erinnern hilft, konnte bislang nicht überzeugend geklärt werden. Nimmt man jedoch alltägliches
und wissenschaftliches Erfahrungswissen zusammen, so spricht wohl vieles dafür, daß die ehrwürdige Tradition, für eine überfällige Arbeit, ein
Abschlußexamen oder ein Vorstellungsgespräch bis weit in die Nacht zu
büffeln, äußerst verhängnisvoll sein kann.

Vor Jahren hörte man häufig von der wunderbaren Möglichkeit, im
Schlaf zu lernen, wenn uns die Informationen über Tonband ins Ohr ge-
träufelt werden. Vielleicht erinnern Sie sich noch an den Werbespruch:
»Warum die Schlafzeit vergeuden, wenn Sie auch eine Sprache lernen
oder Ihre Kenntnisse in Geschichte aufpolieren können?« Mittlerweile ist
diese Möglichkeit definitiv widerlegt worden. Mit EEGs stellten die Forscher sicher, daß die Audioinformation wirklich nur gegeben wurde, wenn
die Probanden schliefen, und am nächsten Morgen fanden sie keine Spur
von Gelerntem. Auch Wiederholungen änderten daran nichts. Andere Ergebnisse wären ein Rätsel gewesen, denn heute wissen wir, daß das Gehirn sich im Schlaf gegen äußere Reize abschottet. Die zufriedenen Kunden, die meinten, sie hätten tatsächlich etwas per Tonband gelernt, nahmen
die Informationen wahrscheinlich während kurzer, über die Nacht ver-
teilter Wachphasen auf. Und wenn das Tonband sie mehrfach geweckt
hat, haben sie nicht einmal den nötigen Schlaf bekommen.

Was wir bislang wissen, ist, daß der Schlaf sich auf die Informations-
vermittlung zwischen Kurz- und Langzeitgedächtnis auswirkt. Wenn wir
einschlafen, wird nicht nur unsere Sinneswahrnehmung nach außen abgedichtet, das Gehirn schließt auch die Tür zwischen beiden Gedächtnis-
speichern. Kurzzeiterinnerungen, etwa frisch erlernte Telefonnummern,
werden wenige Minuten im Kurzzeitgedächtnis gespeichert, bevor sie verschwinden. Nach aktiver Verstärkung der betreffenden Erinnerung kann
diese ins Langzeitgedächtnis überwechseln. Ereignisse, die in den letzten
fünf Minuten vor Schlafbeginn eintreten, werden nur im Kurzzeitspeicher
festgehalten und lösen sich während des Schlafens in Nichts auf, statt ins

Langzeitgedächtnis überzuwechseln. Aus diesem Grund kann jemand, der bei einem Unfall bewußtlos geworden ist, sich in aller Regel nicht an das erinnern, was unmittelbar vorher geschehen ist – die Erinnerungen verschwinden, bevor sie in den Langzeitspeicher wandern. Wenn ein Student in meinem Kurs einschläft, rege ich mich nie darüber auf; meistens nutze ich die Gelegenheit, den Einfluß des Schlafs auf das Kurzzeitgedächtnis anschaulich zu demonstrieren. Ich lasse ihn etwa fünfzehn Minuten schlafen, bitte dann seinen Sitznachbarn, ihn zu wecken, und frage ihn, was er als letztes von meiner Vorlesung behalten hat. Keiner kann sich erinnern, was ich in den fünf bis zehn Minuten vor dem Einschlafen gesagt habe. Ich erkläre dann, warum das so ist. Viele Studenten können sich nicht einmal erinnern, wie sie in den Seminarraum gekommen sind.

Die Quelle der Kreativität

Die Fähigkeit des Menschen, zu lernen und zu begreifen, gilt als das Hauptmerkmal, das ihn von Tieren unterscheidet. Doch noch charakteristischer sind Funktionen wie Phantasie und Kreativität. Etwas lernen heißt, ein Stück der Außenwelt in unser Leben zu integrieren; aber schöpferisch sein heißt, ein Magier zu sein, aus unserem Innern eine neue Idee hervorzuzaubern und sie der Welt zu präsentieren.

Wahrhaft schöpferische Gedanken entstehen nicht in einem Vakuum. Es braucht viel Vorbereitung, ehe eine wichtige Erkenntnis gewonnen werden kann, und später ist eine Menge Nacharbeit erforderlich. Kreative Ideen fügen dem, was Wissenschaftler gern den Kenntnisstand nennen, der Ansammlung all dessen, was man über einen bestimmten Gegenstand weiß, etwas Neues hinzu. Wer eine neue Unternehmensstrategie, eine neue Lehrmethode, ein neues Spiel erfinden will, muß sein Gebiet gut im Griff haben. Kreativität hängt also von Lernen und Erinnern ab, und auch sie kann durch Schlaf oder Schlafmangel erheblich beeinflußt werden.

Psychologen haben den Prozeß, in dem kreative Denker zu ihren Einfällen gelangen, unter die Lupe genommen und seine allgemeinen Merkmale herausgearbeitet. Man braucht nicht nur die Beherrschung des Kenntnisstands, sondern auch eine innere Motivation. Um sich diese Motivation zu erhalten, muß man in der Lage sein, den kreativen Akt lustvoll zu genießen. Und schließlich braucht man die Fähigkeit, paradoxe Gedanken zu denken und ihre scheinbaren Widersprüche aufzulösen. Dieser Sprung aus der Logik heraus gelingt nur, wenn man offen für neue Ideen ist, die eigenen Prämissen hinterfragt und bestehende Zwänge zur Kenntnis nimmt.

Albert Rothenberg von der Harvard-Universität hat sich jahrzehntelang dem Studium der Kreativität gewidmet und herausgefunden, daß kreative Menschen einen Persönlichkeitszug gemeinsam haben, eine hohe Motivation. Ein Kreativitätsmythos besagt, die Erkenntnis komme plötzlich und spontan, wie ein Blitzschlag, ein Musenkuß, und alle großen Dichter oder Erfinder gingen einfach ihrem Tagewerk nach, bis sie vom Blitz der Erkenntnis getroffen werden. Diese Vorstellung, daß Kreativität etwas Spontanes sei, wird bisweilen von schöpferischen Menschen selbst verbreitet, weil sie dem kreativen Akt magische Züge verleiht. Dagegen haben Wissenschaftler wie Rothenberg gezeigt, daß beinahe alle schöpferischen Akte Resultat eines langen, zähen Ringens sind, das Motivation und Ausdauer verlangt.

In Jahrzehnten der Schlafforschung habe ich gelernt, daß Motivation zu den ersten Dingen gehört, die nachlassen, wenn wir zu wenig Schlaf bekommen. Immer wieder habe ich im Experiment beobachtet, wie Menschen schlaffer werden, weil sie hohe Schlafschulden haben, wie sie sich weniger Mühe geben, den Knopf im richtigen Augenblick zu drücken oder sonst eine Arbeit zu erledigen. Noch bevor wir unsere Müdigkeit bemerken, fühlen wir uns flau und gehen mit weniger Schwung an die vor uns liegenden Aufgaben.

Ich bin ein ausgesprochener Frühaufsteher. Gegen Ende des Tages bringe ich kaum noch die Motivation auf, ein Blatt Papier vom einen Stoß auf einen anderen zu legen. Manchmal sitze ich einfach apathisch und benommen da, bis ich mit großer Kraftanstrengung genügend Energie und Motivation zusammenkratze, um vom Stuhl aufzustehen und nach Hause zu gehen. Haben wir hohe Schlafschulden angehäuft, bleibt uns nur noch der Antrieb zu schlafen. Oft kommt uns das Wachbleiben wie Schwerstarbeit vor, und wir haben gerade genug Kraft für die einfachsten Überlebensbedürfnisse – wie etwa die Frage, was wir noch zu essen bekommen können.

Nach ausreichendem Schlaf hingegen steigt der Motivationspegel an; wir bringen viel mehr Interesse für unsere Umwelt auf, und die an uns gerichteten Anforderungen erscheinen uns nicht so übermächtig. Der Schlaf verschafft uns die dauerhafte psychische Energie, die wir brauchen, um die kreative Arbeit durchzuhalten. Bekommen wir zu wenig Schlaf, können wir unsere innere Spannkraft zwar kurzfristig steigern, aber bald schon weicht sie einer unwiderstehlichen Müdigkeit. Nur ausreichender Ruheschlaf kann uns helfen, das für kreative Arbeit erforderliche Motivationsniveau zu halten.

Stärkster Motor der Kreativität ist nach Ansicht der Psychologen das Lustvolle und Belebende des kreativen Akts selber. Wie neuere Forschungen zeigen, motiviert uns die ihm innewohnende Lust weitaus stärker als äußere Belohnungen, die manchmal, wenn sie allzu leicht zu haben sind, sogar demotivierend sein können. Die Bereitschaft zu lustvollem Genießen ist ein zentraler Bestandteil des kreativen Prozesses, und eben diese Genußfähigkeit wird, wie schon erwähnt, durch hohe Schlafschulden blockiert.

Im kreativen Akt gelangen wir über die von der normativen Realität gesetzten Grenzen hinaus. Wir lassen den ganzen Alltagskrempel hinter uns und entdecken eine Quelle der Anregung und des Staunens. Der Schlaf ist ein starkes Tonikum für den kreativen Prozeß, denn mit seiner Hilfe versetzen wir uns in einen rezeptiven Bewußtseinszustand, in dem wir nicht bloß motiviert und aufnahmebereit für neue Ideen, sondern auch in der Lage sind, komplexe und hochdifferenzierte Zusammenhänge zu erfassen sowie aus dem kreativen Prozeß selbst Lust zu ziehen.

Die Spätvorstellung des Traums

Der Schlaf hat noch eine andere Seite, durch die er zum wichtigen Schauplatz der Kreativität werden kann, das Träumen. In Literatur, Musik und bildender Kunst gibt es zahllose Beispiele dafür, daß Künstler sich durch einen Traum inspirieren ließen oder daß im Traum die Lösung eines Problems sichtbar wurde. Eine bekannte von einem Traum inspirierte Dichtung ist »Kubla Khan« von Samuel Taylor Coleridge; sie wurde einmal als das schönste und bedeutendste englischsprachige Gedicht bezeichnet. Unmittelbar nach dem Erwachen griff Coleridge zur Feder und schrieb den Text nieder. Leider wurde er von einem »Herrn aus Porlock« unterbrochen, der an die Tür klopfte, und an den Rest konnte er sich dann nicht mehr erinnern. Der Assyriologe Herman Hilprecht träumte, ein Priester käme zu ihm und offenbarte ihm die Übersetzung des bis dahin noch nicht entschlüsselten Textes auf dem Stein des Nebukadnezar, und tatsächlich erwies sie sich als richtig. Robert Louis Stevenson verdankt nach eigenem Bekunden Träumen die Handlung vieler seiner Geschichten, so etwa der Erzählung »Der seltsame Fall des Dr. Jekyll und Mr. Hyde«.

Auch von Wissenschaftlern wird häufig berichtet, sie hätten wissenschaftliche Probleme im Traum gelöst. Ein berühmtes Beispiel ist August

Kekulés Entdeckung der lebenswichtigen Ringstruktur des Benzols. Im Jahre 1865 versuchte Kekulé zusammen mit anderen Chemikern herauszufinden, warum das Benzolmolekül mit seinen sechs Kohlenstoffatomen nur sechs Wasserstoffatome aufweist; eigentlich müßte es an einer so langen Kohlenstoffkette sehr viel mehr Bindungsstellen für Wasserstoff geben. Eines Nachts träumte Kekulé von Schlangen, die sich in der Luft umeinanderwinden. Mit einem Mal sprangen sie wild umher und bissen sich in den eigenen Schwanz, so daß sie Ringe bildeten. Beim Erwachen wußte Kekulé, daß er die Lösung gefunden hatte: Die Kohlenstoffatome sind nicht ketten-, sondern ringförmig angeordnet, und die »Köpfe« und »Schwänze«, die den Ring schließen, fallen als Bindungsstellen für die Wasserstoffatome fort.

Dimitrij Mendelejew erhielt angeblich die Inspiration zu seinem Periodensystem der Elemente gleichfalls durch einen Traum. Otto Loewi träumte ein Experiment – den Versuch mit einem Froschherzen, aus dem seine Entdeckung hervorging, daß Nervensignale chemisch übertragen werden; und für diese Entdeckung erhielt er den Nobelpreis für Physiologie und Medizin. Ein anderer Nobelpreisträger, Albert Szent-Györgyi, betonte immer, wenn er vom Labortisch aufstehe, sei seine Arbeit nicht zu Ende: »Die ganze restliche Zeit denke ich über meine Probleme nach, und selbst im Schlaf muß mein Gehirn weiterdenken, denn manchmal wache ich mitten in der Nacht auf und habe die Antwort auf eine Frage, die ich nicht lösen konnte.«

Mir selbst haben Träume zwar viele Einsichten in mein Leben und meine Arbeit verschafft, aber nie habe ich im Traum ein wissenschaftliches Problem gelöst, das heißt, ich weiß es nicht.

Der Golfspieler Jack Niklaus träumte sich aus einer langen Schwächeperiode heraus. Eines Tages war er plötzlich wieder in meisterhafter Form, und ein Reporter fragte ihn, wie er das geschafft habe. Niklaus erwiderte: »Ich habe alles versucht, um herauszukriegen, woran es lag. Ich war schon so weit, daß ich dachte, eine Sechsundsiebzig wäre eigentlich eine ordentliche Runde. Aber letzten Mittwoch träumte ich von meinem Schlag. Im Traum traf ich die Bälle richtig gut, und auf einmal merkte ich, daß ich den Schläger ganz anders hielt als in letzter Zeit. Ich hatte immer Mühe, beim Ausholen den rechten Arm abzuknicken, wenn ich den Schlägerkopf vom Ball wegführte, aber im Schlaf machte ich es perfekt. Als ich dann gestern auf den Platz kam, versuchte ich es mal so wie im Traum, und es ging. Gestern kam ich auf eine Achtundsechzig und heute auf eine Fünfundsechzig, und so macht es wieder viel mehr Spaß, glauben Sie mir. Irgendwie ist es kindisch, aber ich muß gestehen, es kam wirklich im Traum. Ich brauchte nur meinen Griff ein bißchen zu verändern.«

Man kann endlos darüber nachdenken, warum dasselbe Gehirn, das im Wachen blind ist für die Lösung, sie im Traum so deutlich wahrnehmen kann. Ich denke, die Antwort liegt in der Fähigkeit des träumenden Gehirns beschlossen, viele der Normen, nach denen wir leben, zu ignorieren und etwas Unerwartetes zu schaffen. Wir gehen aus dem Schlafzimmer ins Büro des amerikanischen Präsidenten und wundern uns überhaupt nicht. Im Traum ist es gar nicht befremdlich, daß wir Eier kaufen wollen und in der Milch- und Käseabteilung die »Mona Lisa« sehen. Träume eröffnen uns Möglichkeiten, die sich uns im Alltagsleben nie böten.

Der Traum ist auch ein Meister der Versöhnung des Paradoxen, und genau darin besteht ein wesentlicher Teil des kreativen Prozesses. Für die nächtliche Traummühle sind paradoxe Verbindungen nichts als das Material. Jeder Traum vermischt widersprüchliche Elemente auf eine Art und Weise, die man beim Erwachen kaum zu erklären weiß. Vielleicht trifft man einen Filmstar und entdeckt, daß es sich um die eigene Mutter handelt; einerseits weiß man, daß man diesem Menschen zum ersten Mal begegnet, und andererseits, daß man ihn sein Leben lang gekannt hat. Auch ein Objekt kann zugleich ein Buch und eine Orange sein. Es ist fast unmöglich, sich etwas vorzustellen, was wie eine Orange riecht, schmeckt, sich anfühlt und schälen läßt und dennoch die Papierseiten, den Umschlag, Leim und Druck hat wie ein Buch. Im Wachleben würde uns so etwas nicht einfallen, und oft sind wir blind für den Zusammenhang in der Paradoxie. Daher muß, wie in Kekulés Traum, der kreative Akt immer wieder vom Wachbewußtsein gedeutet werden.

Entscheidend für die kreative Nutzung der Träume ist, daß man sie direkt nach dem Erwachen aufschreibt, sei es am Morgen, sei es mitten in der Nacht. Wer ein Problem oder ein kreatives Ziel hat, sollte sich vor dem Einschlafen etwa dreißig Minuten lang darauf konzentrieren und nach dem Erwachen seine Träume peinlich genau notieren. Der britische Essayist Arthur Christopher Benson verdankte sein Gedicht »The Phoenix« Wort für Wort einem Traum: »Das gesamte Gedicht habe ich geträumt; mitten in der Nacht schrieb ich es dann auf ein Stück Papier, das neben meinem Bett lag.« Der Komponist Giuseppe Tartini träumte, daß der Teufel zur Violine griff und eine Melodie spielte; als er erwachte, notierte er die Melodie sofort, und aus ihr entstand die Teufelstrillersonate. Vielleicht entdecken auch Sie, daß Stift und Papier (oder ein Kassettenrekorder) auf dem Nachttisch zur unerschöpflichen Quelle neuer Ideen werden können.

Oft lasse ich meine Studenten ausprobieren, ob sie mit Hilfe von Träumen ein Problem lösen können. Alles in allem sind die Ergebnisse, wenn man es dabei auf zuverlässige und produktive Ansätze zur Problemlösung abgesehen hat, nicht beeindruckend. Dennoch bleibt der Versuch interessant und überraschend. Eine meiner Übungen lautete: »Wie heißen die nächsten beiden Buchstaben dieser Reihe: O, T, T, F, F ...« Ich wies die Studenten an, vor dem Einschlafen etwa fünfzehn Minuten über das Problem nachzudenken und nach dem Erwachen ihre Träume aufzuschreiben. Wir erhielten von fünfhundert Studenten 1148 Rückmeldungen. Von den Antworten hatten siebenundachtzig etwas mit einem Traum zu tun, und die im Traum erschienenen Lösungen sortierten wir nach richtigen und falschen. Neunmal kam die richtige Lösung vor, aber in zwei Fällen hatten die Träumer die Aufgabe schon in den fünfzehn Minuten vor dem Einschlafen gelöst. Hier einer der studentischen »Lösungsträume«:

> Ich stand in einer Galerie und betrachtete die Bilder an den Wänden. Dann ging ich durch den Raum und begann die Bilder zu zählen: one, two, three, four, five. Aber als ich beim sechsten und siebten ankam, waren beide Bilder aus dem Rahmen gerissen worden! Ich starrte die leeren Rahmen an und hatte das seltsame Gefühl, hier löse sich gerade ein Rätsel. Plötzlich wurde mir klar, daß six und seven selber die Lösung des Problems waren.

Die Reihe O, T, T, F, F besteht aus den Anfangsbuchstaben der Zahlwörter one, two, three, four, five, und die beiden nächsten Buchstaben sind dann S und S für six und seven.

Sieben von 1148, das ist nicht einmal ein Prozent. Aber immerhin gab es einige Studenten, die ihre Träume zur Lösung der Aufgabe nutzen konnten. Bei Leuten, die lange, nicht nur fünfzehn Minuten vor dem Einschlafen, über ein Problem nachdenken, würden wohl prozentual mehr Träume mit einer Problemlösung zusammenkommen.

Luzides Träumen

Da die meisten Menschen in aller Regel nicht mehr als ein winziges Stückchen ihrer Träume behalten, können wir nur ahnen, wie viele Einfälle und Erkenntnisse unserem Bewußtsein Nacht für Nacht entgehen. Noch enttäuschender ist für manche die Tatsache, daß wir über Inhalt und Verlauf unserer Träume nicht verfügen können, zumal wenn es sich um einen Alptraum handelt. Wer hat nicht schon die ärgerliche Erfahrung gemacht, daß er sich im Traum in einer heißersehnten sportlichen, sozialen oder sexuellen Situation wiederfindet und sich dann alles in Nichts auflöst? Manche träumen davon, ihre Träume bewußt zu erleben und zu steuern.

Nach Ansicht einiger Traumforscher ist das durchaus möglich. Ende der siebziger Jahre kam ein Psychologiestudent namens Stephen LaBerge zu mir und fragte, ob er unsere Anlagen zur Untersuchung des sogenannten luziden Träumens benutzen dürfe. Er hatte häufig das Gefühl gehabt, mitten im Traum zu wissen, daß er träumt, ja sogar seine Traumhandlungen zu steuern. Diesen Zustand wollte er wissenschaftlich erforschen. Im besonderen interessierte ihn die Frage, ob das luzide Träumen im REM-Schlaf auftritt oder ob es mit einem gänzlich anderen Zustand des Organismus zusammenhängt.

Da ich luzides Träumen selbst nie erlebt hatte, war ich skeptisch. Aber seine Idee fesselte mich, und deshalb erklärte ich mich bereit, mit ihm zusammen einen Versuch zu planen, in dem er sein Träumen testen könne. Angeschlossen an eine EEG-Maschine, schlief LaBerge in unserem Labor. Immer wenn er wußte, daß er träumte, signalisierte er es, indem er die Augen in einem festgelegten Muster – links-rechts, links-rechts, rechts-links –, das sich von den typischen schnellen Augenbewegungen gut unterscheiden ließ, auf die Traumobjekte richtete. Sobald wir dieses Bewegungsmuster sahen, weckten wir ihn und fragten nach seinem Traumerlebnis. Wir weckten ihn auch willkürlich, wenn wir das Augensignal nicht sahen, um sicherzugehen, daß er nicht bei jedem Erwachen mit einem luziden Traum aufwartete. Sämtliche luziden Träume fanden im REM-Schlaf statt; überdies entdeckten wir eine perfekte Korrelation zwischen seinen Augensignalen und den von ihm berichteten Traumhandlungen. Im Jahr 1980 konnten wir stichhaltige Beweise für die Existenz des luziden Träumens und für sein Auftreten ausschließlich im REM-Schlaf vorlegen.

LaBerge gründete das Lucidity Institute, setzte seine Forschungen zum luziden Träumen fort und kam zu interessanten Resultaten. Es stellte sich heraus, daß zwanzig Prozent der Menschen von Natur aus luzide Träume haben, von denen die meisten flüchtige Erlebnisse kurz vor dem Erwachen sind. Er entdeckte, daß sehr viel mehr Menschen, sechzig Prozent, luzides Träumen durch Training und Übung erlernen können, und entwickelte ein erfolgreiches einschlägiges Lernprogramm. Er legt seinen Schülern eine spezielle Augenblende an, die die schnellen Augenbewegungen im Schlaf registriert und ein rotes Blinklicht auf die Lider des Träumers richtet. Das Licht ist gerade so hell, daß es das Lid durchdringt und vom Träumer bemerkt werden kann, aber nicht so hell, daß es ihn weckt. Bei diesem Training lernt man, an dem roten Licht zu erkennen, daß man träumt. Nimmt man erst einmal bewußt wahr, daß man träumt, kann man auch lernen, die eigenen Träume willentlich zu steuern und zu manipulieren. Luzide Träumer berichten, sie könnten sich dazu bringen, durch Mauern und über Häuser zu fliegen, Klavier zu spielen, an bestimmten Urlaubsorten Ferien zu machen und nach Wunsch sexuelle Abenteuer zu inszenieren, alles während sie im REM-Schlaf liegen. Das wichtigste ist wohl, daß luzide Träume eine Brücke zwischen Wach- und Traumwelt schlagen und unbegrenzt Gelegenheit zu neuen Lust- oder Denkerfahrungen bieten. LaBerge nennt diese Träumer Oneironauten.

Mit seinen Schulungen hat LaBerge Erfolg gehabt, obgleich die Beherrschung des luziden Träumens viel Engagement erfordert und manche Menschen es nicht erlernen können. Jedem, der mehr über dieses faszinierende Gebiet wissen möchte, empfehle ich, eines von LaBerges luziden Büchern zu lesen.

Schlafen, um produktiv zu werden

Die meisten von uns möchten gern produktiver sein. Wieviel Geld wir verdienen und wieviel Anerkennung wir bekommen, hängt nicht selten davon ab, wieviel Arbeit wir bewältigen können. Und wieviel Arbeit wir bewältigen können, hängt nicht selten davon ab, wieviel Zeit wir auf die Arbeit verwenden.

Viele Menschen meinen, sie könnten oder müßten mehr Arbeit leisten, indem sie weniger schlafen. Alles sei nur eine Frage der Entschlußkraft oder der Disziplin. Überall in unseren Gesellschaften stoßen wir auf die Bilder von bienenfleißigen Nachtarbeitern, die nur wenige Stunden schlafen, um ein großes Projekt abzuschließen. Überall in der Berufswelt begegnet man solchen Schlafsnobs, die sich damit brüsten, daß sie so viel schaffen, weil sie nur fünf oder sechs Stunden schlafen. Wie produktiv sind solche Leute aber tatsächlich? Sollte man ihrem Beispiel folgen? Könnten wir wirklich mehr schaffen, wenn wir jede Sache einfach mit Energie anpacken und weniger schlafen?

Die Antwort lautet: Weniger Schlafen ist selten eine gute Idee und langfristig keine Möglichkeit. Ich sage »selten«, weil es Zeiten gibt, in denen wir weniger schlafen, um mit einer Ausnahmesituation fertig zu werden. Soll ein Bericht unwiderruflich an einem bestimmten Tag fertig sein, hat man wohl keine Wahl und muß bis spät in die Nacht arbeiten und weniger schlafen. Ist das Haus durch eine Flut bedroht, muß man eben einen Großteil der Nachtruhe opfern, um Sandsäcke auszulegen. Obwohl man einen Säugling hat, der nachts schreit, muß man einen vollen Arbeitstag hinter sich bringen. Aber mit stark reduziertem Schlaf kann man nur kurze Zeit auskommen. Und auch kurzfristig kommt man mit wenig Schlaf um so besser aus, je weniger Schlafschulden man in die Ausnahmesituation mitbringt.

Bei chronischem Schlafmangel nimmt die Leistungsfähigkeit drastisch ab. Wer müde ist, neigt zu kleinen Fehlern, die er in ausgeruhtem Zustand nie machen würde. Die Gedanken schweifen ab, und die Konzentration läßt nach. Studenten machen häufig den Fehler, die Niederschrift ihrer Referate bis zur letzten Minute aufzuschieben und dann die Nacht durchzumachen, damit sie rechtzeitig fertig werden. Oft haben mir Studenten erzählt, wie sie fünf oder zehn Minuten lang mit leerem Blick auf das Papier oder den Bildschirm gestarrt hätten, ehe sie wieder zu sich kamen und ihnen einfiel, was sie tun wollten. Einer berichtete, er habe das Wort »the« als »t-e-h« getippt, das falsch Geschriebene eine volle Minute lang angestarrt, es gelöscht und noch einmal »t-e-h« getippt. Beim Autofahren können aus kleinen Fehlern große, ja verhängnisvolle werden. Schlafverzicht zugunsten der Arbeit macht uns nicht etwa produktiver, sondern im Gegenteil leistungsunfähig und anfällig für Fehler, deren Korrektur noch zusätzlich Arbeit erfordert.

Trotz allem wird es immer Leute geben, die meinen, sie könnten mit den Folgen der Müdigkeit fertig werden oder lernen, mit weniger Schlaf auszukommen, um mehr Arbeit zu bewältigen. Aus dem vorliegenden wissenschaftlichen Material geht hervor, daß das nicht zutrifft. In einer einschlägigen Studie fand Chuck Czeisler von der Harvard-Universität heraus, daß Arbeiter mit Zwölfstundenschichten sich beim Wechsel von der Nacht- zur Tagschicht oder umgekehrt ungleich müder fühlen und sowohl ihre wahrgenommene als auch ihre faktische Produktivität sinkt. Viele andere Untersuchungen kommen zu demselben Ergebnis. Jeder Mensch braucht eine bestimmte Schlafmenge, und diese Menge läßt sich nicht reduzieren. Das ist bei unserer Körpertemperatur ähnlich. Unabhängig von den Schwankungen, denen sie im Laufe des Tages unterworfen ist, muß sie, sofern wir gesund sind, im Durchschnitt bei 36,8 Grad Celsius liegen. Bekommen wir viele Nächte lang zu wenig Schlaf, wachsen nur unsere Schlafschulden. Eine Zeitlang können wir uns mit dem Gedanken betrügen, wir paßten uns der kürzeren Schlafzeit an, aber schließlich holen uns die Schlafschulden ein.

Was stimmt eigentlich an den Berichten von menschlichen »Robotern«, die beinahe rund um die Uhr arbeiten? Schriftsteller und Künstler wie Virginia Woolf, Edgar Allan Poe und Georgia O'Keeffe, denen nachgesagt wird, sie seien manisch-depressiv gewesen, waren in ihrer manischen Phase extrem leistungsfähig und kreativ, brachten aber wahrscheinlich in der depressiven Phase überhaupt nichts zustande. Es gibt Nachteulen, die am besten arbeiten, wenn alle Welt schläft und sie weniger abgelenkt werden; sie schlafen dann tagsüber. Von Descartes weiß man, daß er bis weit in die Nacht aufblieb und morgens spät aufstand, wobei er häufig noch im Bett arbeitete. Als der schwedische König ihn zu seinem Privatlehrer machte und ihm, da er ein Frühaufsteher war, einen völlig veränderten Tagesplan aufzwang, wurde der französische Philosoph krank und starb.

Es gibt wohl auch genetische Kurzschläfer. Ich kenne eine Frau, die nach eigenem Bekunden schon als Kind wenig schlief und nur drei Stunden Nachtschlaf brauchte. Als sie älter wurde, stieg ihr Schlafbedarf allmählich an, und heute schläft sie fünf Stunden pro Nacht. Vor einigen Jahren bekam sie eine Tochter, die nun, nach dem Ende des Kleinkindschlafs, offenbar ebenfalls nur wenige Stunden pro Tag schläft. Mit großer Kraftanstrengung sorgen die Eltern dafür, daß in den einundzwanzig Wachstunden des Kindes wenigstens immer einer von ihnen wach ist. Der Ehemann, der sieben bis acht Stunden Schlaf braucht, wird beinahe verrückt dabei.

Keiner dieser extremen Kurzschläfer wurde, wie schon erwähnt, bislang so gründlich untersucht, daß seine Behauptung über jeden Zweifel erhaben ist. Ich halte eine solche Studie für enorm wichtig. Gibt es Menschen, denen nur drei Stunden oder gar eine Stunde Schlaf pro Tag wirklich ausreichen, um in den übrigen einundzwanzig respektive dreiundzwanzig Stunden hellwach, aufmerksam und leistungsfähig zu sein? Kurzschläfer sind sehr selten und die, die wir kennengelernt haben, kompetente, engagierte Menschen, die so viel zu tun haben, daß sie nicht bereit sind, eine Zeitlang im Schlaflabor zu verbringen. Keiner von ihnen hat erst lernen müssen, weniger zu schlafen, alle haben es von Geburt an getan. Das geringe Schlafbedürfnis ist offenbar Teil ihrer genetischen Ausstattung, die sich weder durch Gewohnheit noch sonstwie ändern läßt. Manchmal lese ich, daß für Seminare geworben wird, in denen man angeblich lernen kann, weniger zu schlafen. Nach meiner Überzeugung sind solche Versprechen nicht bloß betrügerisch, sondern auch gefährlich.

Wenn sich jemand damit brüstet, wenig zu schlafen, sollte man bedenken, daß die Menschen ihre tatsächliche Schlafzeit aus vielerlei Gründen untertreiben, nicht zuletzt um zu zeigen, wie zäh oder fleißig sie sind. Selbst Thomas Edison, der den vollen Nachtschlaf als Symptom für psychischen und physischen Verfall anprangerte, hat offenbar nicht wenig geschlafen; er schlief mehrmals am Tag eine oder zwei Stunden. Man erzählt sich, einmal habe Henry Ford, ein Freund Edisons, den Erfinder besucht und erfahren, Edison mache gerade ein Nickerchen. »Ich dachte, er schliefe nicht viel«, sagte Ford. »Das stimmt«, antwortete Edisons Assistent in aller Aufrichtigkeit, »er ›nickert‹ nur viel.«

Millionen Menschen, die an klinischen Schlafstörungen leiden, gäben alles darum, wenn sie endlich gut schliefen. Deshalb finde ich es auch so tragisch, daß die meisten Menschen mit gesundem Schlaf so leichtfertig mit seinen zahlreichen Gaben umgehen. Könnte ich gesunden Schläfern die vielen Patienten zeigen, die unter Schlafstörungen leiden, vielleicht begriffen sie dann und wüßten zu schätzen, wie wunderbar es ist, wenn man von Geburt an gut schläft.

Teil vier:
Die Grundsätze des gesunden Schlafs

Sie können sich gratulieren! Nachdem Sie in der Lektüre bis hierher vorgedrungen sind, wissen Sie jetzt besser über den Schlaf Bescheid als die Mehrzahl der Menschen, und ohne Zweifel wissen Sie auch mehr als die meisten Ärzte. Vielleicht sind Sie in Ihrem Leben gelegentlich auf ein Schlafproblem gestoßen, das Sie nicht erkannt hatten. Vielleicht haben Sie aber auch beobachtet, daß ein Ihnen Nahestehender – Ihr Kind, Ihr Partner, ein Verwandter oder ein Freund –, unter einer Schlafstörung leidet und dringend Hilfe brauchte. Es stellt sich also die Frage, was Sie mit Ihrem neuerworbenen Wissen anfangen. Im folgenden Abschnitt möchte ich Ihnen helfen, all das, was Sie in diesem Buch über den Schlaf erfahren haben, auf Ihr Leben anzuwenden.

Ich bin immer davor zurückgeschreckt, Menschen, die nicht meine Patienten waren, Ratschläge über ihren Umgang mit Schlafproblemen zu erteilen. Meine Abneigung gegen derlei Rezepte rührt großenteils von meiner Ernüchterung über die zahllosen Gesundheitsratgeber her. Wenn ich an einem Flughafenkiosk ein solches Buch erstanden habe, frappiert mich beim Lesen immer wieder die Diskrepanz zwischen der Wunderbehandlung, die der Titel verheißt, und dem Mangel an nützlichen und kompetenten Hinweisen, die der Band dann enthält. Es gibt ganze Regale voller Taschenbücher, die Rezepte gegen Schlaflosigkeit anpreisen, aber nichts weiter sind als aufgewärmte Ratschläge für gutes Einschlafen und zumeist auf Hausfrauenweisheiten und überliefertem Volkswissen beruhen. Im Verlauf meiner beruflichen Laufbahn ist mir immer klargeworden, wie komplex das Phänomen des Schlafs ist und wie unzureichend den allermeisten Schlafproblemen mit simplen Allerweltslösungen beizukommen ist. Auch in ihren Schlafgewohnheiten und -bedürfnissen sind die Menschen individuell verschieden und eben darum bin ich gegenüber dem Nutzen allgemeiner Lebensführungsregeln und medizinischer Ratgeber skeptisch geworden.

Beim Schreiben dieses Buches ist indessen etwas passiert, was mein Denken völlig umgekrempelt hat. In meinem Beruf bemühe ich mich bei der Beurteilung meiner Untersuchungen und Theorien zu Problemen des Schlafs generell um die Hilfe und den Rat meiner Kollegen an Universität und Krankenhaus. Aber immer, wenn ich den Nutzen eines der auf diesen Seiten vertretenen Ansätze ermitteln wollte, wandte ich mich an das offenste und konstruktivste Publikum, das ich kenne – meine Studenten.

Im letzten Jahr begann eine Gruppe von etwa zwanzig Studenten, die sich selbst den Namen »Stanford-Studenten für gesunden Schlaf« gegeben hatte, unter meiner Betreuung die Grundsätze, die sie in meinem Kurs »Schlaf und Träume« gelernt hatten, in die Praxis umzusetzen. Wir trafen uns einmal wöchentlich, um über Fragen des Umgangs mit dem Schlaf zu diskutieren; zudem setzte ich mich mit einzelnen Studenten zusammen, um eingehender ihre Bemühungen zu erörtern. Ihre Beiträge und Kommentare haben sich für dieses Buch als überaus wertvoll erwiesen, insbesondere was die in den folgenden Kapiteln dargestellten Prinzipien für einen gesunden Schlaf betrifft. Mit Hilfe der Studenten konnte ich eine Reihe brauchbarer Leitlinien ausarbeiten, die schließlich in der im zwanzigsten Kapitel dargestellten Schlafkur zusammengefaßt werden; es handelt sich um ein dreiwöchiges Stufenprogramm für die Umsetzung der Grundsätze des gesunden Schlafs im Alltagsleben. Die positive Reaktion meiner Studenten auf diese Verhaltensmaßregeln hat mich darin bestärkt, sie in dieses Buch mit aufzunehmen.

Besonders angetan war ich von der Zielstrebigkeit, mit der die jungen Leute ihre Schlafgewohnheiten in den Blick nahmen und in vielen Fällen neu organisierten. Sie lernten, ihren Schlaf zu managen, und entwickelten dabei eine bemerkenswerte Tatkraft und eine tiefe Lust am Leben. Ich sehe mich durchaus als Experten in Sachen Schlafmangel unter Studenten, daher empfand ich es als gleichermaßen eindrucksvoll und zufriedenstellend, daß die Teilnehmer dieser Gruppe ihr Wach- wie ihr Schlafverhalten veränderten.

Lance D., ein Student aus dieser Gruppe, ist ein gutes Beispiel dafür. Als ich ihn am Ende des Studienjahres zu seinem Schlafverhalten interviewte, war er hellwach, munter und lebhaft. Er hatte als Teilnehmer an meinem Seminar faktisch schon im Winterhalbjahr damit begonnen, seine Schlafschulden abzutragen, und im Frühjahrshalbjahr hatte er ein Schlafprogramm von siebeneinhalb bis acht Stunden pro Nacht beibehalten. Seine früher auffällige Schläfrigkeit tagsüber war kein Problem mehr, da er nunmehr über seinen Schlafbedarf genauestens Bescheid wußte und seine Schlafgewohnheiten darauf zugeschnitten hatte. Er sprach über seinen zirkadianen Rhythmus mit dem entspannten Selbstbewußtsein von jemandem, der sich in- und auswendig kennt und sein Leben im Griff hat. Er wollte sogar andere an seiner Erfahrung teilhaben lassen. Dementsprechend gab er, da er in der Schule, ohne es zu wissen, schrecklich unter Schlafmangel gelitten hatte, seine Geschichte an Schüler weiter.

Auch die anderen Studenten konnten in dem Maße, wie sie ihre Schlafrückstände abbauten, zumeist von einem ähnlichen Gefühl zurückgewonnener Tatkraft und Antriebsstärke berichten. Sie fühlten sich munterer und aufmerksamer im Unterricht und freuten sich auf die Hausaufgaben, auf die sie sonst mit Angst oder wenigstens doch mit einem Gefühl der Müdigkeit reagiert hatten. Es gibt gewiß kein Rezept, das sich gleichermaßen für alle eignet, aber zumindest die Teilnehmer an dieser Schlafgruppe hatten feststellen können, wie überraschend einfach es doch war, die Übermüdungserscheinungen, unter denen sie gelitten hatten, in den Griff zu bekommen, sobald sie die Grundzusammenhänge des Schlafverhaltens begriffen hatten.

Die folgenden Kapitel befassen sich mit den Themen, die für die Rückgewinnung eines gesunden Schlafs ausschlaggebend sind. Entscheidend dabei ist jedoch, daß der einzelne auf seine individuelle biologische Uhr Rücksicht nimmt und in seinem Schlafbedürfnis das Zentrum des Problems erkennt, statt sie als eine bloße Randerscheinung des eigenen Lebens zu betrachten. Diese Themen gliedern sich wie folgt:

1. Bestandsaufnahme des eigenen Schlafbedarfs
2. Wie man seine Schlafprobleme anpackt
3. Wie man seine Schlafkrisen meistert
4. Warum das Alter beim Schlaf eine Rolle spielt
5. Intelligent leben – intelligent schlafen

Zu guter Letzt habe ich ein Programm zusammengestellt, das helfen soll, die genannten Prinzipien in die Tat umzusetzen.

Die Wiedererlangung eines gesunden Schlafs ist freilich genauso mühevoll wie das Erlernen einer gesunden Ernährungsweise oder der Erhalt einer guten körperlichen Verfassung. Man braucht dazu Disziplin und Selbsterkenntnis. Meine Studenten in Stanford, aber auch alle, die in Walla Walla dazu gekommen sind, haben mich in der Überzeugung bestärkt, daß gesunder Schlaf letztlich für niemanden, der sich darum bemüht, ein Ding der Unmöglichkeit ist.

Kapitel 15:
Bestandsaufnahme des eigenen Schlafbedarfs

Grundvoraussetzung für jegliches Wissen über gesunden Schlaf ist die Tatsache, daß der Schlafbedarf sowie die Muster von Schlafen und Wachen bei keinem von uns völlig gleich sind. So besteht denn auch, wenn man ein waches, intensives Leben führen und die Grundsätze für einen gesunden Schlaf im eigenen Leben wirksam werden lassen will, der erste und wichtigste Schritt in der Beurteilung des eigenen Schlafverhaltens. Schließlich hat jeder selbst den besten Zugang zu den genauen Informationen über die eigenen Schlafgewohnheiten, obwohl man überrascht sein wird, wenn man sich tatsächlich der Mühe unterzieht, seine Beobachtungen festzuhalten. Keiner ist so motiviert wie man selbst, Schwachstellen der eigenen Schlafgewohnheit zu lokalisieren, um ein festes Fundament für einen gesunden Schlaf zu schaffen.

Der Begriff »Schlafarchitektur« wird häufig von Schlafspezialisten verwendet, um die einzelnen Momente des nächtlichen Schlafs in einem Konzept zusammenzufassen, etwa die Zeit, die zum Einschlafen gebraucht wird (Schlaflatenz), die Abfolge der Schlafphasen und deren jeweilige Dauer, die Schlafzeit insgesamt sowie die Zahl und Dauer der nächtlichen Wachphasen. Dies alles untersuchen wir zum Beispiel im Schlafforschungszentrum von Stanford. Wer sich in seinem Alltag selbst beobachtet, für den ist es indessen nicht minder von Belang, das Ausmaß seiner Schlafschulden zu erkennen; er muß das Verhältnis von Wachsein und Schläfrigkeit am Tage, die Zahl der Nickerchen, die zeitliche Abfolge und Regelmäßigkeit von Schlaf- und Wachzeiten sowie etwaige Symptome einer Schlafstörung wie Schnarchen und ruhelose Beine beurteilen können, und er muß angeben können, als wie erfrischend er den Schlaf empfindet.

Im folgenden möchte ich ein paar Hinweise zum Verständnis des eigenen Schlafverhaltens geben. So wie ein Haus seine Merkmale und Besonderheiten hat, so geben auch Menschen durch ihre Gewohnheiten und Bedürfnisse dem allgemeinen Schlafmuster eine eigene Signatur. Wenn der Leser die im folgenden dargestellten praktischen Maßnahmen anwendet, sollte er eigentlich wissen, wieviel Schlaf er im Durchschnitt pro Tag braucht, wieviel Schlaf er tatsächlich bekommt, zu welcher Tageszeit er seinen Leistungshöhepunkt hat und wieviel Schlafschulden er in etwa von einem Tag zum nächsten mitschleppt.

Wenn er dabei etwa zu der Feststellung gelangt, daß er, wie im übrigen die meisten Menschen, tagsüber von Schläfrigkeitsanfällen heimgesucht wird, kann ihm die weitere Lektüre behilflich sein herauszufinden, ob diese Müdigkeit auf selbstverschuldetem Schlafentzug oder auf einer klinischen Schlafstörung beruht oder gegebenenfalls auf beidem. Da Ihr Hausarzt aller Wahrscheinlichkeit nach weniger über den Schlaf weiß als Sie, liegt es an Ihnen, die Besonderheiten Ihres Schlafverhaltens und die Ursachen Ihrer Schlafprobleme zu erkennen.

Wie man seine Schlafgewohnheiten erkennt: das Schlaftagebuch

Die Einstellung zum eigenen Schlafverhalten hat viel Ähnlichkeit mit dem Umgang mit Geld oder dem eigenen Gewicht. So wie man einen Haushalts- oder einen Diätplan damit beginnt, daß man die tatsächlichen Ausgaben oder Eßgewohnheiten erfaßt, so ist auch bei der Frage nach dem Schlafverhalten der beste Ausgangspunkt der, daß man seine Schlafgewohnheit kritisch unter die Lupe nimmt. Auch in dieser Hinsicht ist erstaunlich, wie wenig man im Grunde über die eigene Lebensweise weiß, solange man nicht innehält und niederschreibt, was einem auffällt.

Zum traditionellen Bestand in Schlafforschung und Schlafmedizin gehört das Schlaftagebuch; in ihm wird der tägliche Rhythmus von Schlaf- und Wachphasen protokolliert. In der Schlafklinik werden die Patienten häufig aufgefordert, ausführlich Tagebuch zu führen und auch – nach Minuten – die Dauer ihres tatsächlichen Wachseins während jeder nächtlichen Wachphase, an die sie sich noch erinnern, einzutragen. Nur mäßig unter Schlafentzug leidende Personen können sich darauf beschränken, die Zubettgehenszeit, die Einschlafdauer und den Zeitpunkt des Aufstehens aufzuschreiben; auch mit den Nickerchen sollte man im übrigen so verfahren (als Vorlage für ein Schlaftagebuch vgl. Abb. 15.1). Man kann, wenn man sich an nächtliches Aufwachen erinnert, einen entsprechenden Eintrag machen, sollte die geschätzte Dauer des Wachseins allerdings nur aufschreiben, wenn sie mehr als eine Viertelstunde betrug oder man mehrmals aufwachte. Zusätzlich sollten Sie ein Auge darauf haben, wie Sie sich den Tag über fühlen, und zu diesem Zweck die Stanforder Müdigkeitsskala heranziehen. Zu unterschiedlichen Tageszeiten sollten Sie kurz notieren, welche Ziffer Ihrer aktuellen Gefühlslage am ehesten entspricht:

Abb. 15.1

SCHLAFTAGEBUCH

Datum: _____

Nach dem Aufwachen ausfüllen:

Zu welcher Uhrzeit sind Sie zu Bett gegangen: _____

Wann sind Sie eingeschlafen: _____

Wann sind Sie aufgewacht: _____

Wie oft sind Sie in der Nacht aufgewacht: _____

Dauer des nächtlichen Wachseins: _____

Nächtliche Schlafdauer insgesamt: _____

Bemerkungen zum Charakter des nächtlichen Schlafs:

_____

Fühlen Sie sich morgens nach dem Aufstehen erschöpft? Ja _____   Nein _____

Wenn ja, wie lange dauert dieser Zustand? _____

Am Abend ausfüllen:

Nickerchen:

Dauer: _____

Dauer des Wachseins: _____

Gesamtdauer der Nickerchen: _____

Bemerkungen zum Charakter der Nickerchen:

_____

Notieren Sie, unter Zuhilfenahme der Stanforder Müdigkeitsskala, den tagsüber festgestellten Zustand Ihrer Weckreaktion:

1. Sie fühlen sich voller Tatkraft und Lebensfreude, munter und hellwach.
2. Ihre Leistungsfähigkeit ist auf einem hohen Niveau, wenn auch nicht auf dem Gipfel.
3. Sie sind entspannt, nicht durch und durch munter, aber aufnahmefähig.
4. Sie fühlen sich ein wenig benommen, keineswegs auf der Höhe, mitgenommen.
5. Sie fühlen sich müde, interesselos, abgespannt.
6. Sie fühlen sich schläfrig und möchten sich am liebsten hinlegen.
7. Sie sind fast im Halbschlaf und können sich kaum wach halten.

6 Uhr		16 Uhr	
8 Uhr		18 Uhr	
10 Uhr		20 Uhr	
12 Uhr		22 Uhr	
14 Uhr		24 Uhr	

Wie war heute der Gesamtzustand Ihrer Schläfrigkeit/ Weckreaktion (1–7)? _____

Sonstige Bemerkungen zur geistigen oder körperlichen Verfassung:

_____

_____

Stanforder Müdigkeitsskala

1. Sie fühlen sich voller Tatkraft und Lebensfreude, munter und hellwach.
2. Ihre Leistungsfähigkeit ist auf einem hohen Niveau, wenn auch nicht auf dem Gipfel.
3. Sie sind entspannt, nicht durch und durch munter, aber aufnahmefähig.
4. Sie fühlen sich ein wenig benommen, keineswegs auf der Höhe, mitgenommen.
5. Sie fühlen sich müde, interesselos, abgespannt.
6. Sie fühlen sich schläfrig und möchten sich am liebsten hinlegen.
7. Sie sind fast im Halbschlaf und können sich kaum wach halten.

Sie sollten Ihre Eintragungen mehrmals am Tag machen, zunächst morgens eine oder zwei Stunden nach dem Aufwachen, dann am frühen Nachmittag beim ersten Abgespanntsein (gegen vierzehn Uhr) und schließlich in der Zeit der vorabendlichen Weckreaktion (bei den meisten Menschen zwischen sieben und acht Uhr abends). Sie können natürlich auch notieren, wie Sie sich im Verlauf des Tages zu anderen, willkürlich bestimmten Zeiten fühlen. (Gelegentlich verlange ich von meinen Studenten, daß sie dem Zustand ihrer Weckreaktion ein besonderes Augenmerk widmen, indem sie jede Viertelstunde erneut eine Bewertung vornehmen und dann die Wertungen eines ganzen Tages in ein Diagramm übertragen.)

Führt man über mindestens eine Woche ein solches Schlaftagebuch, erhält man schließlich ein klares Bild des eigenen Schlafprofils. Sollte der Ablauf Ihres Schlafs tatsächlich unregelmäßig sein, werden Sie das auf dem Papier kaum übersehen können. (Noch deutlicher wird dies, wenn Sie die gewonnenen Daten in einem Diagramm festhalten; erforderlich ist das allerdings nicht.) Prüfen Sie die jeweilige Uhrzeit Ihres Zubettgehens und Aufwachens, und berechnen Sie die Gesamtdauer Ihrer nächtlichen Schlafzeiten. Bedenken Sie, daß es an Wochenenden womöglich zu Veränderungen im Ablauf Ihres Schlafs kommt. Achten Sie auf etwaige Unterschiede, die im Verlauf eines Tages zwischen den jeweiligen, nach der Stanford-Skala ermittelten Einstufungswerten auftreten, und kontrollieren Sie, ob es tagsüber Zeiten gibt, wo diese Einstufungswerte durchgängig hoch oder niedrig liegen.

Mit Hilfe des Schlaftagebuchs erfahren alle abstrakten und gefühlsmäßigen Aussagen über Schlafschulden und biologische Uhr eine Konkretisierung. Damit haben Sie die Möglichkeit, Aufschluß über die täglichen Höhe- und Tiefpunkte Ihrer Weckreaktion zu gewinnen und herauszufinden, zu welcher Tageszeit Sie Ihre höchste Leistungsfähigkeit haben. Auch wer der Ansicht ist, er wisse genau, wann er sich im Laufe eines Tages am besten und wann am schlechtesten fühlt, den wird sein tatsächliches Schlafmuster überraschen. Das einzige Problem, wie sich gezeigt hat, ist der Umstand, daß nicht selten die Eintragungen vergessen werden. Nach meiner Meinung empfiehlt sich daher der Wecker einer digitalen Armbanduhr. (Im Handel sind preiswerte Uhren mit Alarmvorrichtung erhältlich.)

Seien Sie unbesorgt, wenn die Höhen und Tiefen Ihrer Weckreaktion von den Normalverschiebungen des biologischen Rhythmus abweichen. Solche Abweichungen können ein äußerst informativer Bestandteil eines Schlaftagebuchs sein. Wenn Sie etwa zu einer unüblichen Zeit einen Hoch- oder Tiefpunkt der Schläfrigkeit haben, stellt sich die Frage, welche Umstände zu jenem Zeitpunkt ein derartiges Gefühl mit verursacht haben könnten. Nehmen wir zum Beispiel an, daß Sie den täglichen Einbruch Ihrer Weckreaktion, statt um ein oder zwei Uhr, gegen fünf Uhr nachmittags erleben; zudem liegt Ihre Schlafenszeit um etwa ein Uhr nachts, und Sie wachen gegen neun Uhr morgens wieder auf. Ein derartiges Schlafmuster könnte auf eine gegenüber dem Durchschnitt der Bevölkerung verschobene zirkadiane Phase hindeuten. Vielleicht fühlen Sie sich aber auch deswegen gegen fünf Uhr schläfrig, weil um diese Zeit normalerweise Ihr Arbeitstag ausläuft. Sie standen den ganzen Tag unter Arbeitsdruck und waren derart angespannt, daß Sie den mittäglichen Einbruch Ihrer zirkadianen Weckreaktion nicht einmal bemerkt haben. Wenn dann gegen fünf Uhr nachmittags der Arbeitsdruck und die Anspannung nachlassen, kann es passieren, daß die Schlafschulden, die Sie bis dahin aufgehäuft haben, Sie ungeachtet eines Anstiegs der zirkadianen Weckreaktion tatsächlich hart treffen.

Auch die Wochenenden können ein vergleichbares deutliches Nachlassen der streßbedingten Weckreaktion bewirken. So ist es durchaus möglich, daß Sie sich den ganzen Sonnabend und Sonntag über äußerst schläfrig fühlen, sich zu nichts aufraffen können und den starken Wunsch nach einem Mittagsschlaf verspüren, auch wenn Sie morgens länger als üblich geschlafen haben. Vergessen Sie nicht, daß Ihre Lethargie nicht von zu viel Schlaf herrührt. Vielmehr signalisiert Ihnen Ihr Körper, daß Sie im Verlauf der Woche Schlafschulden aufgebaut haben; diese treten am Wochenende zutage, weil der Druck, wach bleiben zu müssen, aus dem Arbeitsalltag fehlt.

Im letzten Kapitel finden Sie weitere Vorschläge für Eintragungen ins Schlaftagebuch, aus denen der Zusammenhang von Lebensweise und Schlafverhalten ersichtlich wird. Aber auch mit dem jetzigen Stand Ihrer

Kenntnisse sollte es Ihnen gelingen, eine ordentliche Arbeitsvorlage zur Beurteilung Ihres Schlafprofils zu erstellen. Zur Vervollständigung Ihrer Arbeitsunterlagen über Ihr Schlafprofil seien noch ein paar weitere, zur Selbstdiagnose geeignete Tests angefügt.

Das Messen der Schlafschulden

Wieviel Schlafschulden schleppen Sie mit sich herum? Die einfachste Möglichkeit, den Umfang seiner Schlafschulden zu ermessen, besteht darin, daß Sie die Schläfrigkeitsphasen notieren, die Sie tagsüber bei sich feststellen. Der nachstehende Fragebogen – er ist Teil der Epworth-Schlafskala – erlaubt eine erste Einschätzung Ihrer Situation.

Wie wahrscheinlich ist es, daß Sie unter folgenden Umständen einnicken oder einschlafen? Setzen Sie selbst anhand folgender Skala

0 = nie
1 = selten
2 = hin und wieder
3 = des öfteren

einen entsprechenden Wert ein:

– wenn Sie im Sitzen lesen;
– beim Fernsehen;
– wenn Sie sitzend und passiv an einer öffentlichen Veranstaltung teilnehmen (z. B. im Theater oder bei einer Versammlung);
– als Mitreisender in einem Auto nach etwa einstündiger Fahrt;
– beim nachmittäglichen Ausruhen (soweit dafür eine Möglichkeit besteht);
– wenn Sie sich im Sitzen mit jemandem unterhalten;
– wenn Sie nach dem Mittagessen ohne Alkohol ruhig am Tisch sitzen;
– wenn Sie mit Ihrem Auto für kurze Zeit verkehrsbedingt stoppen müssen;
– Gesamtwert.

Bewerten Sie Ihr Gesamtergebnis:

   0– 5 Geringe oder keine Schlafschulden
   6–10 Mäßige Schlafschulden
11–20 Schwere Schlafschulden
21–25 Sehr erhebliche Schlafschulden

Tagesschläfrigkeit und Schlafschulden lassen sich, wie schon erwähnt, am besten anhand des Multiplen Schlaflatenztests (MSLT) beurteilen. Sie erinnern sich gewiß daran, daß unter Schlaflatenz das Zeitmaß verstanden wird, welches angibt, wie schnell eine Person einschläft, die sich in einem ruhigen, dunklen Raum zur Nachtruhe hingelegt hat. Wenn Sie optimal ausgeruht sind, liegen Sie noch fünfzehn oder zwanzig Minuten wach. Wenn Sie dagegen unter ernstlichem Schlafentzug oder unter Schlafstörungen leiden, schlafen Sie innerhalb von fünf Minuten ein. Dieses Einschlaftempo wird ein wenig vom Rhythmus Ihrer biologischen Uhr beeinflußt; so werden durch die Nachmittagsmüdigkeit ein paar Minuten von der Schlaflatenz weggenommen, während der Wachheitsgipfel am frühen Abend einige Minuten hinzufügt. Tatsächlich wird mit dem MSLT der Zusammenhang von Schlafschulden und zirkadianer Weckreaktion gemessen, aber er eignet sich auch vorzüglich zum Nachweis inhärenter Schlafschulden, zumal wenn die Messungen mehrmals am Tage vorgenommen werden.

Im Schlaflabor dient der MSLT der Messung des Schlafbeginns, insoweit der Augenblick festgehalten wird, in dem die Gehirnströme vom Wachheitszustand in die erste Phase (leichter Schlaf) übergehen. Gewiß können die Gehirnströme, wenn sie sich zum Schlafzustand hin verändern, mit dem Elektroenzephalographen präzise gemessen werden; gleichwohl lassen sich relativ genaue Tests auch zu Hause durchführen.

Eine einfache Methode etwa, bei der ein Teelöffel benutzt wird, wurde vor vielen Jahren, bevor es die EEG-Geräte gab, von Nathaniel Kleitman angewendet. Legen Sie sich mit geschlossenen Augen, ohne Schuhe und mit bequemer Kleidung beziehungsweise mit dem, was Sie für gewöhnlich nachts anhaben, auf eine Couch oder ins Bett. Das Licht sollte gedämpft, die Vorhänge zugezogen sein. Legen Sie Ihre Hand über einen Stuhl, die Couch- beziehungsweise Bettkante und halten Sie senkrecht über einem auf den Fußboden gestellten Teller einen Teelöffel locker in der Hand. Halten Sie die Uhrzeit fest, entspannen Sie sich und lassen Sie sich in den Schlaf fallen. Sobald Sie der Schlaf übermannt, werden sich Ihre Muskeln entspannen und der Löffel wird Ihrer Hand entgleiten und auf den Teller fallen. Sie werden von dem Klirren garantiert aufwachen, es sei denn, Sie litten unter gravierendem Schlafentzug. Halten Sie erneut die Uhrzeit fest und errechnen Sie die Zeit, die Sie brauchten, um einzuschlafen. Das errechnete Ergebnis entspricht Ihrer Schlaflatenz. Es mag sein, daß der Löffel nicht in genau dem Augenblick zu Boden fällt, wo Sie der Schlaf ereilt, aber die Berechnung dürfte doch exakt genug sein, um eine Grobeinschätzung dessen zu ermöglichen, was auch der MSLT erbracht hätte. Unlängst wurde ich mit einer Variante dieses Verfahrens konfrontiert. Ich hielt ein Glas eisgekühltes Wasser über der Brust, während ich im Bett lag und mir die Tagesschau ansah. Plötzlich fühlte ich schaudernd, wie mir kaltes Wasser über die Brust lief. Dieser Hinweis darauf, daß der Schlaf eingesetzt hatte, war ebenso unzweideutig wie das Klirren des Löffels, aber dieses Verfahren halte ich dann doch nicht für empfehlenswert.

Ein weiteres, auch zu Haus leicht zu praktizierendes Testverfahren besteht darin, jemanden zu bitten, einen beim Einschlafen zu beobachten. Der Beobachter kann dabei ein Buch lesen oder irgendeiner anderen leisen Tätigkeit nachgehen und etwa jede Minute überprüfen, ob Sie schon schlafen. Der Beobachter sollte allerdings erst die Zeit messen, wenn Sie Ihre bequemste Schlafposition eingenommen haben. Er sollte sich nicht bloß auf ein körperliches Zeichen verlassen, das ihm den Beginn des Einschlafens signalisiert, er kann sich aber nach eindeutigen Anhaltspunkten richten, wie zum Beispiel ein langsames und tiefes Atmen, Schnarchgeräuschen oder einem leichten Öffnen der Lippen, das erfolgt, wenn die Muskeln sich bei Eintritt des Schlafs entspannen und lockern. Sobald diese Zeichen auftreten, sollte der Beobachter Sie wecken und die Zeit aufschreiben. Sie werden vielleicht einwenden, daß Sie noch gar nicht geschlafen hätten. Doch kann man sich über die ersten Momente des Schlafens leicht täuschen, und, wenn sie plötzlich unterbrochen werden, mögen sie einem gar nicht wie Schlaf erscheinen. Aber meistens kann man durch Augenschein entscheiden, ob jemand kurz vor dem Einschlafen ist; wenn nämlich eines der genannten Zeichen für den Schlaf – das Atmen und die Muskelentspannung – eintritt, schläft der Betreffende vermutlich gerade ein, und das zählt. Andererseits ist der exakte Augenblick, wann jemand einschläft, häufig kaum zu sehen, so daß mit dieser Methode eine grobere Messung erzielt wird als mit dem Löffeltest.

Das in Schlaflabors und Kliniken verwendete MSLT-Standardverfahren schließt Tests am Abend aus. Die letzte Schlaflatenzmessung findet beim Standardverfahren in der Regel um sechs Uhr statt, und viele Leute machen überhaupt nur vier Tests am Tag: um zehn Uhr, um zwölf Uhr, um zwei und um vier Uhr nachmittags. Falls Sie Gelegenheit haben, Ihre Schlaflatenz zu allen diesen Uhrzeiten zu testen, wäre das lohnend. Falls das nicht geht, empfehle ich Tests um zehn Uhr, um halb ein Uhr und gegen drei Uhr nachmittags oder, wenn Sie nur für zwei Tests pro Tag Zeit haben, um zehn Uhr und um ein Uhr. Zumindest hätten Sie damit eine Vorstellung von Ihrer Leistungsfähigkeit während der morgendlichen zirkadianen Weckreaktion sowie am frühen Nachmittag, wenn der Wachheitszustand allmählich nachläßt.

Der Grund dafür, daß man am ehesten noch den Abendtest weglassen kann, liegt darin, daß die dabei erzielten Ergebnisse häufig eher altersbedingt sind, als daß sie über den Stand der Schlafschulden Aufschluß geben. Für einen jungen Menschen wäre es ungewöhnlich, wenn er in der Lage wäre, abends gegen acht Uhr prompt einzuschlafen; die meisten älteren Leute dagegen können das; ein abendlicher Test könnte bei jungen Leuten ein fälschlich hohes und bei älteren Menschen ein fälschlich niedriges Ergebnis erbringen. Das niedrigste Ergebnis eines Tages ist vermutlich dasjenige, das am besten Ihre tatsächliche Schlaflatenz wiedergibt, weil es aller Wahrscheinlichkeit nach am wenigsten von der zirkadianen Weckreaktion beeinflußt wird.

Wenn Sie Ihre Befunde erhärten wollen, sollten Sie den Test an mehreren Tagen wiederholen, damit die Ergebnisse nicht etwa durch das Schlafverhalten einer einzigen Nacht verfälscht werden. Die zu Haus durchgeführten Testmethoden werden mutmaßlich zu einem MSLT-Ergebnis führen, das etwas über dem liegt, was mit einem EEG-Gerät festgestellt würde, gleichwohl sind sie exakt genug, um Ihre Position auf der nachfolgenden Skala bestimmen zu können. Die Zahlen bedeuten, wie viele Minuten jeweils bis zum Einschlafen nötig waren. Diese Bewertungen sind Durchschnittsergebnisse vieler Testreihen.

1 bis 5 Minuten	Schwerer Schlafentzug, höchstwahrscheinlich aufgrund von Schlafstörungen wie Apnoe oder Schlaflosigkeit. Ebenso rangieren Personen mit nicht behandelter Narkolepsie in diesem Bereich.
5 bis 10 Minuten	Eindeutige Störung. Sie verspüren wahrscheinlich wenig Tatkraft während der Einbrüche Ihrer Weckreaktion im zirkadianen Rhythmus beziehungsweise wenn Sie Auto fahren oder ausruhen.
10 bis 15 Minuten	Der Umfang Ihrer Schlafschulden ist überschaubar, aber Sie könnten dennoch eine Besserung verspüren, wenn Sie sie abarbeiten.
15 bis 20 Minuten	Sie haben geringfügige beziehungsweise keine Schlafschulden, oder Sie haben den Test zum Zeitpunkt eines Höhepunkts Ihrer Wachheit gemacht.

Wenn Sie nach zwanzig Minuten immer noch wach sind, brechen Sie den Test ab. Sie sind so wach, wie man nur sein kann.

In gewisser Hinsicht ist ein Ergebnis von fünfzehn bis zwanzig beim Nachlassen der Wachheit optimal, weil eine kleine Menge an Schlafschulden gut ist. Winzige Schlafschulden haben zur Folge, daß der Schlaf effizienter wird; Sie schlafen schneller ein und Sie schlafen auch länger. Wenn Sie zwanzig Minuten brauchen, um zum Zeitpunkt Ihrer markantesten Abschlaffung im gesamten Tagesverlauf einzuschlafen, brauchen Sie womöglich am Abend fürs Einschlafen genausolange. Gesunde Schläfer mit Schlafschulden von nur wenigen Stunden haben vielleicht eine Schlafeffizienz von neunundachtzig bis fünfundneunzig Prozent, was bedeutet, daß sie fünf bis elf Prozent der Zeit, die sie im Bett liegen, wach sind. Jemand, der unter Schlaflosigkeit leidet, kommt möglicherweise auf eine Schlafeffizienz von sechzig bis fünfundachtzig Prozent. Wenn Sie die Schlafschulden vollständig abtragen, kann Ihre Schlafeffizienz so weit absinken, daß sie dem Gefühl nach der Schlaflosigkeit gleicht.

Täglicher Schlafbedarf

Das elementare und entscheidende Wissen, das Sie über den Schlaf haben müssen, ist Ihr durchschnittlicher Bedarf an Schlaf in einem Zeitraum von vierundzwanzig Stunden, um Schlafsoll und Weckreaktion in ein optimales Verhältnis zu bringen. Gleich einem Thermostat, der für eine konstante Raumtemperatur sorgt, wirkt Ihr körpereigener Schlafhomeostat darauf hin, daß Sie Ihr tägliches Schlafpensum erfüllen. Man akkumuliert in einem gewissen Umfang Schlafschulden, die man jeden Tag mit einem bestimmten Schlafquantum abzuzahlen hat. Dabei ist es gleich, ob Sie vom Naturell her ein Kurzschläfer sind, der mit weniger als acht Stunden pro Nacht auskommt, oder ein Langschläfer, der ein größeres Schlafquantum braucht.

Um Ihren persönlichen Schlafbedarf zu ermitteln, müssen Sie herausfinden, wieviel Schlaf nötig ist, um Ihre Schlaftendenz über mehrere Tage hin konstant zu halten. Gehen Sie folgendermaßen vor: Die meisten Menschen haben eine ungefähre Vorstellung von ihrem Schlafbedarf, so daß dieser Wert als Ausgangspunkt dienen sollte. Nehmen wir an, daß Sie Ihrer Meinung nach einen Schlafbedarf von acht Stunden haben. Wählen Sie zunächst eine Schlafenszeit aus, zu der Sie nach Ihrer Ansicht leicht

einschlafen, sagen wir elf Uhr. Unter der Voraussetzung, daß Sie ungefähr fünfzehn Minuten brauchen, bis Sie fest schlafen, sollten Sie Ihren
Wecker auf Viertel nach sieben Uhr stellen. Verfahren Sie ein paar Tage
nach diesem Muster und achten Sie darauf, wie Sie sich den Tag über
fühlen, insbesondere bei kurzen Ruhepausen, während der Arbeit, nach
dem Essen oder beim Autofahren. Wie schläfrig fühlen Sie sich bei diesen Gelegenheiten? Registrieren Sie Ihre Neigung, beim Fernsehen oder
Lesen eines Buchs einzuschlafen. Wenden Sie bei sich zu Hause während
des nachmittäglichen Einknickens der Weckreaktion das MSLT-Verfah-
ren an und notieren Sie, ob im Verlauf von ein paar Tagen die Resultate
gleichbleiben oder ob sie sich verändern, also höher beziehungsweise
niedriger liegen.

Wenn Sie merken, daß Sie sich trotz eines gleichbleibenden nächtlichen Schlafquantums müder fühlen und leichter schläfrig werden, schlafen Sie weniger, als Sie eigentlich müßten. Schlafen Sie also dreißig Minuten länger, und kontrollieren Sie weiterhin Ihr Verhalten und Ihre
Werte. Geht Ihre Neigung zur Schläfrigkeit zurück, sind Sie dabei, Ihre
Schlafschulden abzubezahlen (die allerdings immer noch beträchtlich
sein können). Besteht Ihre Neigung zur Schläfrigkeit und zum Einschlafen unverändert fort, entspricht die Menge an Schlaf pro Nacht dem, was
Sie an Schlaf wirklich benötigen, beziehungsweise sie kommt dem recht
nahe.

Eine andere Vorgehensweise, die ich im letzten Kapitel in einem systematischen Zusammenhang darstellen werde, hat den Vorteil, daß sie die
Schlafschulden abträgt, während Sie zugleich Ihren Schlafbedarf festlegen. Am besten unternimmt man diesen Versuch während der Ferien oder
eines anderen Zeitraums mit flexiblem Tagesablauf. Wählen Sie eine vernünftige Schlafenszeit, die Sie vierzehn Tage lang jeden Abend einhalten
können, und verzichten Sie auf den Wecker. Versuchen Sie nicht morgens,
zu einem bestimmten Zeitpunkt aufzuwachen, lassen Sie vielmehr Ihren
Kopf von sich aus zum Morgenappell finden. Wenn Sie spontan zu Ihrer
üblichen Zeit aufwachen, drehen Sie sich noch einmal um und schlafen
Sie weiter, solange sie können. Hierzu ist es ratsam, daß Sie Licht und
Geräusche von Ihrem Schlafzimmer fernhalten. Wiederholen Sie diesen
Vorgang jede Nacht. In den ersten Tagen, solange Sie Ihre Schlafschulden abbezahlen, werden Sie wahrscheinlich ziemlich lange schlafen,
doch nach einer gewissen Zeit sollte sich Ihre Schlafdauer auf einem bestimmten Niveau, vermutlich irgendwo zwischen sieben und neun Stunden, einpendeln. Wenn Sie die Stunden »Extraschlaf« zusammenzählen,
kommen Sie in etwa auf die Schlafschulden, die Sie mit sich herumtra-
gen. Erst wenn Sie jede Nacht im wesentlichen das gleiche Schlafquan-

tum erzielen, sind Sie auch bei der Menge an Schlaf angelangt, die Sie brauchen.

Denken Sie daran, daß unvermutet Schlafprobleme auftauchen können, wenn nämlich Ihre Schlafschulden auf einem zu niedrigen Niveau angelangt sind, das heißt auf einem Niveau, das nicht ausreicht, Ihnen ein schnelles Einschlafen zu ermöglichen, sobald Sie zu Bett gegangen sind.

Augenscheinlich lassen es Ihre beruflichen Verpflichtungen nicht zu, daß Sie lange schlafen. Wenn Sie ein »Morgenmensch« sind, wird vermutlich Ihre stärkste zirkadiane Weckreaktion in diesem Zeitraum des Tages liegen und dementsprechend dafür sorgen, daß Sie jeden Tag mehr oder weniger zum gleichen Zeitpunkt aufwachen. Ich selbst weiß genau, daß ich ein »Morgenmensch« bin, und immer, wenn ich erheblich unter Schlafmangel leide, versuche ich früh zu Bett zu gehen.

Ob es schwieriger ist, früh zu Bett zu gehen oder länger zu schlafen, hängt von Ihrer persönlichen Situation ab. Ich weiß wohl, daß es einem am Wochenende, wenn man nicht die Entschuldigung hat, aus beruflichen Gründen früh aufstehen zu müssen, schwerfällt, sich von seinen Gastgebern zu verabschieden, eine Party zu verlassen oder seinen Ehepartner aufbleiben zu lassen, um selbst schon um sieben Uhr abends ins Bett zu gehen. Wenn aber nicht wir, die wir über den Schlaf Bescheid wissen, mutig ins Bett gehen, wenn wir Schlaf brauchen, wer sonst sollte es tun? Man muß also lernen, den Mut aufzubringen, sich früh schlafen zu legen, um den Schlaf nachzuholen, dessen Mangel sich von Tag zu Tag akkumuliert hat.

Wenn Sie ein »Morgenmensch« sind, werden Sie vermutlich keine großen Umstände machen müssen, um früh schlafen zu gehen. Wenn Sie unter Spannung und Streß stehen, tun Sie mindestens zwei Stunden vor der vorgenommenen Schlafenszeit etwas, um das Müdewerden zu unterstützen – nehmen Sie ein heißes Bad, lesen Sie ein langweiliges Buch, sehen Sie fern (aber nur wenn Sie das auch schläfrig macht, ansonsten schalten Sie den Apparat früh am Abend ab) oder tun Sie sonst irgend etwas Beruhigendes, das Ihre Gedanken vom Streß und Gefühlsaufruhr des Tages ablenkt. Der Kernpunkt ist der, daß Sie Ihren Weg finden müssen, sich Extraschlaf zu verschaffen, egal, ob Sie früh zu Bett gehen oder lange schlafen oder auch beides. Sollten Sie mit jemandem anders im gleichen Raum schlafen, werden Sie zweifellos einen Kompromiß finden müssen, um auch dem Schlafbedarf des anderen gerecht zu werden.

Um festzustellen, ob ich eine angemessene »Schlafdiät« befolge, merke ich mir, wann und unter welchen Umständen mir die Augen zuzufallen drohen und ich kämpfen muß, um wach zu bleiben. Ich habe mittlerweile ein derartiges Gespür für diese Situationen, daß ich genau weiß, wie

oft sie in der Regel eintreten. Die meisten Menschen haben wahrscheinlich nicht dieses Wissen über sich selbst, ich bin aber der festen Überzeugung, daß jeder es lernen kann.

Ich möchte also abschließend festhalten, daß jeder lernen kann, wie er
sein Schlafverhalten verbessert; Voraussetzung ist allerdings, daß man
wirklich den Willen hat, geistig wacher und energievoller zu sein. Einer
meiner Studenten vertrat einmal die Meinung, daß die mit der Beobachtung des eigenen Schlafverhaltens verbundene Einschränkung der sozialen Beziehungen schlimmer sei als der Zustand der Schläfrigkeit. Ich
hoffe indessen, daß mit fortschreitender Beobachtung des eigenen Verhaltens dies keine Entweder/Oder-Situation mehr ist und daß jeder, der
seinen Schlaffahrplan besser versteht und damit zurechtkommt, ein angemessenes Schlafpensum bekommt und sein Leben in jeder Hinsicht ge-
nießt. Ich bin immer wieder darüber erstaunt, daß es manchen Leuten egal
ist, ob sie den größten Teil des Tages über unter Müdigkeit leiden, oder
daß sie gar nicht erst die Lust verspüren, im Vollbesitz ihrer Kreativität
und ihrer geistigen Potenzen zu sein.

Kapitel 16:
Wie man seine Schlafprobleme anpackt

Dringende Fälle

Unter den Lesern sind mit Sicherheit einige, die aufgrund einer Schlafstörung völlig beeinträchtigt sind oder gar an der Schwelle des Todes stehen. Bei anderen wird dies unter Umständen auf eine nahestehende Person
zutreffen. In unserer klinischen Arbeit haben wir die Erfahrung gemacht,
daß bei einem Großteil von Personen mit jahrelangen Schlafstörungen
eine ärztliche Diagnose aus Unwissenheit und Gleichgültigkeit unterblieb,
und sie folglich immer kränker wurden.

Dieser Tatbestand wird derzeit durch in Walla Walla im Staate Washington und in Moscow, Idaho laufende Forschungsreihen auf dramatische
Weise bestätigt. Ich habe schon darauf hingewiesen, daß in schweren Fällen von obstruktiver Schlafapnoe die Atemtätigkeit eines schlafenden Patienten fünfundvierzig- bis hundertmal pro Stunde unterbrochen ist. Bei
über tausend in den beiden genannten Städten durchgeführten Schlaftests
hat sich gezeigt, daß achtzig Prozent der getesteten Personen dieses schwere
Stadium erreicht hatten. Das bedeutet, daß die überwiegende Mehrzahl
von Apnoepatienten zu derartig schweren Fällen gerechnet werden muß.

Der darin deutlich gewordene Mangel an öffentlichem Problembewußtsein wurde 1992 vom Staatlichen Ausschuß für die Erforschung von
Schlafstörungen in den USA als Gesundheitsnotstand bezeichnet. In seinem Bericht an den amerikanischen Kongreß schrieb der Ausschuß: »Das
Fehlen eines Problembewußtseins für Schlafstörungen in der Öffentlichkeit ist so allgemein und so verbreitet, daß dem nur durch ein entschie-
denes Handeln des Staates abgeholfen werden kann.« Der Ausschuß
empfahl dem Kongreß, »diesen Zustand unverzüglich zu beheben«. Leider hat sich der Kongreß nicht an diese dringend gemachte Empfehlung
gehalten.

Für Schwerkranke kann es zu spät sein, wenn sie sich der Schlafprobleme erst annehmen, nachdem die Folgen ihrer Krankheit offensichtlich
geworden sind. Haben die Schlafstörungen ein so extremes Stadium erreicht, kann allerdings jeder mühelos die richtige Diagnose stellen. Zu
den verbreitetsten Schlafstörungen zählen die obstruktive Schlafapnoe,
das Syndrom der Restless Legs, Unregelmäßigkeiten der biologischen

Uhr und primäre Schlaflosigkeit. Sie alle äußern sich in leicht erkennbaren Symptomen.

Vor einiger Zeit nahm ich bei einem Radiosender an einer Frage- und Antwortstunde teil. Eine besorgte Anruferin beschrieb in aller Deutlichkeit eine gravierende Apnoe ihrer sechsjährigen Tochter. »Das ist ein Notfall!« platzte es aus mir heraus. »Aber wieso«, warf der Moderator ein, »hier geht es doch wohl nicht um Blaulicht und Martinshorn.« »Das meine ich auch nicht«, erwiderte ich, »ich meine, daß sofort etwas getan werden muß.«

Bei einem Notfall muß man das Problem unverzüglich anpacken, weil jederzeit eine Katastrophe eintreten kann. Die generelle Gefahr bei jeder Schlafstörung ist die eines Unfalls durch Übermüdung. Bei der Schlafapnoe besteht außerdem die Gefahr tödlicher Herzrhythmusstörungen, eines Herzinfarkts oder eines Schlaganfalls. Ich möchte das anhand des Beispiels zweier relativ junger Ärzte verdeutlichen, die 1970 kurz nach der Eröffnung der Stanford-Klinik für Schlafstörungen als Patienten zu uns kamen. Beide waren Hausärzte.

Der eine Arzt war einundvierzig Jahre alt, leicht übergewichtig; er schnarchte laut, und ihm war klar, daß seine starke Müdigkeit nicht normal war. Bei seinem Schlaftest zeigte sich, daß er unter einer schweren obstruktiven Schlafapnoe litt. Als er erfuhr, daß die (seinerzeit) einzig erfolgversprechende Behandlung darin bestand, auf Dauer ein Loch in den Rachen zu schneiden, um die Luftröhre zu öffnen (chronische Tracheostomie), konnte er sich nicht dazu entschließen. Er beschloß statt dessen, abzunehmen und abzuwarten, was passieren würde. Er sollte nach zwei Monaten wiederkommen. Ungefähr vier Wochen nach seinem Weggang entdeckte ich in der Ortszeitung mit großer Bestürzung seine Todesanzeige. Eine Todesursache war nicht aufgeführt. Ich rief seine Familie an, die natürlich in tiefer Trauer war, und erfuhr, daß der junge Mediziner während des Schlafs gestorben war; man nahm an, daß er einer Herzattacke zum Opfer gefallen war.

Der andere Arzt war ein Mann von vierzig Jahren, dem schließlich die Augen zugefallen waren, während er, über eine Patientin gebeugt, mit einem Stethoskop ihre Herztöne abhörte. Die Patientin war, gelinde gesagt, bestürzt, als sein Kopf mit einem Mal auf ihrer unbekleideten Brust lag. Der Schlaftest des Arztes verzeichnete während des Schlafens mehr als fünfzig Atemstillstände pro Stunde sowie gravierende Herzrhythmusstörungen, die für ihn ein hohes Risiko eines Herzstillstands mit sich brachten. Ich war gewiß, daß ihm der Tod sicher war, wenn er eine Behandlung verweigerte. Ich führte ihm seine Situation vor Augen und stellte ihn vor die Alternative, entweder Tracheostomie oder Tod. Daraufhin erklärte er sich mit dem chirurgischen Eingriff einverstanden. Nach der Operation war der Mann wie neugeboren und kann heute auf fast dreißig weitere Jahre eines gesunden, produktiven Lebens zurückblicken. Nie kam in ihm der Wunsch auf, statt des Tracheostomas ein Gerät für einen kontinuierlich positiven Luftröhrendruck (CPAP) einzusetzen oder auf andere chirurgische Maßnahmen zurückzugreifen. Die Tracheostomie ist die wirksamste Behandlungsform für ein müheloses, normales Atmen während des Schlafs. Es ist durchaus möglich, daß der Arzt mit dem Loch in seinem Rachen hundert Jahre alt wird.

Aus neueren wissenschaftlichen Untersuchungen geht hervor, daß von den zahllosen Personen mit einer unbehandelten, schweren obstruktiven Schlafapnoe unendlich viele im Laufe der Jahre vorzeitig gestorben sind. Das Entsetzen, das mich angesichts dieser Fakten befällt, wird nur noch größer, wenn ich bedenke, daß dieser Zustand fortdauert. Den meisten der Betroffenen drohen vorzeitiger Tod, eine verhängnisvolle Krankheit oder ein Unfall, obwohl doch jeder, der sich einer Behandlung unterzieht, noch Jahrzehnte bei bester Gesundheit vor sich hat.

Wie man eine Selbstdiagnose macht

Ich glaube, man kann mit Gewißheit sagen, daß bei allen schweren Schlafstörungen ein Symptom besonders häufig vorkommt, und das ist die Tagesmüdigkeit. Menschen, die sich müde fühlen, klagen zwar über mangelnde Motivation, Apathie und Reizbarkeit, nur von extremer Schläfrigkeit reden sie selten. Meistens drücken sie das in der Weise aus, daß sie abgespannt, erschöpft oder niedergeschlagen seien. Sie wissen nicht, daß eine Schlafstörung möglicherweise die Ursache ihrer Müdigkeit ist, und meinen zumeist, sie hätten irgendein anderes medizinisches Problem. Nur die eindeutige, immer wieder auftretende Schläfrigkeit, bei der man sich wirklich anstrengen muß, um tagsüber wach zu bleiben, nötigt den Betroffenen schließlich doch noch das Eingeständnis ab, daß sie unter Müdigkeit leiden.

Die Ärzte neigen zu demselben Fehlurteil. Obgleich Schlafspezialisten schon seit Jahren wissen, daß Müdigkeit häufig eine übersteigerte Schläfrigkeit aufgrund einer Schlafstörung ist, suchen die Hausärzte unentwegt nach anderen Erklärungen. Wenn sie die Ursache der Müdigkeit nicht eindeutig bestimmen können, wird das Problem häufig als chronisches

Müdigkeitssyndrom oder Depression abgetan. Im Gegensatz dazu ergibt sich aus unserem Erste-Hilfe-Projekt unmißverständlich, daß in mehr als der Hälfte der Fälle, in der ein Patient vor allem über Müdigkeitsanfälle klagt, eine Schlafstörung dafür verantwortlich ist. Werden Sie oder einer Ihrer Nächsten von chronischer Müdigkeit geplagt, sollten Sie dringend als Ursache eine Schlafstörung in Erwägung ziehen. Bei Müdigkeit gehe ich inzwischen immer, solange nicht das Gegenteil bewiesen ist, von einer obstruktiven Schlafapnoe aus.

In der Regel versuche ich, mir ein Urteil über den Grad der Schläfrigkeit von Patienten zu bilden, indem ich sie frage: »Sind Sie generell den ganzen Tag über hellwach, voller Energie und hochmotiviert?« Lautet die Antwort »ja«, ist es äußerst unwahrscheinlich, daß sie ein ernstes oder dauerhaftes Schlafproblem haben. Wenn die Befragten dann auch noch gut aufgelegt, optimistisch oder gar glücklich sind, ist ein Schlafproblem so gut wie ausgeschlossen. Wer allerdings deutlich macht, daß er nicht diesen optimalen Grad an Wachheit und Tatkraft in sich spürt, der hat ohne Zweifel ein Schlafproblem und sollte weiter befragt werden. Wie bereits erwähnt, leugnen Personen, die bei einem klinischen MSLT-Test ein Ergebnis von unter fünf erzielen würden, häufig strikt, daß sie sich müde fühlen.

Wer schnarcht, der kann neben einer sehr starken Tagesmüdigkeit entweder eine obstruktive Schlafapnoe oder das Syndrom der oberen Luftröhrenresistenz haben. Beide Erkrankungen können wirksam behandelt werden. Wenn Sie zu den dreißig Prozent Alleinschläfern gehören und nicht sicher sind, ob Sie schnarchen, können Sie, sofern Sie unter Müdigkeit leiden, erheblich übergewichtig sind und gewöhnlich mit Halsweh oder Kopfschmerzen aufwachen, die Apnoe als eine wahrscheinliche Erklärung Ihrer Leiden ansehen. Sie sollten unbedingt untersuchen lassen, ob Sie möglicherweise eine Apnoe und Bluthochdruck haben oder irgendein Herzgefäßleiden; es könnte Ihnen das Leben retten.

Eine Methode, um herauszufinden, ob Sie nachts schnarchen, besteht darin, daß Sie ein Tonbandgerät neben Ihrem Kopfkissen aufstellen und Ihre Schlafgeräusche aufnehmen. Sollten Sie einen Videorecorder besitzen, so ist die Kontrolle mit einem solchen Gerät sogar noch besser. Wenn Sie die Überzeugung gewinnen, daß Sie unter Schlafapnoe leiden, tun Sie etwas. Sollten Sie zu den siebzig Prozent gehören, die mit jemandem in einem Raum schlafen, bitten Sie den Betreffenden, während Ihres Schlafs auf Ihre Atemtätigkeit zu achten.

Periodisch unruhige Beinbewegungen sollten für jemanden, der Ihr Bett teilt, offenkundig sein. Das Syndrom der Restless Legs ist für jeden ersichtlich, wenn er weiß, daß sich diese Störung durch ein unangenehmes, prickelndes, schmerzhaftes oder kribbelndes, krabbeliges Gefühl in den Beinen ankündigt, sobald man sich hinlegt. Gleichwohl bleiben die Betroffenen in der Regel ohne Diagnose, weil weder sie selbst noch ihre Ärzte überhaupt wissen, daß es sich um eine Störung handelt, die so verbreitet ist.

Die oben erwähnten Schlafstörungen gehören zu den verbreitetsten; sollten Sie allerdings zu der Vermutung gekommen sein, daß Ihr Leiden womöglich mit einer der Dutzend anderen Störungen zu tun hat – gehen Sie die im Anhang aufgeführte Liste von Störungen und Symptomen durch. Falls das von Ihnen konstatierte Symptom mit einer der dort gegebenen Grobbeschreibungen in einem Zusammenhang steht, sollten Sie einen Fachmann aufsuchen.

Patienten, die nie welche waren

Auch wenn man jemandem sagt oder er selbst es gar vermutet, daß er womöglich unter einer Schlafstörung leidet, kann der Betreffende immer noch selbst das Haupthindernis für eine erfolgreiche Behandlung sein. Aus den Untersuchungen in Walla Walla wie auch in Moscow weiß ich, daß sogar bei gravierenden Schlafstörungen allzuhäufig überhaupt nichts unternommen wird. Die Mehrzahl der Personen, die auf mögliche ernste Schlafprobleme hingewiesen wurden und den Rat erhielten, ihren Arzt aufzusuchen, halten sich nicht an diese Empfehlung. Das zeigte sich auch bei den Eltern und Verwandten meiner Studenten, die ihre ernstzunehmende Krankheit nicht zur Kenntnis nehmen wollten. Personen, die von einer obstruktiven Schlafapnoe betroffen sind, weigern sich häufig, die Möglichkeit in Erwägung zu ziehen, lebensgefährlich erkrankt zu sein, selbst wenn erdrückende Beweise vorliegen.

Vor zwei oder drei Jahren stellten wir zusammen mit einer Gruppe freiwilliger Patienten auf dem Markt des San Mateo Countys einen Stand auf. Wir zeigten dort beeindruckende Bilder, verteilten Broschüren und Fragebögen und ließen Videobänder laufen. Passanten, die unsere kurzen Fragebögen ausfüllten und dabei erkennen ließen, daß sie ernste Probleme mit ihrem Schlaf wie etwa ermüdungsbedingte Beeinträchtigungen, Herzgefäßerkrankungen, außergewöhnlich lautes Schnarchen und Unterbrechungen ihrer Atemtätigkeit haben, rieten wir in der Regel dringend, ihren Arzt aufzusuchen. Wir gaben ihnen darüber hinaus eine Broschüre mit, in der die obstruktive Schlafapnoe und ihre Behandlung beschrieben wird, sowie eine Liste der Zentren zur Erforschung von Schlafstörungen im Raum um die Bucht von San Francisco; zugleich erhielten sie die dringende Empfehlung, ihren Hausarzt um eine Überweisung zu bitten. Wir notierten mit Erlaubnis der betreffenden Personen ihre Namen und Adressen, um zu sehen, ob sie aufkreuzen würden, vor allem jene, die wir als besonders schwer krank eingestuft hatten. Soweit ich informiert bin, machte nicht ein einziger von den etwa dreihundert Angesprochenen, bei denen wir den Eindruck gewonnen hatten, daß sie unter obstruktiver Schlafapnoe litten, von dem Angebot qualifizierter Hilfeleistung Gebrauch. Warum wurden die Informationen nicht ernst genommen?

Eine Einsicht über das Ausmaß an Widerstand, den jemand einer Behandlung entgegensetzen kann, erhielt ich durch die Geschichte von Sarah C., einer Studentin, die mehrere Sommer in der Stanford-Klinik für Schlafstörungen arbeitete und über obstruktive Schlafapnoe bestens im Bilde war. In den Ferien fuhr Sarah nach New Mexico ins Haus ihrer Eltern; dort hörte sie, wie ihr Vater während des Schlafs schnarchte und sein Atem viele Male aussetzte. Sie erklärte ihm, was es damit auf sich habe, und versuchte, ihn davon zu überzeugen, daß er etwas unternehmen müsse. Da man befürchtet, daß jemand, der mit schwerer obstruktiver Schlafapnoe zu tun hat, plötzlich sterben, eine Herzattacke oder einen Schlaganfall erleiden kann, ist man bei einem geliebten Menschen besonders motiviert, ihn dazu zu bringen, sich um Hilfe zu kümmern. Sarah setzte also ihrem Vater zu, aber er hörte nicht auf sie und erklärte ihr schließlich sogar, daß sie nur nach Hause kommen dürfe, wenn sie dieses Thema nie wieder zur Sprache bringe.

Ihr Vater hatte inzwischen wegen zunehmender Müdigkeit und Schläfrigkeit das Autofahren aufgegeben. Er isolierte sich immer mehr und büßte an Lebensqualität ein. Aber auch dann noch verweigerte er sich jeder Behandlung. Zum Glück schaltete sich der Sohn ein, der als staatlich geprüfter Krankenpfleger in Kansas lebte. Bei einem Besuch zu Hause saß er eine Nacht neben seinem schlafenden Vater. Er zählte und stoppte die Dauer der apnoischen Episoden seines Vaters genau und machte überdies eine einstündige Videoaufzeichnung. Am nächsten Morgen berichtete er seinem Vater: »Dad, du hast vierhundertmal zu atmen aufgehört, und jedesmal hat das länger als eine Minute gedauert. Dein Gesicht ist blau angelaufen. Ich kann das beweisen. Du mußt unbedingt zu einem Schlafspezialisten gehen!« Als er auf dem Videoband sich selbst dem Ersticken nahe sah, war der Vater schließlich einsichtig. Er erhielt die Hilfe eines Experten. Die Diagnose wurde bestätigt und eine entsprechende Behandlung eingeleitet. Die Veränderung grenzte ans Wunderbare. Wenn er morgens aufwachte, war seine frühere Tageswachheit wieder da; er konnte auch wieder Auto fahren.

Wenn schon Personen mit derartig gravierenden Schlafstörungen dazu neigen, das Problem zu leugnen oder eine Behandlung hinauszuschieben, ist die Leugnung auf seiten derer, die eine weniger schwere Beeinträchtigung haben, noch viel stärker. Meiner Überzeugung nach liegt das größte Problem von Leuten, die durch ihre Schlafstörungssymptome nur teilweise beeinträchtigt werden, darin, daß sie meinen, sich nicht um ärztliche Hilfe kümmern zu müssen.

Aus einer neueren Erhebung der National Sleep Foundation geht hervor, daß aus der Gruppe der Befragten, die angaben, genug Schlaf zu bekommen, fünfundsiebzig Prozent zugleich sagten, daß sie tagsüber regelmäßig schläfrig und müde sind. Offensichtlich glaubten sie, diese Tagesmüdigkeit sei normal. Wer allerdings einen gesunden Schlaf hat, der ist tagsüber weder müde noch schläfrig.

Diese und andere Untersuchungen haben mich zu der Überzeugung kommen lassen, daß die meisten Menschen der Ansicht sind, Dauermüdigkeit sei etwas Normales. In einer unserer Erste-Hilfe-Stationen mußten wir feststellen, daß zwar drei Viertel aller befragten Patienten von Schlafbeschwerden sprachen, aber keiner hatte das je einem Arzt gegenüber erwähnt. Zu den stillen Duldern gehörten weiterhin jene dreißig Prozent der gesamten Patientenschaft dieser Erste-Hilfe-Station, deren Schlafbeschwerden so ernst sind, daß sie Auswirkungen auf den Tagesablauf haben, etwa auf ihre beruflichen und sonstigen Aktivitäten.

Ein eindrückliches Beispiel von Verleugnung erfuhr ich von unserer Assistentin an der Schlafklinik in Moscow. Dort hatte ein junger Mann einen Arzttermin, um sich eine Warze aus der Fußsohle entfernen zu lassen. Unsere Assistentin kannte den jungen Mann und wußte, daß er kurz zuvor eine Tätigkeit als kleiner Subunternehmer aufgenommen hatte; sie erkundigte sich daher, wie seine Geschäfte liefen. Zu ihrer Überraschung fing der junge Mann, als er von dem erheblichen Streß berichtete, den die Organisation seines neuen Jobs mit sich brachte, plötzlich zu weinen an. Er erzählte der Assistentin, daß der Streß ihm schwere Insomnien verursache. Nacht um Nacht sei er am Schlafen gehindert und infolgedessen ständig zu müde, um seiner Arbeit nachzugehen, was wiederum den Streß erhöhe und seinen Ärger vergrößere. Dieser Teufelskreis von Streß und Schlaflosigkeit hatte ihn schließlich an den Rand des Zusammenbruchs gebracht. Das Gespräch nahm ein Ende, als der junge Mann in das Behandlungszimmer gerufen wurde. Danach verglichen Arzt und Assistentin ihre Gesprächsaufzeichnungen. Der Patient hatte unerklärlicherweise dem Arzt gegenüber mit keiner Silbe seine Schlaflosigkeit erwähnt, ob-

wohl dieser ihn, nachdem die Warze herausoperiert worden war, gefragt
hatte, ob er noch andere medizinische Probleme mit ihm besprechen
wolle.

Dieser junge Mann war ein typisches Beispiel dafür, daß viele häufig
gar nicht wissen, daß ein Arzt ihnen womöglich bei ihren Schlafproblemen helfen könnte; manchen ist es peinlich, oder es widerstrebt ihnen
irgendwie, darüber zu sprechen. Dafür gibt es durchaus unterschiedliche
Gründe. Zum einen pflegen insbesondere Männer einen sinnlosen, ma-
chohaften Widerstand dagegen, jemanden um Hilfe zu bitten. Bei Schlafapnoe ist es in der Regel die Frau, die ihren Mann drängt, einen Arzt aufzusuchen, während der Mann nicht zugeben will, daß mit ihm irgend
etwas nicht in Ordnung sei. Aus irgendeinem Grund haben Männer auch
mehr Schwierigkeiten als Frauen, die Beeinträchtigungen durch eine
Apnoebehandlung zu akzeptieren. Ein dickerer, an der Nase befestigter
Schlauch und eine Maschine, die Luft hineinbläst, sind äußerst unangenehm; nur eine Operation scheint schlimmer.

Zum anderen erkennen viele Menschen ihre Müdigkeit einfach nicht
oder wollen nicht wahrhaben, daß sie ein gravierndes Symptom ist, und
wenn die einzige offenkundige Auswirkung der Schlafstörung Müdigkeit
ist, nehmen sie sie als normal hin. Aber auch wenn sie sich die Müdigkeit
eingestehen, lassen sie sich eine Reihe von Ausreden einfallen wie: »Das
gehört zum Älterwerden«. Die Müdigkeit dürfte auch einen großen Anteil an der Trägheit der Patienten haben, die sie daran hindert, sich um
Hilfe zu kümmern. Zum dritten werden viele Schlafprobleme gar nicht
direkt erfahren; wer schnarcht, hört sich nicht schnarchen, auch ist ihm
nicht bewußt, daß er zu atmen aufhört; und wer ständig die Beine bewegt,
merkt nicht, wie er um sich tritt.

Und schließlich sind die Patienten in Sorge, sie könnten nicht ernst genommen werden oder ihr Arzt könnte sie für neurotisch halten. Es reicht
schon, wenn ein einziger Arzt den vorgetragenen Klagen über Schlaflosigkeit oder ruhelose Beine mit Skepsis begegnet; der Patient ist womöglich nie wieder gewillt, darüber zu sprechen.

Wir haben als Gesellschaft gewaltige Fortschritte bei der Entmystifi-
zierung von Krankheiten wie der Epilepsie, den Eßstörungen und den
Geisteskrankheiten gemacht. Ich kann nur hoffen, daß sich auch die Einstellung gegenüber Schlafstörungen verbessert. Darum freue ich mich
auch, daß in den USA einige hochgestellte Persönlichkeiten wie der New
Yorker Kongreßabgeordnete John LaFalce und der Senator von Georgia
Max Cleland in der Öffentlichkeit kein Hehl aus ihren Apnoeproblemen
gemacht haben. Falls noch weitere Prominente den gleichen Mut auf-
brächten, wäre das ein enormer Schritt nach vorn.

Wie bekommt man ärztliche Hilfe?

Leider ist es offenbar erheblich schwieriger, medizinische Hilfe bei Schlafproblemen als bei anderen Beeinträchtigungen der Gesundheit zu bekommen. An den medizinischen Fakultäten wird erschreckend wenig
oder überhaupt keine Zeit darauf verwendet, angehende Ärzte mit Schlafproblemen vertraut zu machen. Während der Assistenz- oder Facharzt-
ausbildung wird den Schlafstörungen wenig Aufmerksamkeit gewidmet.
Wenn die Ärzte dann in den Beruf eintreten, ist es nicht mehr leicht, eine
angemessene Fortbildung in Schlafstörungen zu bekommen. Die Zahl der
Schlafspezialisten, die eine kontinuierliche medizinische Ausbildung ge-
währleisten könnten, ist entschieden zu niedrig, um das riesige Heer der
Allgemeinärzte zu erreichen. Das führt dazu, daß praktische Ärzte kein
Wissen über Schlafstörungen haben, obwohl die Hälfte ihrer Patienten
darunter leidet. Allgemeinmediziner erliegen vermutlich denselben
falschen Vorstellungen über den Schlaf wie die medizinisch ungeschulte
Öffentlichkeit. Und schließlich haben auch die Ärzte selbst Schlafstörungen, die sie sich nicht eingestehen und richtig diagnostizieren.

Der Hausarzt, der in der vordersten Linie der medizinischen Versorgung steht, ist der erste, der ein Gesundheitsproblem erkennt, dessen
Schwere abschätzt, den Patienten behandelt oder ihn zu einem Facharzt
schickt. Sicher leistet die überwiegende Mehrheit dieser an einer Schlüs-
selposition tätigen Ärzte ihr Bestes, aber ohne Wissen über die Schlafstörungen sind sie nicht in der Lage, ihre Patienten davor zu bewahren,
immer kränker zu werden.

Diese Unwissenheit hat zur Folge, daß jemand, der sich mit dem Syndrom der ruhelosen Beine herumschlägt, nicht selten die falsche Diagnose mit dem Tenor verschiedener psychiatrischer Störungen gestellt bekommt und mit starken Beruhigungsmitteln behandelt wird. Patienten mit
obstruktiver Schlafapnoe werden oft auf eine Depression behandelt. Kinder mit Schlafstörungen bekommen üblicherweise die Diagnose eines
Aufmerksamkeitsdefizits gestellt. Ein mir bekannter Mann arbeitete als
Spitzenbeamter beim Nationalen Sicherheitsrat, bis er infolge schwerer
Apnoe bei der Arbeit Ausfälle zeigte. Ihm wurde die Diagnose ange-
hängt, er habe eine behandlungsresistente Depression, bis ihm sein Arzt
schließlich sagte: »Wenn schon die acht Medikamente, die Sie einnehmen, nicht helfen, kann es keine Depression sein.« Haben die Patienten
erst einmal eine falsche Diagnose gestellt bekommen, dann ist es so gut
wie aussichtslos, daß sie je die richtige bekommen. Wenn zum Beispiel ein
Apnoepatient ein Herzleiden bekommt, wird er hauptsächlich wegen der

Konsequenz seiner Schlafstörung behandelt, nicht aber wegen der Ursache.

Im letzten Jahr habe ich bei einer kleinen Stiftung Zuschüsse beantragt, um in der Öffentlichkeit ein stärkeres Problembewußtsein für die Apnoe zu wecken. Kurz darauf rief mich der Vorsitzende der Stiftung völlig aufgelöst an. »Sie beschreiben in Ihrer Begründung haargenau den Zustand meines Sohnes. Er hatte letzten Monat seine zweite Herzattacke und ist erst dreiundvierzig Jahre alt!« Ich überwies seinen Sohn an einen Schlafspezialisten in seiner Umgebung, der den üblichen Schlaftest durchführte und dabei Apnoe diagnostizierte. Wie nicht anders zu erwarten, stellte sich heraus, daß der Mann unter einer äußerst schweren obstruktiven Schlafapnoe litt; während des Schlafs hörte er pro Stunde fünfundachtzigmal zu atmen auf. Sein Blutdruck war sehr hoch. Obwohl er bei mehreren Ärzten in Behandlung gewesen war und wegen seines hohen Blutdrucks und seiner Herzbeschwerden jahrelang unter ärztlicher Beobachtung stand, hatte nicht ein einziger seiner Ärzte auch nur die Möglichkeit einer Schlafapnoe in Erwägung gezogen.

Seine Apnoe wird derzeit erfolgreich behandelt und sein Blutdruck ist gesunken. Mit Sicherheit wäre er binnen weniger Jahre oder noch eher gestorben, wenn sein Vater nicht meinen Antrag auf Bewilligung der Spendengelder gelesen hätte. Das Leben eines Menschen sollte nicht an einem derart dünnen Faden hängen. Jeder einzelne der vielen Ärzten, bei denen er in Behandlung war, hätte seine Apnoe erkennen können. Obgleich der Mann in einer Großstadt lebte und jederzeit an Fachärzte herankam, war die wirkliche Ursache seiner Krankheit völlig übersehen worden. Diese Geschichte hatte noch eine Nachwirkung. Je mehr sich die Familie mit den Symptomen der Apnoe vertraut machte, desto deutlicher wurde ihr, daß auch eine Tochter ernsthaft erkrankt war; sie wurde ebenso erfolgreich behandelt.

Fälle wie diese haben mich jahrelang umgetrieben. Seit mir vor fast vierzig Jahren klarwurde, daß fast jeder, der von Narkolepsie betroffen ist, weder eine richtige Diagnose noch eine entsprechende Behandlung bekommt, engagiere ich mich als leidenschaftlicher Anwalt der Schlafforschung. Je mehr ich dabei lerne, desto deutlicher wird mir, daß ich das Ausmaß dieser Gesundheitskatastrophe immer noch unterschätze.

Wer meine Sicht für übertrieben hält, dem kann ich einige harte Fakten präsentieren. Mitte der achtziger Jahre begann es mich zu interessieren, wer die Patienten zu unserem Schlafzentrum nach Stanford schickte. Unseren Unterlagen entnahmen wir, daß lediglich zwei Prozent aller Patienten von praktischen Ärzten an uns überwiesen worden waren. Dieser niedrige Prozentsatz erstaunte mich. Das damit verbundene Problem mangelnder Aufklärung auf seiten der Haus- und praktischen Ärzte sollte und durfte nicht länger ignoriert werden. Ein größerer Teil der Patienten hatte sich direkt an unsere Schlafklinik gewandt. Die Mehrzahl unserer Patienten wurde uns allerdings von Fachärzten für Atemwegserkrankungen und HNO-Chirurgen überwiesen, ein paar wenige von anderen Fachärzten.

Während meiner Zeit als Vorsitzender des Nationalen Ausschusses für die Erforschung von Schlafstörungen trat dann die Frage der Überweisung von Patienten durch ihren Hausarzt an unsere Klinik stärker in den Vordergrund. Eine der ersten Aufgaben des Ausschusses bestand darin, alle verfügbaren Daten durchzusehen, um zu einem angemessenen Urteil über die Verbreitung diverser Schlafstörungen zu gelangen. Wir hatten einen ausreichenden Überblick und auch genügend informelle Daten zu unserer Verfügung, um wenigstens eine Grobeinschätzung hinsichtlich des Vorkommens von Apnoe und Schlaflosigkeit vornehmen zu können. Darüber hinaus wollte ich allerdings mehr über den Wissensstand in Erfahrung bringen, der in puncto Schlafstörungen bei Hausärzten im besonderen und der Ärzteschaft im allgemeinen vorausgesetzt werden konnte.

Mittlerweile waren Computer und computergestützte Datenbänke so weit entwickelt, daß ein Zugriff auf diese Daten ohne weiteres möglich war. Daher nahm ich im ganzen Land zu Verwaltungschefs von Krankenhäusern telefonischen Kontakt auf, und bat sie, nachdem ich mich als Vorsitzender des Ausschusses zur Erforschung von Schlafstörungen vorgestellt hatte, um Durchsicht ihrer Krankenhausdaten auf sämtliche Fälle einer Diagnose von Schlafstörungen. (In diesen Datenbänken werden alle Krankheiten nach standardisierten internationalen Diagnosekodes erfaßt; dazu gehören auch Ziffern für Schlafstörungsdiagnosen.) Die Daten betrafen mehrere Millionen Patienten, und die Ergebnisse waren schockierend. (Im sechsten Kapitel habe ich schon von einigen unserer Befunde zur Schlaflosigkeit berichtet.) Nach Durchsicht von mehr als zehn Millionen Krankenakten fanden wir nur dreiundsiebzig Kodeangaben zur Diagnose einer obstruktiven Schlafapnoe und sieben zu Narkolepsie. Weitere Diagnosen speziell für Schlafstörung ließen sich nicht finden. Es hätte also genausogut eine Null dastehen können.

Die anderen Ausschußmitglieder wollten dieses Ergebnis einfach nicht wahrhaben. Ich schickte also Forschungsassistenten los, die vor Ort einzelne Patientenakten einsehen sollten. Seite um Seite prüften meine Mitarbeiter in ambulanten Kliniken im Großraum der Bucht von San Francisco die Unterlagen von weit mehr als zehntausend Patienten und fanden nicht eine Diagnose, die speziell auf Schlafstörung lautete.

Diese beiden Datensammlungen bestärkten mich in der Überzeugung, daß im Grunde zwischen fünfundneunzig und neunundneunzig Prozent aller von einer Schlafstörung Betroffenen in den Jahren von 1991 bis 1998 keine entsprechende Diagnose und Behandlung beziehungsweise eine falsche Diagnose und Behandlung erhalten hatten. Das sind Millionen und Abermillionen von Menschen.

Das Dilemma des Arztes

Jeder, der unter Schlafstörungen leidet, sollte auch wirklich die Behandlung bekommen, die er braucht. Einige praktische Ratschläge sollen einen Weg weisen, wie man mit seinem Arzt über seine Schlafprobleme sprechen kann, wie man an einen Schlafspezialisten herankommt, wenn der Hausarzt nicht mehr weiter weiß, und wie man seine Krankenkasse dazu bringt, die Kosten für eine nach neuesten Erkenntnissen verabreichte Behandlung, die auch wirklich anschlägt, zu übernehmen.

Zunächst muß man versuchen, die praktischen und psychologischen Hindernisse zu verstehen, die die Ärzte bei der Behandlung von Schlafproblemen zu überwinden haben, und sich dementsprechende Strategien ausdenken, mit denen man etwaige Widerstände überwinden kann. Es gibt mehrere zentrale Gründe, weswegen Haus-, aber auch andere Ärzte keine Neigung oder keine Zeit haben, sich mit Schlafproblemen zu befassen. Zunächst und vor allem liegt das, wie ich schon gesagt habe, an einem Wissensmangel. Zweitens sind Ärzte häufig der Ansicht, daß Schlafstörungen keine ernste oder lebensgefährliche Krankheit seien. »Schlafapnoe ist keine Störung, die zum Tode führt«, heißt es etwa. Es ist zwar richtig, daß faktisch nur wenige Menschen infolge einer nächtlichen Apnoeattacke sterben, aber die Störung führt unmittelbar zu lebensbedrohlichen Ereignissen wie etwa Herzinfarkten, Schlaganfällen und Verkehrsunfällen. Ebenso hängen viele Ärzte der falschen Vorstellung an, daß Schlaflosigkeit ein Nervenleiden sei, das keinen dauerhaften Schaden verursache.

Schließlich gibt es da noch das Zeitproblem. Meine Kollegen und ich haben Untersuchungen über die übliche Dauer eines Gesprächs zwischen Arzt und Patient durchgeführt. Dabei haben wir herausgefunden, daß ein Arzt in der Regel vier bis fünf Minuten mit seinem Patienten zubringt; das reicht gerade, um das besondere Problem zu behandeln, dessentwegen der Arzt aufgesucht wurde. Um die Schlafstrukturen und -probleme eines Patienten zu beurteilen, bedarf es aber eines viel höheren zeitlichen Aufwands.

Ich bin der Überzeugung, daß die meisten Hausärzte sich wirklich Gedanken über ihre Patienten machen und sich bereitwillig mehr Zeit für jemanden nehmen, wenn sie merken, daß es nötig ist. Aber auch Ärzte sind nur Menschen. Sie werden nach der Zahl der Patienten bezahlt, die sie behandeln, und nach den Leistungen, die sie erbringen. Zudem ist das Wartezimmer in der Regel überfüllt. Der finanzielle Anreiz für den Arzt besteht also darin, seine Patienten zügig zu behandeln und möglichst umgehend wieder nach Haus zu schicken. Einen Arzt, der sich viel Zeit für seine Patienten nimmt, um auch über deren Allgemeinbefinden mit ihnen zu reden, findet man immer seltener.

Zu den zeitlichen Zwängen, unter denen die Ärzte arbeiten, kommt der natürliche Wunsch hinzu, Probleme rasch und wirksam zu lösen. Ärzte sind eine sehr zielorientiert arbeitende Berufsgruppe; sie möchten ein Problem erkennen, die entsprechende Lösung finden und dann zum nächsten Problem übergehen. Bewußt oder unbewußt schrecken sie davor zurück, sich mit einem Problem wie der Schlaflosigkeit herumzuschlagen, das womöglich erst nach längerer Zeit korrekt diagnostiziert werden kann und für das es vielleicht keine eindeutige Lösung gibt. Genauso gehen die Ärzte mit Hinweisen auf das Vorliegen von Alkoholismus um. In einer Untersuchung wurde jungen Ärzten die Frage vorgelegt, was sie täten, wenn ein Patient mit einer Alkoholfahne und einem gebrochenen Zeh in ihre Praxis kommt. Fast alle gaben zur Antwort: »Den Zeh richten.« Den Ärzten war klar, daß der Patient vermutlich ein Alkoholproblem hatte und daß er sich immer wieder verletzen würde, solange nicht sein Alkoholismus angegangen wird. Die Behandlung des Alkoholismus ist indessen viel schwieriger; sie erfordert eine Menge Zeit, eine emotional heikle und wenig aussichtsreiche Auseinandersetzung mit dem Patienten über sein Alkoholproblem. Es ist weitaus leichter, den Zeh zu richten, die Sache für erledigt zu erklären und sich den nächsten Fall vorzunehmen. Daher mag es sich für einen Arzt, der mit einem Fall von Bluthochdruck, dem klassischen Symptom von Schlafapnoe, konfrontiert ist, eher anbieten, Tabletten zu verschreiben, als der Schlafgeschichte des Patienten nachzugehen.

Es gibt indessen einige chronisch an Insomnie Erkrankte, denen sogar Schlafspezialisten aus dem Weg gehen möchten. Für mich ist der Musterfall eines derartigen Patienten eine Frau namens Mildred B. Vor zwanzig Jahren wurde mir eines Tages mitgeteilt, es liege eine Frau auf den Stufen des Krankenhauses, die sich weigere aufzustehen, bevor sie nicht von

Dr. Dement untersucht worden sei. Als ich sie dann im Krankenzimmer untersuchte, sprach sie in einem fort von ihren diversen Leiden, die eine Folge ihrer unglaublich gravierenden Schlaflosigkeit seien, und von dem jämmerlichen Zustand, in dem sie sich befinde. Ihre Beschwerden waren so zahlreich, daß ich sie mir gar nicht alle merken konnte und sagte: »Schreiben Sie Ihre Beschwerden in der Reihenfolge auf, wie sie Sie am meisten bedrücken. Ich komme erst wieder, wenn Sie damit fertig sind.« Sie brauchte dazu offenbar einen ganzen Tag, denn erst am nächsten Tag rief sie wieder nach mir. Auf ihrer Liste standen mehr als dreißig Beschwerden, von denen sie drei ganz besonders quälten: 1. Schlaflosigkeit, die sie arbeitsunfähig machte, 2. starkes Herzklopfen und 3. Jucken in den Ohren. Es erwies sich, daß ihre Schlaflosigkeit auf Medikamentenabhängigkeit beruhte und sie sehr positiv auf die kontrollierte Absetzung der Medikamente reagierte. Ich stellte fest, daß ihr Herzklopfen mit einer haltungsbedingten Hypotonie in Zusammenhang stand, der mit Stützstrümpfen gut beizukommen war. Ich konnte allerdings keine Ursache für das Jucken in ihren Ohren finden. Ich entließ sie aus dem Krankenhaus mit einer signifikanten Besserung ihres Zustands. Sie fuhr wieder nach Michigan zurück und zettelte dort ein Verfahren wegen ärztlicher Fehlbehandlung gegen mich an, weil ich nicht alle ihre dreißig Leiden geheilt hatte.

Die Frau gehört zu jener winzigen Minderheit von Schlafkranken, die mit der Diagnose Insomnie von einem Arzt zum anderen wandern und selbst diese Diagnose nicht ernstnehmen. Ihnen ist nach meinem Dafürhalten zuzuschreiben, daß die Insomnie als Krankheitsform in Mißkredit geraten ist. Jeder Arzt, der zuvor mit einem Patienten wie Mildred B. zu tun gehabt haben mag, muß skeptisch sein, wenn er einen weiteren Insomniepatienten vor sich hat. Ich möchte aber gleich hinzufügen, daß Schlafspezialisten durchaus qualifiziert sind, schwierige Schlafpatienten zu behandeln und deren Zustand fast immer heilen oder verbessern können.

Jedes Motiv, das Ärzte subjektiv haben mögen, um Schlafprobleme nicht ernst zu nehmen, wird im Kontext der öffentlichen Gesundheitssysteme noch verstärkt. Die Ärzte stehen unter dem Druck, ihre Sprechstunde mit immer mehr Patienten vollzustopfen. Und wenn sie den Patienten an einen Facharzt überweisen, müssen sie Einkommensverluste hinnehmen. Diese zugespitzte Situation hat zur Folge, daß Patienten, die unter Insomnie oder Apnoe leiden, kaum an den Arzt geraten, von dem sie die größte Hilfe zu erwarten hätten. Für jedes medizinische Versorgungssystem ist es aber ein offenkundig unsinniges Verfahren, die Schlafstörungen als Krankheitsursachen zu ignorieren. Alle unsere bis dato durchgeführten Erhebungen zeigen, daß Menschenleben gerettet und Gelder gespart werden können, wenn diese Störungen rechtzeitig erkannt und behandelt werden.

Taktisches Vorgehen und schlagende Argumente

Man sollte im Gespräch mit dem Arzt die folgenden Gesichtspunkte im Auge behalten:

1. *Schon wenn Sie sich beim Arzt anmelden, sollten Sie darauf hinweisen, daß Sie mit ihm über Ihre Schlafprobleme reden wollen.* Ich kann diesen Punkt gar nicht genug betonen. Wenn Sie nur wegen Ihres Hautjuckens zum Arzt gehen und erst gegen Schluß der Konsultation auf ihre Schlafprobleme zu sprechen kommen, sollten Sie lieber gar nicht erst hingehen. Ärzte arbeiten in der Regel aufgabenorientiert. Manche setzen für die Lösung eines Problems eine bestimmte Zeitspanne an, und schon sind sie beim nächsten Patienten. Bringen Sie Ihr Problem erst gegen Ende Ihrer Unterredung mit dem Arzt zur Sprache, hat dieser womöglich keine Zeit mehr, Sie aufmerksam anzuhören. Riskieren Sie das nicht! Wenn Sie dagegen mit Ihrem Arzt einen Termin extra für Ihre Schlafprobleme vereinbaren, machen Sie von Anfang an deutlich, daß es Ihnen damit ernst ist und Sie von ihm erwarten, daß er Ihr Problem nicht auf die leichte Schulter nimmt.

2. *Scheuen Sie sich nicht, Ihr Buchwissen ins Spiel zu bringen, um Ihren Beschwerden mehr Gewicht zu verleihen.* Sie haben durch die Lektüre dieses Buches bereits eine Menge über den Schlaf und seine Probleme gelernt. Sie brauchen mit diesen Informationen nicht hinterm Berge zu halten. Zeigen Sie Ihrem Arzt dieses Buch und ebenso alles, was Sie sich aus anderer Quelle angeeignet haben. Wenn Sie der Überzeugung sind, daß Sie unter Apnoe, Schlaflosigkeit, dem Syndrom ruheloser Beine oder irgendeiner anderen Störung leiden, fragen Sie bei einschlägigen Vereinigungen gegen Schlafstörungen oder Selbsthilfegruppen nach, und tragen Sie die dort erworbenen Kenntnisse Ihrem Arzt vor. Die Ärzte versuchen zwar, mit der Entwicklung der Medizin Schritt zu halten, aber sie können nicht alles zur Kenntnis nehmen, was veröffentlicht wird.

3. *Denken Sie daran, daß auch Ärzte nur Menschen sind.* Sie kümmern sich sehr intensiv um ihre Patienten und sind berechtigterweise stolz auf das, was sie während ihres langen Medizinstudiums gelernt haben. An-

dererseits haben sie vermutlich nicht die erforderliche Ausbildung erhalten, um adäquat mit Schlafproblemen umgehen zu können. Vielleicht haben sie diesbezüglich Vorurteile und weigern sich womöglich aus den gleichen Gründen, Patienten mit Schlafstörungen zu behandeln, wie andere Patienten sich einer Behandlung verweigern.

Wenn Sie also mit Ihrem Arzt über Ihre Schlafprobleme sprechen wollen, müssen Sie einen guten Mittelweg zwischen entschiedenem Auftreten und Kooperationsbereitschaft finden. Keinesfalls sollten Sie Ihren Arzt gleich zu Anfang um die Verschreibung eines Schlafmittels oder eines CPAP-Geräts bitten.

Wenn Sie also gleich zu Beginn der Konsultation auf eine bestimmte Lösung zusteuern, geraten Sie unter Umständen in einen Konflikt mit Ihrem Arzt, aus dem Sie nur schwer wieder rauskommen. Die Kunst besteht also darin, daß man weder zu rechthaberisch noch zu nachgiebig ist. Aufgrund Ihrer bisherigen Kenntnisse haben Sie bereits eine angemessene Vorstellung von dem, was Sie von Ihrem Arzt erwarten. Am besten gehen Sie so vor, daß Sie dem Arzt Ihr Problem nüchtern darlegen, seine Fragen abwarten und ihm die Möglichkeit geben, Ihnen einen Lösungsvorschlag zu machen. Dann können Sie immer noch mit einem eigenen Vorschlag herausrücken.

4. *Lassen Sie nicht locker.* Wenn Sie den Eindruck haben, daß der Arzt auf Ihre Probleme nicht eingeht, haken Sie nach. Wenn Sie die Praxis mit dem Gefühl verlassen, einige Fragen seien noch ungelöst, vereinbaren Sie einen neuen Termin, und tragen Sie Ihr Anliegen erneut vor.

Eine jüngere Untersuchung zum Umgang der Ärzte mit Patienten ergab, daß Ärzte anspruchsvolle Patienten ungern behandeln. Andererseits neigen die Ärzte bei entgegenkommenden Patienten häufiger zu Behandlungsfehlern oder behandeln sie weniger stringent. Anspruchsvolle Patienten bekommen am Ende eine bessere Therapie verordnet. Verschlechtert sich der Zustand der eher nachgiebigen Patienten, machen Ärzte dafür eher deren Alter oder Situation als die eigenen Behandlungsmethoden verantwortlich.

5. *Sorgen Sie beizeiten vor.* Selbst wenn Ihre Beschwerden geringfügig erscheinen und Sie nur selten unter Schlaflosigkeit leiden, sollten Sie Ihrem Arzt erzählen, daß Sie gerade ein Buch über Schlafmedizin lesen, und sich bei ihm erkundigen, wie viele Patienten mit Schlaflosigkeit er hat. In der Regel sollte jeder Arzt pro Jahr ein paar Fälle von Schlafapnoe und Schlaflosigkeit zu Gesicht bekommen; eigentlich müßte er bei zehn Prozent seiner Patienten eine Schlafapnoe entdeckt haben.

Wenn Sie gelegentlich Anfälle von Schlaflosigkeit haben, sollten Sie darauf hinweisen, daß Sie für solche Eventualitäten kurzfristig ein Schlafmittel für ein oder zwei Nächte haben möchten. Patienten, die ich gut kenne, verschreibe ich zuweilen einen kleinen Vorrat an Schlafmitteln, die der Patient im Laufe eines Jahres nach Bedarf nehmen kann. Braucht der Patient diesen Vorrat in einer kürzeren Zeit auf, etwa indem er jede Nacht eine Tablette nimmt – was immer noch eine absolut ungefährliche Dosierung wäre –, lasse ich den Patienten in die Sprechstunde kommen, um mit ihm die Situation zu besprechen, bevor ich ein neues Rezept verschreibe.

6. *Wann und wie Sie einen Facharzt ausfindig machen.* Meine große Hoffnung ist, daß die Patienten eines Tages nur noch im Falle seltener, komplizierter oder schwer zu behandelnder Schlafstörungen einen Spezialisten aufsuchen, weil dann die Hausärzte ausreichend geschult sein werden, um die häufigsten Fälle von Schlaflosigkeit oder Restless Legs oder eindeutiger Schlafapnoe sowie sonstige landläufige Störungen behandeln zu können. Zu jedem Ärzteteam und in jedes Krankenhaus sollte eine erfahrene Krankenschwester oder ein -pfleger gehören, die/der einen angemessenen Teil der Arbeitszeit darauf verwendet, Patienten mit diversen Techniken zur Bekämpfung der Schlaflosigkeit oder mit dem korrekten Sitz und dem richtigen Druck eines CPAP-Gerätes vertraut zu machen. Soweit Sie zu Ihrem Hausarzt ein gutes Verhältnis haben, sollten Sie zunächst mit ihm sprechen. Wenn er Ihnen aber nicht helfen kann, lassen Sie sich nicht auf Streitereien über die richtige Behandlung ein. Die Anschriften der Schlafkliniken stehen jedem jederzeit zur Verfügung.

Von welchen Erwartungen können Sie ausgehen?

Leider wird nicht jeder Patient bei seinem Arzt ein offenes Ohr finden. In den allermeisten Fällen spielen Ärzte, die keine Schlafspezialisten sind, das Problem der Schlafstörungen herunter, wenn sie es nicht gar in Abrede stellen.

Betroffenen und ihren Nächsten möchte ich raten: Tun Sie alles Erforderliche; geben Sie nicht auf, ungeachtet der Hindernisse, auf die Sie stoßen. Hätte Ihr Partner oder Ihr Kind ein Krebsleiden, Sie würden gewiß Mittel und Wege finden, damit der Erkrankte die erforderliche Behandlung bekommt, auch wenn Sie die Kosten dafür aus eigener Tasche zahlen müßten. Wenn Ihre Schlafstörung lebensbedrohliche Ausmaße hat und nichts von dem, was Sie dagegen unternehmen, von Erfolg gekrönt ist, sollten Sie die Kosten nicht scheuen und sich um eine ordentliche Diagnose kümmern. Wenn diese erst einmal vorliegt, ist es leichter, Ihren Hausarzt davon zu überzeugen, daß er das Problem ernst nimmt, wie es auch leichter ist, die Krankenkasse dazu zu bringen, daß sie die Kosten der Behandlung übernimmt.

Wenn Sie eine richtige Beurteilung Ihres Falles bekommen wollen, müssen Sie einen Spezialisten aufsuchen. Derzeit sind nur wenige praktische Ärzte in der Lage, einen Apnoetest durchzuführen. Theoretisch könnten sie das durchaus, und die Krankenkassen wären vermutlich hocherfreut, wenn sie es täten, aber die meisten praktischen Ärzte sind nicht bereit, ausreichend Zeit auf das Erlernen einer neuen Technik zu verwenden, die sowohl diagnostische wie interpretatorische Fertigkeiten erfordert. Meine letzte Überprüfung ergab, daß in den USA insgesamt lediglich fünfundzwanzig praktische Ärzte die notwendige Aus- und Fortbildung als Schlafspezialisten absolviert und die erforderliche Zulassung durch das American Board of Sleep Medicine (ABSM) erhalten hatten. Zur Prüfung durch das ABSM wird nur zugelassen, wer den Grad eines Doktors der Medizin erworben, als Assistenzarzt gearbeitet und gute Leistungen bei Durchführung und Analyse diverser diagnostischer Tests für Schlafstörungen vorzuweisen hat. Die Mehrzahl der Schlafspezialisten sind einer Schlafklinik beziehungsweise der Schlafstation eines Krankenhauses angegliedert.

Zum Schluß sei in Kürze geschildert, worauf man sich einzustellen hat, wenn man sich an eine Schlafklinik wendet. Zunächst machen die Ärzte mit dem Betreffenden ein Aufnahmeinterview und lassen ihn einen Fragebogen ausfüllen, um eine Vorstellung von seinem Problem zu bekommen und entscheiden zu können, welcher Therapieverlauf für ihn der günstigste ist. In Stanford dauert dieses Interview ungefähr zwei Stunden. Danach erfolgt eine physiologische und neurologische Untersuchung, um sicherzustellen, daß keine medizinischen Tatbestände übersehen wurden, die in der bisherigen Krankengeschichte keine Rolle gespielt haben. In einigen Fällen dürfte die Erstuntersuchung für eine Diagnose ausreichen, in achtzig Prozent der Fälle allerdings beschließen die Ärzte, den Patienten für eine Nacht in der Schlafklinik zu behalten und seinen Schlaf zu beobachten. An dem vereinbarten Abend meldet sich der Patient in der Klinik an, bekommt seine Nachtbekleidung, und es werden ihm Sensoren an Brust, Kopf und Beinen angelegt; außerdem wird er an eine Röhre angeschlossen, die den Luftdruck in seinem Rachen mißt. Von einem benachbarten Kontrollraum aus wird dann zumeist über einen Computer, der die von den Sensoren übermittelten Daten aufzeichnet, das Schlafverhalten beobachtet. Am folgenden Morgen analysieren die Schlafspezialisten die polysomnographische Aufzeichnung und geben anschließend einige Therapievorschläge, die der Patient beziehungsweise sein Arzt umsetzen kann.

Die meisten Patienten, die in eine Schlafklinik kommen, erfahren zum ersten Mal in ihrem Leben, daß ihre Schlafprobleme voll und ganz akzeptiert und verstanden werden. Jeder in der Klinik begegnet dem Patienten mit Respekt und Sympathie. Alles, was er sagt, wird ernst genommen, jede Frage einer Antwort für würdig befunden. Nach Jahren der Enttäuschung und ständig wachsenden Kummers ist dies für viele Menschen eine neue Erfahrung und große Erleichterung.

Gleichgültig welcher Art Ihr Schlafproblem ist oder von welcher Ursache es herrührt, es besteht keinerlei Grund, sich zu schämen. Jeder sollte sich vielmehr von folgendem Grundprinzip leiten lassen: Niemand ist gesund, der keinen gesunden Schlaf hat. Es ist lebensnotwendig, gut zu schlafen. Und in den meisten Fällen stehen das Wissen und die Methoden zur Verfügung, wodurch ein ungesunder zu einem gesunden Schlaf werden kann.

Kapitel 17:
Wie man seine Schlafkrisen meistert

Wenn eine sich verändernde Situation ihren entscheidenden Wendepunkt erreicht, spricht man von einer »Krise«. Bevor es Antibiotika gab, konnte man dramatische Schilderungen von Personen mit Lungenentzündung hören, die ein kritisches Stadium erreicht hatten, wo die Kranken entweder starben oder wieder gesund wurden. Manch einer wird meinen, der Ausdruck »Krise« sei in bezug auf Schlafsituationen zu dramatisch; dieser Meinung bin ich nicht. Es ist nämlich mit Sicherheit eine Krise auf Leben und Tod, wenn ein Autofahrer unaufmerksam wird und dagegen ankämpfen muß, daß ihm die Augen zufallen. Eine andere Variante einer Situation, auf die der Ausdruck »Krise« berechtigterweise angewandt würde, wäre zum Beispiel die unerwartete Aufforderung, für einen gefährlichen Einsatz oder einen Notfall einen Nachtdienst zu leisten. Ärzte haben bekanntlich viele Stunden Bereitschafts- oder Nachtdienst. Piloten haben im Grunde jederzeit Bereitschaftsdienst. Obgleich ihre Arbeitszeit gesetzlich geregelt ist, sind die Dienstvorschriften natürlich keine Gewähr dafür, daß die Piloten genügend Schlaf bekommen, wenn sie nicht im Dienst sind. Und schließlich kann sich auch eine Schlafstörung zu einer Krise auswachsen, und zwar im Sinne einer Gefährdung von Gesundheit, Familienleben oder Sicherheit, so daß der Betroffene unverzüglich etwas unternehmen muß.

Im Krisenfall können die aufgebotenen Gegenmaßnahmen den Zustand ebensogut verbessern wie verschlimmern. Es ist daher entscheidend, daß man sich angemessene Verhaltensstrategien aneignet, um eine Schlafkrise mit möglichst wenig Folgeschäden für Gesundheit, Arbeitssituation und familiäres und soziales Leben zu bestehen. Auch eine Schlafkrise steht man – wie generell jede Krise – am besten durch, wenn man über das nötige Wissen verfügt, vorbereitet ist und die verfügbaren Mittel rational einsetzt. Mögliche Krisensituationen ergeben sich aus den schlafabträglichen Erfordernissen des modernen Lebens wie etwa langes Autofahren, Flugzeugreisen, Schichtarbeit und Noteinsätzen.

Ich kann nicht oft genug betonen, daß man Autofahren oder andere potentiell gefährliche Tätigkeiten sofort unterbrechen muß, wenn man merkt, daß der Schlaf die Augenlider nach unten zieht. Eine solche Situation ist die eigentliche, über Tod oder Leben entscheidende Schlafkrise. Man befindet sich am Rande einer Tragödie und sollte auf das Alarmsignal hören, das einem in die Ohren dröhnt. Am besten verhält man sich so, als hörte man eine Polizeisirene und sähe direkt hinter sich das Blaulicht: sofort rechts ranfahren und anhalten. Keine Arbeit, kein Urlaub, kein Ziel ist so wichtig, daß man dafür sein Leben – oder das Leben anderer – aufs Spiel setzt.

Verstehen lernen

Die entscheidende Voraussetzung für die Bewältigung einer Schlafkrise liegt darin, daß man sich das im vorliegenden Buch ausgebreitete Grundwissen über den Schlaf aneignet und sich ein Verständnis für seine Mechanismen erarbeitet. Sie müssen Ihren Schlafbedarf einschätzen lernen und herausfinden, zu welcher Tageszeit Sie Ihre Aktivphasen und wann Sie Ihre Schlafphasen haben. Sie wissen, daß Sie gut ausgeruht morgens eine lange Autofahrt antreten, sich aber am frühen Nachmittag abgespannt fühlen können. Sie wissen zudem, daß Sie sich mit einer Nachmittagspause von ein paar Stunden gleich wieder besser fühlen, da die zirkadiane Weckfunktion Ihre Müdigkeit erneut verdrängt. Wenn Sie begriffen haben, daß Schlafschulden kumulativen Charakter haben, wissen Sie auch, daß Sie mit einer Extraration Schlaf in der Nacht vor einer schlafkritischen Situation Ihre Schlafschulden nicht ausreichend reduzieren, so daß die Situation immer noch Gefahren in sich birgt. In einer Krise werden Sie keinen Alkohol trinken, weil Sie wissen, daß dadurch die Auswirkungen Ihrer Schlafschulden gesteigert werden; schon die geringste Menge Alkohol, die sonst keinerlei Folgen hätte, kann schnell eine tödliche Müdigkeit heraufbeschwören.

Obwohl man allgemeine Regeln zum Schlaf durchaus erlernen kann, gibt es trotz allem gewaltige individuelle und altersbedingte Unterschiede, über die die Schlafforscher immer noch zu wenig wissen. Man stelle sich etwa zwei normale Erwachsene vor, deren maximale Wachheit und Leistungsfähigkeit regelmäßig in den Abendstunden liegen und die beide die ganze Nacht über aufgeblieben sind. Der eine mag sich, ungeachtet einer starken Müdigkeit im Verlauf des Tages, am nächsten Abend hellwach und munter fühlen, während der andere überhaupt nicht das Gefühl hat, daß seine Müdigkeit am Abend nachläßt. Obgleich beide dieselben Schlafschulden mit sich herumschleppen, wirkt sich doch das nächtliche Wachbleiben auf sie unterschiedlich aus. Der eine fühlt sich vielleicht hundemüde und zu nichts motiviert, während der andere das Gefühl hat, in seinem Befinden nur leicht beeinträchtigt zu sein. Wichtig ist also, daß Sie, unter Rückgriff auf die im fünfzehnten Kapitel dargelegte Selbstbeurteilung, das Potential Ihres persönlichen Schlaf- und Wachheitsrhythmus herausfinden.

Ich hoffe sehr, daß in Zukunft dieses Wissen Allgemeingut wird und dann von jedem ein Leben lang mühelos angewendet werden kann. Bisher besitzen jedoch nur wenige Menschen eine klare und präzise Vorstellung von ihrem Schlafbedürfnis. Ich kann jedem nur zuraten, daß er seine diesbezüglichen Erfahrungen mit dem Partner, mit Familienmitgliedern, mit Freunden oder anderen austauscht. Achten Sie bei der Arbeit oder auf Gruppenreisen auf das Verhalten und die Stimmung Ihrer Kollegen beziehungsweise Mitreisenden.

Ich bin wieder und wieder gefragt worden, worin die Gefährlichkeit der Schlafschulden besteht und wie hoch Schlafschulden eigentlich werden können. Bevor ich mich dieser Frage zuwende, möche ich betonen, daß wir mit Hilfe des Begriffs »Schlafschulden« einige bislang verwirrende individuelle Besonderheiten erklären konnten. Wenn mir zum Beispiel jemand erzählt, er könne nachmittags kein Nickerchen machen, weil er sonst abends nicht einschlafe, habe ich den Verdacht, daß seine Schlafschulden äußerst gering sind, und er also vor der Notwendigkeit steht, seine Schlafschulden über den Zeitraum des gesamten Tages hin kontinuierlich, das heißt ohne Unterbrechung durch einen Nachmittagsschlaf, aufzubauen, damit er zur Schlafenszeit eine starke Schlaftendenz zeigt. Umgekehrt hat jemand, der zur üblichen Schlafenszeit problemlos einschlafen kann, auch wenn er nachmittags ein Nickerchen gemacht hat, vermutlich viel größere Schlafschulden. Und ebenso hat jemand, der zum Mittagessen eine Flasche Wein genießen kann, ohne davon den ganzen Nachmittag benommen zu sein, wahrscheinlich geringere Schlafschulden als derjenige, der schon nach einem Glas nachmittags vor sich hin döst.

Erinnern Sie sich an die im ersten Teil erwähnte Versuchsanordnung, bei der Probanden fünf Wochen lang einen 24-Stunden-Rhythmus beibehielten, bei dem sie vierzehn Stunden hintereinander in einem abgedunkelten Zimmer schliefen und anschließend zehn Stunden bei Tageslicht wach blieben. Am Morgen des letzten Tages dieser über fünf Wochen laufenden Untersuchungsreihe hatten diese Versuchspersonen vermutlich den niedrigsten Schlafschuldenstand, den ein Mensch überhaupt erreichen kann. Man kann davon ausgehen, daß sie ihre Schlafschulden, wenn sie in der letzten Woche abends zu Bett gingen, lediglich im Laufe des jeweiligen Tages angesammelt hatten, denn sie hatten den mitgeschleppten Übertrag ihrer Schlafschulden längst abgeschlafen. Man kann den jeweiligen Hauptbetrag an Schlafschulden, den die Versuchspersonen in das Experiment mit einbrachten, im einzelnen leicht errechnen; er entspricht der Gesamtsumme an Schlaf, der pro Tag länger als acht Stunden und fünfzehn Minuten dauert und aus dem gesamten Zeitraum der vierzehnstündigen Schlafphase resultiert, das waren pro Versuchsperson etwa fünfundzwanzig Stunden.

Wir können daraus schließen, daß übertragene Schlafschulden von ungefähr fünfundzwanzig Stunden bei gesunden jüngeren Erwachsenen keinerlei schwere oder auch nur sichtbare Beeinträchtigung nach sich ziehen. Wir müssen allerdings sehen, daß die Probanden irgendwie beeinträchtigt waren, als sie sich an diesem Versuch beteiligten, weil sie alle eine erhebliche Verbesserung ihres Wohlbefindens und ihres Lebensgefühls erfuhren, und das hatte vermutlich seinen Grund in dem Umstand, daß sie die aufgehäuften Schlafschulden loswurden.

Unser Wissen reicht mittlerweile aus, um ein paar einigermaßen genaue Zahlen zu nennen, auch wenn dieses Feld vermutlich noch weiterer Forschungen bedarf. Nach meiner Ansicht brauchen junge gesunde Erwachsene aufgehäufte Schlafschulden von zehn bis zwanzig Stunden, plus diejenigen, die sich aus dem täglichen fünfzehn- bis sechzehnstündigen Wachsein ergeben, um während der acht bis neun Stunden, die sie nachts im Bett zubringen, effektiv zu schlafen. Weiterhin bin ich der Überzeugung, daß mit acht bis neun Stunden Schlaf pro Nacht der tägliche Schlafbedarf vollständig abgedeckt ist. Es werden dabei keine zusätzlichen Schlafschulden auflaufen. Andererseits meine ich, daß mit zehn bis zwölf weiteren Stunden, die aufgrund unzureichender Schlafdauer zu den Schlafschulden hinzukommen, die Erledigung der Tagesaufgaben eindeutig und unübersehbar beeinträchtigt wird. Ich denke, daß, wenn jemand den Wachtag mit fünfzig Stunden angesammelter Schlafschulden beginnt, er damit die Obergrenze dessen erreicht hat, was ein gesunder Erwachsener verkraften kann. Oberhalb dessen ist jede Wahrnehmung der Tagespflichten unmöglich. Menschen mit derartigen Schlafschulden bewegen sich in einem Dämmerzustand der Schläfrigkeit, und ihr Leben ist voller extremer Gefährdungen.

Obwohl die Frage nach dem optimalen Betrag an Schlafschulden von der Wissenschaft offiziell kaum je angegangen wurde, kann dennoch jeder hierzu das Nötige aus den in diesem Buch dargelegten Richtlinien erschließen. Ebenso wie man lernt, wieviel man essen kann, ohne sich unwohl zu fühlen, und wie schnell man tausend Meter laufen kann, ist man auch in der Lage, seine Schlafbedürfnisse, seine Schlafschuldtoleranz und die Stärke seiner zirkadianen Weckfunktion kennenzulernen.

Kürzlich besuchte ich abends einen der Schlafsäle der Stanford-Universität; ungefähr fünfzig Studenten hatten sich um neunzehn Uhr im Gemeinschaftsraum versammelt. Zunächst einmal stellte ich Fragen: »Wer fühlt sich zum jetzigen Zeitpunkt ein bißchen müde?« Die meisten der Anwesenden meldeten sich. Dann fragte ich: »Wer fühlte sich heute nachmittag oder nach dem Mittagessen noch müder?« Es meldeten sich alle. Darauf fuhr ich fort: »Wer nimmt an, daß er sich heute am späteren Abend, sagen wir so gegen zehn Uhr, besser fühlen wird?« Und wieder meldeten sich die meisten. Das veranlaßte mich zu der Bemerkung: »Ist Ihnen klar, wie eigenartig das ist? Heute nachmittag waren Sie sehr müde und schläfrig, konnten sich aber nicht schlafen legen, und doch nehmen Sie an, daß Sie am späteren Abend weniger müde sein werden, und viele von Ihnen werden zu diesem Zeitpunkt Hausarbeiten machen, Veranstaltungen besuchen oder sonstwas machen. Aber Ihnen wird nicht der Gedanke kommen, besser ins Bett zu gehen. Wie ist das zu verstehen – weniger schläfrig ohne Schlaf? Hat irgend jemand eine Idee?« Jetzt meldete sich nur noch einer. Seine Antwort war einfach: »Nun, man gewöhnt sich dran. Wir tun das jeden Tag, und schließlich wird es zu einer Gewohnheit.« Weder für ihr abendliches Wachsein noch für ihre Müdigkeit am Nachmittag kannte auch nur einer der versammelten Studenten die richtige Erklärung. Diese Studenten gehören zu jenen Millionen Menschen, die kurz vor einer Schlafkrise stehen und die, wenn sie dann eintritt, nicht mit ihr umgehen können.

Die entscheidende Einsicht, die sich jeder aneignen muß, ist die, daß Schläfrigkeit in jedem Augenblick in richtigen Schlaf umschlagen kann, und dies ohne jede Vorwarnung. Sobald die Augenlider schwer werden, sind es nur noch ein paar Sekunden bis zum Eingeschlafensein. Viele Menschen sind leichtfertig der Ansicht, sie wüßten genau, wann sie Gefahr laufen, daß ihnen die Augen zufallen. Wenn dann allerdings die Wachsamkeit plötzlich absackt, sind sie nicht mehr in der Lage zu reagieren. Sicher will niemand sterben oder sich schreckliche Verletzungen oder Gehirnschädigungen zuziehen, weil er übermüdet Auto fährt. Das Gefühl der Schläfrigkeit ist das Warnsignal am Rande des Abgrunds. Es ist die höchste Alarmstufe.

Vorbeugen

Durch kluge Vorbereitung kann man sich davor bewahren, daß manche Schlafprobleme sich zu Krisen auswachsen. Die einfachste Methode, sich selbst zu schützen, ist zunächst und vor allem die, seine Schlafschulden niedrig zu halten. Wenn man dann vor einer Sitzung oder vor dem Urlaub weniger Schlaf hat, trifft es einen weniger hart. Wenn man weiß, daß einem in ein oder zwei Wochen anstrengende Tage bevorstehen, muß man beizeiten versuchen, durch vorgezogenen Extraschlaf seine Schlafschulden zu reduzieren. Allerdings kann man keinen Schlaf sparen, weil Schlafschulden nicht unter Null sinken können. Auch mit Extraschlaf haben wir noch Schlafschulden, nur werden sie geringer sein als unser Normalbetrag. Generell niedrige Schlafschulden entscheiden darüber, ob man rege genug ist, um in einer Ausnahmesituation zu funktionieren, oder ob man zu benommen ist, um klar zu denken, ob man sich nur ein bißchen weniger dynamisch oder schlicht gräßlich fühlt. Zudem muß man entscheiden, wann, wie und wo man in der schweren Zeit, die vor einem liegt, zu schlafen gedenkt. Machen Sie einen entsprechenden Plan, wie etwa der Trainer einer Basketballmannschaft, der sich entscheidet, einige von Anfang an eingesetzte Spieler im dritten Viertel herauszunehmen, damit sie in den Schlußminuten des Spiels nicht völlig ausgelaugt auf dem Feld herumlaufen. Stellen Sie zudem einen Notplan auf für den Fall, daß der erste Plan mißglückt. Gehen Sie nicht davon aus, daß Sie sich schon selbst irgendwie durch die Krise durchkämpfen und dabei produktiv sind, nur weil Sie vor einem wichtigen Termin stehen.

In meinem ganzen Leben habe ich noch nie jemanden, der unmittelbar vor einem Langstreckenflug oder einer langen Autofahrt stand, sagen hören: »Ich gehe heute besonders früh zu Bett« oder »Die nächsten paar Tage werde ich länger schlafen«. Und doch würde das Erstaunliches bewirken. Zu einer solchen Strategie gehört auch die richtige Reaktion in einer Situation. Suchen Sie sich ein Zimmer in einem Hotel, statt sich nach einer Anstrengung ans Steuer zu setzen, um nach Hause zu fahren. Planen Sie an den Wochenenden zusätzliche Schlafzeit ein, um sich von einer Woche mit wenig Schlaf zu erholen. Bitten Sie jemanden, auf die Kinder aufzupassen, und legen Sie sich für eine Weile aufs Ohr. Bilden Sie sich nicht ein, Sie könnten den Tag nach einer durcharbeiteten Nacht durchstehen.

Schläfchen einlegen

Ein Schläfchen ist bei weitem die wichtigste und wirkungsvollste Methode, um mit einer akuten Schlafkrise fertig zu werden. Das Nickerchen sollte für Erwachsene keinen negativen Beiklang haben. Manche Zeitgenossen sind der Ansicht, daß ein Nickerchen nur etwas für Kinder, Kranke und Alte ist. Die Überzeugung ist weit verbreitet, daß bei gesunden Erwachsenen das Nickerchen der eklatanteste Beleg für Faulheit ist. Meine Kollegen und ich setzen uns unermüdlich für die Rehabilitierung des Nickerchens ein, indem wir darauf hinweisen, daß ein Schläfchen eine ausgezeichnete und keineswegs ehrenrührige Strategie beim Umgang mit der eigenen Kraft ist. Nach einem kurzen Schlaf sind Sie viel aufmerksamer, schneller und weniger gefährdet. Nickerchen sollten generell als wirksame Methode im Kampf gegen die Müdigkeit anerkannt werden, und jemand, der sich für ein Schläfchen entscheidet, müßte eigentlich als klug und vernünftig gelten.

Während die Zahl derjenigen, die täglich einen Mittagsschlaf machen, relativ gering ist, haben mehrere Umfragen ergeben, daß lediglich zwanzig Prozent der Erwachsenen es niemals tun. Der Anteil der Stanford-Studenten, die aussagen, daß sie ohne Schläfchen auskommen, lag immer unter zehn Prozent. Wir wissen, daß nur derjenige tagsüber ein Nickerchen machen kann, der ausreichend hohe Schlafschulden hat und dessen biologische Uhr keine starke Weckreaktion im Gehirn auslöst. Wie schon erwähnt, ergab eine Untersuchung, daß präpubertierende Kinder im Alter von zehn bis zwölf Jahren überhaupt keinen Wunsch hatten, ein Nickerchen zu machen, und auch als sie es versuchten, zeigte sich, daß sie dazu gar nicht in der Lage waren.

Es gibt keine formale Definition dessen, was ein Nickerchen eigentlich ausmacht. Nach meinem Dafürhalten sollte eine Schlafdauer von mehr als vier Stunden keinesfalls so genannt werden; ist die Schlafepisode aber kürzer als fünf Minuten, handelt es sich eher um einen Mikroschlaf. Und nur ein Schläfchen am Tage sollte Nickerchen genannt werden. Zudem würde ich dafür plädieren, nur die Schlafepisode so zu nennen, bei der der Betreffende die Intention zu schlafen hatte. Gleichwohl bleibt eine Grauzone. Wenn ich zum Beispiel Flugreisende schlafen sehe oder Studenten in der Bibliothek, sind gewiß viele darunter, die sich zuvor nicht eindeutig dazu entschlossen, aber dennoch sagen würden, daß sie ein Nickerchen gemacht haben.

Nickerchen können nach folgendem groben Schema eingeteilt werden: das Notschläfchen, mit dem der Übermüdung in riskanten Situationen begegnet wird; das präventive Schläfchen, das zum Beispiel vorkommt, wenn jemand die ganze Nacht aufbleiben muß; ein Nickerchen am Nachmittag, wenn man auf einer Abendgesellschaft oder bei einem Opernbesuch munter sein möchte; und schließlich der gewohnte Mittagsschlaf. Mancher Gewohnheitsschläfer macht täglich seinen Mittagsschlaf mehr oder weniger zur gleichen Tageszeit, zumeist nach dem Mittagessen; andere Gewohnheitsschläfer machen ihr Schläfchen, wann immer ihnen danach ist.

Einige historische Berühmtheiten haben die segensreiche Wirkung einer gezielten Strategie, ein Schläfchen zu halten begriffen. Winston Churchill etwa machte tagsüber mehrere Nickerchen, um bis spät in die Nacht arbeiten zu können, eine Fähigkeit, die sich während des Krieges als sehr nützlich erwies. Der amerikanische Präsident Lyndon Johnson war ein überzeugter »Mittagsschläfer«. Er zog sich mitten am Tag seinen Schlafanzug an und legte sich für eine halbe Stunde ins Bett; damit holte er sich das Durchhaltevermögen für lange Arbeitstage.

Das regelmäßige Schläfchen ist eine natürliche Antwort auf ein körperliches Signal. Das mittägliche Nachlassen der Wachheit ist als die Pause zwischen der morgendlichen und abendlichen Phase der zirkadianen Weckfunktion zu begreifen. Unser Geist und unser Körper sind nach dem Essen und am Nachmittag mehr auf Schlaf geeicht als während irgendeiner anderen Tageszeit. Abends ein Nickerchen zu machen ist in der Regel eine schlechte Idee, denn sobald das mittägliche Nachlassen der Weckfunktion wieder vorüber ist, dürfte ein Nickerchen längst nicht mehr so effizient oder überhaupt unmöglich sein.

Tägliche Schläfchen können für Studenten, die bis spät in die Nacht über ihren Büchern sitzen und frühmorgens in die Vorlesung oder ins Seminar müssen, oder für Leute, die bis tief in die Nacht arbeiten, aber des Schulbeginns ihrer Kinder wegen früh rausmüssen, eine ausgezeichnete Methode sein. Ein Mittagsschlaf war in den Mittelmeerländern verbreitet, denn der mittägliche Schlaf ist eine Möglichkeit, der schlimmsten Tageshitze aus dem Weg zu gehen und infolgedessen die kühleren Abendstunden effektiv zu nutzen. Sobald ein Land zu modernen Formen des Wirtschaftens übergeht, verliert sich diese Praxis des Mittagsschlafs. Als ich vor einigen Jahren in Madrid war, habe ich mich überall vergeblich nach Hinweisen auf die Siesta umgeschaut, nirgendwo wurde sie mehr praktiziert. Ziel dieser Reise war ein Symposium, bei dem ich als Hauptredner vorgesehen war. Mein Vortrag war auf acht Uhr festgesetzt. Tags zuvor waren alle zu einer Party eingeladen, die um Mitternacht beginnen sollte. Als ich davon erfuhr, traute ich meinen Ohren nicht. Ich war keineswegs gewillt, bei einer solchen Dummheit mitzumachen, aber es war mir auch nicht lieb, meinen Gastgeber vor den Kopf zu stoßen, indem ich die Einladung ablehnte. Und so habe ich für die Party eine Entschuldigung gefunden, die ich bei unzähligen gleichartigen Gelegenheiten immer wieder so formuliere:»Mein ganzes Leben steht im Dienst der Erforschung des Schlafs und dementsprechend trete ich für ein angemessenes Schlafpensum bei allen Menschen ein. Wenn ich für diese Grundsätze nicht einstehe, wenn ich nicht dem Schlaf Priorität einräume, wer denn dann?« Mein Vortrag wurde auf zehn Uhr verlegt.

In Laborversuchen konnte nachgewiesen werden, daß durch gezielte, strategische Schläfchen die Leistungsfähigkeit verbessert und die Schlaftendenz meßbar herabgesetzt werden kann. Im allgemeinen gilt, daß der Nutzen um so größer ist, je länger das Schläfchen dauert; zudem scheint der Nutzen auch entsprechend lang anzuhalten. Wir fanden heraus, daß ein Schläfchen von fünfundvierzig Minuten den Zustand des Munterseins sechs Stunden aufrechterhält; andere Forscher haben sogar eine Verbesserung des Wachheitszustands um zehn Stunden nach einem einstündigen Schläfchen konstatiert.

Die Frage drängt sich auf, welchen Einfluß Schläfchen nun auf das Leben der Menschen haben. Es gibt eine Untersuchung unter Einsatzbedingungen, die Teil der schon erörterten NASA-Studie von Mark Rosekind war. Daraus geht hervor, daß Flugzeugbesatzungen, die viermal in Folge die Transpazifikroute fliegen, bei einem Flugdienst von insgesamt drei oder vier Tagen eine erhebliche Menge an Schlafschulden ansammeln. Es kommt zu einer größeren Zahl von Mikroschlafepisoden während der letzten anderthalb Flugstunden, auch in den letzten zehn Minuten des Landeanflugs und der Landung. Solche Mikroschlafvorkommnisse sind laut dieser Studie gegen Ende der Flugzeit, bei Nachtflügen und während des gesamten letzten Flugs einer viermal in Folge beflogenen Route durchaus üblich.

Die wichtigsten Ergebnisse dieser Studie sind die eines Versuchsprogramms zu geplanten Schläfchen von Piloten. Das Forschungsteam der NASA gestattete einigen Flugzeugbesatzungen bei jedem ihrer Flüge eine geplante vierzigminütige Ruhezeit. Die durchschnittliche Schlaflatenz, das heißt die Zeit, die die Piloten brauchten, um einzuschlafen, betrug 5,6 Minuten, und sie hatten im Durchschnitt eine Schlafdauer von 25,8 Minuten. Bei den anderen Flügen bekamen die Piloten keine Ruhezeit. Der Unterschied zwischen Wachheitsgrad und Leistungsfähigkeit unter den jeweiligen Bedingungen war enorm. Auf den Flügen, wo ihnen Schläfchen gestattet worden waren, zeigte sich bei den Piloten eine durchschnittlich sechzehnprozentige Steigerung der Reaktionsschnelligkeit und ein vierunddreißigprozentiger Rückgang der Aufmerksamkeitsausfälle während des Fliegens. Bei den Flügen ohne jede Ruhezeit sammelten sich bei der Besatzung insgesamt hundertzwanzig Mikroschlafepisoden während der letzten anderthalb Flugstunden (Sinkflug und Landeanflug), darunter zweiundzwanzig in der letzten halben Stunde. Demgegenüber verzeichneten die Besatzungen, denen Pausen gegönnt worden waren, vierunddreißig Mikroschlafepisoden während der letzten anderthalb Flugstunden und überhaupt keine in der letzten halben Stunde vor der Landung. Seit der NASA-Bericht erschienen ist, haben Fluggesellschaften wie British Airways, Air New Zealand, Lufthansa, Swissair und Finnair auf ihren Langstreckenflügen geplante Ruhezeiten eingeführt. Weitere Fluggesellschaften haben ähnliches vor.

Während Rosekind an diesen Untersuchungen arbeitete, wurden ihm von Piloten unzählige Horrorgeschichten über Einschlafzwischenfälle im Cockpit zugetragen. Ein Pilot erzählte, er sei einmal eingeschlafen, und als er erschrocken aufwachte, mußte er feststellen, daß sein Kopilot und der Navigator ebenfalls schliefen. Sie hatten bereits die halbe Flugstrecke zurückgelegt, aber er wurde doch reichlich nervös. Er trug einer Flugbegleiterin auf, scharf aufzupassen. Danach kämpfte er erneut vergeblich gegen seinen Schlaf an. Als er wiederum erschrocken aufwachte und sich gerade empört an die Flugbegleiterin wenden wollte, weil sie zugelassen hatte, daß er wieder eingeschlafen war, stellte er fest, daß auch sie schlief. Jeder Passagier einer Fluggesellschaft macht sich berechtigte Sorgen um die Sicherheit. Die politisch Verantwortlichen indes sind offenkundig nur unzureichend informiert, um die Bedeutung von Untersuchungen wie der von Rosekind abschätzen zu können, und eine uninformierte Öffentlichkeit wird gegen derlei kontraproduktives Versagen keinerlei Einspruch erheben.

David Dinges, Mike Bonnet und andere erforschten in letzter Zeit das Phänomen der »prophylaktischen Schläfchen« als Präventivmaßnahme vor längeren Phasen des Schlafentzugs. Sie fanden heraus, daß dreißig Minuten Schlaf vor einer durchwachten Nacht einem deutlichen Verlust an Leistungsfähigkeit im Verlauf der jeweiligen Nacht entgegenwirken. Bei zwei ausführlichen Untersuchungsreihen im Labor zeigte sich, daß prophylaktische Schläfchen von ein bis zwei Stunden die Leistungsfähigkeit der betreffenden Person während einer anschließenden vierundzwanzigstündigen Phase des Schlafentzugs erheblich verbesserte.

Kaffee und Tee sind immer noch die verbreitetsten Mittel zur Bekämpfung von Müdigkeit, und es ist auch nichts dagegen einzuwenden, sich ihre belebende Wirkung zunutze zu machen. Was aber den meisten Leuten nicht bewußt ist, das ist der Umstand, daß Schläfchen und Koffein zusammen doppelt wirken. Michael Bonnet vom Dayton Veterans Affairs

Medical Center im Bundesstaat Ohio konnte zeigen, daß ein Schlaf von vier Stunden, etwa von sechzehn bis zwanzig Uhr, im Verein mit zweihundert Milligramm Koffein (zwei Tassen starken Kaffee) um halb zwei Uhr und später zwei weiteren Tassen Kaffee die Leistungsbereitschaft und Wachheit die Nacht hindurch auf Tagesniveau hält.

Ein interessanter Aspekt der Untersuchungen zum Schläfchen ist die Feststellung, daß es die objektive Leistungsfähigkeit stärker verbessert als die subjektive. Mit anderen Worten, auch wenn sich die Betreffenden nach dem Schläfchen häufig nicht erholt und wacher fühlen und der Meinung sind, ihre Leistungsfähigkeit habe sich nicht verbessert, beweisen objektive Untersuchungen und Messungen das Gegenteil. So wie wir auch nicht richtig merken, wie stark uns der Schlafentzug angreift, so scheinen wir auch die Vorzüge eines Schläfchens nicht richtig zur Kenntnis zu nehmen. Vielleicht liegt die Ursache für diese Fehlwahrnehmung in der Trägheit, die noch ungefähr fünfzehn Minuten nach einem Nickerchen anhält. Jeder, der diese Schlafträgheit verspürt, muß die Viertelstunde, um nach einem Kurzschlaf wieder in den Wachzustand zurückzufinden, abwarten. Ich persönlich trinke gern eine Tasse Kaffee unmittelbar nach einem Schläfchen; sie hilft mir, leichter aus meiner Schlafträgheit herauszukommen.

Andererseits gibt es Menschen, die behaupten, sie seien nach einem fünf- bis zehnminütigen Schlaf sofort erfrischt. Nach dem heutigen Stand unseres Wissens haben wir dafür keine richtige Erklärung. Ich will dieser These aber gerne Glauben schenken, da ich es selbst erfahren habe. Ich brachte meine Tochter mit dem Auto zu einem ungefähr dreißig Kilometer entfernten Freizeitpark. Ich war von der Schnellstraße abgebogen und nur noch ein paar hundert Meter vom Park entfernt, als mich eine starke Schläfrigkeit befiel. In wenigen Sekunden wurden mir die Augenlider schwer, und ich hatte zu kämpfen, die Augen offenzuhalten. Obwohl ich jetzt langsamer fuhr, war ich doch sicher, daß ich die kurze Entfernung bis zum Ziel noch schaffen könne, deswegen hielt ich nicht an. Nachdem ich geparkt hatte, sagte ich meiner Tochter, daß ich unbedingt ein Schläfchen machen müsse. Während ich die Lehne des Fahrersitzes nach hinten stellte, bat ich sie, auf die Uhr zu schauen, damit ich wisse, wie lange ich geschlafen hätte. Ich schloß meine Augen und schlief vermutlich rasch ein. Ich wachte von selbst wieder auf und sah auf die Uhr. Ich hatte nur etwas mehr als drei Minuten geschlafen; an den Anfang meines Schlafs konnte ich mich selbst natürlich nicht erinnern, wohl aber meine Tochter. Ich fühlte mich zwar nicht völlig neu belebt, aber meine Augenlider waren nicht mehr schwer. Meine Schläfrigkeit war definitiv weg und stellte sich auch für den restlichen Tag nicht wieder ein. Eigentlich sollte ein Dreiminutenschlaf nicht derart kräftigend wirken, aber augenscheinlich kann er diese Wirkung haben.

Ähnliche Erfahrungen mache ich häufig auf Flugreisen. Gewöhnlich fliege ich am späten Nachmittag nach Stanford zurück, und ich nehme mir immer vor, während des Flugs zu arbeiten oder zu lesen; dann werden mir die Lider schwer, und ich lasse es, lehne mich im Sitz zurück und merke mit einem Mal, daß ich geschlafen habe. Das dauert nie länger als zehn Minuten, und manchmal habe ich den Eindruck, daß es nicht mehr als eine oder zwei Minuten waren. Und doch fühle ich mich jedesmal erfrischt und durchaus in der Lage, meine Arbeit oder die Lektüre wiederaufzunehmen. Manchmal denke ich, daß vielleicht die Sitzhaltung für die Wirkung eines kurzen Schläfchens eine entscheidende Rolle spielt, aber ich weiß es nicht.

Der gesamte Komplex der Schlafpausen bedarf weiterer Forschung, aber klar ist, daß man die Pausen nutzen kann, um mit dem Problem der Schlafschulden fertig zu werden und seine Leistungsfähigkeit zu verbessern. Man muß sich wegen geplant eingelegter Nickerchen nicht schämen; im Gegenteil, man sollte stolz auf die Entscheidung sein, am Steuer eines Autos oder beim Betrieb einer schweren Maschine ein Not- oder prophylaktisches Schläfchen eingelegt zu haben. Gewisse Unternehmen der Transportbranche machen sich gerade Gedanken darüber, wie durch geplante Schlafpausen die Sicherheit erhöht werden kann. Auch andere Industriebereiche machen sich die Pioniervorstellung zu eigen, daß Schläfchen zur Erhöhung der Produktivität beitragen können. Firmen im Silicon Valley wie IDG Publishing stellen ihren Beschäftigten einen Raum für Schlafpausen zur Verfügung. In der Software-Industrie, wo lange Arbeitszeiten an Computerprogrammen die Regel sind, gelten solche Pausen als eine Möglichkeit, die Beschäftigten auf diese Weise mehr Arbeit erledigen zu lassen. Womöglich werden mancherorts Nickerchen als ein Vorrecht der Geschäftsführung angesehen. Während der üblichen Arbeitszeit von neun bis siebzehn Uhr, die allerdings immer weniger üblich ist, werden Nickerchen aller Wahrscheinlichkeit nach auf Notfallsituationen begrenzt sein. Wenn man während dieser Arbeitszeit regelmäßig ein Schläfchen braucht, bekommt man zu Hause nicht genügend Schlaf.

Oft habe ich das Gefühl, daß ich, wenn ich schläfrig bin, aber noch nicht ums Wachbleiben kämpfen muß, aller Wahrscheinlichkeit nach nicht einschlafen werde, sobald ich es versuche. Ich habe allerdings gelernt, daß mir das mit etwas Geduld durchaus gelingt. Wichtig ist freilich, daß man dafür den richtigen Zeitpunkt auswählt. Bei geringen Schlafschulden dürfte es mir nämlich nicht gelingen, tagsüber außer am Nachmittag, wo die Aufmerksamkeit sowieso nachläßt, ein Schläfchen einzulegen.

Manche können aus organisatorischen Gründen am Nachmittag kein
Nickerchen machen, und es hat wenig Sinn, ihre Pause auf einen späteren Zeitpunkt zu verlegen, da die zirkadiane Weckfunktion in aller Regel
wieder zunimmt. Soweit möglich sollte also ein Schläfchen auf den richtigen Zeitpunkt gelegt und für die richtigen Umstände eingeplant werden.
Was mich selbst betrifft, so brauche ich bestimmte Bedingungen wie emotionale Gelassenheit, Kissen müssen vorhanden sein und so weiter; ich
brauche auch eine Zerstreuung wie etwa ein Radioprogramm, das mich
nicht weiter anregt und gerade laut genug eingestellt ist, daß ich es hören
kann, um mich abzulenken. Kurzum, Gewohnheitsschläfer wissen, wann
ihnen ein Schläfchen gelingt. Meiner Meinung nach kann jeder ein Schläfchen einlegen, wenn er sich schläfrig fühlt, es sei denn, das Streßniveau
des Betreffenden ist zu hoch. Es lohnt also, sich mit den Techniken des
Schläfchens zu befassen.

An den Augen ablesen

Als wir vor Jahren dabei waren, den Multiplen Schlaflatenztest zu erar-
beiten, fanden wir einen deutlichen Zusammenhang zwischen den längsten Schlaflatenzen (Personen, die für das Einschlafen lange Zeit brauchen) und den Stufen eins und zwei der Stanforder Schläfrigkeitsskala
und ebenso zwischen den kürzesten Schlaflatenzen (Personen, die rasch
einschlafen) und den Schläfrigkeitsstufen sechs und sieben. (Die Stufen
dazwischen sind allerdings nicht geeignet, um Schlaflatenzen zu bestimmen.) Aus der im neunten Kapitel vorgestellten Untersuchung über die
Bestimmung des Einschlaftempos ergab sich, daß der wichtigste Indikator für den Schlaf innerhalb des Zeitraums von zwei Minuten der Tatbestand war, daß die Probanden das Icon für »Augen« anklickten, was
bedeuten sollte, daß ihnen bewußt war, daß ihre Augenlider geschlossen
oder halb geschlossen waren oder die Augen sich nicht mehr auf einen
Punkt konzentrieren konnten; auch unwillkürliches Kopfsenken und un-
zusammenhängende Gedanken haben einen gewissen indikatorischen
Wert. Es sei allerdings daran erinnert, daß das Anklicken dieser Icons den
Schlafbeginn zwar einigermaßen gut präjudizierte, aber selbst wenn die
Versuchspersonen diese Anzeichen von Schläfrigkeit zur Kenntnis nahmen, brachten sie sie nicht immer mit der generellen Wahrscheinlichkeit
baldigen Einschlafens in Verbindung. Dieser Umstand brachte mich dar-

auf, daß man den Leuten vielleicht beibringen könnte, diese Verhaltens-
signale richtig zu verstehen und dadurch ihre Urteilsfähigkeit in puncto
Einschlafgefährdung zu verbessern.

Ich habe inzwischen gelernt, daß bei mir das bei weitem zuverlässig-
ste Anzeichen für bevorstehendes Einschlafen schwer gewordene Augenlider sind. Sobald ich darum kämpfen muß, daß bei einer Veranstaltung
oder beim Lesen meine Augen offen bleiben, weiß ich, daß es nutzlos ist
weiterzumachen. Dieses Signal übersehe ich nie. In der Versuchsreihe über
die Voraussagbarkeit des Schlafs war jede Versuchsperson definitiv von
Schlafentzug betroffen, und alle räumten ein, müde oder schläfrig zu sein.
Wir konnten anhand von mitlaufenden Videobändern und angeschlosse-
nem Elektroenzephalogramm beobachten, wann die Augenlider herun-
terhingen und eine Mikroschlafepisode erfolgte. Schlossen sich die Augen
ganz, schlief die Versuchsperson in der Regel für den Rest des Zweiminu-
tenintervalls.

Die Bezeichnung »schläfrig« ist nicht auf die gesamte subjektive Spann-
breite von nicht ganz hellwach bis zum Moment des Einschlafens anzuwenden. In meinem Sprachgebrauch benutze ich das Wort »dösig« keineswegs bloß, wenn ich mich nicht gerade höchst munter fühle. Wenn
es mir irgendwie an Schlaf fehlt und ich von einem Zustand der körperlichen Aktivität in einen sitzenden Zustand wechsle, nimmt das Gefühl der
Schläfrigkeit allmählich zu, bis sie einen Punkt erreicht, wo meine Augenlider zufallen wollen und eine bewußte Anstrengung vonnöten ist, sie
offenzuhalten. Dieser Punkt ist für mich eindeutig. Ich benutze den Ausdruck »dösig« oder »sich dösig fühlen« speziell, um jene Zeitspanne zu
bezeichnen, in der sich der Drang eingestellt hat, in Schlaf zu fallen, bis
zum Einschlafen. Das Wort »schläfrig« dagegen sollte für ein breiteres
Spektrum von Gefühlseinstellungen verwendet werden, allgemein für die
Zeit, in der man nicht ganz wach ist. Diese Definitionen entsprechen den
folgenden aus einem einschlägigen Wörterbuch: »schläfrig« wird als
»eine Tendenz zum Einschlafen haben« und »dösig« als »kurz vor dem
Einschlafen, halb eingeschlafen« erklärt.

Den meisten Menschen wird ihre Schläfrigkeit gewöhnlich erst bewußt, wenn es sie irgendeine willentliche Anstrengung kostet, wach zu
bleiben. Je nach Ausmaß der Schlafschulden, je nach Tageszeit und der
besonderen Situation ist ein Zeitraum von nur wenigen Sekunden zwischen dem Beginn der Schläfrigkeit und dem Augenblick des Einschlafens durchaus möglich. Mit der Zeit entwickelt man Zutrauen zu seiner
Fähigkeit, die eigene Schläfrigkeit beizeiten festzustellen.

Vor einigen Jahren habe ich fast allen Zuhörern, vor denen ich sprach,
einen Fragebogen in die Hand gedrückt, um von ihnen zu erfahren, durch

welche körperliche Zeichen sie ihre Schläfrigkeit erkennen. In der Regel
gab ich eine Strichliste aus, manchmal auch nur ein weißes Blatt Papier.
Ich habe inzwischen mehrere tausend dieser Formulare zusammen. Weit
über achtzig Prozent der Befragten bringen Schläfrigkeit mit Empfindungen in Zusammenhang, die mit den Augen zu tun haben: schwere Augenlider, Mühe, die Augen offenzuhalten, Mühe, die Augen auf einen Gegenstand zu konzentrieren, Gefühl der Schwere in den Augenlidern. In
der Rangfolge dahinter kommen das Einnicken des Kopfes und Konzen-
trationsschwierigkeiten. Die Anschlußfrage lautet: Fühlen Sie sich stets
schläfrig, bevor Sie einschlafen? Nur ein kleiner Prozentsatz beantwortet
diese Frage mit nein.

Wenn ein Autofahrer einschläft und unmittelbar danach erschrocken
wieder aufwacht, kann an der Eindeutigkeit dieses Signals kein Zweifel
bestehen. Ich würde also sagen, daß ein Fahrer sein Schläfrigkeitsgefühl
als Anlaß begreifen muß, keinen Meter mehr weiterzufahren, dann wäre
das Risiko eines Unfalls erheblich gemindert. Ich bin überzeugt, daß das
Lesen jener Zeichen, die auf ein unmittelbar bevorstehendes Einschlafen
hindeuten, erlernt werden kann, und diese Fertigkeit sollte Teil der Ausbildung von Berufsfahrern werden.

Diese Überlegungen haben mich veranlaßt, für meine Studenten eine
Art Mantra zu formulieren: Schläfrigkeit ist Alarmstufe eins! Schläfrigkeit ist ein Notstand und erfordert ein sofortiges Schläfchen. Wenn Sie
sich in einer gefährlichen Lage befinden, etwa Autofahren, und die Augenlider zufallen, stehen Sie schon an der Schwelle zum Tod. Da das Autofahren eine Situation ist, in der die weitaus meisten Menschen gegebenenfalls von gefährlicher Schläfrigkeit bedroht werden, möchte ich auf
dieses Thema ausführlicher eingehen.

Überleben am Steuer

Für Menschen, die beruflich lange Strecken mit dem Auto zurücklegen
müssen, von ihren Familien räumlich getrennt leben oder entfernte Ur-
laubsorte mit dem Auto anfahren, gehört Autofahren wie selbstverständlich zu ihrem Leben. Aber auch viele regelmäßige Pendler haben zweimal am Tag eine zunehmend lange und anstrengende Autofahrt auf sich
zu nehmen; in den großstädtischen Ballungsräumen liegt die Fahrzeit für
nur eine Strecke inzwischen bei annähernd fünfzig Minuten. Autofahren

ist monoton, es ist geistig keine übermäßige Herausforderung und erfordert keine großartigen körperlichen Anstrengungen. All dies trägt zur Entspannung des Fahrers bei, setzt seine psychische Aufmerksamkeit herab und bringt die Schlafschulden zum Vorschein, die bis dahin irgendwo im Gehirn verborgen lagen. Autofahren wird so zu einer schrecklichen Mischung aus gesteigertem Einschlafrisiko und infolgedessen gesteigertem Verletzungs- oder Sterberisiko.

Wenn Sie eine lange Autofahrt vor sich haben, denken Sie daran, daß sich Ihre Schlafschulden womöglich auf Ihr Verhalten auswirken könnten. Bereiten Sie sich auf die Reise vor, indem Sie Ihre Schlafschulden reduzieren, und planen Sie Ihre Reise nach Möglichkeit so, daß Ihre zirkadiane Uhr Ihnen ein Maximum an Wachheit bringt. Sollte Ihr Höhepunkt in der Nacht liegen, müssen Sie natürlich die zusätzliche Gefahr einer Nachtfahrt einkalkulieren. Am wichtigsten aber ist, daß Sie schon vorab beschließen, nicht weiterzufahren, wenn Sie sich schläfrig fühlen.

Ich möchte die lebensrettende Botschaft, die Sie diesem Buch unbedingt entnehmen sollten, noch einmal wiederholen: Das subjektive Gefühl der Schläfrigkeit beruht auf einer Kombination der zugrundeliegenden Schlafschulden, des Grades der Weckfunktion, den die biologische Uhr bestimmt, und der Menge an Stimuli, die von der Umwelt ausgehen. In Situationen, die von Monotonie geprägt sind, können hohe Schlafschulden im Verein mit einer niedrigen zirkadianen Weckfunktion außerordentlich gefährliche Folgen haben. Je nach der Phase, in der sich Ihre zirkadiane Weckfunktion befindet, können Sie infolge großer Schlafschulden sogar auf dem Höhepunkt der Wachheit in gefährliche Schläfrigkeit verfallen.

Wenn Sie ungeachtet Ihrer Vorausplanung am Steuer Schläfrigkeit aufkommen fühlen und keinen Beifahrer haben, der Sie ablösen könnte, müssen Sie sofort nach einer Haltemöglichkeit Ausschau halten, um ein Schläfchen einzulegen. Kaffee kann Sie munter halten, solange Ihre Schlafschulden niedrig sind, aber im Falle hoher Schlafschulden gibt es keinen Ersatz für Schlaf. Wie schon gesagt, muß die Schlafpause gar nicht lang sein, um eine beträchtliche Wirkung auf Ihre Wachheit zu haben. Schon ein fünfzehn- bis dreißigminütiger Kurzschlaf kann Sie vom Rande des Abgrunds wieder zurückholen. Noch besser ist freilich, wenn Sie aus einer Schlafpause von allein wieder aufwachen.

Viele, denen man erklärt hat, sie sollten bei Schläfrigkeit die Straße verlassen und ein Schläfchen einlegen, wenden ein, daß es ihnen unangenehm sei und sie sich schutzlos fühlten, wenn sie auf einem Parkplatz oder auf dem Randstreifen der Autobahn eine kurze Schlafpause machten. Ihnen sei noch einmal gesagt, daß sie sich, wenn sie trotz extremer

Müdigkeit weiterfahren, in unmittelbarer Lebensgefahr befinden. Natürlich ist auch anderen Realitäten Rechnung zu tragen. Wenn es mir beim Autofahren passiert, daß mir die Augenlider herunterhängen und gerade keine Stelle da ist, um von der Autobahn herunterzufahren, fahre ich gewöhnlich so weit rechts ran, wie ich kann, schalte die Warnblinkanlage an und steige aus. Ich laufe um das Auto herum, zwicke mich hier und da, hüpfe auf und nieder und bespritze mein Gesicht mit Wasser; mit anderen Worten, ich tue alles, um die Schläfrigkeit zu verbannen, und sei es nur für ein paar Minuten. Dann steige ich wieder ins Auto und fahre weiter, bis sich erneut Schläfrigkeit einstellt. Wenn dann immer noch kein Parkplatz in Sicht ist, auf dem ich eine kurze Schlafpause einlegen kann, mache ich die gleiche Übung noch einmal. Wenn man am Leben bleiben will, muß man äußerst genau auf seine Schläfrigkeitsempfindungen achtgeben, man muß erkennen, wann der Schlaf einzusetzen droht.

Eine englische Untersuchung erlaubt eine neue Sicht auf die strategische Verbindung von Kaffee und Kurzschlaf. Louise Reyner und Jim Horne von der Universität Loughborough haben während der Phase nachmittäglichen Nachlassens der Wachheit Versuchspersonen in einen Fahrsimulator gesetzt. Bei einem Versuch saßen sie zwei Stunden ohne Pause und ohne Kaffee in diesem Gerät. Ein anderes Mal bekamen sie zwei Tassen Kaffee, hatten aber keine Schlafpause. Bei einem dritten Versuch erhielten sie Kaffee mit anschließendem Kurzschlaf von dreißig Minuten, bevor sie ihre zwei Stunden im Simulator zubrachten. Schon das Koffein allein führte zu einem deutlichen Rückgang der Zwischenfälle, bei denen die Fahrer mit ihrem Simulator aus der Spur kamen, aber Koffein plus Kurzschlaf hatten eine weitaus drastischere Verringerung der Zwischenfälle zur Folge: fast um den Faktor vier. Dies ist nur eine Untersuchung, noch dazu mit einem Simulator statt im richtigen Verkehr, aber sie liefert interessante Ergebnisse. Weil jeder ein anderes Konto an Schlafschulden hat und auch verschieden auf Koffein reagiert, muß jeder Leser durch eigene Experimente herausfinden, welches Verhältnis bei ihm die beste Wirkung hat.

Das Beeindruckende an dem Ergebnis dieser Untersuchung ist der Synergieeffekt von Kaffeetrinken und anschließendem Kurzschlaf. Tränke man nur Kaffee, gäbe es ein fünfzehn- bis dreißigminütiges Zeitloch, bevor das Koffein wirkt; in diesem Zeitraum ist man weiterhin gefährlich schläfrig. Und hätte man nur den Kurzschlaf, gäbe es vielleicht eine fünfzehnminütige Phase der Schlafträgheit nach dem Erwachen, in der man sich noch immer schläfrig fühlt. (Das Autofahren im Zustand der Schlafträgheit ist nicht minder gefährlich.) Trinkt man den Kaffee im Anschluß an den Kurzschlaf, dann treten Schlafträgheit und das Zeitloch vor der

Wirkung des Koffeins gleichzeitig auf. Soweit Sie nicht stark auf Koffein reagieren, wird Sie der Kaffee nicht vor dem Einschlafen bewahren, und Sie können nach fünfzehn bis dreißig Minuten, wenn der Kaffee seine Wirkung beisteuert, aufwachen und leicht wach bleiben.

Aber auch der Synergieeffekt von Kurzschlaf und Koffein vermag nichts gegen höchste Schlafschulden in Kombination mit einer monotonen Tätigkeit auszurichten. Wenn Ihre Schlafschulden zu hoch sind, besteht die einzige wirkliche Lösung darin, sie zu verringern. Vergessen Sie nicht, daß nicht die Monotonie des Autofahrens, sondern Ihre Schlafschulden für Ihre Schläfrigkeit verantwortlich sind. Wenn die Schläfrigkeit nach Ihrem Eindruck überhandnimmt und Ihnen Ihr Terminplan etwas Freiraum läßt, sollten Sie sich überlegen, ob Sie nicht einen Kurzschlaf von vier Stunden einlegen oder gleich in ein Hotel gehen. Noch besser wäre es, wenn Sie versuchten, in der Woche, in der Ihre Dienstfahrt ansteht, Ihre insgesamt aufgelaufenen Schlafschulden nach und nach abzubauen. Mit dem völligen oder doch partiellen Abbau Ihrer Schlafschulden geraten Sie weitaus weniger in Gefahr, sich schläfrig zu fühlen, auch wenn Sie stundenlang eintönige Straßen entlangfahren müssen. Zudem tragen geringere Schlafschulden dazu bei, daß Kurzschlaf und Koffein noch besser ihre Wirkung entfalten können.

Um in einer Krise wach zu bleiben, braucht es viel mehr als bloß Durchhaltevermögen oder den Entschluß, es darauf ankommen zu lassen. Ich kenne viele herzzerreißende und tragische Geschichten über das Einschlafen am Steuer, aber eine ist darunter, die auch mein Leben hätte zerstören können. Im Jahre 1974 fuhr meine Frau aus Oregon kommend mit dem Auto nach Hause; auf dem Rücksitz saßen unangeschnallt unsere drei Kinder. Das Auto kam mit ziemlich hoher Geschwindigkeit von der Straße ab. Gott sei Dank weckte sie das Geräusch des Schotters auf dem Randstreifen wieder auf, und so war sie noch in der Lage, den Sturz in eine tiefe Schlucht abzuwenden. Dieses Erlebnis versetzte ihr einen solchen Schrecken, daß sie das Schicksal seither nie wieder herausforderte. In der Regel wird jemand, der einmal dem Tod ins Angesicht blickte, wissen, daß er mit dem Feuer spielt, wenn er in übermüdetem Zustand Auto fährt. Das Problem aber ist, daß viele Menschen aus ihren Erfahrungen nichts lernen wollen.

Flug in die Hölle

Solange die Menschen sich nicht schneller vorwärts bewegten als mit dem
Pferd oder dem Segelschiff, erfolgte der Wechsel von einer Zeitzone zur
anderen zu allmählich, als daß diese Verschiebung eine nennenswerte
Differenz zwischen ihrer biologischen Uhr und der Bewegung der Sonne
hätte verursachen können. Mit den höheren Geschwindigkeiten tauchten
unvorhergesehene Probleme für die Reisenden auf. Unsere biologische
Uhr kann sich nicht mehr darauf einstellen, und zwischen dem zirkadianen Rhythmus und dem lokalen Auf- und Untergang der Sonne bestand
keine Synchronie mehr.

Das Reisen mit dem Flugzeug hat eine für das zwanzigste Jahrhundert
charakteristische, eigentümliche Krankheit hervorgebracht, die allgemein unter dem Namen *jet lag* bekannt ist. Verkürzt gesagt bedeutet *jet
lag*, daß man sich müde fühlt, wenn alle Welt hellwach ist, und unter Insomnien leidet, wenn alle übrigen im Bett liegen und schlafen. Ungefähr
die Hälfte der Menschen, denen die Auswirkungen des *jet lag* zu schaffen machen, hat ein Übelkeitsgefühl, und fast alle sind zur Unzeit hungrig,
zur Essenszeit dagegen haben sie keinen Hunger. Menschen, die unter dem
jet lag leiden, sind abgelenkt und benommen und so sehr aus dem Gleichgewicht ihres normalen Körperrhythmus gebracht, daß sie sich krank
fühlen wie jemand, der sich mit einem Grippevirus angesteckt hat.

Dessenungeachtet fliegen Geschäftsleute immer wieder durch etliche
Zeitzonen zu Verhandlungen, bei denen es um Millionen von Dollar und
sogar um ihre Karriere geht, ohne sich Zeit zur Vorbereitung und zur Ab-
milderung der Symptome des *jet lag* zu nehmen. Lyndon Johnson soll,
wie ich gehört habe, das Problem in der Weise gelöst haben, daß er bei
einer Reise nach Asien die Washingtoner Zeit beibehielt. Seine Berater
erhoben Einspruch, als Johnson ein Treffen mit Politikern auf zweiundzwanzig Uhr Ortszeit legte, was neun Uhr Washingtoner Zeit entsprach.
Johnson soll geantwortet haben: »Wenn Sie mit dem Präsidenten der Vereinigten Staaten sprechen wollen, können Sie sich verdammt noch mal
mit mir treffen, wann ich es will.« Wir gewöhnlichen Sterblichen müssen
sehen, wie wir mit der jeweiligen Ortszeit zurechtkommen.

Im Durchschnitt benötigt der Körper einen Tag pro durchquerter Zeitzone, um sich auf den *jet lag* einzustellen. Für eine Reise von New York
nach London, das fünf Zeitzonen entfernt liegt, braucht der Körper also
fünf Tage, um sich mit seinem Temperaturverhalten und seinen hormonalen Rhythmen den neuen Zeitverhältnissen anzupassen. Allerdings
spürt nicht jeder die Symptome des *jet lag* über diesen Zeitraum von fünf

Tagen. Mancher fühlt sich im Grunde schon nach einem oder zwei Tagen wieder normal, während sich andere eine ganze Woche lang schlecht fühlen. Ob man nämlich für die Symptome des *jet lag* anfällig ist oder nicht, hängt zum Teil von den individuellen Besonderheiten des zirkadianen Zyklus ab, zum Teil auch vom Ausmaß der Schlafschulden zum Zeitpunkt der Reise.

Es steht außer Zweifel, daß es gewöhnlich leichter ist, sich bei Flügen nach Westen als bei Flügen nach Osten umzustellen. Bislang sagte man, das liege daran, daß unser zirkadianer Rhythmus eher fünfundzwanzig als vierundzwanzig Stunden betrage. Demzufolge würde spätes Zubettgehen (Flug nach Westen) unserem natürlichen Rhythmus entgegenkommen, während frühes Zubettgehen (Flug nach Osten) ihm entgegenwirke. Aber da wir neuerdings wissen, daß unser zirkadianer Rhythmus ziemlich genau vierundzwanzig Stunden beträgt, stellen wir fest, daß es uns zumindest teilweise leichter fällt, nach Westen zu fliegen, weil es leichter ist, wach zu bleiben, wenn unsere zirkadiane Weckfunktion abnimmt, als ins Bett zu gehen, wenn diese Weckfunktion besonders stark ist.

Für Leute wie mich jedoch, die früh ins Bett gehen und früh aufstehen, sind Reisen nach Osten über drei oder vier Zeitzonen eine leichte Sache. Dagegen kommen mich Flüge nach Westen hart an. Zu Hause bemühe ich mich zum Beispiel immer, um neun Uhr im Bett zu sein, aber egal, wie spät ich schlafen gehe, ich wache stets um vier Uhr morgens auf. Wenn ich also Richtung Westen nach Tokio fliege, das sieben Zeitzonen früher liegt, habe ich das Gefühl, ich sollte eigentlich um vierzehn Uhr Ortszeit Tokio zu Bett gehen. Das Aufwachen ist noch verwirrender, da die vier Uhr morgens meiner körpereigenen Uhr einer Ortszeit Tokio von neun Uhr abends entsprechen. Ich wache also genau zu einem Zeitpunkt auf, wo jedermann sonst sich darauf einstellt, ins Bett zu gehen. Das Gegenteil passiert, wenn ich nach New York fliege. Ich kann es immer so einrichten, daß ich vor Mitternacht New Yorker Zeit ins Bett gehe, was neun Uhr kalifornischer Zeit heißt. Wenn ich dann um sieben Uhr morgens aufwache, was meiner üblichen Aufwachzeit in Stanford von vier Uhr entspricht, habe ich mein Schlafpensum erfüllt. Kehre ich sofort nach Kalifornien zurück, brauche ich nicht einmal meine Uhr umzustellen.

Strategien für den Umgang mit dem *jet lag*

Vielreisende haben häufig versucht, ein System zu finden, mit dem sie den *jet lag* überlisten können, aber niemandem gelingt das voll und ganz. Ich will hier keine Wunderkur gegen den *jet lag* versprechen, denn es gibt keine praktikable Methode, mit der man sich umgehend an die neue Zeitzone anpassen könnte. Wohl aber gibt es einige Dinge, mit denen man es sich leichter machen kann. Der oberste Grundsatz ist der gleiche wie bei allen sonstigen Schlafkrisen: Man muß die nötige Einsicht und das nötige Wissen haben. Die Kenntnis der Schlafschulden, der biologischen Weckfunktion sowie der Auswirkung des Lichts auf die biologische Uhr entscheiden darüber, wie man mit dem *jet lag* am geschicktesten umgeht.

Da die Ursache für den *jet lag* in dem Mißverhältnis zwischen unserer inneren Uhr und der äußeren (örtlichen) Zeit liegt, ist der erste Schritt der, daß man für sich berechnet, in welche Phase der neuen Zeitzone die stärkste zirkadiane Weckfunktion fällt. Um ein Beispiel zu nennen: Der Zeitunterschied zwischen New York und Paris beträgt sechs Stunden. Wer also von New York kommend am frühen Abend in Paris eintrifft, bekommt von seiner biologischen Uhr die Auskunft, daß es früher Nachmittag ist. Es kann sein, daß unser Reisender sogar ein bißchen müde ist, weil in diesem Zeitraum gerade das nachmittägliche Nachlassen seiner Wachheit fällt. Er ißt zu Abend und geht um zweiundzwanzig Uhr zu Bett, kann aber nicht einschlafen. Warum? Weil er gerade zu einem Zeitpunkt einzuschlafen sucht, an dem seine biologische Uhr den Zeitraum seiner höchsten Abendwachheit einläutet. Wir wollen einmal annehmen, daß unser Reisender zu Hause seine stärkste biologische Wachphase von achtzehn Uhr bis Mitternacht hat. Diese »verbotene Zone«, in der Schlafen nahezu unmöglich ist, erstreckt sich in Paris nunmehr von Mitternacht bis sechs Uhr morgens, was dazu führt, daß er vielleicht im Hotelzimmer kurz einschläft, aber bald darauf wieder aufwacht, und es ihm dann stundenlang nicht wieder einzuschlafen gelingt.

Ich würde also unserem Reisenden dringend empfehlen, daß er aufbleibt, sich Paris anschaut und einige der Sehenswürdigkeiten dieser wunderschönen Stadt in der Nacht besichtigt – Paris »by night«. Er sollte am frühen Morgen zu Bett gehen und sich vornehmen, bis nach dem Mittagessen zu schlafen. Im hellen Licht des frühen Nachmittags sofort nach draußen zu gehen kann die zirkadiane Uhr vorstellen, was von Vorteil ist, wenn der Reisende vorhat, länger als einen oder zwei Tage in der neuen Zeitzone zu verweilen.

Geschäftsreisende, die etwa von den USA nach Europa fliegen, sollten ihre Termine auf den Nachmittag oder Abend zu legen suchen, wenn ihre Wachheit am größten ist. Falls dies nicht möglich ist und die Reisenden morgens ihren Wachhöhepunkt haben möchten, sollten sie ein Schlafmittel nehmen oder versuchen, ihre biologische Uhr in den Tagen vor Antritt der Reise um ein paar Stunden vorzustellen. Entscheidend für den Umgang mit dem *jet lag* ist die Dauer des Aufenthalts in der neuen Zeitzone. Wenn der Besuch nicht über ein oder zwei Tage hinausgeht, ist es nicht sinnvoll, seine biologische Uhr umzustellen.

Nimmt man den Fall an, daß die Reisenden um acht Uhr früh in Paris eintreffen, so wird man feststellen, daß ihre biologische Wachheit rapide abnimmt, denn es ist in New York erst zwei Uhr morgens. Wenn sie hohe Schlafschulden haben, werden sie sich den Vormittag über schrecklich fühlen. Nachmittags könnte es ihnen ein wenig besser gehen, weil ihre morgendliche Wachfunktion in Paris gegen Mittag einsetzt (sechs Uhr früh New Yorker Zeit). Aber diese morgendliche Wachfunktion ist ziemlich schwach, und die Reisenden haben zu diesem Zeitpunkt zusätzliche Schlafschulden angesammelt, so daß sie sich immer noch schrecklich fühlen dürften. Eine besondere Ironie ist es schließlich, daß sie, wenn der Abend naht und sie sich schlafen legen möchten, lange Zeit nicht einschlafen können, weil ihre Abendwachheit jetzt ins Spiel kommt.

Der zweite Faktor, den ein Reisender zu berücksichtigen hat, ist natürlich die Menge an Schlafschulden, die er bereits vor Antritt der Reise mit sich herumschleppt. Zunächst könnte man meinen, man sollte vor dem Flug seine Schlafschulden möglichst abbauen. Niedrige Schlafschulden führen aber faktisch dazu, daß man häufiger mitten in der Nacht aufwacht, der Schlaf dadurch fragmentiert wird und die Auswirkungen des *jet lag* sich länger hinziehen. Höhere Schlafschulden können also dazu beitragen, daß man länger schläft, wenn man wirklich schlafen will. Wenn also Reisende abends in Paris ankommen, ist es ihnen vielleicht lieb, ein großes Quantum an Schlafschulden zu haben, das ihnen hilft, in der ersten Nacht gut zu schlafen. Kommen sie dagegen morgens an, möchten sie vielleicht lieber ein etwas geringeres Quantum an Schlafschulden haben, damit sie den Tag durchstehen.

Wer über Schlafschulden und zirkadiane Weckfunktion Bescheid weiß, der kann seine Reise gezielt vorbereiten. Bei den meisten Überlegungen zum *jet lag* wird die Frage der Vorbereitung vor Antritt der Reise nicht adäquat bedacht. Manche Experten empfehlen das Umstellen der Uhr auf die neue Ortszeit unmittelbar nachdem man an Bord des Flugzeugs ist, damit man sich sofort auf die neue Zeit einstellen kann. Aber vielleicht sollte man die Uhr schon einen Tag oder bei längeren Reisen auch zwei Tage vor der Abreise umstellen, so daß man sich schon früher den neuen

Verhältnissen anpassen kann. Das mag problematisch werden, wenn man an den Tagen vor der Abreise noch Termine hat, aber wem es gelingt, die Zeitverschiebung rasch durchzurechnen, der sollte anschließend in der Lage sein, den Umstellungsprozeß zu beginnen und doch zugleich seinen Verpflichtungen in der aktuellen Zeitzone nachzukommen. Ich selbst versuche, in den vierundzwanzig Stunden vor meiner Abreise meine Mahlzeiten sowie die Zubettgeh- und Aufstehzeiten eine Stunde näher an die Ortszeit meines Zielorts heranzurücken. Alle diese Techniken tragen dazu bei, mein Denken auf die neue Zeit und meinen Körper auf den neuen Rhythmus umzustellen.

Es gibt drei Methoden, die biologische Uhr umzustellen: Aufenthalt in hellem Licht, Einnahme von Melatonin und körperliche Aktivität. Um die beste Wirkung zu erzielen, müssen diese Maßnahmen, wie im vierten Kapitel erläutert, zur richtigen Zeit eingesetzt werden. Gleichwohl ist natürlich mit individuell unterschiedlichen Reaktionen zu rechnen. Wer also einige der hier genannten Empfehlungen für Reisende und Schichtarbeiter beherzigen möchte, sollte die eigenen Bedingungen und Empfindlichkeit abschätzen und danach planen.

Wer sich daranmacht, seine biologische Uhr vorzustellen (bei Flügen Richtung Osten), der sollte gleich nach Sonnenaufgang einige Zeit in hellem Licht zubringen. Wer seine biologische Uhr zurückstellt (also nach Westen fliegt), sollte bis spät in den Morgen schlafen und erst am späten Nachmittag das Sonnenlicht aufsuchen. Vor ungefähr zwanzig Jahren war ich eine Woche auf Hawaii, wo die Zeit etwa drei Stunden hinter der in meiner kalifornischen Heimat zurückliegt. Ich war bereits ein Frühaufsteher geworden, und meine biologische Uhr hatte sich so verschoben, daß ich zu Hause zwischen drei und halb vier Uhr in der Frühe wach wurde; es war aber wichtig für mich, daß ich auf dieser Reise abends hellwach war. Am ersten Morgen wachte ich ungefähr um Viertel nach sechs Uhr auf, was Viertel nach neun Uhr der Stanford-Zeit entsprach. Ich achtete darauf, daß ich an jenem Abend ins Helle kam und schaute mir deswegen den Sonnenuntergang an; am nächsten Morgen wachte ich gegen Viertel vor sieben Uhr auf. Jeden Tag kam es, dank eines mindestens zweistündigen Aufenthalts im Tageslicht vor Sonnenuntergang, zu einer etwa dreißigminütigen Verschiebung meiner Aufwachzeit. Wenn ich meine biologische Uhr noch schneller hätte umstellen wollen, hätte ich in meinem Zimmer eine besonders helle Lampe angebracht und mich in dem Lichtschein noch ein bißchen später am Tag aufgehalten. Melatonin sollte spät am Tag eingenommen werden, um die Uhr vor-, beziehungsweise am Morgen, um die Uhr zurückzustellen.

Ob Sie während des Flugs einen Kurzschlaf einlegen oder wach bleiben, hängt davon ab, ob Sie nach Ihrer Ankunft wach sein oder gleich schlafen wollen. Jemand, der zum Beispiel von San Francisco nach New York fliegt und abends dort ankommt, sollte Kurzschlafpausen vermeiden, um ordentlich müde zu sein und früher als üblich zu Bett gehen zu können. Beim Rückflug dagegen sollte er ein Nickerchen machen, damit er später aufstehen und sich wieder auf die Ortszeit von Kalifornien einstellen kann.

Noch einige Bemerkungen zum Schlafverhalten in Flugzeugen. Flugzeugsitze sind, wie jeder weiß, zum Schlafen scheußlich unbequem. Es gibt keinerlei Abstützung der unteren Wirbelsäulenpartie, die Beinfreiheit ist beengt, und man kann seinen Kopf kaum davor bewahren, hin- und herzurollen. Überdies ist der senkrechte Winkel der Sitze geradezu dazu angetan, den Sitzenden um den Schlaf zu bringen. Sicher hilft es schon ein bißchen, wenn man die Lehne so weit wie möglich zurückstellt. Wichtiger aber ist, daß man sich ein Kissen, eine Decke oder einen Pullover ins Kreuz legt, um die Lendenwirbelsäule abzustützen. Für den Kopf ist ein ordentliches Kissen angebracht, noch nützlicher aber ist vielleicht ein aufblasbares Nackenkissen, das den Kopf daran hindert, während des Schlafs in alle möglichen Richtungen zu rollen.

Manchem hilft auf Flugreisen die vorherige Einnahme von Schlaftabletten, zumal bei Nacht- oder Langstreckenflügen. Man sollte aber die Tabletten schon öfter genommen haben und mit ihrer Wirkung vertraut sein, bevor man sie für eine Flugreise nimmt. Nehmen Sie aber keine Tablette, wenn Sie auf halbem Flug umsteigen müssen. Manche raten dazu, sich gleich nach der Ankunft am Zielort auf die Ortszeit einzustellen; mir scheint diese Methode zu einfach zu sein. Wenn Sie es zu anstrengend finden, gleich das zu tun, was auch die Ortsansässigen entsprechend ihrer Zeiteinteilung tun, legen Sie einfach ein Schläfchen ein; am besten wäre es allerdings, wenn Sie kurz vor dem Nachlassen Ihrer zirkadianen Weckfunktion Ihr Schläfchen hielten. Einen Teil Ihres ersten Abends sollten Sie wach bleiben. Allerdings sollten Sie sich damit auch nicht quälen. Sie müssen über einen Zeitraum von vierundzwanzig Stunden ausreichend Schlaf bekommen. Ansonsten verlassen Sie sich auf die Grundsätze, die Sie über die zirkadiane Weckfunktion und über die Schlafschulden gelernt haben, um durchzuhalten, bis Ihre biologische Uhr sich auf die neuen Verhältnisse eingestellt hat.

Am meisten sagt mir allerdings das Prinzip zu, überhaupt nicht mit Absicht die innere Uhr umzustellen. So bin ich zum Beispiel verfahren, als ich unlängst für einen Tag nach Italien gereist bin; dort sollte ich vor der Jahresversammlung des italienischen Verbandes zur Erforschung von Schlafstörungen den Hauptvortrag halten. Mitternacht in Stanford entspricht neun Uhr morgens in Italien. Die Reise dauerte von Tür zu Tür ungefähr siebzehn Stunden. Ich verließ Stanford um sieben Uhr morgens, stieg in Washington um und landete zwanzig Minuten vor acht Uhr Ortszeit in Mailand; in meinem Kopf war es zwanzig vor elf Uhr nachts. Ich schlief etwa eine Stunde in dem Wagen, der mich vom Flughafen abholte, und ging gleich nach der Ankunft im Hotel ins Bett, wo ich noch vier bis fünf Stunden weiterschlief. Ich hatte gebeten, meinen Vortrag auf den späten Nachmittag zu legen, und so war ich denn auch hochmotiviert, als ich ihn hielt, und ebenso hellwach und munter auf dem anschließenden Bankett. Um elf Uhr nachts kam ich ins Hotel zurück – nach kalifornischer Zeit zwei Uhr nachmittags. Ich arbeitete noch bis drei Uhr früh, das heißt sechs Uhr abends nach kalifornischer Zeit. Dann packte ich noch meinen Koffer, um damit am Morgen keine Zeit zu vertun. Ich nahm eine halbe Schlaftablette und hatte keine Mühe einzuschlafen, da ich nicht gegen eine starke zirkadiane Weckfunktion anzukämpfen hatte; außerdem war ich irgendwie mehr unter Schlafentzug als üblich. Ich schlief fest bis zehn Uhr morgens und konnte noch eine weitere Stunde im Auto schlafen, das mich zum Flughafen brachte. Das Flugzeug startete mittags zwölf Uhr italienischer Zeit, was ziemlich genau meiner normalen Aufwachzeit entsprach; ich hatte dann bis zur Landung in Washington neun wundervoll produktive Arbeitsstunden vor mir. Bis zum Abflug um fünf Uhr *Eastern time* konnte ich noch ein wenig im Flughafengebäude arbeiten, landete um halb acht Uhr abends Ortszeit in San Francisco und hatte dann noch genügend Zeit, bis ich um neun Uhr abends *Pacific time* ins Bett ging. Durch einen sorgfältigen Zeitplan und ohne weiteren Versuch, meine innere Uhr umzustellen, war ich genau zu dem Zeitpunkt, als ich in Stanford eintraf, wieder im Einklang mit meinem normalen Körperrhythmus.

Sie sollten nur dann Ihre innere Uhr in Einklang mit der Ortszeit bringen, wenn Ihr Aufenthalt an diesem Ort dies auch plausibel und lohnend erscheinen läßt. Wenn Sie sich nur eine Woche in einer acht oder neun Stunden von zu Hause entfernten Zeitzone aufhalten, lohnt es die Mühe, sich voll und ganz umzustellen, kaum. Je nach den Anforderungen und Pflichten, denen Sie nachzukommen haben, könnte eine Teilumstellung die beste Lösung sein.

Meine Fähigkeiten, mit dem *jet lag* fertig zu werden, wurden 1986 auf eine harte Probe gestellt, als mich Jim Fassell, der Trainer des Football Teams der Stanford-Universität, um ein Treffen bat. In jenem Jahr sollte das regelmäßige Derby zwischen den Footballmannschaften der Stanford-Universität und der Universität von Arizona in Tokio ausgetragen werden, wobei es um den sogenannten Coca-Cola-Pokal ging. Die Mannschaft sollte an einem Mittwoch morgen von San Francisco aus nach To-kio fliegen; das Spiel selbst sollte aber erst vier Tage später, am Sonntag, stattfinden. Der Trainer bat mich um Mithilfe, um der Mannschaft die Auswirkungen des *jet lag* zu ersparen; unausgesprochen sollte dies den Sieg sichern.

Ich war hin- und hergerissen. Ein Jahr zuvor hatte ich an Rosekinds Un-tersuchung mitgearbeitet, bei der mit einigem Erfolg versucht wurde, Ge-genmaßnahmen gegen den *jet lag* bei Piloten der Zivilluftfahrt zu initiie-ren; das Risiko indessen, eventuell für die Niederlage der Mannschaft aus Stanford bei einem so wichtigen Spiel verantwortlich zu sein, verursachte mir eine gewisse Beklommenheit. Andererseits stand meine berufliche Reputation auf dem Spiel. Mir blieb keine Wahl, und so stellte ich einen Zeitplan auf, anhand dessen die Spieler der Mannschaft ihre biologische Uhr jeden Tag ein bißchen umstellen sollten. Ich ging zu einem Mann-schaftstreffen, das vor der regelmäßigen abendlichen Nachbereitung des Sonntagsspiels stattfand, und erläuterte die Vorgehensweise (Abbildung 17.1 zeigt den Zeitplan, wie ich ihn vorgeschlagen habe).

Da die Spieler mehrere Tage vor der Begegnung in Japan eintreffen würden, brauchte eine Umstellung ihrer biologischen Uhr erst mit dem Tag ihrer Abreise einzusetzen. Ich erklärte der Mannschaft, daß nach der Ankunft in Tokio am Donnerstag jeder um sieben Uhr abends Tokioter Zeit (zwei Uhr nachts kalifornischer Zeit) im Bett zu sein und zu schlafen habe. Sie sollten entsprechend ihrer biologischen Uhr lange aufbleiben, aber nach der Ortszeit von Tokio früh ins Bett gehen. Am Freitag morgen sollten sie um vier Uhr morgens Ortszeit Tokio aufstehen, das heißt, sie hätten in dieser Nacht neun Stunden Schlaf, womit sie etwas von den Schlafschulden abtrügen, die dadurch zustande kamen, daß sie nach ka-lifornischer Zeit so lange aufgeblieben waren. Freitag abend sollten sie gegen neun Uhr abends zu Bett gehen. Wir stellten diese Zeitpunkte für den Sonnabend um zwei weitere Stunden vor, das heißt Wecken des Teams um sechs Uhr früh (nach noch einmal neun Stunden Schlaf) und Bettruhe um elf Uhr nachts, was auch zu Hause ihre übliche Zubettgehzeit war. Am Sonntag morgen würden sie dann ganz normal um sieben Uhr aufstehen, munter und fit für das Spiel. Dieser Zeitplan bedeutete, daß die Spieler den Nachtklubs rund um die Ginza wohl keinen Besuch würden abstat-ten können, dafür aber einen prachtvollen Sonnenaufgang mitbekämen. Ich wies warnend darauf hin, daß sie, wenn sie sich auf dieses Programm nicht hundertprozentig einließen, am Ende schlechter dastünden.

Zwei Tage vor dem Abflug nach Tokio kam mir das Gerücht zu Ohren, daß auch die Mannschaft der Universität von Arizona einen Schlafexper-ten zu Rate gezogen hatte. Da es nur eine winzige Zahl derartiger Exper-

Abb. 17.1

jet-lag-Empfehlung
für das Stanford Football Team zum Coca-Cola-Pokal

		Tokio-Zeit	San Francisco-Zeit
Dienst. 25. 11.	Schlafen	23.00 Uhr	
Mittw. 26. 11.	Aufstehen	7.00 Uhr	
	Abfahrt Bus	7.30 Uhr	
	Abflug San Franc.	10.00 Uhr	

(Austrocknen des Körpers während des Flugs vermeiden)
Kurzschlaf (1 Std.) vor 15.00 Uhr *Pacific time* empfohlen.
Kein Kurzschlaf nach 15.00 *Pacific time* (8.00 Uhr Tokio-Zeit).

		Tokio-Zeit	San Francisco-Zeit
Donnerst. 27. 11.	Ankunft Tokio	13.40 Uhr	20.40 Uhr
	Abfahrt Bus	15.00 Uhr	22.00 Uhr
	Möglichst langer Aufenthalt im Tageslicht		
	Ankunft Hotel	16.30 Uhr	23.30 Uhr
	Abendessen	18–18.30 Uhr	1–1.30 Uhr
	Schlafen	19.00 Uhr	2.00 Uhr
Freit. 28. 11.	Aufstehen	4.00 Uhr	11.00 Uhr
	Möglichst langer Aufenthalt im Tageslicht		
	Schlafen	21.00 Uhr	4.00 Uhr
Samst. 29. 11.	Aufstehen	6.00 Uhr	Jetzt ist der Körper auf Tokio-Zeit umgestellt
	Schlafen	23.00 Uhr	6.00 Uhr
Sonnt. 30. 11.	Aufstehen	8.00 Uhr	15.00 Uhr
	POKALSPIEL	13.00 Uhr	20.00 Uhr

Techniken, um den Körper vor Austrocknung zu bewahren
• Während des Fluges viel trinken (kein Koffein)
• Häufiges Herumgehen im Flugzeug, alle 2 Std. für 5 Min. Fußgelenke dehnen

Schlaftechniken
• Befolgen Sie den empfohlenen Zeitplan u. vermeiden Sie kurze Schlafpausen
• Sorgen Sie dafür, daß Ihr Zimmer während der festgesetzten Schlafzeiten völlig abgedunkelt ist
• Entspannen Sie in der letzten Stunde vor dem Schlafengehen

Diätempfehlungen
• Vermeiden Sie Koffein, Tee, Kakao, Kaffee, Cola-Getränke
• Vermeiden Sie vor dem Schlafengehen stark gewürzte Speisen

ten im Lande gibt (und keinen einzigen in Tucson, von wo das Arizona-Team kommt), konnte ich mir nicht vorstellen, wer das war. Aber offensichtlich hatte dieser Experte seinen Leuten bloß gesagt, daß sie es darauf ankommen lassen, sich nämlich sofort auf die Tokioter Ortszeit umstellen sollten, in der Hoffnung, daß ihre biologische Uhr rechtzeitig zum Spiel neu eingestellt sei. Damit wurde das auf internationalem Boden ausgetragene Footballspiel für mich zum Kampf der Schlafexperten.

Das Spiel wurde im kalifornischen Kabelfernsehen übertragen, also konnte auch ich es mir um acht Uhr abends Ortszeit ansehen. Der Vorteil, den meine Marschtabelle dem Team aus Stanford eigentlich verschaffen sollte, wurde während des größten Teils der Spielzeit nicht sichtbar; im vierten Viertel jedoch brachte der Schlußmann Kevin Scott einen Anstoß über achtundachtzig Yards zum siegreichen Touchdown ins gegnerische Feld zurück. Einer der Spieler, so sagte man mir später, habe gerufen: »Das war der Drive von Dr. Dement!« Stanford gewann das Spiel mit neunundzwanzig zu vierundzwanzig Punkten.

Das Ergebnis kann nicht gerade »statistisch signifikant« genannt werden, aber die Spieler hatten das Gefühl, daß der Zeitplan ihnen geholfen hatte. Das ganze Experiment war für mich eine spannende Sache, und noch mehrere Jahre erzählte ich diese Geschichte vom heimlichen Kampf der Schlafexperten bei allen möglichen Gelegenheiten. Ein Jahr darauf kam ich bei einem Treffen mit Berufskollegen in Washington dadurch in eine peinliche Situation. Wieder gab ich meine Geschichte einem Kollegen gegenüber zum besten und schloß mit der triumphierenden Bemerkung: »Ich weiß immer noch nicht, wer dieser Schlafexperte aus Arizona sein könnte, aber wer immer er ist, er ist ein Trottel.«

Eine Stimme neben mir sagte daraufhin: »Ich war der Schlafexperte aus Arizona.« Ich drehte mich um und stellte fest, daß die Stimme Timothy Monk, einem Freund und Kollegen, gehörte, der an der Universität von Pittsburgh arbeitet. Ich hatte ihn beleidigt, und so hörte ich, einigermaßen verlegen, Tims Begründung an, warum er der Mannschaft geraten hatte, es darauf ankommen zu lassen. »Da ich nicht persönlich nach Tokio fahren konnte, um die Jungs dazu zu bringen, ein detailliertes Zeitumstellungsprogramm zu befolgen, befürchtete ich, daß sie sich nicht daran halten würden.« Das war durchaus verständlich.

Im Herbst 1989 hatte ich ein zweites Mal Gelegenheit, den Schlafexperten für eine Footballmannschaft zu spielen. Fassell war inzwischen Chefcoach der Universitätsmannschaft von Utah geworden. Er bat mich um eine Empfehlung für sein Team, das gegen eine Mannschaft der Universität von Hawaii anzutreten hatte, also vier Zeitzonen weiter westlich. Selbstsicher empfahl ich einen ähnlichen Zeitplan. Da das Spielfeld in

Utah mit Flutlicht ausgestattet war, konnte die Mannschaft auch länger trainieren und die biologische Uhr vor dem Abflug umstellen. Ich konnte mir das Spiel nicht im Fernsehen anschauen, aber der Zeitung entnahm ich, daß Utah mit fünfzig zu achtunddreißig Punkten verloren hatte. Ich rief Fassell an und fragte ihn, was passiert sei. Er versicherte mir, daß das Team überhaupt kein Problem mit dem *jet lag* gehabt habe, sondern bloß mit der eigenen Verteidigung. Gleichwohl ist meine Bilanz in Sachen Football mit einem Sieg und einer Niederlage nicht gerade berauschend.

Schichtarbeit

Vor dem Zweiten Weltkrieg leisteten außer Nachtwächtern, Hotelportiers und Bäckern nur wenige Menschen Nachtarbeit. Nach dem japanischen Überfall auf Pearl Harbor erzwangen außerordentlich hohe Produktionsvorgaben, daß die Fabrikarbeiter am laufenden Band schuften mußten; rund um die Uhr wurde in drei Schichten zu je acht Stunden Kriegsmaterial produziert. Diese Arbeitsschichten heißen immer noch Tagesschicht (von acht Uhr bis sechzehn Uhr), Spätschicht (von sechzehn Uhr bis Mitternacht) und die Nachtschicht (von Mitternacht bis acht Uhr). Es gilt ein Rotationssystem, um die ungeliebten Schichten gleichmäßig zu verteilen.

Der Wechsel von einer Schicht zur anderen wirkt in der gleichen Weise desorientierend wie der *jet lag*. Wenn ein Arbeiter die Schicht wechselt, ist es so, als hätte er acht Zeitzonen durchflogen, etwa von Denver nach Tokio oder von London nach San Francisco. Wenn die biologische Uhr das Gehirn nicht wach hält, wird es durch die Schlafschulden in den Schlaf getrieben. Die biologische Uhr ist in der Mitte der Nacht auf ihrem Tiefstand angelangt, und die Menschen neigen dann eher zum Zerstreutsein, zu nachlassender Konzentration, zu Erinnerungsschwächen, zu schlechter Stimmung und zu langsamen Reaktionen. Daraus resultieren Fehlhandlungen. Fast alle großen Industriekatastrophen der letzten Jahrzehnte passierten nach Mitternacht, in den frühen Morgenstunden – das Aufgrundlaufen der »Exxon Valdez«, die Reaktorunfälle von Tschernobyl und Three-Mile Island, die Explosion in der Chemieanlage von Bhopal.

Theoretisch sollte es möglich sein, sich auf den Rhythmus von Nachtarbeit und Tagesschlaf einzustellen, wie man sich ja auch nach wenigen Tagen an eine neue Zeitzone angepaßt hat. Aber Schichtarbeiter stellen sich nie vollständig um; wer nachts arbeiten muß, fällt an Wochenenden und im Urlaub erneut in den Tagesrhythmus zurück, weil er mit seinen Kindern zusammensein, gemeinsam mit dem Ehepartner etwas unternehmen, Freizeit genießen und etwas vom Leben haben will. Und dies kann er nur, indem er den nächtlichen Arbeitsrhythmus durchbricht, in der Regel genau zu dem Zeitpunkt, wo er sich an ihn gewöhnt hat. Untersuchungen haben gezeigt, daß Schichtarbeiter etwa zwei Stunden weniger Schlaf bekommen, wenn sie mit ihrem Schlaf auf den Tag statt auf die Nacht verwiesen sind.

Das führt zu einem weiteren, wichtigen Problem, das sich mit der Schichtarbeit stellt. Da die Schichtarbeit stets im Turnus neu verteilt wird, können sich die Arbeiter nie vollständig an eine bestimmte Arbeitszeiteinteilung gewöhnen. Häufig ist der Kopf gerade dann auf Schlaf eingestellt, wenn die Arbeit ruft, oder er wehrt sich gegen den Schlaf, wenn eigentlich Bettzeit ist. Das in den USA übliche Wechselschichtsystem beruht auf einwöchiger Schichtarbeit mit anschließendem Wechsel »gegen den Uhrzeigersinn« zur vorhergehenden Arbeitsschicht (also von der Nachtschicht zur Spätschicht, von der Spätschicht zur Tagesschicht und von der Tagesschicht zur Nachtschicht).

Dies ist die schlimmste aller möglichen Regelungen. Eine Woche reicht im Prinzip gerade aus, um sich an ein Arbeitszeitschema zu gewöhnen. Überdies ist es schwieriger, sich auf einen Wechsel gegen den Uhrzeigersinn einzustellen, wo nämlich Wachheit gerade dann gefordert wird, wenn die zirkadiane Weckfunktion am schwächsten ist, als auf den Wechsel mit dem Uhrzeigersinn. Ein Schichtturnus gegen den Uhrzeigersinn kommt dem Fliegen in östlicher Himmelsrichtung gleich. Der Wechsel zum Beispiel von der Tagesschicht zur Spätschicht ist kein Problem, denn ein Arbeitsbeginn um sechzehn Uhr mit Feierabend um Mitternacht bedeutet lediglich, daß man ein bißchen später aufsteht, als man es normalerweise tut. Der Wechsel von der Tagesschicht zurück zur Nachtschicht dagegen verlangt von den Arbeitern, daß sie gerade dann mit der Arbeit anfangen, wenn die zirkadiane Weckfunktion auf ihren Tagestiefpunkt zugeht.

Chuck Czeisler hat verschiedene Unternehmen sowie Polizei und Feuerwehr in Sachen Schichtarbeit beraten. So hat er einer Firma in Utah statt eines einwöchigen Schichtarbeitsturnus entgegen dem Uhrzeigersinn einen dreiwöchigen im Uhrzeigersinn empfohlen (Tagesschicht, Spätschicht, Nachtschicht und so fort). Bei dem Dreiwochenrhythmus hatten die Arbeiter eine Woche, um sich auf die neue Schicht einzustellen, und zwei Wochen, um mit dieser Regelung zu arbeiten. Als dann der Wechsel in den nächsten Zyklus anstand, zeigte sich, daß die Gewöhnung an die Folgeschicht leichter fiel. Mehr als siebzig Prozent der Arbeiter sprachen sich für die neue Regelung aus, und es waren auch weniger Schlafbeschwerden und sonstige Gesundheitsprobleme zu verzeichnen. Das Unternehmen konnte eine zwanzig- bis dreißigprozentige Produktivitätssteigerung und weniger Krankmeldungen verzeichnen.

Die Notwendigkeit der Zeiteinteilung

Die tragische Geschichte einer Frau, die ich für ihren Mut und ihre Kraft bewundere, läßt mich jedesmal von neuem verzweifeln, wenn ich daran denke. Ihr Mann war Wartungsmonteur und von seiner Firma bei einem Noteinsatz zu einer Arbeitszeit von mehr als vierzig Stunden in Folge verpflichtet worden. Als er schließlich mit der Arbeit fertig war und nach Hause fuhr, war es mitten am Nachmittag, also die Zeit der geringsten Tageswachheit. Er schlief am Steuer ein, kam von der Straße ab, überschlug sich mehrere Male und trug eine schwere, traumatische Hirnverletzung davon. Das Ehepaar hatte zwei kleine Töchter. Ich traf die Ehefrau etwa ein Jahr nach dem Unfall auf einem Symposium über Sicherheitsfragen in Seattle. Sie war in größter Sorge um ihren Mann. Ich erfuhr, daß ihr die Ärzte gerade gesagt hatten, sie könne keine weitere Besserung bei ihrem Mann erwarten; er werde, obwohl in seiner Beweglichkeit nicht eingeschränkt, zeit seines Lebens wie ein lobotomisierter Roboter herumlaufen. Seine Tochter und seine Frau beschrieben mir, welche Auswirkungen das auf ihre Familie und ihr Leben hatte. Wie unnötig doch das alles war! Die Firma hätte diesen Mann in ein Taxi setzen und ihm das Geld für die Nachhausefahrt in die Hand drücken sollen. Die Tragödie hätte mit einer Taxifahrt von fünfzig Dollar vermieden werden können.

Ich befürchte, daß eine ähnliche Zeitbombe auf meinem Arbeitsgebiet, der Schlafstörungsmedizin, vor sich hin tickt. Früher oder später wird ein Techniker nach einer durchwachten Nacht am Polysomnographiegerät auf dem Heimweg am Steuer mit tragischen Folgen einschlafen. Erst unlängst habe ich auf einem regionalen Treffen des Verbandes der Polysomnographietechniker über dieses Thema gesprochen und war entsetzt, als ich erfuhr, daß nur die wenigsten Schlafzentren sich dem Problem mit der notwendigen Energie und Effektivität widmen.

Ich bin der Überzeugung, daß Übermüdung am Steuer genau das gleiche Risiko und genau die gleichen tragischen Folgen in sich birgt wie Trunkenheit am Steuer. Häufig wissen die Leute gar nicht, daß ihnen Schlaf fehlt, und sind überrascht, wenn sie mit Gewalt Müdigkeit am Steuer über-kommt. Ebensooft wissen die Leute zwar, daß sie unter Schlafentzug lei-den, aber sie fahren trotzdem, weil sie sich im Augenblick nicht müde fühlen. Die einzige Hoffnung, Leben zu retten, liegt darin, daß die Men-schen Übermüdung als ein Signal äußerster Gefahr anerkennen. Wir selbst sollten zudem, wenn wir wissen, daß ein Freund, ein Gast oder ein Kol-lege am Steuer einschlafen könnte, den Betreffenden nicht losfahren las-sen; Freunde lassen nicht zu, daß sich ihre Freunde übermüdet ins Auto setzen.

Je mehr Wissen über den Zusammenhang zwischen der Weckreaktion der biologischen Uhr und der schlafinduzierenden Wirkung der Schlaf-schulden zusammenkommt, desto mehr erstarre ich in Ehrfurcht vor dem uns zu Gebote stehenden, ausnehmend schönen System, das uns wach macht und einschlafen läßt. Richtiger Umgang mit den Schlafkrisen be-deutet letztlich Einsicht in das subtile und zugleich mächtige Zusam-menspiel von Schlafschulden und Weckfunktion. Das Gegenprozeßmo-dell ist eigentlich einfach, obwohl dessen Implikationen nicht immer offenkundig sind. Die meisten Menschen verstehen zum Beispiel nicht, daß die biologische Uhr abends am stärksten ist und nicht morgens. Ebenso muß man wissen, daß bei hohen Schlafschulden und niedriger zir-kadianer Weckfunktion auch die lauteste Musik den Autofahrer nicht wach hält. Sie können sich nicht einfach einem neuen Zeitplan anpassen, wenn Sie es nur auf sich zukommen lassen; zudem unterscheiden sich die Menschen in ihrer Fähigkeit, sich anzupassen.

Um die Prinzipien des Gegenprozeßmodells in Schlafkrisen wirksam einzusetzen, müssen Sie die Bedeutung der Schlafschulden und der Weckfunktion in Ihrem Leben beurteilen können, denn es gibt keine ein-fache Formel, die für alle gälte. Ich hoffe, daß das Fachwissen, das Ihnen die Lektüre dieses Buches vermittelt, und die genaue Selbstbeobachtung Ihnen die Instrumente an die Hand geben und das Zutrauen verschaffen, um einen vernünftigen und variablen Weg zur Bewältigung Ihrer Schlaf-krisen zu finden, wann immer diese zutage treten.

Kapitel 18: Warum das Alter beim Schlaf eine Rolle spielt

Im Laufe des Lebens wächst und entwickelt sich der Körper und verfällt dann wieder. Zudem kennzeichnet unser Leben ein Muster von Schlaf und Wachen und somit eine Folge von Veränderungen. Wie schon erwähnt, sind die Schlafstrukturen des Säuglings andere als die des Kleinkinds, und die wiederum sind anders als beim Heranwachsenden oder Erwachsenen oder beim älteren Menschen. Wir stehen noch am Anfang unseres Wissens vom Wandel, dem unsere biologische Uhr sowie die homöostatischen Schlafprozesse im Laufe eines Lebenszyklus unterliegen.

Für alle, die wir uns für unsere Gesundheit verantwortlich fühlen, ist das Verständnis für die unser Leben umfassende Entwicklung unseres Schlafzyklus ein Muß, und dies um so mehr, wenn wir Verantwortung für kleine und große Kinder, für Heranwachsende, für alt gewordene Mütter und Väter oder für andere Personen tragen. Kindern sollten die Grundsätze eines gesunden Schlafs beigebracht werden, sobald sie in der Lage sind, sie zu begreifen.

Ich hoffe natürlich auch, daß die Menschen ihr Wissen über den Schlaf nutzen, wenn sie selbst älter werden. Wer versteht, was Schlaf eigentlich ist, und wer gelernt hat, auf sein Wohlbefinden zu achten, der kann und sollte jene Prinzipien umsetzen, die für den Umgang mit Schlafschulden und der zirkadianen Weckreaktion maßgeblich sind. Wer als junger Mensch nachtschwärmerische Neigungen hatte, wird mit der Zeit feststellen, daß er morgens müheloser aufsteht und abends nicht mehr so lange aufbleiben kann. Manchmal vollziehen sich diese Veränderungen in weniger als einem Jahrzehnt. Aus einer kürzlich von David Dinges vorgelegten Studie ergibt sich, daß der Wandel von der Nachteule zum Frühaufsteher schon mit dreißig Jahren einsetzen kann und daß die meisten Menschen bis fünfzig Jahren diesen Wechsel hinter sich haben. Zehn bis zwanzig Prozent sind bereits als Jugendliche Frühaufsteher.

In jedem Lebensabschnitt läßt sich ein eigenes Schlafpensum, lassen sich andere Problemlagen und pathologische Formen feststellen. Aber obwohl altersbedingte Schlafprobleme »natürlich« sind, kann man sie dennoch beheben. Die Schlafmedizin ist sehr wohl in der Lage, die Lebensqualität des einzelnen genauso zu verbessern wie andere Sparten der Medizin. Ziel der Schlafmedizin ist keineswegs, unsere Natur »auszutricksen«, sondern ihr zu geben, was ihr zusteht – einen gesunden Nachtschlaf für Schläfer jeden Alters.

Viele der von mir in diesem Buch beschriebenen Schlafstörungen können den Menschen in fast jedem Lebensalter treffen, dennoch treten bestimmte Schlafprobleme vorzugsweise in einem spezifischen Alter auf. Bei Kindern und älteren Menschen wirft der Schlaf eigene Fragen auf, und es ist entscheidend, daß man lernt, wie man darauf eingehen kann. Und während sich im allgemeinen unser Schlafprofil im frühen Erwachsenenalter festigt, ist der junge Mensch in seinen Zwanzigern oder Dreißigern häufig stärker unter Zeitdruck als in irgendeinem anderen Lebensabschnitt, einem Zeitdruck, der den Schlaf bis zu einem alarmierenden Grade untergräbt und fragmentiert. Wenn die zermürbenden Anforderungen von Arbeit, Familie und Kinderaufzucht aufeinandertreffen, können die Auswirkungen auf den Schlaf verheerend sein; so ist bei den Erwachsenen eine der stärksten Unterbrechungen ihres Schlafs in den Schlafproblemen und -mustern ihrer Säuglinge und Kinder angelegt.

Solange man keine Kinder hat, ist man versucht anzunehmen, daß der Schlaf von Kindern für das eigene Schlafverhalten überhaupt nicht relevant sei. Diese These sollte man freilich noch einmal bedenken. Wer die grundlegenden Mechanismen des Schlafs von Erwachsenen wirklich verstehen möchte, der beginnt am besten mit der Beobachtung des als Vorlage brauchbaren Schlafs von Kindern. In vieler Hinsicht sind die Strukturen, die wir bei Kindern feststellen können, ein Muster für den Schlaf von Erwachsenen. Kinder sind am Tage sehr munter, nachts haben sie einen eher tiefen Schlaf und sind schwer zu wecken, besonders zu Beginn der Nacht. Die starke zirkadiane Weckreaktion, die Kinder den ganzen Tag über haben, und ihr während der Nacht starker homöostatischer Schlafdrang veranschaulichen die täglichen Zyklen von Schlafen und Wachen beim Erwachsenen. Leider lösen sich mit dem Älterwerden diese glückseligen extremen kindlichen Wach- und Schlafzyklen auf. Die Kindheit ist in der Regel auch die Zeit, in der sich die grundlegenden Schlafgewohnheiten ausbilden, ob wir nämlich im Schlaf eine Priorität unserer Lebensführung sehen und eine Quelle der Lust oder ob wir lediglich quasi als widerwillige Konzession an die erdrückende Schlaflast ins Bett gehen. Psychologisch gesehen sind die meisten Erwachsenen immer noch Kinder, wenigstens was den Wunsch betrifft, länger aufzubleiben als unsere biologische Zubettgehzeit vorschreibt.

Bis das Baby richtig schläft

Wie schon erwähnt sind die frühkindlichen Schlafzyklen in den ersten
Lebensmonaten ganz und gar unstrukturiert. Babys schlafen ungefähr acht
fragmentierte Stunden pro Nacht und legen grosso modo viermal am Tag
ein kurzes Schläfchen ein; damit kommen sie auf ungefähr sechzehn bis
zwanzig Stunden Schlaf in einem Zeitraum von vierundzwanzig Stunden.
Die Eltern von Neugeborenen verlieren erfahrungsgemäß zwei Stunden
Schlaf pro Nacht, bis das Baby ungefähr fünf Monate alt ist; in den Fol-
gemonaten bis zu einem Alter von zwei Jahren geht den Eltern nur noch
eine Stunde Schlaf pro Nacht verloren. Aufwachzeiten des Kindes wechseln von Tag zu Tag, so daß die Eltern in der einen Nacht um Mitternacht
und in der nächsten um drei Uhr früh aufstehen müssen.

Zwar spielt die biologische Uhr hintergründig eine Rolle in den frühkindlichen Schlafstrukturen, der bei weitem wichtigste Faktor ist allerdings der homöostatische Schlafdrang. In nur wenigen Stunden bauen
Kleinkinder enorme Schlafschulden auf, die sie dann gleich mit einem
Kurzschlaf wieder abtragen. Dieses Muster behalten sie über den ganzen
Tag bei. Allmählich verschmelzen die einzelnen Schlafzeiten zu einem
nächtlichen Block sowie zu einem morgendlichen und nachmittäglichen
Kurzschlaf. Sobald sich das Schlafmuster konsolidiert hat (etwa in der
achten Woche), ist es angebracht, daß die Eltern dieses Muster unterstützen, indem sie zum Beispiel das Zimmer des Babys nachts dunkel lassen
und morgens mit dem Kind ins helle Tageslicht gehen.

Viele Eltern sind ratlos, wenn ihr Baby nicht gut schläft, in der Nacht
häufig aufwacht und schreit. Manche Säuglinge schlafen sofort durch, andere tun das nach vielen Monaten noch nicht. Allerdings können Babys
häufig in der Nacht durch Stillen oder das Fläschchen beruhigt werden;
auch dadurch verlieren die Eltern gefährlich viel Schlaf. Während des
ersten Lebensjahres eines Kindes verlieren beide Eltern schätzungsweise
dreihundertfünfzig Stunden Nachtschlaf (wenngleich die Eltern viel von
diesem Schlafausfall durch Kurzschlafzeiten, frühes Zubettgehen und eine
aufgrund der schweren Schlafschulden größere Schlafeffektivität wieder
wettmachen). Obwohl die Beweislage dürftig ist, kam der Nationale Ausschuß für die Erforschung der Schlafstörungen zu dem Schluß, daß Kin-
desmißbrauch und Kindesmord häufig dann passieren, wenn die Eltern am
Ende ihre Kräfte sind und die Nerven verlieren, das hilflose Baby schütteln oder sogar schlagen, weil es nicht aufhören will zu schreien. Selbst
die besonnensten Eltern können in Gefahr geraten, zeitweilig die Selbst-
beherrschung zu verlieren, und darum habe ich die Empfehlung ausge-

sprochen, daß zur Vorbereitung auf die Elternschaft auch die Überlegung gehören muß, mit welchen Mitteln die Eltern sowohl mit dem eigenen Schlafausfall wie mit dem häufigen Aufwachen ihres Kindes fertig werden können.

Kleinkinder und größere Kinder

Wir neigen dazu, Schlafstörungen vor allem für Beschwerden von Erwachsenen zu halten, indessen sind Schlafprobleme bei kleinen Kindern womöglich eher die Regel als die Ausnahme. In der Tat sind Schlafprobleme in den ersten Jahren so allgemein verbreitet, daß man in ihnen zunächst keine Schlafstörungen, sondern normale Begleiterscheinungen der Kindheit sieht. Kinder wollen nicht ins Bett gehen, finden Ausreden, werden quengelig, wenn sie müde sind, haben Alpträume und nächtliche Panikanfälle, wachen zu unmöglichen Stunden auf, verlangen dann nach Essen oder wollen getröstet werden oder schreien, wenn ihre Schmerzen zunehmen. Mit Schlafhygiene und Einschlafritualen können diese Probleme abgemildert werden und gehen für gewöhnlich im Laufe der Jahre auch von selbst zurück; dann setzt jene wundervolle Zeit im Alter zwischen sieben und zwölf Jahren ein, wo die Kinder die besten Schlaf- und Wachphasen ihres Lebens haben.

Der größte Unterschied in bezug auf Schlafprobleme zwischen Kindern und Erwachsenen ist darin zu sehen, daß Kinder sich nicht über Schlaflosigkeit beschweren, sondern die Eltern. Unter Schlafausfall leidende Eltern kommen im Umgang mit den Schlafproblemen ihrer Kinder schnell ans Ende ihres Durchhaltevermögens. Aus persönlicher Erfahrung weiß ich sehr gut, welche heftigen Empfindungen verzweifelte Eltern haben, wenn sie die eigenen Schlafbedürfnisse mit den Bedürfnissen eines in seinem Bettchen weinenden Kindes in Einklang bringen möchten. Dann kommt meist noch ein Konflikt zwischen den Eltern darüber hinzu, wie mit dem Problem umzugehen ist. Es gibt wenige Familiensituationen, die schlimmer sind als dieser Zustand, wenn man zerschlagen um drei Uhr nachts aufwacht und mit seinem Partner darüber streitet, ob man das schreiende Kind jetzt besser trösten oder es sich wieder in den Schlaf weinen lassen solle.

»Ferberisierung«

Bis vor zwanzig Jahren wurde den Schlafproblemen von kleinen und
etwas größeren Kindern von seiten der Kinderärzte nicht ernstlich Aufmerksamkeit geschenkt. Die grundlegende Frage, wie nämlich mit einem
Kind umzugehen sei, daß in der Nacht mehrmals aufwacht und weint,
weil es von seinen Eltern getröstet werden will, war mehr ein Gegenstand
von Volksweisheiten als ein Thema für die Wissenschaft. Ratschläge in
den frühen Büchern zur Kinderpflege und -erziehung bewegten sich in
der folgenden Alternative: »Lassen Sie das Kind ruhig weinen. Sie ver-
wöhnen es, wenn Sie es immer gleich trösten« oder »Sie sollten ein wei-
nendes Kind immer trösten. Das ist entscheidend für sein Wohlbefinden«.
    Richard Ferber von der Bostoner Kinderklinik wollte als Kinderarzt
diesen starren Gegensatz überwinden. Ende der siebziger Jahre fing Ferber an zu praktizieren und hatte vor, die Schlafprobleme von Kindern zu
erforschen. Damals lagen erst wenige Untersuchungen über das Schlafverhalten im Nachsäuglingsalter vor. Die Schlafprobleme von Kleinkindern und Kindern im Schulalter wurden, außer dem Bettnässen, von der
Wissenschaft überhaupt nicht wahrgenommen. In den siebziger Jahren
war die Stanford-Klinik für Schlafstörungen das Mekka jedes Arztes, der
sich für diese Probleme interessierte, und Richard Ferber war einer der
ersten Kinderärzte, der unser Forschungsprogramm in Augenschein nahm.
Ich ermutigte ihn von ganzem Herzen. »Nehmen Sie sich dieses For-
schungsgebietes an«, bat ich ihn, »Sie werden ein Pionier sein.« Durch die
Veröffentlichung seines Buches nahm ich mit Freude zur Kenntnis, daß
er meine Ermutigung beherzigt hatte.
    Ferbers Buch, das den Titel trägt *Schlaf, Kindlein schlaf. Schlafpro-
bleme bei Kindern* und dabei ist, ein Bestseller der Schlafmedizin zu werden, stellt eine Methode vor, wie Eltern lernen können, mit den gängig-
sten prekären Situationen umzugehen. Ferbers Technik, die darauf zielt,
den Kindern beizubringen, wie sie nach nächtlichem Aufwachen von sich
aus wieder in den Schlaf finden können, ist als Ferber-Methode bekanntgeworden. Sie beruht auf der Voraussetzung, daß die Fähigkeit, von allein
wieder in den Schlaf zu finden, keine angeborene ist, sondern etwas, was
jeder lernen muß. Jeder Mensch wacht nachts viele Male auf, wirft einen
Kontrollblick auf seine Umgebung und schläft wieder ein, ohne sich später an das Erwachen erinnern zu können. Wenn nun aber Säuglinge aufwachen und ihre Umgebung mit prüfenden Augen durchforsten, haben sie
womöglich Angst, weil keiner ihrer Eltern da oder die Bettdecke herun-
tergefallen ist. Das macht sie vollends wach und nur um so ängstlicher.

Um den Erwachsenen seinen Gesichtspunkt näherzubringen, legt ihnen
Ferber die Frage vor, wie sie wohl reagieren würden, wenn sie mitten in
der Nacht aufwachten und feststellten, daß das Kopfkissen weg sei. Läge
es in der Nähe, steckten sie es wahrscheinlich wieder unter ihren Kopf
und schliefen danach wieder ein, ohne sich im mindesten an den Zwi-
schenfall zu erinnern. Was aber, wenn sie um sich herum alles abtasteten,
das Kissen aber nicht fänden? Was, wenn es auch nicht auf dem Fußboden neben dem Bett läge und sie aufstehen müßten, das Licht anmachen,
um es zu suchen, es aber nirgendwo im Zimmer zu finden wäre? Das wäre
wirklich eigenartig, und die Erwachsenen wären womöglich ärgerlich,
entmutigt und erschreckt. Wahrscheinlich würden sie annehmen, daß jemand ihnen einen Streich spielt. Nach dieser Geschichte fiele es ihnen
schwer, wieder einzuschlafen. Für Säuglinge und Kleinkinder kann die
Nacht ebenso eigenartig sein, und die Probleme, die uns vielleicht simpel
vorkommen, sind für sie erschreckend und beängstigend. Im übrigen haben sie schon gelernt, daß das Problem geregelt wird, wenn sie in Ge-
schrei ausbrechen.

Im Alter von ungefähr sechs Monaten sind die meisten Kinder reif genug, um nachts durchzuschlafen, ohne von den Eltern gefüttert zu werden, und durchaus fähig, von allein wieder in den Schlaf zu finden, ohne
körperlich von ihnen getröstet werden zu müssen. Ferber ist der Ansicht,
daß Eltern häufig dazu beitragen, daß das nächtliche Aufwachen ihres
Kindes dank ihrer beflissenen Fürsorge kein Ende nimmt. Er ist überzeugt, daß die Eltern besser daran täten, ihren Kindern durch allmähliches
Entwöhnen von den elterlichen Beruhigungsmaßnahmen beizubringen,
wie sie von allein wieder in den Schlaf finden.

Ferbers Methode setzt verhaltensbezogene Konditionierungsformen
ein, um die Kinder zu lehren, was Erwachsene automatisch tun. Wenn ein
Kind aufwacht und weint, sollen die Eltern, nach Ferbers Rat, in sein
Zimmer gehen und es mit Worten beruhigen, aber nicht füttern oder körperlich trösten. Nachdem sie mit ruhigen Worten auf das Kind eingewirkt
haben, sollen Mutter oder Vater das Kinderzimmer verlassen, auch wenn
das Kind immer noch weint, und abwarten, ob es von selbst wieder einschläft. Wenn das Kind nach fünf Minuten immer noch schreit, soll der
»diensthabende« Elternteil erneut zum Kind gehen und die verbale Be-
schwichtigung wiederholen. Beim nächsten Mal sollen die Eltern zehn
Minuten warten, bevor sie das Kinderzimmer wieder betreten. Danach
warten sie fünfzehn Minuten, bevor sie das Kind trösten. Maximal sollte
in der ersten Nacht bis zu jedem Aufsuchen des Kinderzimmers nicht länger als fünfzehn Minuten gewartet werden.

In jeder darauffolgenden Nacht wird sowohl die erste Wartezeit wie auch die maximale Wartezeit um jeweils fünf Minuten verlängert. In der zweiten Nacht warten die Eltern dementsprechend zehn Minuten, dann fünfzehn Minuten, dann zwanzig Minuten, und diese Wartezeit wird dann beibehalten. Nach mehreren Nächten dieser zugegebenermaßen strapaziösen Methode gibt das Kind gewöhnlich seine Erwartung auf, daß die Eltern liebevoll in seinem Zimmer erscheinen, und lernt, von allein wieder einzuschlafen.

Kritiker dieser Methode haben gemeint, es sei barbarisch und grausam, das Kind in dieser Weise zu »ferberisieren«. Mich überzeugt das von Ferber empfohlene Vorgehen, weil es den meisten Säuglingen hilft, den Übergang zu einem festen Schlaf unter möglichst geringem Streß für das Kind und die Eltern zu schaffen, denn die normale »Ferberisierung« dauert nur zwei oder drei Nächte. Ich kann den Kummer von Eltern, wenn sie ihr Kind weinen hören, gut begreifen, aber es ist eine große Erleichterung, wenn das Kind in der Lage ist, wieder einzuschlafen. Leider ist es so, daß wir erst lernen müssen, uns zu gestatten, wieder in den Schlaf zu fallen, und je früher wir diese lebenswichtige Fertigkeit erlernen, desto früher haben wir einen angenehm festen Nachtschlaf. Überdies sollten auch die Bedürfnisse der Eltern, nachts zu einem normalen Schlaf zurückzukehren, nicht außer acht gelassen werden. Wenn nämlich Eltern alle zwei Stunden wegen ihres Babys aufstehen müssen, dürften sie tagsüber weder sich selbst noch dem Kind von großem Nutzen sein.

Natürlich wirkt Ferbers Methode nicht bei allen Kindern. Manche weinen, und sie weinen mit Ausdauer, egal, wie lange man wartet. In solchen Fällen empfehle ich, daß die Eltern sich einen Monat Zeit lassen, um es noch einmal zu versuchen, wenn das Kind vielleicht körperlich und emotional besser darauf vorbereitet ist, die Nacht durchzuschlafen.

Der Schlafdrang der Kinder

Haben die Kinder diese Phase, in der ihnen Zubettgehen und Einschlafen schwerfallen, hinter sich, können wir die Stärke ihres Schlafs beobachten und beurteilen. Wache Kinder sind ganz und gar munter und sträuben sich eisern gegen das Zubettgehen. Wenn sie allerdings soweit sind, daß sie schlafen möchten, kann man sie kaum wach halten. Und manchmal ist es fast unmöglich, ein schlafendes Kind zu wecken. Immer wenn meine kleinen Enkelkinder aus der Zone der *Eastern time* mich für ein paar Tage besuchen, bleibt ihre biologische Uhr in Columbus, Ohio, stehen. Ihre Zubettgehzeit um neun Uhr abends entspach also bei uns der Abendbrotzeit um sechs Uhr. Bei einem der letzten Besuche fiel der mittlere meiner Enkelsöhne kopfüber auf den Teller, mitten in den Kartoffelbrei, so fest war er eingeschlafen. Da ich darin ein hervorragendes Beispiel sah, die Stärke des Schlafdrangs bei Kindern zu veranschaulichen, griff ich zur Kamera, um Fotos zu machen, aber meine Tochter fiel mir empört in den Arm. Am nächsten Tag kam sie mit dem Ruf ins Haus gestürzt: »Am Steuer eingeschlafen, am Steuer eingeschlafen!« Eher neugierig als besorgt lief ich nach draußen und fand meinen Enkel eingenickt am Steuer seines winzigen, batteriebetriebenen Spielzeugautos in der Auffahrt zum Haus. Diesmal machte ich Fotos, und alle zwei Semester zeige ich sie meinen Studenten, um die Stärke des Schlafdrangs zu demonstrieren.

Beide Momente des Gegenprozesses, der homöostatische Schlafdrang und die zirkadiane Weckfunktion, sind bei Kindern stark ausgeprägt. Eben diese Stärke des Schlafdrangs ist mitverantwortlich für das Problem des Pavor nocturnus und des Schlafwandelns, weil die Art von Stimuli, die normalerweise die völlige Wachheit auslösen, die kräftige Schlaftendenz nicht vollständig überwinden kann. Gleichwohl haben ältere Kinder, dank ihrer gleichfalls kräftigen zirkadianen Weckfunktion, nur selten mit der Erfahrung von Schläfrigkeit am Tage zu tun. Das typische Muster für ein fünfjähriges Kind sieht so aus, daß es unter dem Einfluß einer starken zirkadianen Weckreaktion voller Schwung durch den Tag stürmt, gegen Tagesende häufig aufmüpfiger oder launischer wird, weil die ausgeprägte Wachheit und der kräftige Schlafdrang miteinander im Widerstreit stehen, und schließlich rasch in Schlaf fällt, kaum daß es im Bett liegt. Viele, viele Male habe ich meine Kinder und Enkelkinder trotz ihres heftigen Protests ins Bett gebracht und gesehen, wie sie buchstäblich von einer Minute auf die andere fest eingeschlafen waren. Kinder können sich ein wenig länger wach halten, wenn sie im Freien herumrennen oder spielen, aber sobald sie sich hinlegen und entspannen, können sie gewöhnlich nichts mehr gegen die Verlockung des Schlafs ausrichten. Einige meiner angenehmsten Kindheitserinnerungen gehen auf die Augenblicke zurück, wo ich abends die Augen schloß – nur ganz kurz, meinte ich – und, als ich sie wieder öffnete, entdeckte, daß es Morgen war. Fester und unberührter von Momenten des Erwachens kann kein Schlaf sein.

Ebenso wie man die Kenntnis des Schlafbedarfs als Ausgangspunkt für die Untersuchung des Schlafs von Erwachsenen begreifen muß, ist es wichtig zu wissen, wieviel Schlaf Kinder brauchen. Wie im fünften Kapitel dargelegt, ändert sich nicht nur der Schlafbedarf im Laufe der Jahre, sondern die Kinder haben (ebenso wie die Erwachsenen) einen indivi-

duellen Schlafbedarf. Es würde für Eltern und Kind nur mit einem Reinfall enden, versuchte man, dem Kind zehn Stunden Schlaf zu verpassen,
wenn es nur acht Stunden braucht. (Damit man sich ein genaues Bild vom
Schlafverhalten eines Kindes machen kann, sei auf die Methode verwiesen, die im fünfzehnten Kapitel beschrieben wird.)

Sobald man weiß, wieviel Schlaf ein Kind braucht, besteht die entscheidende Strategie zur Verbesserung der Schlafsituation darin, daß man
ein Tagesprogramm aufstellt und sich auch daran hält. Bei Kindern im
Alter zwischen fünf Monaten und fünf Jahren wirken die von den Eltern
durchgesetzten sozialen Verrichtungen als Primärfaktoren der kindlichen
Schlafstrukturen. Das letzte Füttern oder das Betthupferl, die Gutenacht-
geschichte, das Zähneputzen – all diese Handlungen belehren das Kind
darüber, wann es zu Bett zu gehen hat. Häufig wehrt es sich gegen die
Durchsetzung dieses Programms. Wenn sie zwischen neun und achtzehn
Monaten alt sind, kann es vorkommen, daß die Kinder das Zubettgehen
hinauszögern, weil sie gerade in der Phase der Trennungsangst sind, und
viele Dreijährige kämpfen mit den Eltern um Zubettgehzeiten und Schlaf-
rituale. Wichtig ist, daß die Eltern gegenüber diesem Widerstand fest und
konsequent bleiben, was die Ausbildung guter Schlafgewohnheiten angeht. Wenn die Kinder älter werden, fällt es ihnen leichter, Zubettgehzeiten zu akzeptieren.

Auch das Ambiente des Kinderzimmers spielt eine Rolle für eine gute
Schlafhygiene. Man sollte darauf achten, daß die Zimmertemperatur nicht
zu warm und nicht zu kalt ist, ideal sind ungefähr achtzehn Grad Celsius.
Der Vorhang sollte dicht genug sein, um vor Lichtsignalen zu unerwünsch-
ten Zeiten zu schützen, etwa vor den ersten oder letzten Sonnenstrahlen zur
Zeit der Sonnenwende; allerdings ist auch ein völlig abgedunkelter Raum
nicht optimal. Schwaches künstliches Licht, etwa von einem Nachtlicht
oder einem durch eine angelehnte Tür hereingelassenen Flurlicht, kann
schon tröstlich für ein Kind sein, besonders nach einem schlechten Traum.

Neben unzureichender Schlafhygiene gehören gelegentliche Alpträume zu den verbreitetsten Schlafproblemen bei kleinen Kindern. Alpträume sind eine echte, bewußte und angst machende Erfahrung, und ein Kind,
das Alpträume hat, muß ebenso getröstet und beruhigt werden wie ein Erwachsener, wenn ihm am Tage etwas Beängstigendes widerfährt. Ich sage
nur etwas Selbstverständliches, wenn ich betone, daß man dadurch sein
Kind in keiner Weise ermutigt, sich Alpträume zuzulegen. Häufig auftretende Alpträume sind ein seltenes, aber ernstzunehmendes Phänomen.
Kinder, die damit geplagt sind, sträuben sich in der Regel gegen das Zubettgehen, und wenn sie nachts aufwachen, sind sie womöglich nicht in
der Lage, den Unterschied zwischen Traum und Wirklichkeit zu erken-

nen. An anderer Stelle bin ich kurz auf die Frage eingegangen, wie ganz kleine Kinder lernen, daß ein Traumereignis nicht real ist. Dieses Problem ist im Falle von Alpträumen verschärft.

Barry Krakow und seine Kollegen von der Medizinischen Fakultät der University of New Mexico haben unlängst in einer Versuchsreihe zeigen können, daß durch das mentale Durchspielen glücklich ausgehender Alpträume tagsüber sowohl die Angst davor wie auch der Schrecken, den sie auslösen, wenn sie auftreten, gemindert werden können. Die an den Versuchen teilnehmenden Kinder schlossen ihre Augen und ließen ihre Alpträume noch einmal Revue passieren, imaginierten allerdings jetzt absichtlich ein besseres Ende. Krakow berichtete, daß die Kinder überrascht waren, wie leicht es ihnen fiel, ihre beunruhigenden Träume zu überwinden. Diese Technik funktioniert auch bei Erwachsenen.

Ich möchte im Hinblick auf Eltern und die Schlafprobleme ihrer Kinder noch auf einen anderen Punkt zu sprechen kommen, der hinter jenem Ansatz von Krisenmanagement, das den Kindern lediglich helfen soll, die Nacht durchzustehen, oft zurücktreten muß. In meinen Augen ist die Schulung unserer Kinder in Fragen des Grundwissens zur Schlafhygiene und zur Erhaltung eines gesunden Schlafs eine der wichtigsten Verpflichtungen von Eltern, gleichrangig mit anderen Gesundheitsfragen der Kinder. Die meisten Eltern achten sorgfältig darauf, daß ihre Kinder gegen Infektionen geimpft werden, daß sie eine gesunde Ernährung bekommen und Zahnpflege betreiben. Ein gesunder Schlaf ist genauso wichtig für das Wohlbefinden eines Kindes, und in der Kindheit erlernte gute Schlafgewohnheiten sind ein Gesundheitsgeschenk, das die Kinder auf ihrem Weg durchs Leben mit sich nehmen. Kluge Eltern unterrichten ihre Kinder in altersgerechter Manier über die Grundlagen für einen gesunden Schlaf – nicht als starre Regeln, die zur Rebellion anstacheln, sondern als vernünftige Prinzipien, bei denen die Kinder erkennen können, daß sie in ihrem Interesse liegen.

Ich habe mich mit der Frage beschäftigt, ab welchem Alter Kinder beurteilen können, ob und wann sie müde oder schläfrig sind. Ich erinnere mich, daß ich mich hin und wieder frühnachmittags sehr müde fühlte, als ich in der dritten oder vierten Klasse war. Ich glaube nicht, daß ich damals sagte »Donnerwetter, bin ich schläfrig«. Es war mehr so, als ob etwas nicht stimme, und es war unangenehm. Als unser Forschungsteam im Schlafcamp bei acht-, neun- und zehnjährigen Kindern den Schlaf tatsächlich auf vier Stunden in einer einzigen Nacht beschränkte, änderte sich, ungeachtet einer drastischen Veränderung ihrer Werte beim Multiplen Schlaflatenztest, ihre Selbsteinschätzung nicht im mindesten. Nach der erfolgreichen Unterweisung der Kinder in den Grundzügen eines angemessenen Schlafverhaltens konnten sie den Grad ihrer Tageswachheit beurteilen. Ich weiß nicht, ob den Kindern absichtlich ein ausreichendes Quantum an Schlafausfall zugemutet werden muß, damit sie den Unterschied verstehen. Ich hoffe vielmehr, daß sie es im wesentlichen durch mündliche Erläuterung begreifen, etwa indem man ihnen verständlich macht, daß sie auf schwere Augenlider und die Launenhaftigkeit ihrer Empfindungen achten können.

Ich bin der Überzeugung, daß ein beträchtlicher Teil der Verhaltens- und Lernprobleme von Kindern darauf zurückgeführt werden kann, daß die Kinder nicht genug Schlaf bekommen. Das zeigt sich in der Schule. Heutzutage haben viele Kinder im Grundschulalter derart nachsichtige Eltern, daß sie bis weit nach neun Uhr und manchmal sogar bis Mitternacht aufbleiben dürfen; das sind die Kinder, die dafür am nächsten Tag im Unterricht bezahlen müssen. Ihre Aufnahmebereitschaft und die Fähigkeit, neue Inhalte zu verarbeiten, sind ernsthaft beeinträchtigt. Wie Madeline Cartwright, die Schulleiterin aus Philadelphia, festgestellt hat, gibt es, sobald frühere Zubettgehzeiten eingehalten werden, im Klassenraum weniger Toberei, weniger Aggressionen und mehr Aufmerksamkeit.

Ich höre immer wieder, daß Eltern Phasen der Reizbarkeit und auch Weinen bei ihrem Kind mit zuwenig Schlaf in Zusammenhang bringen, aber bislang hat es noch keine genauen Forschungen darüber gegeben, was genau der Mangel an Schlaf im Verhalten von Kindern bewirkt. Bei etlichen Gelegenheiten habe ich versucht, das Schlafverhalten meiner Enkelkinder zu beobachten, wenn sie einen Zeitsprung von drei Stunden hinter sich haben, um mich in Kalifornien zu besuchen. Aber der Versuch, die Summe eines ganzen Tages mit seinen Stimmungsumschwüngen, Tränen und körperlichen Auseinandersetzungen festzuhalten und in einer Weise zu quantifizieren, daß dabei ein Zusammenhang mit der Menge des nächtlichen Schlafs hergestellt wird, verlangt nach einem systematischen Forschungsprojekt. So wie es nicht klug ist, die Rolle des Schlafs für das Verhalten von Kindern zu übersehen, so abwegig ist es allerdings auch, sämtliche Probleme, die Kinder haben können, einem Mangel an Schlaf anzulasten. So kann sich zum Beispiel ein Kind mit einer aufmerksamkeitsdefizitären Hyperaktivitätsstörung durchaus so verhalten, als bekäme es zuwenig Schlaf, wie umgekehrt unter Schlafentzug leidende Kinder sich verhalten, als hätten sie diese Hyperaktivitätsstörung. Eltern sollten also unbedingt eine recht genaue Vorstellung davon haben, wieviel Schlaf ihre Kinder brauchen, damit sie wissen, wann sie einen Mangel an Schlaf verantwortlich machen können und wann nicht.

Wie erquickend der Schlaf von Kindern im Alter zwischen acht und zwölf Jahren ist und wie er ihr Leben mit Schwung und Freude erfüllt,

habe ich schon ausgeführt. Wenn Kinder gute Schlafgewohnheiten gelernt haben und sich nicht mit einem Dauerproblem wie dem Bettnässen
herumquälen müssen, bescheren ihnen diese Jahre den tiefsten und feste-
sten Schlaf ihres Lebens.

Schlafverhalten der Jugendlichen

Eltern sollten ihre Rolle als Lehrer und Verstärker gesunder Schlafgewohnheiten auch weiterhin wahrnehmen, wenn ihre Kinder in die Pubertät
kommen. Leider tun sie das aber heutzutage nur noch selten. Den Heranwachsenden wird mit dem Älterwerden in der Regel immer mehr die Freiheit gelassen, ihre Schlafenszeit selbst festzulegen. Dabei geraten sie in
die Zwickmühle zweier konkurrierender Zeitordnungen, einer primär
durch ihre biologische Uhr bestimmten und einer von der Gesellschaft an
sie herangetragenen Zeitordnung. Wenn sie ins Oberstufenalter kommen,
wird die Dauer ihres Schlafs von zwei Seiten her geschmälert; sie müssen früh in der Schule sein und werden gedrängt, länger aufzubleiben, um
sich mit Freunden zu treffen. Wie ich bereits erläutert habe, entspricht
eine spätere Zubettgehzeit im Grunde mehr der Phasenverschiebung, wie
sie für die biologische Uhr von Jugendlichen typisch ist – einer Verschiebung, die dazu führt, daß sich die jungen Leute spätabends noch sehr
munter fühlen. Wenn man aber in aller Herrgottsfrühe aufstehen muß, um
zur Schule zu gehen, kann das wegen der Phasenverschiebung der biologischen Uhr schrecklich sein. Dies wird noch dadurch verschlimmert, daß
Jugendliche immer noch fast ebensoviel Schlaf benötigen wie Kinder,
nämlich neuneinhalb Stunden; Zehnjährige brauchen zehn Stunden Schlaf,
und den bekommen sie in der Regel auch. Da sich aber sozial die Zeitordnung der Erwachsenen durchsetzt, kommen die Jugendlichen in den
meisten Nächten auf höchstens sechs Stunden Schlaf, gut drei bis vier
Stunden weniger als sie brauchten.

Jugendliche leiden grundsätzlich unter Schlafentzug. Wenn sie sich
morgens um halb acht Uhr auf den Weg machen, ist ihr Körper wach, ihr
Kopf aber mitnichten. Ich habe einmal an einer hiesigen High-School
einen Vortrag gehalten; ein Mädchen kam zu spät, setzte sich hin, legte
gleich seinen Kopf auf den Tisch und schlief. Während der Stunde sagte
ich nichts dazu, aber später erfuhr ich, daß das ihr und anderen häufig passiere. Das ist kein Einzelfall. Als ich mit anderen Mitgliedern des Natio-

nalen Ausschusses zur Erforschung von Schlafstörungen einigen High Schools in Charleston im Bundesstaat West-Virginia einen Besuch abstattete, warfen wir einen kurzen Blick in die Klassenräume und konnten sehen, daß bis zu dreißig Prozent der Schüler die Augen geschlossen hielten oder den Kopf vornüber auf den Tisch gelegt hatten.

Wegen der Wachheit der Jugendlichen spätabends ist es denn auch äußerst kompliziert, dieses regelrechte Schlafdilemma adäquat anzupakken. Überdies neigen die Jugendlichen dazu, ihre Zeit so vollzupacken – nach der Schule Sport, Theatergruppe, Schularbeiten, Jobben, Freunde treffen –, daß anscheinend wenig Raum zur Verfügung steht, seine Prioritäten anders zu setzen. Eine Möglichkeit sehe ich darin, daß man sich Zeit für Kurzschlafpausen am Nachmittag nimmt, also gleich nach der Schule. Außerdem könnte man die Lichttherapie einsetzen: helles Licht frühmorgens, gedämpftes Licht am Abend, damit die biologische Uhr auf eine frühere Schlafenszeit eingestimmt wird. Ich rate dazu, nach neun Uhr abends den Fernseher auszuschalten, laute oder anregende Musik aus dem Radio abzustellen, Videospiele oder anderen elektronischen Zeitvertreib zu unterlassen. Als Faustregel mag gelten, daß anregende oder stimulierende Aktivitäten zu vermeiden sind. Soweit Fernsehen oder eine andere Tätigkeit als Beruhigung dienen oder aufreibende Gedanken überdecken sollen, sind sie kurz vor dem Zubettgehen noch möglich. Schließlich sollten die Eltern auch dafür Sorge tragen, daß sich die Jugendlichen der Wirkung bewußt sind, die koffeinhaltige Getränke auf ihren Schlaf haben.

Allerdings kann man auch seinen Erfindungsgeist für die Zeiteinteilung der Jugendlichen einsetzen. Für diejenigen, die starken Schlafausfall haben, gibt es letztlich nur dies: irgend etwas müssen sie aufgeben, denn mehr Schlaf bedeutet weniger Zeit für andere Dinge. Ich bin entschieden der Meinung, daß als erstes der Job nach der Schule zu weichen hat. Diese Jobs in der Freizeit tragen vermutlich bei den Schülern nachhaltiger zur Vereitelung eines gesunden Schlafs und Beeinträchtigung der schulischen Leistungen bei als alles, was sie sonst noch tun. Ein Bericht des amerikanischen Erziehungsministeriums aus dem Jahr 1998 über die schulischen Leistungen von Oberschülern weltweit in den Fächern Mathematik und Naturwissenschaften stellt fest, daß fünfundfünfzig Prozent der amerikanischen Teenager pro Tag drei oder mehr bezahlte Arbeitsstunden leisten, gegenüber achtzehn Prozent in zwanzig weiteren Ländern, zu denen Kanada, Australien, Südafrika, Rußland und zahlreiche europäische Länder zählen. Auch in Charleston haben wir herausgefunden, daß achtundachtzig Prozent der Gymnasiasten an Schulabenden jobben. Viele von ihnen verwendeten mehr Zeit auf ihren Job als auf die Schule. Der Ausschuß hat festgestellt, daß nach der Schule zu jobben in jedem Fall weniger Schlaf, häufigeres Einschlafen im Unterricht und immer wieder Verschlafen zur Folge hat. Die Frage stellt sich, warum die Schüler arbeiten. Aus Umfragen geht hervor, daß sie es in den seltensten Fällen tun, um Geld für die Hochschule auf die hohe Kante zu legen, das Familieneinkommen aufzubessern oder um berufliche Fertigkeiten zu erlernen. Teenager arbeiten, um sich persönlichen Luxus zu leisten und Freizeitbedürfnisse zu befriedigen. Viele Leute meinen, daß Schüler arbeiten sollten, damit sie »Eigenverantwortung lernen«, aber in Wirklichkeit ist es so, daß das Jobben nach der Schule eine unverantwortliche Einstellung gegenüber der Schule und den Gesundheitsregeln sowohl von seiten der Schüler wie aber auch der Erwachsenen, die es erlauben, demonstriert. Wenn man das Jobben nach der Schule zuläßt oder sogar gutheißt, bedeutet das im Grunde eine Nichtachtung von Schule und Gesundheit.

Für Gymnasiasten, die ein Numerus-clausus-Fach studieren, gute Abschlüsse machen und sich außerdem in außerschulischen Aktivitäten hervortun möchten, können die letzten Schuljahre sehr aufreibend sein und erst recht ohne ausreichend Schlaf. Viele Studenten haben mir erzählt, daß die Oberstufe bei weitem ihre schlimmste Zeit gewesen sei. Auch wenn es an der Universität genauso schwerfällt, früh schlafen zu gehen, so bietet sie doch etwas mehr Flexibilität, um sich Extraschlaf zu verschaffen oder spätere Seminare zu besuchen.

Meiner Meinung nach sind die Schlafprobleme von Jugendlichen ein wichtiges Thema, das weiter untersucht zu werden verdient. In welchem Umfang werden etwa negative Aspekte der Adolszenz wie Aufsässigkeit, Gewalttätigkeit, Drogenmißbrauch, Aussteigermentalität durch Schlafentzug verursacht oder gesteigert? Wir hätten dann vielleicht die Möglichkeit, einen Rückgang dieser Probleme zu bewirken.

Frauenspezifische Schlafstörungen

Vom Auf und Ab der Hormone erhalten unser Körper und unser Geist im Tagesverlauf das Signal zum Einschlafen und Aufwachen. Frauen haben einen weiteren, monatlichen Hormonzyklus. Vielen Frauen sage ich nichts Neues, wenn ich darauf hinweise, daß auch der Menstruationszyklus für sich genommen das Schlafverhalten beeinflussen kann. Für die Schlafforschung ist dies allerdings eine relativ neue Erkenntnis. Christian Guilleminault und ich haben 1975 noch eine andere Schlafstörung nachweisen können. Sie ergab sich aus dem Fall einer jungen Frau, die jedesmal um die Zeit ihrer Monatsregel unglaublich schläfrig wurde. Jeden Monat schlief sie für etwa eine Woche nachts über vierzehn Stunden.

Im Jahre 1998 wurde von der National Sleep Foundation eine bahnbrechende, landesweite Umfrage durchgeführt, durch die eine Menge frauenspezifischer Schlafprobleme zutage kamen. Fünfzig Prozent aller Frauen berichteten zum Beispiel von Störungen ihres Schlafs durch Blähungen während der Menstruation, fünfundzwanzig Prozent konstatierten Schlafstörungen in der Woche vor dem Einsetzen ihrer Periode. Insgesamt einundsiebzig Prozent der Frauen erzählten von Beeinträchtigungen ihres Schlafverhaltens verbunden mit Krämpfen, Blähungen, Kopfschmerzen und schmerzempfindlichen Brüsten während der Zeit der Menstruation, während dreiundvierzig Prozent dieselben Erfahrungen in der Woche vor Einsetzen ihrer Regel machten. Andererseits fühlten sich achtundsechzig Prozent der Frauen am müdesten in der Woche vor Einsetzen ihrer Periode.

Noch immer ist nicht geklärt, wie Schlaf und Menstruationszyklen zusammenwirken und warum bei unterschiedlichen Frauen während der gleichen Phase ihres Zyklus gegensätzliche Auswirkungen zu beobachten sind. Allerdings erlauben neuere Forschungen über Frauen, die unter dem Prämenstruationssyndrom leiden, einen gewissen Einblick in den möglichen Zusammenhang von Schlafverhalten und Menstruationszyklus. Prämenstruelles Syndrom ist der wissenschaftliche Terminus für eine Reihe von Symptomen, von denen viele Frauen in den Tagen vor ihrer Menstruation affiziert werden und zu denen Kopfschmerz, emotionale Unbeständigkeit, Konzentrationsunfähigkeit, Schmerzempfindlichkeit der Brust, Harnverhaltung und bei einigen Frauen auch Schlafstörungen gehören. Obgleich schon Hippokrates vor über zweitausend Jahren die prämenstruellen Symptome beschrieb, hat sich die moderne Medizin nur zögernd des Problems angenommen. Erst jetzt wird dem Krankheitsbild die Aufmerksamkeit zuteil, die ihm in der Wissenschaft auch zukommt. Amerikanische Psychiater sowie Psychologen und Neurologen haben 1994 die psychiatrischen Symptome dieser Krankheit als prämenstruelle dysphorische Störungen klassifiziert.

Ungeachtet des neuerdings gewachsenen Interesses weiß jedoch niemand mit Bestimmtheit, wodurch diese prämenstruellen dysphorischen Störungen verursacht werden oder wie sie aufzufangen sind, wenngleich neuere Antidepressiva Abhilfe zu bringen scheinen. Forscher konnten zeigen, daß bei diesen Störungen nach einer Lichttherapie oder nach Schlafentzug eine Besserung eintritt. Außerdem lassen sich bei einigen

Frauen mit prämenstruellen dysphorischen Störungen interessante Veränderungen in den schlafbezogenen Hormonen nachweisen: Das Prolaktinniveau ist nachts etwas höher, und die Sekretion des schilddrüsenstimulierenden Hormons wird im zirkadianen Zyklus umgestellt. Die Sekretion von Melatonin wird im allgemeinen abgeschwächt, und grelles Licht beeinflußt das Niveau des Melatonins anders als sonst. Diese Einsichten haben einige Forscher zu der These veranlaßt, prämenstruelle dysphorische Störungen könnten womöglich einen Einfluß auf die biologische Uhr als solche haben. Wenn das der Fall ist, dann dürfte die Ähnlichkeit zwischen den Symptomen der prämenstruellen dysphorischen Störungen und einem jet lag mehr als nur ein Zufall sein.

Gewöhnlich verändert eine Schwangerschaft das Schlafverhalten von Frauen. Bei der Umfrage der National Sleep Foundation berichteten neunundsiebzig Prozent der befragten Frauen von einer Zunahme der Schlafstörungen während ihrer Schwangerschaft. Bei einer geringen und nicht repräsentativen Zahl von schwangeren Frauen wurden Schlafaufzeichnungen durchgeführt, auf die einige Forscher die These stützen, daß der langsamwellige Schlaf beträchtlich zunehme; anderen Untersuchungen läßt sich entnehmen, daß der REM-Schlaf in den frühen Schwangerschaftsstadien etwas zunimmt. Aus der Umfrage der National Sleep Foundation geht auch hervor, daß sechsunddreißig Prozent der Frauen während der Schwangerschaft stärker als sonst unter Tagesschläfrigkeit leiden.

Dieses Ergebnis erstaunte mich. Ich hatte geglaubt, daß nur die ersten drei Monate der Schwangerschaft eine Phase der Hypersomnie darstellten. Meine Frau nämlich war in den ersten Monaten ihrer Schwangerschaft unglaublich müde. Ich war damals Assistenzarzt und hatte Karten für *Wer hat Angst vor Virginia Woolf* bekommen. Während ich vor Aufregung die ganze Zeit auf der Sitzkante hing, schlief meine Frau die meiste Zeit. Nicht lange danach habe ich aus Neugier eine Bekannte, die pro Nacht gewöhnlich etwa sechs Stunden schlief, gebeten, während ihrer Schwangerschaft ein Schlaftagebuch zu führen. Ihre tägliche Schlafdauer nahm in den ersten drei Monaten im Durchschnitt um zweieinhalb Stunden zu und ging später zurück.

Wahrscheinlich gibt es ausgeprägte individuelle Unterschiede bei den schlafbedingten Reaktionen auf eine Schwangerschaft, aber nach der Umfrage der National Sleep Foundation zu urteilen, müßte man die Schwangerschaft eine Schlafstörung nennen. Neben hormonalen und sonstigen Ursachen wird der Schlaf in den letzten drei Monaten der Schwangerschaft durch den häufigen Harndrang in der Mitte der Nacht sowie durch die Schwierigkeit, eine bequeme Schlafposition zu finden, beeinträchtigt.

Um berufstätigen Schwangeren die Möglichkeit zu verschaffen, diesen Schlafausfall wieder wettzumachen, sollten ihnen kurze Schlafpausen nicht nur erlaubt, sondern geradezu angeraten werden. Günstig plaziert Kissen, die den Bauch bequem abstützen, können zuweilen das Schlafen erleichtern. Ich habe am Strand schon manche Schwangere gesehen, die in einem ihrer Anatomie entsprechend ausgehobenen Plätzchen friedlich vor sich hin schlief.

Aber nicht nur in den Jahren der Gebärfähigkeit kann der Schlaf ernsthaft gestört sein, auch der anschließende Lebensabschnitt hat seine diesbezüglichen Probleme. Ich denke da an Frauen, die mir von ihren starken Insomnien im Klimakterium erzählten. Hitzewallungen können dann mehrmals in der Nacht auftreten und den Schlaf nachhaltig stören. Es gibt Anhaltspunkte dafür, daß eine Therapie der Östrogensubstitution eine kurzfristige Linderung verspricht. Neuere Untersuchungen geben allerdings zu der Vermutung Anlaß, daß langfristig gesehen die Hormonsubstitutionstherapie die Schlafsituation eher verschlimmert. Bei schwerer Schlafstörung und Beeinträchtigung der Tagesleistungsfähigkeit würde ich eine sichere und wirksame medikamentöse Therapie verschreiben. Ist die Störung weniger gravierend, könnten Kurzschlafpausen oder vielleicht frühere Zubettgehzeiten oder späteres Aufstehen ein erster Ansatz sein, um den in der Nacht verlorenen Schlaf wieder wettzumachen. Die Schlafstörungen bei Frauen während der Menopause sind individuell unterschiedlich stark, allerdings liegen dazu noch keine Hintergrunderkenntnisse vor.

Ich hoffe, daß jede Frau, die dieses Buch liest, fortan darauf dringt, daß ihre geschlechtsspezifischen Schlafprobleme nicht weiterhin vernachlässigt werden. Das Standard gewordene Klassifizierungssystem des Amerikanischen Verbandes zur Erforschung von Schlafstörungen kennt die Rubrik »mögliche Schlafstörungen«, über die zu unzureichende oder unvollständige Kenntnisse vorliegen, als daß ihre Besonderheiten zweifelsfrei bestimmt werden könnten. In diese Kategorie gehören meiner Ansicht nach auch menstruations- und schwangerschaftsbedingte Schlafstörungen. Obgleich diese Probleme, wie durch die Umfrage der National Sleep Foundation belegt wird, allgemein verbreitet sind, gehen die betroffenen Frauen nicht zu einem Schlafspezialisten. Ich habe an anderer Stelle auf den gewaltigen Bedarf an Aufklärung für die Allgemeinmediziner hingewiesen; Gynäkologen sind wie diese Primärärzte, deshalb müssen auch sie in dieses Aufklärungsprogramm einbezogen werden.

Die mittleren Jahre

Ein wichtiger Aspekt würdevollen Alterns besteht darin, daß wir lernen müssen, die Veränderungen, die unser Körper durchläuft, zu akzeptieren. Unsere Haut verliert ihre Elastizität, Wunden heilen nicht mehr so rasch wie früher, und die Muskeln schmerzen häufiger. In unserem vierten oder fünften Lebensjahrzehnt zeigen sich erste graue Haare; wir nehmen zu, unsere Beweglichkeit und unsere Auffassungsgabe lassen nach.

Bestimmte Tatsachen unseres Schlafprofils bereiten uns mit dem Älterwerden Schwierigkeiten. Zwischen fünfzig und neunzig Prozent der über Fünfundsechzigjährigen bekommen einen unregelmäßigen Schlaf. Bei den Alten sind die Veränderungen überdeutlich. Sonia Ancoli-Israel schreibt: »Der typische Pflegeheiminsasse ist weder andauernd wach, noch schläft er während des ganzen Tages länger als eine Stunde am Stück.« Im letzten Lebensabschnitt werden die Ausschläge der zirkadianen Weckreaktion so sehr herabgesetzt, daß von Wachsein fast nicht mehr die Rede sein kann. Manche sehen in dieser Zersplitterung des Schlafs bei alten Menschen eine logische Rückkehr zum frühkindlichen Schlaf. Indessen ist der Schlaf der Kleinkinder bekanntermaßen tief, und sie verblüffen uns immer wieder durch ihre strahlende Wachheit.

Es ist in der Regel eine schmerzliche Entscheidung, wenn man einen alten Menschen in einem Pflegeheim unterbringen muß. Aber oft ist die Entscheidung wegen des zu beobachtenden geistigen und körperlichen Verfalls unumgänglich. Ich glaube nicht, daß das Altwerden eine allmähliche, unmerkliche Veränderung ist. Einige der energischsten und hellwachsten Menschen, die ich kennengelernt habe, waren über siebzig, achtzig oder gar neunzig Jahre alt. Dann aber trat eine relativ plötzliche Veränderung ein. Meine Mutter kam mit sechsundneunzig Jahren ins Altersheim. In der ersten Zeit war sie voller Energie und munter, wenn auch etwas gebrechlich. Ein Jahr vor ihrem hundertsten Geburtstag jedoch verfiel sie spürbar und mußte in das angeschlossene Pflegeheim verlegt werden. Gegen Ende ihres Lebens schlief sie fast immer, wenn ich sie besuchte, und es fiel ihr schwer wach zu bleiben. Es bedarf weiterer Forschung, um herauszufinden, ob diese Veränderung mit einem rapiden, altersbedingten Ausfall der zirkadianen Weckfunktion zusammenhängt.

Neben anderen frühen Zeichen des Alterns kündigen sich in unserem vierten und fünften Lebensjahrzehnt die Schlafmuster älterer Menschen an, bei manchen bereits in ihren Dreißigern. Ohne Frage wird der Schlaf im Alter leichter und fragmentierter. Einschlafen und Durchschlafen sind schwieriger. Die nächtlichen Wachepisoden dauern länger und stellen eine stärkere Unterbrechung dar – Kinder und Jugendliche liegen nicht mitten in der Nacht lange wach. Mit dem Alter verliert der Schlaf zudem an Wirkung, und wir liegen länger im Bett. Mittlerweile verfügen wir über wissenschaftliche Belege dafür, daß der homöostatische Schlafdrang im Alter schwächer wird und wir allmählich etwas weniger Schlaf benötigen als zu Beginn unseres Erwachsenseins. Ich schätze, daß der Schlafbedarf im Verlauf unseres Erwachsenenlebens um dreißig Minuten bis zu einer Stunde zurückgeht. Bei älteren Leuten sind die Schlafprobleme geschlechtsspezifisch; Frauen haben eher Probleme mit der Insomnie, dagegen treten bei Männern häufiger Apnoe, Schnarchen und andere, schlaferschwerende medizinische Tatbestände in Erscheinung.

Vom mittleren Lebensalter an stellt sich für die Schlafmediziner das zentrale Problem, Klarheit darüber zu gewinnen, wie jeder einzelne in unterschiedlicher Weise vom Ineinanderwirken verschiedener, altersbedingter Veränderungen betroffen ist – zunehmender Schlafausfall, Einsetzen einer oder mehrerer Schlafstörungen und mögliche Beeinträchtigung des homöostatischen Schlafdrangs – oder von der zirkadianen Weckfunktion. Meine Hypothese ist, daß die meisten Menschen durchaus bis in ihr fortgeschrittenes Alter eine starke zirkadiane Weckreaktion haben. Die äußerst unzureichenden Belege, die wir zur Verfügung haben, veranlassen mich zu der Vermutung, daß der homöostatische Schlafdrang früher zurückgeht als die zirkadiane Weckreaktion.

Zum Glück vollziehen sich diese Veränderungen im allgemeinen allmählich, so daß uns genügend Zeit zur Anpassung bleibt. Wenn man dazu neigt, nachts häufig oder morgens zu früh aufzuwachen, kann das eine Zeitlang beunruhigen. Aber wenn es gelingt, den Schlafverlauf so zu steuern, daß man sich am Tage nicht schläfrig fühlt, ist das nächtliche Aufwachen nicht mehr beängstigend. Man kann lernen, sich besser auf ein wiederholtes nächtliches oder morgendliches zu frühes Aufwachen einzustellen, als man das in jüngeren Jahren konnte. Diese Veränderungen sind weniger entmutigend, wenn man sich nicht auf die Frage kapriziert, wie gut man nachts geschlafen hat, sondern statt dessen bedenkt, wie man sich tagsüber fühlt. Ich war in meiner Jugend stolz darauf, eine Nachteule zu sein. Als sich mein zirkadianer Zyklus umstellte, versuchte ich, die wichtigen Arbeiten am frühen Morgen zu erledigen. Ich habe diese stillen Morgenstunden, an denen andere noch nicht auf sind und die Telefone noch nicht klingeln, schätzengelernt.

Anders sieht die Sache natürlich aus, wenn man sich tagsüber müde fühlt. Aber das muß ja nicht so sein. Ohnehin ist die Vorstellung, daß unsere Senioren gar nicht anders können, als ständig müde und kaputt zu sein, ein Vorurteil. Übermäßige Tagesschläfrigkeit muß nicht notwendigerweise eine Begleiterscheinung des Alterns sein; in der Regel ist sie vielmehr ein Zeichen für das Auftreten eines altersspezifischen Schlafproblems. Schlafapnoe und Atemstörungen der oberen Luftwege werden mit dem Alter häufiger, und daher sind nächtliches Schnarchen und Tagesmüdigkeit warnende Hinweise auf das Vorhandensein solcher Probleme. Wiederholte Bewegungen der Gliedmaßen, die ebenfalls im Alter häufiger sind, können eine unmerkliche Unterbrechung des Schlafs bewirken. Diese Schlafstörungen lassen sich aber behandeln.

Die späteren Jahre

Niemand sollte einen höheren Grad an Tagesschläfrigkeit im Alter einfach hinnehmen, vor allem wenn Schlafstörungen als deren Ursache festgestellt wurden. Wissenschaftler auf dem Gebiet der Geriatrie haben nachgewiesen, daß sich durch gymnastische Übungen bei älteren Leuten die Festigkeit der Knochen, die Funktionstüchtigkeit des Herzens und das allgemeine Befinden verbessern. Zudem geht aus einer Reihe von Untersuchungen hervor, daß mit Gymnastik tagsüber das Schlafverhalten stabilisiert wird; wer gymnastische Übungen macht, der wacht weniger häufig auf, schläft rascher ein und hat einen längeren Tiefschlaf. Vielleicht kann man nicht mehr wie früher einfach aus dem Haus gehen und ein Dutzend Kilometer laufen; gewöhnlich muß man die Anforderungen herunterschrauben. Die Gymnastik sollte nicht in Überanstrengung ausarten; sogar ein fünfzehnminütiger Spaziergang wirkt schon Wunder. Gymnastik bekommt unserer körperlichen Verfassung und unserer Stimmung.

Zudem verbessert sich das Schlafverhalten durch solche psychologischen Arousals im Tagesverlauf; sie tragen dazu bei, daß wir ausreichend lange aufbleiben, um genug Schlafschulden aufzubauen, wodurch der Schlaf an Wirksamkeit gewinnt und das Entspannen gegen Tagesende erleichtert wird. Es sei daran erinnert, daß ein gewisser Betrag an Schlafschulden für einen guten Schlaf unumgänglich ist. Alles, was in irgendeiner Weise dazu dient, dem Abflachen des zirkadianen Rhythmus entgegenzuwirken – etwa der Aufenthalt tagsüber im Freien, um eine gewisse Lichtmenge zu tanken –, ist in diesem Zusammenhang von Nutzen. Besonders günstig wirkt es sich aus, wenn man im hohen Alter nach wie vor soziale Kontakte hat oder anregenden Tätigkeiten nachgeht. Wenn das

Leben öde ist, neigt man dazu, länger zu schlafen, früher zu Bett zu gehen und im Laufe des Tages mehr Kurzzeitschläfchen einzulegen als nötig.

Diese kurzen Schlafpausen sind nicht immer unangebracht. Wenn man sie als Teil des normalen Schlafmusters fest in seinen Tagesablauf einplant und darauf achtet, nicht allzuviel Schlafschulden abzubauen, kann ein kurzer Schlaf, ja sogar eine Pause von einer Viertelstunde mit geschlossenen Augen, die Wachheit verbessern, ohne die gesamten Schlafschulden eines Tages sonderlich zu mindern. Ein kurzer Mittagsschlaf ist durchaus geeignet, das Wohlbefinden zu erhalten, ohne abends das Einschlafen zu vereiteln.

Mit dem Älterwerden erfordert auch die Schlafhygiene, wie schon die übrigen Aspekte der Gesundheit, mehr Aufmerksamkeit. Man kann nicht einfach davon ausgehen, daß ein alter Mensch am Ende eines Tages ohne Schwierigkeiten einschläft und dann einen guten Schlaf hat. Jeder hat, wenn er älter wird, darauf zu achten, was er ißt und ob er die richtige Gymnastik macht. Ebenso hat er sein Schlafverhalten angemessen zu organisieren, was bedeutet, daß er planen muß, wie er Schlafschulden ansammelt und abbezahlt. Er muß genug schlafen, damit er seine Tage genießen kann, aber nicht zuviel, so daß er abends Mühe hat einzuschlafen.

Die medikamentöse Behandlung des Schlafzyklus im Alter

Häufig ist die Insomnie bei älteren Menschen Symptom für eine chronische Erkrankung wie etwa Arthritis, Dauerschmerzen, Herzinsuffizienz mit Blutwallung, Depression oder die Parkinsonsche Krankheit. Eine Insomnie kann aber auch eine Nebenwirkung der Behandlung dieser Erkrankungen sein, zum Beispiel nach der Einnahme von Anticholesterinmitteln oder von Antidepressiva. Da die medikamentöse Behandlung dieser Erkrankungen wegen möglicher wechselseitiger Gegenwirkungen nicht ohne Einfluß auf eine gleichzeitige medikamentöse Behandlung der Insomnie bleibt, rate ich in der Regel davon ab, bei älteren Menschen zu schnell Schlafmittel gegen die Insomnie zu verschreiben. Vielmehr sollte der erste Schritt die Behandlung des Nichtschlafenkönnens sein, oder aber die Einnahmezeiten, die Dosierung und die Art der sonstigen Medikamente sollten umgestellt werden, um zu sehen, ob sich dadurch die

Schlafsituation verbessert. Erst nachdem diese Faktoren und ebenso die Frage der Schlafhygiene Berücksichtigung gefunden haben, sollten Schlafmittel in Erwägung gezogen werden.

Falls eine langfristige Einnahme von Schlafmitteln bei einem älteren Menschen in Betracht kommt, sollten die Mittel mit großer Umsicht ausgewählt werden. Ein erstes Risiko ist in der eventuellen Entstehung einer Medikamentengewöhnung und einem möglichen Insomnierückfall zu sehen. Nur die Hypnotika Bicalm und Halcion haben entsprechende Doppelblindversuche unter klinischer Kontrolle durchlaufen, in denen ihre Sicherheit und Wirksamkeit für ältere Patienten nachgewiesen werden konnten. Diese Mittel führen nicht zu Gewöhnung oder Insomnierückfällen, wenn sie in richtiger Dosierung verwendet werden; ihre Langzeiteinnahme ist daher so wenig problematisch wie die langfristige Einnahme von Herzmitteln oder die tägliche Insulingabe bei Diabetikern.

Welche Medikamente gegen die Schlafprobleme auch immer verschrieben werden, sie sollten wie das Bicalm eine rasche Wirkung haben, da eine sich in den Tag hineinziehende Benommenheit ebenso unangenehm wäre wie das Schlafproblem. Ich erinnere mich an eine Untersuchung, bei der die getesteten Medikamente zwar die nächtliche Schlafsituation entscheidend verbesserten, dafür zeigte sich allerdings tagsüber beim Multiplen Schlaflatenztest eine Beeinträchtigung der Wachheit, die in etwa dem Schlafausfall von zwei vollen Nächten entsprach. Außerdem besteht ein größeres Risiko zu fallen, wenn ältere Leute unter Schlafmittelwirkung in der Nacht aufstehen, um auf die Toilette zu gehen; und nächtliches Hinfallen führt bei alten Leuten häufig zu Hüftbrüchen. Vielleicht werden in der Zukunft Melatonin und ähnliche Medikamente zu einer besseren Synchronisierung der biologischen Uhr älterer Menschen mit den Tag-Nacht-Zyklen beitragen. Bekannt ist, daß die Melatoninproduktion im Körper mit dem Alter zurückgeht, daher kann womöglich eines Tages die Melatoninsubstitution genauso üblich werden wie die des Östrogens. Die Unterstützung oder die Wiederherstellung der Weckfunktion der biologischen Uhr erscheint mir entscheidend. Stimulantien könnten ein Mittel sein, das für die zirkadiane Weckfunktion einspringt, wenn das Gehirn diese Aufgabe nicht mehr wahrnimmt.

Es ist eine Binsenwahrheit, daß das Altern ein lebenslanger Prozeß ist. Aber so wie Altwerden nicht bedeutet, daß man sich damit abfindet, nicht mehr rundum gesund zu sein, so wenig sollte es bedeuten, daß man den Schlaf preisgibt. Wir sollten lediglich die Fähigkeiten und Schranken unseres Körpers besser begreifen.

Kapitel 19:
Intelligent leben heißt intelligent schlafen

Die Geschichte über die »Cargo-Kulte« in der Südsee wurde mittlerweile schon häufig erzählt. Als die Weißen, so heißt es, nach Melanesien kamen, insbesondere während des Zweiten Weltkriegs, beobachteten die Eingeborenen, wie die Soldaten immer mal wieder in der kleinen Funkstation verschwanden, um Nachschub anzufordern. Einige Tage darauf kam dann jedesmal ein Schiff oder ein Flugzeug und brachte Waren. Die Eingeborenen haben sich dann daran gemacht, auch solche Hütten mit Antennen aus Bambus zu bauen und Landebahnen für Flugzeuge anzulegen, in der Hoffnung, daß dadurch neue Fracht auf ihrer Insel einträfe. Diese Geschichte wird häufig als ein Beispiel dafür erzählt, wie nutzlos es ist, durch rituelles Verhalten ein Ziel erreichen zu wollen, wenn man den zugrundeliegenden Sinn nicht versteht.

In den letzten Jahren sind viele Ratgeber für einen besseren Schlaf veröffentlicht worden. Sie alle enthalten Hinweise, wie man besser schlafen kann. Die meisten dieser Texte enthalten zehn Standardtips, die vernünftig und unstrittig sind. Zumeist handelt es sich dabei um Strategien und Verhaltensweisen, die sich jeder Mensch mit einiger Sicherheit zu eigen machen kann, ohne groß dazu genötigt zu werden. So lautet zum Beispiel einer der selbstverständlichsten Tips, daß man in den Stunden vor dem Schlafengehen Kaffee und andere koffeinhaltige Getränke zu vermeiden habe. Jeder Vorschlag oder Tip für einen besseren Schlaf sollte als Option angesehen werden. Statt einer Empfehlung blind zu folgen, sollte man begreifen, warum, wann und für wen diese Empfehlung sinnvoll ist. Ein anderer Standardtip lautet zum Beispiel: »Führen Sie einen regelmäßigen Lebenswandel. Gehen Sie jeden Abend um die gleiche Zeit zu Bett, und stehen Sie jeden Morgen um die gleiche Zeit auf.« Für manchen wird das nicht optimal, ja nicht einmal möglich sein. Steht zum Beispiel am nächsten Tag eine Prüfung an oder muß ein Bericht abgegeben werden, braucht die Vorbereitung oder die Abfassung eben eine gewisse Zeit.

Intelligenter Schlaf und wie er gelingt

Eine der Hauptvoraussetzungen für ein Leben, das auf einem intelligenten Schlafverhalten basiert, ist die, daß man die jeweiligen Implikationen von geringen und hohen Schlafschulden versteht. Ich habe mehr als zwei Jahrzehnte gebraucht, um genügend Wissen für diese Aussage zu erwerben. Jahrelang haben mich immer wieder Forschungsergebnisse verwirrt, weil sie mir paradox erschienen. Manchmal gab es auch sehr zufriedenstellende Lösungen, aber erst die fortgeschrittene Schlafforschung erwies, daß sich Teile dieses verqueren Puzzles vorzüglich zusammenfügten.

Als Beispiel für diesen allgemeinen Prozeß möchte ich von einem Experiment erzählen, das ich Ende der sechziger Jahre durchgeführt habe, also noch bevor ich Kenntnis von so etwas wie den Schlafschulden hatte und auch bevor wir ein quantitatives Meßkriterium für die Tagesschläfrigkeit besaßen. Wir hatten von einer Firma den Auftrag erhalten, ihr unglaublich gestaltetes High-Tech-Bett zu beurteilen, das Tausende von Dollars kostete und so riesig war, daß wir es nicht ins Labor hineinbekamen (wir führten die Tests in einer umgebauten Lagerhalle durch). Im Grunde war dieses Monstrum ein riesiger Container, der mit Milliarden mikroskopischer Keramikkügelchen gefüllt war, durch die warme Luft geleitet wurde. Daß diese Kügelchen auf warmer Luft schwebten, vermittelte das Gefühl eines Polsters aus erwärmtem Schlamm, und jeder im Labor fand, daß dies das bequemste Bett sei, auf dem er je gelegen hatte. Unsere Aufgabe bestand darin, das Schlafen auf diesem Bett mit dem auf einer herkömmlichen Matratze zu vergleichen. Um den Vergleich noch anschaulicher zu machen, fügten wir eine weitere Variante hinzu: Schlafen auf einem ungepolsterten Fußboden. Nachdem unsere Probanden auf allen drei Unterlagen geschlafen hatten, stellten wir völlig verblüfft fest, daß es in Menge und Kontinuität ihres Schlafs keinerlei signifikante Unterschiede gab. Ich habe die Aufzeichnungen über den Schlaf auf dem Fußboden sogar noch einmal durchgearbeitet, so wenig Glauben schenkte ich den Ergebnissen. Natürlich war die Firma, die den Test hatte machen lassen, nicht erfreut darüber, daß wir zwischen ihrem teuren Bett und dem Fußboden keinen Unterschied gefunden hatten, und stornierte alle weiteren Untersuchungen.

Daß überhaupt kein meßbarer Unterschied zwischen dem Schlaf in einem superbequemen Bett einerseits und auf dem Fußboden andererseits festzustellen war, machte uns so perplex, daß wir die Sache nicht weiter verfolgten; sie ergab einfach keinen Sinn. Heute jedoch zeigt sich, daß die

Ergebnisse durchaus schlüssig sind. Entscheidend für unsere Untersuchungen war die Tatsache, daß unsere Probanden in der Mehrzahl Studenten waren. Sie standen unter extremem Schlafentzug, da die Untersuchung zu Beginn der Frühjahrssemesterferien stattfand, unmittelbar nach den Abschlußprüfungen. Dieser Umstand und dazu ihr jugendliches Alter bewirkten, daß sie auf jeder Unterlage tief und fest schlafen konnten. Hätten wir den Test mit Probanden mittleren Alters gemacht, die geringere Schlafschulden haben, die Ergebnisse wären mit Sicherheit anders ausgefallen.

Ebenso wichtig wie das Verständnis hoher Schlafschulden und ihrer Auswirkungen ist dasjenige für die Folgen eines geringen Schlafschuldenstandes. Vor wenigen Jahren hatten wir in der Arbeitsgruppe der Stanford-Studenten für gesunden Schlaf einen Studenten, der über mehrere Wochen mit großer Sorgfalt sein Schlaftagebuch geführt hatte und daraufhin zu dem Schluß kam, daß er Schlafschulden von ungefähr fünfunddreißig Stunden angesammelt habe. Um von diesem hohen Betrag herunterzukommen, versuchte er, sooft es ihm möglich war, zu schlafen. Als er nach seinen Berechnungen etwa zwanzig Stunden abgetragen hatte, verkündete er, daß er kein Schläfrigkeitsgefühl mehr habe, wenn er um ein Uhr mittags in seinem Seminar über amerikanische Frühgeschichte sitze; er konnte es kaum glauben. Nachdem er indessen eine weitere Woche daran gearbeitet hatte, seine Schlafschulden zu verringern, berichtete er von einer Erfahrung, die er einigermaßen beunruhigend fand. Er ging zwar zu seiner üblichen Zeit ins Bett, statt aber wie gewohnt innerhalb von fünf bis zehn Minuten eingeschlafen zu sein, brauchte er mehr als eine Stunde. Er beschloß daher, seine Schlafschulden wieder auf einen Stand zu bringen, der ihm erlaubte, rasch einzuschlafen.

Ihm war die wichtige Lektion aufgegangen, daß nämlich Einschlafschwierigkeiten das Ergebnis geringer Schlafschulden sein können, die jeder, der davon betroffen ist, ohne Problem beheben kann. Ich bin ziemlich sicher, daß dieser Student bei seinen geringen Schlafschulden auf dem Fußboden noch viel schwerer eingeschlafen wäre als in einem richtigen Bett. Je niedriger die Schlafschulden, desto ausschlaggebender ist die Qualität von Ambiente und Unterlage für den Schlaf – nach dem Motto, wie man sich bettet, so schläft man. Daraus folgt, daß jemand, der fest und ohne Unterbrechung auf dem nackten Fußboden schlafen kann, einen erheblichen Schlafentzug zu verzeichnen hatte.

Bekanntlich wird in unserer Gesellschaft ein höchst wichtiger Faktor für unsere kognitive und psychische Funktionstüchtigkeit völlig ausgeblendet, nämlich die Wachheit. Auf optimale Weise hellwach zu sein steigert unsere Produktivität und unsere Lebensfreude bei allem, von der Arbeit über die Freizeit bis zum Privatleben. Wenn aber ein angemessener Schlaf so wichtig für unsere Gesundheit und unser Glück ist, ist es dann nicht angebracht, unsere Schlafbedürfnisse bei der Gestaltung unserer Lebensweise zu berücksichtigen?

Das Problem besteht darin, daß die Menschen ihren Schlaf nicht ernst genug nehmen, um einen möglichst großen Nutzen aus ihren Nächten und aus ihren Wachstunden zu ziehen. Unsere Gesellschaft macht sich nicht die Mühe, die Grundsätze für einen gesunden Schlaf ernst zu nehmen. Wir können unseren Schlaf gar nicht intelligent gestalten, weil wir nicht gelernt haben, wieviel Schlaf wir im Grunde brauchen, wie wir möglichst effizient schlafen und wie wir eine Schlafroutine entwickeln. Wir berufen uns auf Effektivität und denken auch dann an Arbeit, wenn wir uns eigentlich aufs Schlafen einstellen sollten; das ist genauso sinnvoll, als versuchten wir, dadurch Zeit zu sparen, daß wir uns abtrocknen, bevor der Regen vorüber ist.

Entscheidend für eine intelligente Schlafgestaltung ist weiterhin, daß man eine Vorstellung von der zirkadianen Weckfunktion bekommt und einschätzen kann, wann man wach und munter und wann man schläfrig ist. Viele wissen gar nicht, zu welchen Tageszeiten sie ihre Bestform haben, wann sie ihre Tageshöhen und -tiefen haben. Seit ich den grundlegenden Balanceakt begriffen habe, der zwischen der zirkadianen Weckfunktion und den Schlafschulden zu absolvieren ist, frage ich mich oft: Wie fühle ich mich in diesem Augenblick? Wie munter oder schläfrig bin ich, wie klar bin ich im Kopf oder wie benommen? Inzwischen habe ich ein Gefühl dafür, wie mein zirkadianer Rhythmus tagsüber genau verläuft und wie ich mich zu einer bestimmten Zeit fühlen werde und wann ich meine größte geistige Leistungsfähigkeit habe.

Mögen auch die Studenten von Stanford hier und da als die »Elite der Nation« bezeichnet worden sein, das hindert sie nicht, Dinge zu tun, die himmelschreiend kontraproduktiv sind. Die Arbeitsgruppe meiner Stanford-Studenten für gesunden Schlaf hatte durch Selbstbeurteilung herausgefunden, wo für den einzelnen die Tageszeit seiner Spitzenleistungsfähigkeit lag. Anschließend sprach ich mit einem der Studenten, der für seine höchste Wachheit den Zeitraum zwischen sieben Uhr abends bis ein Uhr nachts ermittelt hatte. Ich nahm denn auch an, daß er in dieser Zeit über seinen Büchern sitzen, Referate schreiben oder ähnliches tun würde. Nichts dergleichen war der Fall. Entgeistert mußte ich erfahren, daß er in diesen wertvollen Stunden in der Verpackungsabteilung eines Unternehmens arbeitete. Es war ein Job für Ungelernte, monoton und nach dem Mindestlohn bezahlt. Ich traute meinen Ohren nicht. Jeden Tag vergeudete dieser Junge seine leistungsintensivste Tageszeit – als schrubbe er mit seinen Sonntagshemden den Boden. Da ich nicht mit ansehen konnte, wie er auf diese Weise seine intellektuellen Anlagen vergeudete, bot ich ihm an, er könne nach dem Mittagessen, also in der Phase seiner nachmittäglichen Konzentrationsschwäche, für mich Schriften ordnen, wodurch er den Abend für seine Schreibtischarbeit frei habe. Wer aus diesem Buch etwas über das Schlafen gelernt hat, der sollte eine Lebensweise durchsetzen, in der intelligentes Schlafen seinen Platz hat.

Wem es ernst ist mit seiner Gesundheit, seiner Ernährung und seiner Leistungsfähigkeit, der muß auch seinen Schlaf ernst nehmen. Das heißt aber nun nicht, daß man sein Leben einzig und allein auf den Schlaf hin auszurichten, seine abendlichen Vergnügungen abzuschreiben und nur noch für den Schlaf da zu sein habe. Meist muß das Mehr an nächtlichem Schlaf gar nicht so groß sein, um für den Tag von ausschlaggebender Bedeutung zu sein. Entscheidend ist nicht so sehr, daß man sich große Mengen an Extraschlaf in der Nacht holt, sondern vielmehr seine Schlafschulden effektiv organisiert.

Logischerweise kommen Schlafschulden ja dadurch zusammen, daß man nicht genug Schlaf bekommt. Da Schlafschulden aber nicht bis in alle Ewigkeit aufgebaut werden können, wird irgendwann ein Punkt erreicht sein, an dem die meisten Menschen in einem Zustand dauernder Schläfrigkeit leben; sie scheinen ihren täglichen Bedarf durch einen semikomatösen Schlaf abzudecken, und ihre enormen Schlafschulden werden dabei weder größer noch kleiner. Sobald also die Schlafschulden abgearbeitet sind, sollte man in der Lage sein, mit ungefähr soviel Schlaf zurechtzukommen, wie man aktuell bekommt, sich aber dabei für die meiste Zeit des Tages sehr viel besser fühlen.

Der Hauptgrund dafür liegt in der Effektivität des Schlafs. Menschen mit großen Schlafschulden haben einen effektiveren Schlaf. Sie brauchen nicht so lange, um einzuschlafen, und wachen in der Nacht auch weniger oft auf, so daß sie, gemessen an der Zeit, die sie im Bett zubringen, mehr Schlaf bekommen. Bei geringeren Schlafschulden bedeutet ein daraus resultierender geringer Verlust an Effektivität des Schlafs, daß sie vielleicht ein wenig mehr Schlaf pro Nacht brauchen.

Die im dritten Kapitel dargestellte Untersuchung von Tom Wehr ist in dieser Beziehung sehr bezeichnend. Bei diesem Experiment, das auf einem Siebentagezyklus beruhte, waren die Probanden pro Nacht acht Stunden im Bett und hatten im Durchschnitt etwas mehr als siebeneinhalb Stunden Schlaf, was ihrer sonstigen Normalschlafdauer entsprach. Die Schlafschulden, die die Probanden während des Experiments beibehielten, betrugen zwischen fünfundzwanzig und fünfunddreißig Stunden. Ihr täglicher Schlafbedarf – die achteinviertel Stunden, die sie gegen Ende der Versuchsreihe auch tatsächlich schliefen – belief sich schließlich auf nur vierzig Minuten mehr als ihre normale Schlafdauer. Ich stelle nicht die Forderung auf, jede Nacht zehn Stunden im Bett zu verbringen, was vermutlich gar nicht praktikabel wäre. Die von Wehr durchgeführten Versuche machen vielmehr deutlich, daß der Schlaf nur vierzig Minuten länger dauern muß, um gesund zu sein.

In Wirklichkeit ist die Menge an benötigtem Extraschlaf womöglich noch geringer. Der tägliche »Schlafbedarf« von ungefähr achteinviertel Stunden, den die Probanden in den letzten Wochen der Versuchsreihe hatten, war vielleicht das Ergebnis eines ineffektiven Schlafs als Folge sehr niedriger Schlafschulden. Es ist möglich, daß die Probanden infolge der angesammelten, geringfügig höheren Schlafschulden ihrem täglichen Schlafbedarf mit etwas weniger Schlaf, zum Beispiel acht Stunden, der dann tiefer und kontinuierlicher war, hätten nachkommen können. Durch Beeinflussung ihrer Schlafschulden hätten sie vielleicht dieselbe Besserung ihrer Stimmung und Tatkraft erreichen können wie in den letzten Wochen des Experiments, ohne daß ihre Schlafzeit gestiegen wäre.

Nehmen wir einmal an, Sie könnten, mit einem Extraschlaf von dreißig Minuten pro Nacht, Ihrem täglichen Schlafbedarf nachkommen und einen korrekten Schuldenstand beibehalten. Eine halbe Stunde ist nicht lang – eine Fernsehserie weniger, ein Zeitungsartikel weniger. Es könnte bedeuten, daß man abends keine Nachrichtensendung mehr sieht und statt dessen auf die Zeitungsmeldungen vom nächsten Morgen wartet. Die meisten Menschen kennen etwas, was sie durchaus aufgeben könnten, wenn sie im Ernst darüber nachdächten. Man kann sich Zeit für Gymnastik nehmen oder für ein ausgewogenes Essen, statt sich Fast food einzuverleiben. Warum also nicht auch darauf sehen, daß man eine halbe Stunde gesunden Schlaf bekommt? Und wenn nicht eine halbe Stunde, dann vielleicht eine Viertelstunde mehr Schlaf pro Nacht? Vielleicht braucht es gar nicht mehr. Es geht nur darum, die Schlafschulden mit der Zeit abzuarbeiten, bis man den ganzen Tag über munter und voller Energie ist; entsprechend diesem Stand seiner Schlafschulden sollte man seinen täglichen Schlafbedarf errechnen.

George Bernard Shaw schrieb: »Reich ist der Mann, der hundert Pfund verdient und neunundneunzig braucht. Arm ist derjenige, der hundert Pfund verdient, aber hundertundeins braucht. Der Unterschied zwischen reich und arm beträgt also zwei Pfund.« Dementsprechend dürfte der Unterschied zwischen einem reichen, gesunden Leben und einem reduzierten Leben auch nur in ein paar Minuten Schlaf liegen. Man verliert überhaupt keine Zeit; wenn man gut ausgeruht ist, arbeitet man effektiver, und das bedeutet, daß man mehr Zeit für andere Tätigkeiten hat.

Wenn ich vor Zuhörern stehe, frage ich oft: »Wie viele unter Ihnen schlafen gut und fühlen sich den ganzen Tag über hellwach und voller Energie?« Gewöhnlich melden sich auf die Frage nur wenige. Falls Sie zu jener Mehrheit gehören, deren Tageswachheit nicht optimal ist, gehen Sie folgende Fragen durch, um herauszufinden, wie intelligent in bezug auf den Schlaf Sie Ihre Lebensweise gestalten.

1. Vermeiden Sie abends grundsätzlich koffeinhaltige Getränke?
2. Nehmen Sie regelmäßig Ihr Abendessen wenigstens drei Stunden vor dem Zubettgehen ein?
3. Gehen Sie immer zur gleichen Zeit ins Bett, von seltenen Ausnahmen abgesehen?
4. Haben Sie ein bestimmtes Schlafzeremoniell, etwa ein heißes Bad, einige Seiten Lektüre, Entspannen, bis die Müdigkeit in Ihnen hochkriecht?
5. Ist Ihr Schlafzimmer im allgemeinen die ganze Nacht über ein ruhiger Ort?
6. Ist die Temperatur in Ihrem Schlafzimmer richtig?
7. Sehen Sie Ihr Bett, vor allem die Matratze und die Kissen, als den bequemsten Ort der Welt an?
8. Ist das Bettzeug (Bezüge und Decken) genau das richtige für Sie?

Wenn Sie eine dieser Fragen mit nein beantwortet haben, sollten Sie überlegen, ob sich nicht in diesem speziellen Bereich Ihrer Lebensgestaltung Schlafprobleme verstecken könnten. Vielleicht hat Koffein bei Ihnen keine Wirkung. Vielleicht spielt auch die Temperatur Ihres Schlafzimmers keine Rolle. Solange Sie indessen nicht alle Faktoren überprüft haben, die Ihren Schlaf eventuell beeinflussen, handeln Sie nicht als aufgeklärter Mensch. Es erstaunt mich immer wieder, daß Leute zum Abendessen eine koffeinhaltige Cola oder sogar Kaffee trinken und überhaupt nicht auf den Gedanken kommen, daß es einen Zusammenhang zwischen der Einnahme von Koffein und ihren Einschlafschwierigkeiten geben könnte.

Eine der oben angeführten Fragen zielt darauf, daß man jeden Tag zur gleichen Zeit ins Bett gehen soll. Um das aber im eigenen Leben wirksam werden zu lassen, muß man zunächst verstanden haben, warum diese Regelmäßigkeit den Schlaf und auch das Wachsein stärkt. Eine Folge solcher Regelmäßigkeit ist der Umstand, daß man nach und nach schneller einschläft und leichter aufwacht. Man wird psychologisch und physiologisch auf den Schlaf vorbereitet. Mit einem festgelegten Ritual vor dem Zubettgehen, mit der Kenntnis der natürlichen Phasen der zirkadianen Weckreaktion des eigenen Organismus und einer festen Zubettgehzeit entspannt man sich und fängt an zu dösen, wenn es Schlafenszeit ist. Umgekehrt erleichtert dieser psychische und physiologische Rhythmus das Einschlafen und das Durchschlafen.

Wer einen Wecker braucht, um pünktlich aufzuwachen, wird oft aus einem Tiefschlaf gerissen, weil sein Gehirn noch nicht auf das Wachsein vorbereitet ist. Derjenige, der den »Morgenmuffelknopf« am Wecker erfand, wußte, daß es mehrere Klingelsalven braucht, um jemanden, der von schwerer Schlafdeprivation geplagt ist, zu wecken. Eigentlich aber sollte, wenn man genug Schlaf bekommt, das Gehirn von selbst zur rechten Zeit aufwachen und ohne Wecker auskommen. Und das geschieht, weil die zirkadiane Weckreaktion morgens naturgemäß zunimmt. Sind die Schlafschulden niedrig genug, so daß sie dieser Weckreaktion keinen Widerstand entgegensetzen, sollte das Aufwachen nicht schwerfallen. Ich will damit nicht sagen, daß man jeden Morgen exakt zur gleichen Zeit spontan aufwacht; im allgemeinen wacht man spontan um ungefähr die gleiche Zeit auf, und soweit dieses Aufwachen in eine Stunde fällt, die noch ausreichend Zeit läßt, um pünktlich zur Arbeit zu kommen oder einen Termin wahrzunehmen, ist das unproblematisch.

Manchmal aber fordert der Versuch, seine Schlafschulden in den Griff zu bekommen, beträchtliche Opfer. Es kann durchaus unangenehm sein, sich zeitig ins Bett zu verabschieden, zumal wenn man sich bei Freunden dafür entschuldigen, seine gesellschaftlichen Verabredungen einschränken oder frühzeitig eine Party verlassen muß. Das erfordert Selbstdisziplin, besonders wenn man ein eher geselliger Typ ist. Ich war zu zahlreichen Abendessen eingeladen (und manchmal auch selbst der Gastgeber), von denen ich mich früh verabschieden mußte, um meine Schlafenszeit um neun Uhr einhalten zu können. Ich sage dann immer: »Wenn *ich* nicht den Schlaf an die erste Stelle setze, wer denn dann?« Mittlerweile sind meine Freunde so daran gewöhnt, daß sie es kaum noch bemerken. Die anderen Gäste – so auch meine Frau, die zu einem späteren Zeitpunkt ins Bett geht – machen eben einfach ohne mich weiter.

Wenngleich die Regelmäßigkeit ein wichtiger Bestandteil jedes Versuchs ist, seinem Schlaf einen guten Verlauf zu geben, so ist doch der entscheidende Punkt die Mäßigung. Natürlich gibt es Dinge, für die wir eine Ausnahme machen, weil sie es wert sind, daß wir unsere Alltagsroutine für sie unterbrechen. Wichtig ist aber, daß man das Grundprinzip im Auge behält, die Gesamtschlafzeit. Nehmen Sie die Sache in die Hand, organisieren Sie Ihren Schlaf, holen Sie sich Extraschlaf, um den Schlafausfall aus kurzen Nächten auszugleichen, legen Sie Schläfchen ein, um Ihre Schlafdauer Ihrem Schlafbedarf anzugleichen. Sollten Sie lange aufbleiben oder früh aufstehen, versuchen Sie möglichst bald zum gewohnten

Zeitplan zurückzukehren, um zu verhindern, daß sich Ihr Zirkadianrhythmus verschiebt.

Wir alle haben den angeborenen Wunsch nach mehr Anregung, danach, unsere Zeit auszunutzen – darum zappen wir zwischen den Fernsehsendern hin und her auf der Suche nach einem guten Film, darum schmökern wir noch spätabends in unserem Buch. Es ist eines der Probleme, mit denen man zu tun hat, wenn man Schlafschulden abarbeiten muß. Und so häufen sich, wenn man sich nicht bewußt dagegen entscheidet, die Schlafschulden weiter an.

Vom richtigen Umgang mit Koffein, Alkohol und Medikamenten

Die meisten Lebensmittel haben keinen spektakulären Einfluß auf den Schlaf, manches von dem, was wir uns einverleiben, aber schon. Dazu gehören Kaffee, Alkohol und eine ansehnliche Zahl von Medikamenten. Intelligentes Schlafen heißt nicht notwendigerweise, daß man auf diese Substanzen verzichten muß; freilich kann es auch dies implizieren. In jedem Fall aber bedeutet es, daß man sich über die Funktionsweise dieser Mittel im klaren sein muß, daß man wissen muß, wie sie auf den eigenen Körper wirken, damit man ihren Gebrauch so handhaben kann, daß sie einem gesunden Schlaf nicht in die Quere kommen.

Koffein ist ein gutes Beispiel. Ich selbst mag Kaffee sehr gern und beginne meinen Tag immer mit zwei oder drei Tassen dieses Getränks. Morgens scheint Kaffee meine zirkadiane Weckreaktion zu verstärken. Jährlich verbrauchen die Menschen weltweit mehr als sechshundert Millionen Kilogramm Kaffeebohnen und zwei Milliarden Kilogramm Teeblätter.

Um die Wirkung von Koffein zu beeinflussen, muß man wissen, wie er sich dem Körper gegenüber verhält. Kaffee und Tee wirken erst nach etwa fünfzehn bis dreißig Minuten auf das Gehirn, nach etwa einer Stunde ist die höchste Konzentration im Blut erreicht. Danach nimmt diese Konzentration wieder ab, da das Koffein durch Enzyme in der Leber wieder abgebaut wird. Die Halbwertzeit von Koffein im Blutkreislauf beträgt zwischen drei und sieben Stunden je nach Alter, Tätigkeit und persönlicher Körperchemie des Betreffenden. Das heißt, von einer Tasse Kaffee mit hundert Milligramm Koffein hat man fünf Stunden nach dem Trinken noch fünfzig Milligramm Koffein im Blut, nach weiteren fünf Stunden noch fünfundzwanzig Milligramm. Wie lange die Wirkung anhält, hängt im übrigen von anderen Faktoren ab: von der Tageszeit, der Höhe der Schlafschulden und dem Grad der Gewöhnung.

Wenn Sie diese Fakten im Kopf haben, können Sie Ihren Kaffeekonsum jederzeit in der Weise regeln, daß Sie nach Wunsch eine maximale Wachheit erreichen, ohne Ihren Schlaf zu beeinträchtigen. Beachten Sie, daß der Kaffee nicht sofort seine Wirkung entfaltet; Sie müssen schon etwas warten. Es hat keinen Sinn, ihn hinunterzustürzen und zu erwarten, daß Sie sich gleich an Ihren Schreibtisch setzen und mit der Arbeit beginnen können. Ebensowenig sollten Sie annehmen, daß Sie etwa um sechs Uhr abends eine oder zwei Tassen Kaffee beziehungsweise Tee trinken können und ihr Körper zur Bettzeit um elf Uhr das gesamte Koffein wieder ausgeschieden haben wird. Innerhalb dieser fünf Stunden ist Ihr Körper erst die Hälfte des Anfangsgehalts an Koffein wieder losgeworden; der Restgehalt kann durchaus Ihrem Schlaf schaden. Manche Menschen können in ihrem zweiten oder dritten Lebensjahrzehnt ohne spürbare Auswirkung auf ihren Schlaf abends Kaffee trinken, aber wenn sie dann vierzig Jahre oder älter sind und ihr Schlaf schwächer und anfälliger für Stimulanzien wird, wirkt sich nachts das Koffein störend aus.

Die Menschen reagieren äußerst unterschiedlich auf Koffein. Manch einer kann einen Espresso trinken, kurz bevor er ins Bett geht, und überhaupt keine Schlafschwierigkeiten haben. Das liegt zumeist daran, daß er eine gewisse Gewöhnung an das Reizmittel aufgebaut hat. Je mehr Kaffee man trinkt, desto mehr gewöhnt sich der Körper daran und desto weniger zeigt sich eine Wirkung. Regelmäßige Kaffeetrinker empfinden die stimulierende Wirkung des Koffeins vielleicht nur für eine oder zwei Stunden, weil das Gehirn nicht mehr auf Koffein reagiert, es sein denn, es ist in besonders hoher Konzentration im Blut vorhanden. Wenn man keinen Kaffee mehr trinkt, geht auch die Gewöhnung zurück, und nach einigen Wochen ohne Koffeinzufuhr wird man so anfällig wie beim allerersten Kaffeegenuß.

Vor vielen Jahren auf einer Campingreise mit meiner Frau verzichteten wir auf den Kaffee, weil es uns einfach zu unbequem und zeitraubend war, ein Feuer anzumachen und Wasser zu kochen. Als ich am ersten Morgen nach unserer Heimkehr meine üblichen drei Tassen Kaffee trank, wollte ich die Wirkung, die dieser auf mich hatte, überhaupt nicht glauben. Mein Herz raste, und ich war unangenehm nervös. Meine Gedanken jagten. Ich war viel zu angeregt und brauchte einen ganzen Tag, um in meinen Normalzustand zurückzufinden.

Die Gewöhnung sollte man allerdings regeln. Wer mehr als zwei oder drei Tassen Kaffee am Tag trinkt, sollte versuchen, für eine oder zwei Wochen auf Koffein zu verzichten. Die Entzugserscheinungen können etwas gemildert werden, wenn man tagsüber seinen Flüssigkeitshaushalt auf dem gleichen Stand hält, indem man etwa sechs bis acht Gläser Wasser trinkt. Nimmt man dann wieder Koffein zu sich, wird man feststellen, wieviel stärker die Wirkung ist. In der Folge sollte man dann nur noch koffeinfreien Kaffee wegen des Geschmacks und der Wärme trinken und Koffein den Gelegenheiten vorbehalten, wo man wirklich eine Stärkung wünscht. Das kann zum Beispiel bedeuten, daß man pro Tag nur eine oder zwei Tassen trinkt, morgens und nachmittags. Um die Wirkung noch zu erhöhen, kann man koffeinhaltigen Kaffee oder Tee nur noch einmal alle paar Tage trinken.

Auch auf den abendlichen Alkoholkonsum ist zu achten. Ich glaube nicht, daß ein oder zwei Gläser Wein beziehungsweise Bier oder ein Gläschen Schnaps oder ähnliches den Schlaf ernstlich stören. Tatsächlich kann eine kleine Menge Alkohol die akkumulierten Schlafschulden ausgezeichnet sichtbar machen und das Einschlafen erleichtern. Allerdings ist nachgewiesen, daß drei bis fünf oder mehr Gläser Alkohol am Abend, wenn deren Wirkung in der Mitte der Nacht nachläßt, zu Aufschrecken aus dem Schlaf und zu dem Rebound-Effekt einer Insomnie führen.

Dutzende verschreibungspflichtiger Medikamente haben eine Wirkung auf den Schlaf, und man sollte sich bei seinem Arzt oder Apotheker nach Nebenwirkungen wie Müdigkeit oder Erregung erkundigen. Sollten Sie durch die Einnahme eines verschreibungspflichtigen Medikaments wirklich müde werden, wenn Sie in höchstem Maße leistungsfähig sein müssen, beziehungsweise angeregt, wenn Sie schlafen wollen, konsultieren Sie Ihren Arzt wegen einer möglichen zeitlichen Umstellung der Einnahme des Präparats.

Ernährung und sportliche Betätigung

Einer meiner Lieblingsslogans, der auch von ein paar meiner engagierteren Kollegen zitiert wird, bezeichnet die für die Gesundheit fundamentale Trias: richtige Ernährung, körperliche Fitneß und gesunder Schlaf. Ohne jeden Zweifel sind richtige Ernährung und körperliche Fitneß das A und O für die Gesundheit. Haben sie auch eine Bedeutung für den Schlaf?

Ein Nahrungsmittel, das den Schlaf zu fördern vermag, muß erst noch von den Wissenschaftlern gefunden werden. Wahrscheinlich haben Sie schon mal gehört, daß bestimmte Nahrungsmittel den Schlaf fördern sollen; dazu muß man wissen, daß die mögliche Wirkung minimal ist im Vergleich zu anderen Faktoren wie dem Schlafsoll oder der zirkadianen Weckfunktion. Wie dem auch sei, generell verursacht Essen die Freisetzung von Hormonen aus dem Magen, denen womöglich eine winzige Rolle bei der Aufdeckung einer zugrundeliegenden Schlafschuld zukommt.

Schlafstörungen können Gewichtsprobleme verschlimmern. Personen, die unter Schlafstörungen wie Apnoe oder Insomnie leiden oder ansonsten von riesigen Schlafschulden gepeinigt werden, fühlen sich den ganzen Tag über miserabel. Sie haben kaum die Energie, sich durch den Tag zu schleppen und das Nötigste zu erledigen. Es sind nicht viele Kalorien, die sie verbrennen. Dafür aber hortet ihr Körper Kalorien als Fettzellen. Für Patienten mit Apnoe können Erschöpfung und Schlaflosigkeit in einen schrecklichen Kreislauf führen: Die Gewichtszunahme verschlimmert die nächtlichen Apnoeanfälle, wodurch die Schlaflosigkeit tagsüber zunimmt, was wiederum in einer Gewichtszunahme resultiert.

Ebenso wie die biologische Uhr den Aktivitätsdrang beeinflußt, so kann durch Gymnastik auf den Gang dieser Uhr Einfluß genommen werden. Das Licht zum Beispiel ist von ausschlaggebender Wirkung auf den zirkadianen Rhythmus, allerdings kann auch – wie Experimente an Tieren und Menschen gezeigt haben – durch dosierte Körperbewegungen dieser Rhythmus verschoben werden. Durch eines dieser Experimente wurde nachgewiesen, daß Menschen, die gymnastische Übungen machten und sich zu bestimmten Zeiten ins Licht begaben, die Zeitanpassung an eine Nachtschicht leichter fiel als denen, die sich nur dem Licht aussetzten.

Dale Edgar hat zeigen können, daß bei Mäusen die Bewegung im Laufrad ein starker Zeitgeber für ihre biologische Uhr ist. Versuchstiere aus der Spezies der Nager können darauf geeicht werden, jeden Tag zu einem mehr oder weniger gleichen Zeitpunkt zu laufen, und die Forschungen in dieser Richtung erbrachten viele aufschlußreiche wissenschaftliche Ergebnisse und Schlußfolgerungen. Es hat vielfach Kritik an diesem Forschungsansatz gegeben, bei der geltend gemacht wurde, daß das Rennen im Laufrad unnatürlich sei. In Erwiderung auf diese Kritik wird die folgende amüsante Geschichte erzählt: Colin Pittendrihg, Biologieprofessor an der Stanford-Universität und einer der weltweit führenden Wissenschaftler auf dem Gebiet des Zirkadianrhythmus, verbrachte manchen Sommer in einer Berghütte in Wyoming. Er nutzte diese Aufenthalte ein wenig für seine wissenschaftliche Arbeit und hatte zu diesem Zweck Käfige mit Laufrädern hinter der Hütte. Jede Nacht war von dort ein Quieken zu hören, was ihn veranlaßte, der Sache nachzugehen. Er fand heraus, daß

wild lebende Nagetiere die Laufräder entdeckt hatten und ihnen regelmäßig Besuche abstatteten, um darin zu rennen. Die Versuchstiere betätigen sich gewöhnlich zu einem bestimmten Zeitpunkt ihres zirkadianen
Zyklus, und auch ohne äußeren Zeitgeber betätigen sie sich jeden Tag zur
gleichen Zeit.

Vor ungefähr zwanzig Jahren, als Joggen populär wurde, haben alle,
die regelmäßig liefen, berichten können, daß sie nachts besser schliefen.
Die ersten Untersuchungen zum Zusammenhang von Joggen und Schlaf
zeigten indessen das Gegenteil; wer joggte, hatte einen gestörten Schlaf.
Dieses Untersuchungsergebnis veranschaulicht, wie bestimmte komplizierte Tatbestände in der Schlafforschung in die Irre führen können. Die
damaligen Wissenschaftler hatten auf Probanden zurückgegriffen, die
nicht regelmäßig trainierten, und nicht berücksichtigt, daß die Maleschen,
die sich ein ungeübter Jogger zuziehen kann, ihm womöglich den Schlaf
rauben. Bei späteren Versuchen wurden geübte Läufer als Probanden genommen. James Horne von der Universität Loughborough fand heraus,
daß sportliche Betätigung bei geübten Versuchspersonen die Schlafphasen
3 und 4, also den Tiefschlaf, verbessert. Seine weiteren Untersuchungen
erwiesen sich als äußerst interessant. Er entdeckte, daß die Zunahme des
langsamwelligen Schlafs mehr mit der Erhöhung der Körpertemperatur
als mit der eigentlichen sportlichen Betätigung zu tun hatte. Die vielleicht
bedeutsamsten Auswirkungen sportlicher Betätigung auf den Schlaf sind
nicht so sehr die wissenschaftlich meßbaren, objektiven Veränderungen,
sondern die Verbesserungen, die die Betreffenden subjektiv empfinden.
Jüngste Untersuchungen, die Abby King in Stanford durchgeführt hat, haben ergeben, daß sportliche Betätigung bei älteren Probanden statistisch
signifikante Verbesserungen hinsichtlich der subjektiven Qualität ihres
Schlafs herbeiführt.

Aus Gründen der Schlafhygiene ist es freilich nicht angebracht, sich
die drei Stunden vor dem Zubettgehen sportlich zu betätigen, denn das
durch ein ordentliches Training hervorgerufene Arousal kommt dem Schlafprozeß in die Quere. Regelmäßige sportliche Übungen in den Nachmit-
tags- oder frühen Abendstunden tragen dagegen dazu bei, daß das Gehirn
das richtige Muster von Schlaf und Wachsein annimmt.

Das Schlafambiente

Auch aus meinen Erfahrungen mit den Studenten in Stanford weiß ich, daß es in bezug auf das Schlafambiente keine absoluten Regeln geben kann. Die Zimmer der Studenten sind einen Blick wert. Mir ist kaum vorstellbar, wie denn jemand überhaupt unter solchen Umständen schlafen kann. Die Studenten haben Stereoanlagen in ihren Zimmern, einen oder zwei Computer, Telefone, Lebensmittel, im Grunde ihre gesamte Habe und die des Zimmergenossen.

Ich habe unlängst einen Freund besucht, dessen Sohn ein wahres Genie ist. Er ist erst achtzehn Jahre alt und fertigt schon hochkomplizierte Computergrafiken für die NASA an. Das Problem ist, daß in seinem Zimmer zwei große Monitore stehen, Kabel überall herumliegen und auf seinem Bett ein Durcheinander herrscht, daß nicht einmal seinem Hund genügend Platz zum Schlafen bleibt. Unter den Standardtips, die einen besseren Schlaf verheißen, ist der folgende: »Das Schlafzimmer ist zum Schlafen da.« Nirgendwo habe ich einen Ort gesehen, wo dieser Tip mehr Lügen gestraft wurde. Dieser junge Mann konnte in seinem Allzweckraum prachtvoll schlafen.

Mit diesem Eindruck vor Augen möchte ich dem Leser gleichwohl einige Empfehlungen über ein angemessenes Schlafambiente geben, die ihm Anstöße geben sollen, darüber nachzudenken, wie Bett und Schlafzimmer eventuell seinen Schlaf beeinflussen. Das Grundprinzip ist, daß das Schlafzimmer ein behaglicher, geschützter, ruhiger und abgedunkelter Ort sein sollte, an dem alle Faktoren, die dem Schlaf förderlich sind, zum individuellen Besten zusammenwirken können. Das heißt, wenn Sie sich nur dann in Ihrem Schlafzimmer wohl fühlen, wenn darin nichts an Arbeit erinnert, werfen Sie den Computer raus; wenn Sie sich nur wohl fühlen, wenn Aktenschränke im Schlafzimmer stehen, dann bauen Sie welche ein! Wichtig ist, daß Sie zum einen den Dingen Ihres Schlafambientes ein Augenmerk schenken, die dafür sorgen, daß Sie sich wohl fühlen, und zum anderen denen, die einen Zustand der Anspannung und Erregung erzeugen.

Da ist zum Beispiel der Lärm. Die meisten Schlaftips dringen darauf, daß man für ein ruhiges Schlafzimmer sorgen soll. Im allgemeinen ist dies ein guter Rat, aber ich persönlich höre beim Einschlafen gerne ein leises Geräusch, weil mich das entspannt und obsessive Gedanken von mir fernhält. Ich schlafe am besten ein, wenn der Fernseher leise im Hintergrund läuft, mit einer Routinenachrichtensendung oder dem Wetterbericht. Früher hatte ich das Problem, daß immer, wenn die Sendungen zu

Ende waren, das Geräusch von atmosphärischen Störungen mich wieder weckte; seit allerdings die Sender automatisch abschalten, muß ich mir darüber keine Sorgen mehr machen.

Während des Schlafs sollte das Schlafzimmer in der Regel abgedunkelt sein. Vielleicht ist es diesem oder jenem aber angenehmer, wenn er bei geringer Beleuchtung einschläft; zuviel nächtliches Licht kann allerdings die biologische Uhr verschieben. Wer ein bißchen Licht zum Einschlafen braucht, für den gibt es Zeitschalter, die das Licht automatisch ausschalten. Das Schlafzimmer kann durch einen lichtundurchlässigen Vorhang abgedunkelt werden. Und da sogar ein kurzes Aufscheinen von hellem Licht die biologische Uhr verstellen kann, sollte man eine Nachtbeleuchtung oder eine Beleuchtung mit Dimmer im Flur oder Badezimmer verwenden, so daß man sich, wenn man mitten in der Nacht die Toilette aufsuchen muß, im Haus bewegen kann, ohne die innere Uhr durcheinanderzubringen.

Zwar können Studenten mit erheblichen Schlafschulden schon mal auf einem Fußboden schlafen, wenn man aber seine Schlafschulden reduziert oder ein bißchen älter ist, braucht es im allgemeinen eine gute Unterlage, um gut zu schlafen. Die Matratze ist entscheidend. Ich selbst bin einigermaßen zufrieden mit meiner Matratze und meinem Bett, obwohl ich mich an zwei Nächte erinnere, die in mir den Verdacht aufkommen ließen, ich hätte mich beim Kauf meiner Matratze vertan. Eine Nacht habe ich im Beverly Hilton-Hotel geschlafen, und es war als schliefe ich auf einer Wolke. Nie habe ich mich angenehmer, behaglicher und ausgeruhter gefühlt. Die zweite perfekte Schlaferfahrung habe ich in einer kleinen Pension in Pasco im Bundesstaat Washington gemacht, die von einem Patienten betrieben wurde, der unter Narkolepsie litt.

Ich habe mich bemüht, Matratzenhersteller zur Unterstützung der National Sleep Awareness Campaign zu bewegen, denn dadurch würde, so argumentierte ich, die Bedeutung der Schlafunterlage stärker ins Bewußtsein rücken. Aber die Matratzenhersteller waren nicht besonders einsichtig. Zwar möchten sie gern genau wissen, welche Rolle die Schlafunterlage spielt, andererseits scheinen sie diese Kenntnis auch zu fürchten.

Der Tatsache, daß die übergroße Mehrheit, nämlich mehr als siebzig Prozent etwa der amerikanischen Erwachsenen, nicht allein im Raum schlafen, wird kaum Beachtung geschenkt. Nach meiner Erfahrung haben die Vorlieben und Neigungen eines Bett- oder Zimmergenossen einen erheblichen Einfluß auf den Schlaf des einzelnen. Dies bedeutet, daß jede Empfehlung zum Schlafambiente wie auch jede Erkenntnis, anhand der Sie entscheiden, was sich für Sie eignet, natürlich auch den anderen betreffen, und Sie müssen einen Kompromiß finden. Da ich mich ständig mit diesem Thema befasse, kenne ich übliche Differenzen – wenn der eine das Schlafzimmer kühl haben möchte, möchte der andere es warm, oder jemand schläft lieber bei offenem und der andere lieber bei geschlossenem Fenster, der eine braucht eine dicke, der andere eine dünne Decke und so weiter.

Die Bedeutung, die ein gemütliches und uns angenehmes Schlafzimmer für unseren Schlaf haben, führt mich zu meinem letzten Punkt hinsichtlich des Themas Schlafhygiene: Genießen Sie Ihren Schlaf. Ich bin überzeugt, daß viele ein schlechtes Gewissen haben, was den Schlaf angeht. Länger im Bett zu liegen als unbedingt nötig, kommt einem wie pure Faulheit vor. Aber das ist falsch. Die Schlafdauer ist biologisch festgelegt, und es besteht so wenig Grund, sich wegen eines täglichen Schlafbedarfs von zehn Stunden zu schämen, wie wenn man Schuhgröße siebenundvierzig hat.

Der Schlaf ist ein wesentlicher Bestandteil des Lebens, und mehr noch, er ist eine Gabe. Für mich gibt es nur wenige Dinge, die so wohltuend sind, wie der Moment, wo ich am Ende eines Tages in den Schlaf falle oder am Morgen halb schlafend noch im Bett liege und langsam in den neuen Tag hinein erwache. Ich habe in diesem Buch schon von den Schrecknissen eines vierundzwanzigstündigen Dämmerzustands gesprochen, in dem man am Tage nie richtig wach ist und nachts nie tief schläft. Nun möchte ich aber auch die andere Seite betonen, die Heiterkeit, die man verspürt, wenn man tagsüber wach und munter ist und in der Nacht gut schläft.

Deshalb habe ich auch das Yin-Yang-Prinzip zum Symbol der Amerikanischen Vereinigung zur Erforschung von Schlafstörungen gewählt, das Dunkel und das Licht von Nacht und Tag, von Schlaf und Wachheit bilden ein ineinandergreifendes Ganzes, das unser aller Leben ausmacht. Jede Seite folgt stets auf die andere, trägt sie und gibt ihr ihren Charakter. Um der Fülle unseres Wachlebens habhaft zu werden, müssen wir das Beste aus unserem Schlaf machen, und wir sollten dankbar sein für die vielen schönen Seiten von beidem.

Kapitel 20: Schlafen Sie gut, und beginnen Sie damit schon heute abend.
Eine dreiwöchige Schlafkur

Hin und wieder treffe ich auf einen der Teilnehmer oder Leiter, die vor mehr als zwei Jahrzehnten am ersten Stanford-Schlaflager teilgenommen hatten. Zu meiner Freude haben sie meistens gute Erinnerungen an diese Situation. Im Unterschied zum ursprünglichen Schlaflager, das eher zu Forschungs- als zu Verbesserungszwecken gedacht war, will das folgende Programm einer dreiwöchigen Schlafkur den Schlaf verbessern und, wichtiger noch, das Leben am Tage erfüllter, besser, angenehmer und intensiver machen.

Wie schon erwähnt, hat jeder Mensch eigene Schlafbedürfnisse. Es gibt keine Zauberformel für gesunden Schlaf. In diesem letzten Kapitel versuche ich nun, die vielen Inhalte, die ich in diesem Buch behandelt habe, zu einem Programm zusammenzufügen. Eine Schlafkur ist nicht der einzige, sondern nur einer von vielen möglichen Wegen zu gesundem Schlaf. Wichtig ist es, die eigenen Schlaferfordernisse zu erkennen und ihnen zur Erlangung eines gesunden Schlafs zu genügen. Sie sollten darauf achten, wie die Schlafkur bei Ihnen persönlich anschlägt, und sie je nach Ihrer Erfahrung und dem, was Sie aus diesem Buch gelernt haben, modifizieren.

Menschen, die sich darauf einlassen, ihre Schlafschuld abzutragen und ihren Schlaf zu verbessern, sind meist überrascht, wieviel besser sie sich am Tage fühlen, sowohl emotional als auch körperlich. Mitglieder der Stanforder Studentenarbeitsgruppe für gesunden Schlaf, die die Schlafkur testeten, haben ihren Erholungswert allesamt bestätigt. Nach der Kur waren die meisten begeistert, wie klar im Kopf, kräftig und wach sie sich fühlten, sowohl innerhalb als auch außerhalb des Unterrichts. Wenn es sogar Collegestudenten – dem Teil der Bevölkerung, der vielleicht am meisten unter Schlafmangel leidet – schaffen, die Verbesserung des Schlafs drei Wochen lang zu ihrer Priorität zu machen, sollten Sie es auch können.

Ich möchte Sie vorwarnen; manche Leute fühlen sich zunächst müder, wenn sie mehr schlafen. Niemand weiß genau, warum das so ist; höchstwahrscheinlich jedoch entwickeln Menschen eine größere Sensibilität für ihre eigentliche Schlafschuld, wenn sie sich endlich ausruhen und nicht mehr unter Druck setzen. Sie werden sicherlich nicht müder, weil sie zuviel Schlaf bekommen. Jedenfalls stellt sich auch bei ihnen bald ein An-

stieg an Energie und Tatendrang ein, wenn sie fortfahren, ihre Schlafschuld abzuarbeiten.

Also machen Sie mit! Beginnen Sie so bald wie möglich. Aber wie bei
jeder Diät oder Gymnastikübung, planen Sie auf einen Erfolg hin. Beginnen Sie nicht gerade dann mit dem Programm, wenn Sie kurz vor dem
Abschluß einer größeren Arbeit oder vor einer besonderen Herausforderung stehen. Die besten Erfolgschancen haben Sie, wenn Sie sich eine
Zeit aussuchen, in der Sie etwas Spielraum haben.

Und noch mehr als bei einer Diät sollten Sie dieses Programm zusammen mit Ihrem Zimmergenossen oder Partner durchführen. Es kann das
Programm stören, wenn jemand im Haus spät aufbleibt, Lärm macht oder
sich beim Fernsehen köstlich amüsiert. Und es kann wunderbar sein,
wenn man die ruhige erholende Schlafkur zusammen macht. Selbst wenn
Sie alleine leben, versuchen Sie jemanden zu finden, der zur selben Zeit
wie Sie »kurt«. Gegenseitige Unterstützung ist immer gut, und es ist interessanter, wenn man jemanden hat, mit dem man seine Erfahrungen besprechen kann.

Erstes Ziel der Schlafkur ist es, die Kenntnisse und Techniken, die Sie
zur Abtragung Ihrer Schlafschuld erlernt haben, anzuwenden und gute
Schlafgewohnheiten aufzubauen. Ideal wäre es, die neuen Gewohnheiten
in den bestehenden Rahmen Ihres Arbeits- und gesellschaftlichen Lebens
einzufügen – auch wenn Sie einige Ihrer Verhaltensweisen für den Vor-
rang des Schlafs in der Nacht modifizieren müssen. Solange Sie die Wirkungsweise des Schlafs kennen, können Sie selbst bestimmen, wie Sie Ihr
Leben so einrichten, daß Sie ausreichend qualitativen Schlaf bekommen.
Wenn Sie Ihre Kenntnis klug anwenden, brauchen Sie vielleicht nur wenig zu verändern.

Dies ist kein Programm für Menschen mit klinischen Schlafstörungen.
Wenn Sie unter Apnoe oder chronischer Insomnie leiden, sollten Sie sich
in Behandlung begeben. Doch wenn Sie die Gewohnheit haben, Ihren
Schlaf den Anforderungen durch Arbeit, Familie oder persönliche Interessen zu opfern, ist die Schlafkur gut, um die Unausgeglichenheiten in
Ihrem Leben zu überdenken und sich zu überlegen, wie Sie Ihre Schlaf-
und Wachzeiten in ein besseres Verhältnis zueinander bringen.

Um diese Ziele zu erreichen, braucht es Disziplin und Willensstärke.
Wer einmal eine Diät gemacht hat, weiß, daß gute Vorsätze allein nicht
zum Erfolg führen. Zum Abarbeiten von Schlafschuld bedarf es wirklicher Schlafenszeit, was bedeutet, daß Sie einige liebgewordene abendliche
Gewohnheiten ablegen müssen. Aber wer sich der Sache widmet und dabei bleibt, macht in der Regel die Erfahrung, daß diese wenigen Wochen
für den Rest des Lebens Schule machen können.

Die Schlafkur ist als ein dreiwöchiges Programm angelegt. Die erste Woche ist dazu da, Ihre gegenwärtigen Schlafgewohnheiten zu überprüfen und für die Abtragung der Schlafschuld und die Erreichung eines schlaffreundlicheren Lebens bestimmte Ziele festzulegen. In der zweiten Woche zahlen Sie den Löwenanteil Ihrer Schlafschuld ab und richten Ihre Abende und Nächte nach dem Schlaf aus. Die dritte Woche ist dazu da, Restschulden zurückzuzahlen und vor allem endlich die Früchte des gesunden Schlafs zu genießen. Halten Sie nach Abschluß der drei Wochen weiter die Schlafmuster ein, die sich während des Schlaflagers als nützlich erwiesen haben, und fahren Sie fort, Ihren Schlaf zu beobachten und zu modifizieren, um herauszufinden, welcher für Sie am besten ist.

Kurregeln

Die einzige verbindliche Regel meiner Schlafkur lautet, daß in diesen wenigen Wochen der Schlaf König ist. Wenn Sie zwischen zwei konkurrierenden Aktivitäten schwanken, wählen Sie jene, die den Schlaf begünstigt. Das bedeutet, den Schlaf an die erste Stelle zu setzen und andere Überlegungen hintanzustellen.

Woche 1

Ziele

Machen Sie sich mit Ihren gegenwärtigen Schlafgewohnheiten vertraut. Finden Sie heraus, wieviel Schlaf Sie brauchen und wieviel Sie bekamen. Überprüfen Sie währenddessen Ihren Lebensstil auf Verhinderungen des Schlafs. Verwandeln Sie Ihr Bettzimmer in ein Schlafzimmer, und steigen Sie behutsam in die Schlafkur der zweiten Woche ein.

Das Programm

1. *Führen Sie ein Schlaftagebuch.* Sie werden während der drei Wochen der Schlafkur ein Schlaftagebuch führen. Diese Woche sollten Sie Ihre normalen Muster als Vergleichsmaßstab festhalten. Wählen Sie sich ein Schlaftagebuch aus, und tragen Sie es den ganzen Tag bei sich.
2. *Berechnen Sie Ihre Gesamtschlafzeit.* Halten Sie fest, wann Sie zu Bett gehen, einschlafen und aufwachen. Tragen Sie jedes Nickerchen am Tage und jedes Aufwachen in der Nacht, an das Sie sich erinnern können, ein. Berechnen Sie Ihre Gesamtschlafzeit für jeden Tag und die Zeit, die Sie brauchten, um einzuschlafen. (Aber halten Sie sich nicht wach, um herauszufinden, wann Sie einschlafen.)
3. *Zeichnen Sie Ihre Wachheit während des Tages auf,* indem Sie die Stanford-Schläfrigkeitsskala benutzen. Messen Sie Ihre Schläfrigkeit so oft wie möglich, aber auf jeden Fall eine Stunde nachdem Sie aufgewacht sind und während des mittäglichen Wachheitsknicks. Falls Sie sich auch für einen Multiplen Schlaflatenztest entscheiden, führen Sie ihn auch während dieser Zeit durch.
4. *Führen Sie Buch über Ihr Trinken,* vor allem in bezug auf Kaffee, Tee, koffeinisierte Sodas und alkoholische Getränke (Bier, Wein, Schnaps). Viele Getränke vermerken auf ihren Etiketten den Koffeingehalt. Schreiben Sie auf der Tabelle vor jedem Koffeingetränk ein »C« und vor jedem alkoholischen Getränk ein »A«.
5. *Halten Sie jede körperliche Übung fest* und wieviel Zeit Sie im Freien verbringen.
6. *Zeichnen Sie Ihre normale Zubettgehroutine auf.* Achten Sie darauf, ob das nächtliche Fernsehen Sie mehr oder weniger müde macht. Macht Sie das Lesen schläfrig, oder weckt es Sie auf? Arbeiten Sie im Bett? Telefonieren Sie? Woran denken Sie gewöhnlich, wenn Sie im Bett liegen? Denken Sie an die Arbeit des nächsten Tages? Befolgen Sie in der halben Stunde, bevor Sie ins Bett gehen, eine feste Routine, oder ändert sich das?
7. *Halten Sie fest, welche Medikamente Sie nehmen,* einschließlich der frei verkäuflichen Medikamente, verschriebenen Medikamente und Freizeitdrogen.
8. *Überprüfen Sie Ihr Tagebuch am Ende jeden Tages*, und fassen Sie kurz zusammen, wie anstrengend, entspannt, wach oder schläfrig der Tag war.

Tage und Nächte

Dies ist ein Vorschlag für schlaffreundliche Aktivitäten in der ersten Woche. Denken Sie jedoch daran, daß sie jeden Vorschlag, von dem Sie sicher sind, daß er bei Ihnen nicht funktioniert, verwerfen und eigene Vorschläge hinzufügen.

Montag: Kaufen Sie etwas für Ihr Schlafzimmer, ein bequemes Kissen, neue Bettwäsche.

Dienstag: Wenn Sie Licht stört, suchen Sie einen Weg, Ihr Zimmer in der Nacht abzudunkeln. Schwere Decken oder Vorhänge können sowohl Licht als auch Geräusche abhalten.

Mittwoch: Halten Sie fest, wie schläfrig oder wach Sie sich an diesem Tag alle zwei Stunden fühlen, um sich ein vollständiges Bild von Ihren Hoch- und Tiefpunkten während des Tages zu machen.

Donnerstag: Wenn Sie viel Kaffee oder Tee trinken, reduzieren Sie ab jetzt ihren Konsum, damit Sie in der nächsten Woche komplett auf Koffein verzichten können.

Freitag: Besorgen Sie sich Nachtlampen, um sie nachts anstatt der Deckenlichter zu benutzen, besonders für das Badezimmer.

Samstag: Versuchen Sie, gestützt auf Ihre tägliche Buchführung über Ihren Alkoholkonsum, diesen Betrag auf die Hälfte zu reduzieren, und fangen Sie heute damit an.

Sonntag: Nehmen Sie ein heißes Bad, und stellen Sie sich auf die kommende Schlafwoche ein.

Woche 2

Ziele

Jetzt, da Sie Ihr gegenwärtiges Schlafleben gut im Griff haben, ist es Zeit, Ihr Heim in Ordnung zu bringen und die Hypothek abzuzahlen. Diese Woche beginnen Sie damit, Ihre Schlafschuld abzuarbeiten und schlaffreundliche Aktivitäten in Ihre Tage und Nächte einzubauen.

Aufgrund Ihres Tagebuchs der ersten Woche sollten Sie ein Gefühl für das Ausmaß der Schlafschuld haben, die Sie mit sich herumschleppen. (Versuchen Sie nicht, auf eine exakte Zahl zu kommen, belassen Sie es bei einer Schätzung.) Sie sollten so schnell wie möglich darangehen, Ihre Schlafschuld zurückzuzahlen, das bedeutet, soviel Extraschlaf herauszuholen, wie Sie können. Denken Sie daran, daß die Probanden der frühen Schlaflager in den ersten Nächten über neun bis zehn Stunden schliefen. Das waren durchschnittliche Leute, keine Personen, die wegen ihrer großen Schlafschuld ausgesucht worden waren. Diese Leute, die pro Nacht neun bis zehn Stunden schliefen, hatten im Laufe von zwei Wochen immer noch nicht ihre Schlafschuld abbezahlt. Wenn Sie sich also im Durchschnitt bewegen, haben Sie eine ganze Menge Schlafschuld abzuarbeiten.

Das Programm

1. *Gehen Sie so früh wie möglich ins Bett,* mindestens eine Stunde früher als normal. Da es für viele Leute wegen der Arbeit oder persönlicher Verpflichtungen oder der Macht zirkadianer Gewohnheit schwer ist, über ihre normale Aufwachzeit hinaus zu schlafen, ist die beste Art, Schlafschulden abzuzahlen, früh ins Bett zu gehen.
2. *Schauen Sie nach neun Uhr nicht fern.* Wenn Ihnen das Fernsehen hilft, schläfrig zu werden, schauen Sie fünfzehn bis zwanzig Minuten, bevor Sie ins Bett gehen. Wenn Fernsehen Sie stimuliert, verbannen Sie es ganz aus dem Schlafzimmer.
3. *Verzichten Sie vollständig auf Kaffee, Tee oder alles, was koffeinhaltig sein könnte.* Für die nächsten zehn Tage sollten Sie auf Koffein verzichten. Wenn die Rücknahme des Koffeins zu schwer zu bewerkstelligen ist, sollten Sie die Dosis auf ein Minimum reduzieren: pro Tag eine oder zwei Tassen koffeinhaltiger Kaffee, Tee oder Soda. (Menschen, die von Koffein physisch abhängig sind, können Kopfschmerzen bekommen; Aspirin kann diese Kopfschmerzen lindern, doch sollten Sie darauf achten, daß das Medikament kein Koffein enthält. Um das gewohnheitsmäßige Verlangen nach einer zu Tasse Kaffee oder Tee zu befriedigen, kann auch eine koffeinfreie Variante helfen.) Der Ausschluß von Koffein wird Ihre Schlafschuld erst richtig offenlegen und auch die Wirkung von Koffein hervorheben. Eine Koffeinpause wird die in den Jahren aufgebaute Toleranz vermindern. Wenn Sie dann wieder Kaffee trinken, wird er eine starke Wirkung haben, und Sie können ihn strategisch nutzen, indem Sie ihn nur trinken, wenn Sie ihn wirklich brauchen, etwa an den Tiefpunkten des Tages.
4. *Neben dem Schlaftagebuch können Sie auch ein Traumbuch führen.* Entwickeln Sie keinen Ehrgeiz. Seien Sie einfach aufmerksam ge-

genüber Ihren Träumen, und schreiben Sie auf, woran Sie sich erinnern.

5. *Versuchen Sie, jede Nacht etwas länger zu schlafen.* Fügen Sie täglich am Morgen oder in der Nacht ein paar Schlafminuten hinzu. Wenn Sie eine Nachteule sind und früh aufstehen müssen, lassen Sie sich zur Verlängerung des Schlafs etwas einfallen. Setzen Sie sich am Morgen hellem Licht aus, und versuchen Sie, Ihre Uhr zu verschieben. Machen Sie einen Spaziergang in der Morgensonne. Tragen Sie am Abend eine dunkle Brille, dimmen Sie das Licht in der Wohnung, und setzen Sie sich nicht vor den Computer. Wenn Sie ein Frühaufsteher sind, werden Sie Probleme haben, am Morgen im Bett zu bleiben, egal, wann Sie ins Bett gegangen sind. Um Extraschlaf zu bekommen, müssen Sie früher ins Bett gehen. Gewöhnlich haben Frühaufsteher in der Beziehung keine Schwierigkeiten, sollten Sie jedoch welche haben, könnten die oben erwähnten Techniken helfen.

6. *Bleiben Sie Ihrem Schlaf gegenüber nüchtern und sachlich.* Achten Sie darauf, was Ihnen letzte Woche geholfen hat, besser zu schlafen. Lassen Sie sich nicht von »wichtigeren Dingen« ablenken. Arbeiten Sie beharrlich daran, sich schläfrig zu machen.

7. *Schließen Sie jedes frei verkäufliche Medikament oder jede Freizeitdroge, eingeschlossen Alkohol, aus.* Setzen Sie jedoch nicht ohne vorherigen Rat Ihres Arztes verschriebene Medikamente ab. Und wenn Ihnen der komplette Verzicht auf Alkohol zu spartanisch vorkommt, begnügen Sie sich am Abend mit einem Glas zum Essen.

8. *Checken Sie nicht Ihre e-mail oder Ihren Anrufbeantworter nach sieben Uhr abends.* Verbringen Sie Ihre Zeit vor dem Zubettgehen nicht mit der Überlegung, was Sie morgen tun werden. Versuchen Sie nicht, die Schlachten von morgen schon am Abend davor zu schlagen.

9. *Seien Sie während des Tages aktiv.* Versuchen Sie, jeden Tag an der frischen Luft einen Spaziergang zu machen. Tagsüber physisch aktiv und geistig angeregt zu sein, kann auch zu einem besseren Schlaf in der Nacht beitragen.

10. *Machen Sie einen Mittagsschlaf.* Das Hauptziel dieser Woche ist, Schlafschuld abzuzahlen. Holen Sie sich Schlaf, wo Sie können.

11. *Sagen Sie zu sich selbst und anderen:* »Für mich geht der Schlaf vor.«

Tage und Nächte

Montag: Schalten Sie das Telefon nach dem Mittagessen ab und drehen Sie den Ton des Anrufbeantworter leise.

Dienstag: Benutzen Sie eine Stunde, bevor Sie ins Bett gehen, schwaches Licht oder Nachtlampen anstatt der Deckenbeleuchtung.

Mittwoch: Wenn Sie es nicht schon tun, nehmen Sie ein geruhsames Bad, um sich vor dem Zubettgehen zu entspannen. Wenn es bei Ihnen paßt, ersetzen Sie ihre Morgendusche durch ein abendliches Bad.

Donnerstag: Machen Sie einen Spaziergang nach dem Mittagessen, und machen Sie Dehnübungen nach dem Abendessen.

Freitag: Verzichten Sie auf eine Ihrer abendlichen Lieblingssendungen oder Lieblingstätigkeiten und verbannen Sie sie für die nächsten zehn Tage aus Ihrer Tagesroutine.

Samstag: Lassen Sie sich am Abend von Ihrem Partner massieren.

Sonntag: Fahren Sie ins Grüne. Machen Sie ein Picknick oder, besser noch, eine lange Wanderung. Wenn Sie daran arbeiten, früher ins Bett zu gehen, machen Sie einen Spaziergang in der frühen Morgensonne.

Woche 3

Ziele

Fahren Sie fort, Ihre Schlafschuld abzuarbeiten, und ernten Sie die ersten Früchte einer gesunden Schlafroutine. Diese Woche dient dazu, Ihre Schlafrhythmen zu stabilisieren und die Routine zu finden, die für Sie richtig ist. Passen Sie im Zuge der Rückzahlung Ihrer Restschuld den optimalen Punkt vor der totalen Rückzahlung ab. Ein bißchen Schlafschuld ist gut für die Konsolidierung des Nachtschlafs, um einen idealen Wachheitszustand während des Tages zu erreichen.

Das Programm

1. *Stabilisieren Sie Ihre Schlafroutine.* Mittlerweile sollte sich der Extraschlaf der letzten Woche für das eigene Befinden ausgezahlt haben. Sie werden auch ein besseres Gespür dafür haben, was für ein Zeitplan zu Ihrem zirkadianen Rhythmus am besten paßt. Legen Sie Ihre Routine fest – Zubettgehzeit und Aufstehzeit –, und bleiben Sie die ganze Woche konsequent.
2. *Beschränken Sie Schläfchen auf ein Mittagsschläfchen.* Vielleicht be-

nötigen Sie immer noch Nickerchen, um ihre Restschuld abzuzahlen, doch legen Sie sie, wenn es geht, auf den frühen Nachmittag, sonst könnten die Nickerchen Ihren Nachtschlaf stören.

3. *Führen Sie Ihr Tagebuch fort.* Stellen Sie Ihre Schlafmuster, nun, da sich Ihre natürliche Form abzeichnet, graphisch dar. Führen Sie Buch über Ihre Stimmungen und Wachsamkeitsschwankungen, und stellen Sie einen Vergleich mit der ersten Woche an.

4. *Machen Sie von Koffein einen strategischen Gebrauch.* Nun, da Sie Ihr System herausgefunden haben, können Sie wieder gemäßigte Mengen koffeinhaltiger Getränke zu sich nehmen, doch gehen Sie damit strategisch um. Nehmen Sie Koffein nur zu sich, wenn Sie sich in Ihrem Tagestief befinden und halten Sie den Verbrauch niedrig. Trinken Sie maximal zwei Tassen Kaffee, Tee oder Soda, noch besser wäre eine Tasse. (Wenn Sie froh sind, von Koffein überhaupt frei zu sein, halten Sie Ihre Abstinenz unbedingt aufrecht.)

5. *Nehmen Sie Kontakt mit Ihren Träumen auf.* Bleiben Sie am Morgen ein paar Minuten länger im Bett liegen, und denken Sie über die Träume nach, die Sie gerade gehabt haben. Da es für die meisten Menschen schwer ist, ganze Träume aufzuschreiben, begnügen Sie sich damit, genug Details aufzuschreiben oder auf ein Band zu sprechen, um den Traum rekonstruieren zu können. Eines der größten Hindernisse für die Erinnerung von Träumen ist große Schlafschuld. Nun, da Sie einige der konkurrierenden Medien in Ihren Nächten ausgeschaltet haben, haben Sie Gelegenheit, Ihre Traumwelt zu betreten.

6. *Versuchen Sie, jeden Tag körperlich und geistig aktiv zu bleiben.* Halten Sie Ihre Übungen aufrecht. Machen Sie jeden Tag der Woche etwas Spannendes oder Lustiges, und sei es noch so wenig. Je aktiver Sie am Tag sind, desto tiefer ist Ihr Schlaf in der Nacht.

7. *Setzen Sie sich jeden Tag dem Tageslicht aus.* Verfolgen Sie die Zeiten des Sonnenauf- und -untergangs. Versuchen Sie in der Nacht oder am Morgenhimmel den Mond zu finden. Halten Sie in Ihrem Tagebuch jeden Sonnenaufgang, Sonnenuntergang, Mondaufgang und Monduntergang fest.

Tage und Nächte

Montag: Gehen Sie aus zum Essen. Lassen Sie sich nicht hetzen, und kehren Sie rechtzeitig zurück, um früh ins Bett zu gehen.

Dienstag: Trinken Sie eine Tasse Kaffee, und stürzen Sie sich in unliebsame Arbeiten, wie Steuererklärung oder Schränke putzen.

Mittwoch: Stellen Sie Ihren Wecker auf eine Viertelstunde später ein als gewöhnlich, und probieren Sie, ob Sie von alleine und leicht aufwachen.

Donnerstag: Halten Sie Ihre Träume fest.

Freitag: Gönnen Sie sich eine Massage. (Das Leben ist kurz.)

Samstag: Bleiben Sie heute abend länger auf. Jedes Programm braucht eine Unterbrechung. Machen Sie am Nachmittag ein Nickerchen und bleiben etwas länger draußen als sonst. Achten Sie darauf, daß das morgige Nickerchen lange genug ist, um den Schlafverlust auszugleichen.

Sonntag: Ziehen Sie Bilanz über das Erreichte in diesen drei Wochen. Legen Sie Ziele für die nächsten drei Monate fest. Schreiben Sie sie auf, und schauen Sie sie sich wöchentlich an.

Glückwunsch! Sie haben die Schlafkur bestanden. Willkommen in der Welt des vollen Lebens. Sie haben die Erfahrung eines Lebens ohne hemmende Schlafschuld gemacht und können sich nun einen ständigen Schlafplan überlegen. Sie müssen nicht auf Dinge verzichten, die Sie mögen, Sie müssen nur Platz machen für Dinge, die Sie brauchen: Schlaf, Gesundheit und Lebendigkeit.

Nachwort

Jahrelang waren meine Vorlesungen über Schlaf auf eine Stunde beschränkt, die ich hier oder da als Bestandteil eines anderen Kurses abhielt. Ich war immer neugierig, was davon den Studenten in Erinnerung blieb. Wenn ich ihnen nach Abschluß des Quartals begegnete, fragte ich sie, ob sie irgend etwas Bestimmtes aus meiner Vorlesung erinnern könnten. Sie konnten es nicht. Damals stieß ich auf ein schmales, lustiges Büchlein mit dem Titel *1066 and All That*, das zwei englische Historiker 1931 veröffentlicht hatten. Die Autoren erklärten, Geschichte sei das, woran man sich erinnere. Ihrer Meinung nach könne der durchschnittliche Engländer nur ein einziges geschichtliches Ereignis erinnern, die Schlacht von Hastings 1066.

Als ich meinen Kurs »Schlaf und Träume« 1971 zum ersten Mal hielt, gab es ein paar Fakten über Schlaf, von denen ich meinte, sie blieben Studenten für den Rest ihres Lebens in Erinnerung. In meiner ersten Vorlesungsstunde stellte ich die These der beiden englischen Historiker vor. Dann erklärte ich den Studenten, daß ich sie nicht mit Details über die Welt des Schlafs belästigen, sondern ihnen nur »einige wenige wichtige Fakten und Grundsätze« beibringen wolle, die sie für den Rest ihres Lebens im Kopf behalten sollten. In jeder Vorlesung wiederholte ich die wenigen Fakten und Grundsätze, die sie sich einprägen sollten. Ich kündigte an, sie mündlich abzufragen, wann immer ich ihnen begegnen würde.

Am Ende des Quartals stellte ich ihnen als letzte Aufgabe der Abschlußprüfung, etwas vom Kurs aufzuschreiben, was sie garantiert für den Rest ihres Lebens im Kopf behalten würden. Als ich die Prüfungsantworten korrigierte, war die Antwort auf diese Frage eine große Überraschung. Beinahe jeder Student – es waren mehrere hundert – hatte geantwortet: 1066. Bis heute weiß ich nicht, ob dies ein äußerst gelungener Scherz war oder nicht.

Außer meinen Studenten das Datum 1066 unauslöschlich eingeprägt zu haben, hoffe ich, daß sie sich für ihr Leben auch die fundamentalen Wahrheiten über gesunden und ungesunden Schlaf gemerkt haben. Ausgerüstet mit den fundamentalen Kenntnissen über Schlaf, wissen sie, was für einen gesunden Schlaf und eine entsprechende Lebensführung nötig ist. Obwohl wir in den letzten vier Jahrzehnten mehr über Schlaf erfahren haben als in den letzten vier Jahrtausenden zusammen, weiß in der Öffentlichkeit kaum jemand, daß es diese Grundkenntnisse gibt, geschweige denn etwas von ihrem Inhalt.

Die Schlafforschung ist noch längst nicht abgeschlossen. Es gibt viele wichtige, spannende klinische Forschungsprojekte auf dem neuesten Stand der medizinischen Technik. Auf der Wissenschaftsebene arbeiten Schlafforscher mit den Mitteln der modernen molekularen Neurobiologie und Genetik. Noch sind viele Fragen offen; noch wissen wir nicht in allen Details, wofür Schlaf da ist, wie er funktioniert und wie er uns auf zellularer Ebene bestimmt.

Ich für meinen Teil würde gerne noch erforschen, was langfristig mit Schlafschuld passiert. Eltern sammeln zum Beispiel in den Monaten nach der Geburt eines Kindes etwa dreihundert Stunden Schlafschuld an. Was passiert mit dieser Schlafschuld? Wie geht das Gehirn mit dieser Schuld um? Um solche Fragen zu beantworten, brauchen wir gute Schlaflabore mit einem festen technischen und wissenschaftlichen Mitarbeiterstab und einer angemessenen Finanzausstattung.

Meine Hoffnung ist, daß möglichst viele Menschen soviel über Schlaf lernen, daß sie ein erfüllteres und freudvolleres Leben führen können. Zu viele Menschen denken, es sei normal, sich während des ganzen Tages schläfrig zu fühlen; sie laufen wie unter einer Glocke durch ihr Leben. Und sie sollten genug lernen, um Unfälle zu vermeiden. Immer wieder höre ich Bemerkungen wie die einer Verwaltungsassistentin von Stanford, die mir sagte: »Ich wünschte, mein Sohn hätte Ihre Vorlesung gehört. Er schlief am Steuer ein und starb mit neunzehn Jahren.« Zu viele Menschenleben sind schon so verlorengegangen.

Unsere Untersuchungen in Walla Walla haben zweifelsfrei erwiesen, daß schwere Schlafstörungen unter Hausarztpatienten weit verbreitet sind. Als Torhüter der Krankenversorgung und ärztlichen Praxis im allgemeinen können und müssen Hausärzte Schlafstörungen in ihr Gebiet aufnehmen. Daß die Daten für eine Kostensenkung des Gesundheitswesens aufgrund der Behandlung von Schlafstörungen sprechen werden, steht für mich außer Zweifel; die Beweise sind so eindeutig, daß die nötigen politischen Entscheidungen folgen müssen. Letztlich müssen die Richtlinien des gesunden Schlafs ein integraler Bestandteil der Gesundheitsvorsorge, der Erziehung und des allgemeinen Bewußtseins sein.

In Walla Walla wird getan, was meiner Meinung nach für die Mitmenschen getan werden kann. Wenn es hier möglich ist – Walla Walla ist eine typische Kleinstadt –, ist es überall möglich. Hunderte von Menschen sind in dieser kleinen verschlafenen Stadt buchstäblich vor einem frühzeitigen Tod gerettet worden, und noch viel mehr Menschen haben ihre Gesundheit und Tatkraft wiedererlangt. 1998, während der von der National Sleep Foundation geförderten ersten jährlichen amerikanischen Schlafwoche, war Walla Walla zum Modell dessen geworden, was wir uns für jede Kommune wünschen; meine Heimatstadt war zur »Welthauptstadt des gesunden Schlafes« geworden.

Bis die meisten Menschen gut schlafen, ist noch ein weiter Weg zurückzulegen. An vielen Orten spielt sich das ganze Repertoire von Schlafstörungen vor den Augen von Hausärzten ab, die nichts sehen. In Walla Walla haben wir gezeigt, daß diese Patienten leicht erkannt und zum Großteil im Rahmen einer Arztpraxis behandelt werden können. Die Ärzte müssen ihre Patienten nach ihrem Schlaf befragen. »Wie schlafen Sie?« muß als Frage genauso selbstverständlich sein wie »Wie geht es Ihnen?«. Und die Ärzte müssen die Antworten verstehen, interpretieren und daraufhin weiterfragen können.

Hausärzte sind in einer idealen Position, Schlafstörungen zu diagnostizieren. Unsere Erfahrung in Walla Walla eröffnet sogar eine noch spannendere Perspektive: Hausärzte sind auch in der Lage, einer ganzen Gemeinde ein Schlafbewußtsein beizubringen, das den Schlaf als einen unverzichtbaren Bestandteil von Gesundheit und Lebensqualität begreift.

Unsere Lebensqualität und oft genug unser Leben selbst hängen an einem seidenen Faden. Einige einfache Kenntnisse reichen aus, damit sich für uns das Versprechen des Schlafs einlöst und wir gut schlafen können.

Anhang

Liste der von der Deutschen Gesellschaft für Schlafforschung und Schlafmedizin anerkannten und empfohlenen Schlafmedizinischen Zentren

Bei jedem Schlafmedizinischen Zentrum wird zuerst der Leiter der Klinik oder des Instituts und dann der Leiter des Schlaflabors genannt. Die Liste ist nach Postleitzahlen geordnet. Stand: August 2001

Prof. Dr. med. habil. Porst, Dr. Plath
Krankenhaus Dresden-Friedrichstadt
Städtisches Klinikum
III. Med. Klinik / Schlaflabor
Friedrichstr. 41
01067 Dresden
Tel. (03 51) 4 80 11 36
Fax (03 51) 4 80 10 09

PD Dr. med. Kotte,
Frau Dipl.-Med. B. Lange
Städtisches Krankenhaus
Dresden-Neustadt
Kinderklink
Schlaflabor
Industriestr. 40
01129 Dresden
Tel. (03 51) 8 56-25 14
Fax (03 51) 8 49 03 22/23

Prof. Dr. med. Ehninger,
Frau Dr. Usicenko
Technische Universität Dresden
Medizinische Klinik und Poliklinik I
Schlaflabor Haus 6
Fetscherstr. 74
01307 Dresden
Tel. (03 51) 4 58-41 61
Fax (03 51) 4 58-57 01

Prof. Dr. med. Gahr, PD Dr. habil. E. Paditz
Universitätsklinikum
Carl Gustav Carus
Technische Universität Dresden
Klinik und Poliklinik für
Kinderheilkunde
Fetscherstr. 74

01307 Dresden
Tel. (03 51) 4 58-39 49
Fax (03 51) 4 41 72 17

PD Dr. med. W. Matthiesen,
Dipl.-Med. Karin Gronke
Fachkrankenhaus Coswig GmbH
Zentrum für Pneumologie und
Thoraxchirurgie
Innere Abteilung – Schlaflabor
Neucoswiger Str. 21
01640 Coswig
Tel. (0 35 23) 65-0/-2 17
Fax (0 35 23) 65-2 05
E-Mail: dr.matthiessen-fkhc@kdt.de

Prof. Dr. med. H.-W. M. Breuer
St.-Carolus-Krankenhaus Görlitz
Innere Abteilung, Ambulanz:
Schlafbezogene Atmungsstörungen
Carolusstr. 212
02827 Görlitz
Tel. (0 35 81) 72 10 02
Fax (0 35 81) 72 10 03
E-Mail: breuer.carolus@gmx.de

Prof. Dr. med. habil. J. Oppermann,
Dr. med. Th. Erler
Carl-Thiem-Klinikum Cottbus
Klinik für Kinder- und Jugend-
medizin/Polysomnographie
Pädiatrisches Schlaflabor
Thiemstr. 111
03048 Cottbus
Tel. (03 55) 46-22 59
Fax (03 55) 46-20 77
E-Mail: erler@planet-interkom.de

Prof. Dr. med. Hans Schweisfurth
Carl-Thiem-Klinikum Cottbus
III. Medizinische Klinik – Pneumologie
Thiemstr. 111
03048 Cottbus
Tel. (03 55) 46-13 24/-13 25
Fax (03 55) 46-11 30

Dr. med. Frank Käßner,
Dipl.-Med. Frank Heinrich
Im Lausitzpark, Neue Chausseestr. 4
03058 Groß Gaglow bei Cottbus
Tel. (03 55) 54 39 22
Fax (03 55) 54 39 23
E-Mail: lunge-schlaf@t-online.de
E-Mail: Frank.Kaessner@t-online.de
Internet: http://www.lunge-schlaf.de

Prof. Dr. med. J. Schauer,
Frau Dr. med. A. Bosse-Henck
Universitätsklinikum Leipzig
Medizinische Klinik und Poliklinik I
Johannisallee 32
04103 Leipzig
Tel. (03 41) 9 71 28 22
Fax (03 41) 9 71 28 29

Prof. Dr. med. habil. P. Leonhardt,
Dr. med. F. Richter
Städtisches Klinikum Leipzig West
Robert-Koch-Klinik
Schlafmedizinisches Zentrum
Nikolai-Rumjanzew Str. 100
04207 Leipzig
Tel. (03 41) 4 23 15 45
Fax (03 41) 4 23 15 42

Prof. Dr. med. Andreas Marneros,
Dr. med. Bernd Langer
Martin-Luther-Universität Halle-
Wittenberg
Klinik und Poliklinik für Psychiatrie
und Psychotherapie
Schlaflabor Julius-Kühn-Str. 7
06097 Halle/Saale
Tel. (03 45) 5 57-45 81/-45 82
Fax (03 45) 5 57-35 00

Dr. med. Wolfgang Schütte,
Dr. med. Steffen Schädlich
Städtisches Krankenhaus Martha-Maria
Halle-Dölau gGmbH
Klinik für Innere Medizin II / Schlaflabor
Röntgenstr. 12
06120 Halle/Saale
Tel. (03 45) 5 59-14 50/-14 51
Fax (03 45) 5 59-14 42

Dr. J. F. Fischer, Dr. H. Beck
Lungenklinik Ballenstedt/Harz gGmbH
Schlaflabor
Robert-Koch-Str. 26-27
06493 Ballenstedt
Tel. (03 94 83) 70-0
Fax (03 94 83) 70-2 00

Dr. med. W. Rosahl, Dr. med. J. Schreiber
Städtisches Klinikum Dessau
Klinik für Innere Medizin / Schlaflabor
Auenweg 38
06847 Dessau
Tel. (03 40) 5 01-46 10
Fax (03 40) 5 01-12 10

Prof. Dr. med. H.-J. Nentwich,
Frau Dr. med. Ellen Andreä
Heinrich-Braun-Krankenhaus Zwickau
Klinik für Kinder- und Jugendmedizin
Schlaflabor
Karl-Keil-Str. 35
08060 Zwickau
Tel. (03 75) 51-21 38
Fax (03 75) 52-95 51

Dr. med. Griesbach,
Frau Dipl.-Med. Eva Dörfel
Kreiskrankenhaus Kirchberg
Innere Medizin / Schlaflabor
Schneeberger Str. 36
08107 Kirchberg
Tel. (03 76 02) 8 12 60
Fax (03 76 02) 8 13 04

PD Dr. med. habil. W. Zwingenberger,
Frau Dipl.-Med. Ingrid Lorenz

Kliniken Erlabrunn gGmbH
Klinik für Innere Medizin
Funktionsabteilung – Schlaflabor
Am Märzenberg 1 A
08349 Erlabrunn
Tel. (0 37 73) 6 20 70
Fax (0 37 73) 6 20 05
E-Mail: info@erlabrunn.de
Internet: http://www.erlabrunn.de

Dipl.-Med. R. Bodenschatz,
Frau Dipl.-Ing. B. Horn
Kreiskrankenhaus Mittweida gGmbH
Schlaflabor Mittweida
Hainichener Str. 4-6
09648 Mittweida
Tel. (037 27) 99 13 41
Fax (037 27) 99 13 41

Dr. med. Müller-Pawlowski,
Dr. Thomas Hering
St. Hedwig Krankenhaus
Schlafmed. Zentrum (ASZ) GbR mbH
Große Hamburger Str. 5-11
10115 Berlin
Tel. (0 30) 28 39 11 03
Fax (0 30) 28 39 10 97
E-Mail: Hering@t-online.de
E-Mail: Dr.Mueller-P.@t-online.de
Internet: http://www.somnolab-berlin.de

Prof. Dr. Baumann, Dr. Fietze
Medizinische Fakultät
(Charité) Humboldt Universität
Innere Klinik / Schlafmedizinisches
Zentrum
Luisenstr. 13a
10117 Berlin
Tel. (0 30) 28 02-52 86/-48 55
Fax (0 30) 28 02-14 41
Internet: http://www.charite.de/schlaflabor

Prof. Dr. Kohl, PD Dr. Pankow
Krankenhaus Neukölln
III. Innere Abteilung
Rudower Str. 48
12351 Berlin

Tel. (0 30) 60 04-20 31
Fax (0 30) 60 04-32 30

Prof. Nickel, Dr. Kurella
Krankenhaus Hellersdorf
ö. B. Wilhelm-Griesinger Krankenhaus
Neurophysiologische Abteilung
Myslowitzer Str. 45
12621 Berlin
Tel. (0 30) 56 80 38 21
Fax (0 30) 56 80 38 12
E-Mail: grothe@kh-hellersdorf.de

Dr. R. Warmuth, Dr. S. Schmidtmann
Schlafmedizinisches Zentrum
Berlin-Marzahn
Praxisgemeinschaft für Lungen- und
Bronchialheilkunde und Schlafmedizin
Mehrower Allee 20
12687 Berlin
Tel. (0 30) 93 79 83 70
Fax (0 30) 93 79 83 72

Prof. Dr. med. P. Dorow,
PD Dr. med. S. Thalhofer
DRK Kliniken Mark Brandenburg
Pneumologisches Zentrum
Schlafmedizinisches Zentrum
Drontheimer Str. 39
13359 Berlin-Mitte
Tel. (0 30) 30 35 63 44
Fax (0 30) 30 35 62 13
E-Mail: Email@Prof-Dorow.de
Internet: http://www.drk-kliniken-
bln.de/markbrandenburg/pneumologie

Prof. Dr. med. Harald Schachinger,
Martina Hammer
Ev. Waldkrankenhaus Spandau
Abteilung für Kinderheilkunde
Schlaflabor
Stadtrandstr. 555
13589 Berlin
Tel. (0 30) 37 02-10 25 /-10 22
Fax (0 30) 37 02-23 80
E-Mail: EDV@Waldkrankenhaus.com

Prof. Dr. W. M. Hermann,
PD Dr. nat. Heidi Danker-Hopfe
Freie Universität Berlin
Interdisziplinäre Schlafambulanz der FU
Psychiatrische Klinik und Poliklinik
Eschenallee 3
14050 Berlin
Tel. (0 30) 84 45-86 01
Fax (0 30) 84 45-83 93
E-Mail: hhopfe@zedat.fu-berlin.de
Internet: http://www.medizin.fu-berlin.de/
psyche/Klinik/

Prof. Dr. med. H. Lode, Dr. P. Zierach
Zentralklinik Emil von Behring
Lungenklinik Heckeshorn
Pneumologie 1 – Schlaflabor
Zum Heckeshorn 33
14109 Berlin
Tel. (0 30) 80 02-22 31/-22 37
Fax (0 30) 80 02-26 23
E-Mail: haloheck@zedat-fu.berlin.de

Dr. med. D. Genest,
Frau Dr. med. Wiesmann
Ev. Krankenhaus Teltow
Station II – Schlaflabor
Lichterfelder Allee 45
14513 Teltow
Tel. (0 33 28) 4 33-2 16
Fax (0 33 28) 4 33-2 31

Dr. med. E. Krüger,
Frau Dr. med. Christiane Pache
Städtisches Klinikum
Brandenburg GmbH
Klinik für Kinder- und Jugendmedizin
Hochstr. 29
14770 Brandenburg a. d. Havel
Tel. (0 33 81) 3 61-0/-3 72
Fax (0 33 81) 3 61-1 29

Dr. med. W. Frank,
Frau Dr. med. B. Becke
Johanniter-Krankenhaus
im Fläming gGmbH
Klinik III / Fachklinik für Pneumologie

Südstr. 20-28
14929 Treuenbrietzen
Tel. (03 37 48) 8-22 80
Fax (03 37 48) 8-23 11

PD Dr. med. habil. W. Schultze,
DM O. Ebeling
Humaine Klinikum Bad Saarow
Schlafmedizinisches Zentrum
15526 Bad Saarow
Tel. (03 36 31) 7 21 30
Fax (03 36 31) 7 34 46

Dr. med. J. H. Faiss, Dr. med. R. Bundt
Landesklinik Teupitz
Klinik für Neurologie und Neuro-
physiologie – Schlaflabor
Buchholzer Str. 21
15755 Teupitz
Tel. (03 37 66) 66-2 66
Fax (03 37 66) 66-1 41
E-Mail:
Lkteupitz_dr_faiss@compuserve.com

Dr. med. Foth, Dipl.-Med. R. Kassem
Schlafmedizinisches Zentrum
Städtisches Krankenhaus
Eisenhüttenstadt GmbH
Fachabteilung Kinder- und Jugendmedizin
Fachabteilung Innere Medizin
Friedrich-Engels-Str. 39
15890 Eisenhüttenstadt
Tel. (0 33 64) 53-32 05
Fax (0 33 64) 54-32 06
E-Mail: KHEHST-Kinder@t-online.de

Dr. med. J. Kummer
Landesklinik Eberswalde – Schlaflabor
Oderberger Str. 8
16225 Eberswalde
Tel. (0 33 34) 5 34 10
Fax (0 33 34/ 5 34 10
Internet: http://ourworld.compuserve.
com/homepages/Eick_Fritzsche/sleep.htm

Prof. Dr. med. V. Wahn,
Frau Dr. med. U. Meier-Lieberoth

Klinikum Uckermark GmbH Schwedt
Klinik für Kinder und Jugendliche
Auguststr. 23
16303 Schwedt
Tel. (0 33 32) 53-23 70
Fax (0 33 32) 53-22 02

PD Dr. med. habil. W. D. Pietruschka,
Herrn Dr. med. A. Friemann
Klinikum Neubrandenburg
II. Medizinische Klinik
Külzstr. 13
17036 Neubrandenburg
Tel. (03 95) 7 75-43 31
Fax (03 95) 7 75-43 07

Dr. med. R. Arndt, Frau Dr. med. I. Schultz
Klinikum Neubrandenburg
Kinderklinik
Salvador-Allende-Straße 30
17036 Neubrandenburg
Tel. (03 95) 7 75-29 20
Fax (03 95) 7 75-29 03

PD Dr. med. habil. St. Müller,
Frau Dr. med. B. Krecklow
Klinik Amsee
Interdiszipl. Therapiezentrum für
Pneumologie, Allergologie und
Dermatologie
Malchiner Landstraße
17192 Waren/Müritz
Tel. (0 39 91) 1 58-0
Fax (0 39 91) 1 58-2 27
E-Mail: info@klinikamsee.de
Internet: http://www.klinikamsee.de

Prof. Dr. med. Tadeus Nawka,
Dr. Thomas Bremert
Ernst-Moritz-Arndt-Universität
Greifswald
Klinik und Poliklinik für Hals-, Nasen-
und Ohrenkrankheiten
Walther-Rathenau-Str. 43/45
17489 Greifswald
Tel. (0 38 34) 86 62 23
Fax (0 38 34) 86 62 24

E-Mail: ewerner@mail.uni-greifswald.de
E-Mail: saadi@mail.uni-greifswald.de
Internet: http://www.uni-greifswald.de

MR Dr. med. Renate Iversen,
Dipl.-Med. Michael Töpfer
SANA-Krankenhaus Rügen GmbH
Krankenhaus Bergen
Medizinische Klinik – Schlaflabor
Calandstr. 7-8
18528 Bergen auf Rügen
Tel. (0 38 38) 39-14 10/-14 20/-14 40
Fax (0 38 38) 39-14 15

Dr. med. G. Bülow, Dr. Karwath
Lungenklinik des Klinikums Schwerin
Lankower Straße 11-15
19049 Schwerin
Tel. (03 85) 5 20-56 23
Fax (03 85) 5 20-56 02
E-Mail: gerhard.buelow@klinikum-sn.de

Dr. Bomplitz, Dr. Benes
Neurologische Klinik des Klinikums
Schwerin
Wismarsche Straße 393-397
19055 Schwerin
Tel. (0 385) 5 20-31 13/-31 14
Fax (03 85) 5 20-31 03

Prof. Dr. Kaukel, Dr. Schwarz
Allgemeines Krankenhaus Harburg
Lungenabteilung
Schlafmedizinisches Labor
Eißendorfer Pferdeweg 52
21075 Hamburg
Tel. (0 40) 79 21-21 54
Fax (0 40) 79 33 04

Interdisziplinäres Schlafzentrum
Wandsbek
Allgemeines Krankenhaus Wandsbek
Alphonsstr. 14
22043 Hamburg
I. Medizinische Abteilung
Prof. Dr. med. V. Sill, Dr. med. Gartemann
Tel. (0 40) 65 76 12 08

Fax (0 40) 65 76 16 36
Neurologische Abteilung
Dr. med. Laessing, Dr. med. J. Hoppe
Tel. (0 40) 65 76 15 70

Prof. Dr. med. Ch. Krüger
Chefarzt der Abt. Innere Medizin
Diakonie Krankenhaus Alten Eichen
Jütländer Allee 48
22527 Hamburg
Tel. (0 40) 54 87-20 81
Fax (0 40) 54 87-12 89 / Zentrale

Prof. Dr. Hein Magnussen
Krankenhaus Großhansdorf
Wöhrendamm 80
22927 Großhansdorf
Tel. (0 41 02) 6 01-0
Fax (0 41 02) 6 01-2 45

Prof. Dr. Dr. H. Weerda,
Dr. J. Hollandt
Medizinische Universität zu Lübeck
Klinik für Hals-, Nasen- und Ohrenhelkunde
Ratzeburger Allee 160
23538 Lübeck
Tel. (04 51) 5 00-0
Fax (04 51) 5 00-41 92

Dr. med. Iris Koper, Dr. Koper
Ostholstein Kliniken GmbH Oldenburg
Abteilung Innere Medizin – Schlaflabor
Mühlenkamp 5
23758 Oldenburg
Tel. (0 43 61) 5 13-1 14
Fax (0 43 61) 5 13-6 33
E-Mail: OHKOldenburg.Koper@t.online.de

Prof. Dr. med. J. Aldenhoff
Klinikum der Christian-Albrechts-
Universität zu Kiel
Klinik für Psychiatrie und Psychotherapie
Schlaflabor
Niemannsweg 147
24105 Kiel
Tel. (04 31) 5 97-26 64
Fax (04 31) 5 97-25 68

Prof. Dr. med. H. Hamm, Frau M. Günther
Asklepios Nordseeklinik Westerland/Sylt
Norderstr. 81
25980 Westerland/Sylt
Tel. (0 46 51) 84-0
Fax (0 46 51) 84-17 50

Prof. Dr. med. A. Engelhardt,
OA Dr. R. Witte
Evangelisches Krankenhaus
Neurologische Klinik – Schlaflabor
26122 Oldenburg
Tel. (04 41) 2 36-0/4 14
Fax (04 41) 2 36-4 29

Prof. Dr. Fischer, PD Dr. Raschke
Klinik Norderney
Klinik für Erkrankung der Atmungsorgane
und Allergien
Kaiserstraße 26
26548 Norderney
Tel. (0 49 32) 8 92-2 10
Fax (0 49 32) 8 92-2 11
E-Mail: fischer-norderney@t-online.de

PD Dr. med. C.O. Feddersen
Kreiskrankenhaus Aurich
Innere Medizin – Schlaflabor
Wallinghausener Str. 8
26603 Aurich
Tel. (0 49 41) 94-11 02
Fax (0 49 41) 94-11 03

PD Dr. med. Tom Schaberg,
Dr. med. M. Nieger
Diakoniekrankenhaus Rotenburg (Wümme)
Lungenklinik Unterstedt
Zentrum für Pneumologie – Schlaflabor
Verdenerstr. 200
27356 Rotenburg (Wümme)
Tel. (0 42 61) 77 62 75
Fax (0 42 61) 77 62 76

J.A. Wirth
Kreis- und Stadtkrankenhaus Alfeld
Institut für Schlafdiagnostik und Therapie
Landrat-Beushausen-Str. 26

31061 Alfeld
Tel. (0 51 81) 70 77 75
Fax (0 51 81) 2 68 70

Dr. med. Dieter Vallée,
Frau Dr. med. M. Wenker
Kreiskrankenhaus Diekholzen des Land-
kreises Hildesheim
Klinik für Pneumologie
Zentrum für Schlafmedizin
Bahnberg 5
31199 Diekholzen
Tel. (0 51 21) 201-0/1 56
Fax (0 51 21) 201-1 03
E-Mail: Schnarch@aol.com

Dr. Gerd Schlattmann,
Dr. med. Christian Godde
Krankenhaus St. Georg – Schlaflabor
Bombergallee 8
31812 Bad Pyrmont
Tel. (0 52 81) 6 03-3 25
Fax (0 52 81) 6 03-2 19
E-Mail:schlaflabor-kh-st.georg@t-
online.de

Dr. med. Reinhard Hüting
Schlaflabor Obermarktpassage
Obermarktstr. 35
32423 Minden
Tel. (05 71) 8 75 76
Fax (05 71) 8 75 70
E-Mail: drhueting-minden@t-online.de

Dr. med. Böhning
Karl-Hansen-Klinik GmbH
Klinik für Atemwegserkrankungen,
Allergie und Umweltmedizin
Schlafmedizinisches Zentrum
Antoniusstr. 19
33175 Bad Lippspringe
Tel.(0 52 52) 95-40 49/-40 50
Fax (0 52 52) 95-40 52
E-Mail: dr.boehning@t-online.de
Internet: http://www.bad-lippspringe.de
Internet: http://www.schlafmed.de

Prof. Dr. Clarenbach
Neurologische Klinik am
Ev. Johannes Krankenhaus
Schildescher Str. 99
33611 Bielefeld
Tel. (05 21) 8 01-45 91
Fax (05 21) 8 01-45 52
E-Mail:
peter-clarenbach@johanneswerk.de

Prof. Dr. med. R. E. Kolloch,
Dr. med. Markus Gernhold
Krankenanstalten Gilead gGmbH
Medizinische Klinik
Schlafmedizinisches Labor
Burgsteig 13
33617 Bielefeld
Tel. (05 21) 1 44-51 64
Fax (05 21) 1 44-20 74

Dr. med. Rüdiger Tillmanns, T. Harsch
Krankenhaus Halle
Innere Abteilung – Schwerpunkt
Pneumologie
Schlafmedizinisches Labor
Winnebrockstr. 1
33790 Halle/Westfalen
Tel. (0 52 01) 1 88-0/7 22
Fax (0 52 01) 1 88-5 02

PD Dr. med. Martin Konermann,
Dr. med. Berthold Rawert
Medizinische Klinik
Marienkrankenhaus Kassel
Marburger Str. 85
34127 Kassel
Tel. (05 61) 8 07-31 73/-31 74
Fax (05 61) 8 07-31 39

Prof. Dr. med. G. Goeckenjan,
Dr. med. M. Meier
Fachklinik für Lungenerkrankungen
Schlaflabor
Robert-Koch-Str. 3
34376 Immenhausen
Tel. (0 56 73) 5 01-2 32
Fax (0 56 73) 5 01-2 98

E-Mail: GGoeckenjan@t-online.de
Internet: http://www.lungenfachklinik-
immenhausen.de

Dr. med. J. Gensicke, Walter Knüppel
Stadtkrankenhaus Bad Arolsen
Abteilung für Innere Medizin – Schlaflabor
Große Allee 50
34454 Bad Arolsen
Tel. (0 56 91) 8 00-1 60/1 61
Fax (0 56 91) 8 00-1-80

Frau Dr. med. A. Kaspareit,
Frau Dr. med. G. Reichert
Reha-Klinik Helenenquelle
Schlafmedizinisches Zentrum
Dr.-Born-Str. 7
34537 Bad Wildungen
Tel. (0 56 21) 7 07-0
Fax (0 56 21) 7 07-1 40

PD Dr. G. Mayer,
Dipl.-Psych. Eduard Leonhardt
Neurolog. Klinik Hephata
Schimmelpfengstraße
34613 Schwalmstadt
Tel. (0 66 91) 18-20 26
Fax (0 66 91) 18-20 40
E-Mail: Schlaflabor.Treysa@t-online.de
Internet: http://www.Hephata.de

Prof. Dr. med. C. Vogelmeier,
Prof. Dr. Dr. J. H. Peter
Klinikum der Philipps-Universität Marburg
Schwerpunkt Pneumologie
Schlafmedizinisches Labor
Baldingerstr. 1
35033 Marburg
Tel. (0 64 21) 28-6 27 17
Fax (0 64 21) 28-6 54 05
E-Mail:Schlafmed.Labor@mailer.uni-
marburg.de
Internet: http://www.uni-marburg.de/sleep

Schlafmedizinisches Zentrum der
Justus-Liebig-Universität Gießen
Bereich Innere Medizin:

Prof. Dr. med. W. Seeger,
Dr. med. R. Schulz
Bereich Psychiatrie:
Prof. Dr. med. B. Gallhofer,
Dr. med. M. Hahn
Paul-Meimberg-Str. 5
35392 Gießen
Tel. (06 41) 99-4 25 35
Fax (06 41) 99-4 25 29

Prof. Dr. med. W. Paulus,
PD Dr. Claudia Trenkwalder
Georg-August-Universität Göttingen
Zentrum Neurologische Medizin
Abt. Klinische Neurophysiologie
Robert-Koch-Str. 40
37075 Göttingen
Tel. (05 51) 39 66 50
Fax (05 51) 39 27 10

Prof. Dr. Rüther,
Dr. Andrea Rodenbeck
Psychiatrische Klinik
Georg-August-Universität
Von-Siebold-Str. 5
37075 Göttingen
Tel. (05 51) 39-67 61/-84 93/-84 84
Fax (05 51) 39-38 87
E-Mail: scohrs@gwdg.de
Internet: http://www.gwdg.de/~ukyp/

Prof. Dr. med. Hasenfuß,
PD Dr. med. Andreas
Georg-August-Universität Göttingen,
Zentrum Innere Medizin
Abt. Kardiologie / Pneumologie
Robert-Koch-Str. 40
37075 Göttingen
Tel. (05 51) 39-88 72
Fax (05 51) 39-89 18

Prof. Dr. med. C.-P. Criée,
Dr. med. Hannemann
Ev. Krankenhaus Göttingen-Weende e.V.
Abt. für Pneumologie, Beatmungsmedizin
und Schlaflabor
Pappelweg 1

37120 Bovenden-Lenglern
Tel. (05 51) 50 34-4 65
Fax (05 51) 50 34-4 52

Dr. med. Stumpner, Dr. med. Bevan
Kreiskrankenhaus Eschwege
Abt. für Pneumologie, Allergologie und
Schlafmedizin
Elsa-Brandstöm-Str. 1
37269 Eschwege
Tel. (0 56 51) 82-16 60/-16 61
Fax (056 51) 82-16 63

Dr. med. Jörg Ebel, Dr. Heike Brünig
Krankenhaus Charlottenstift Stadt-
oldendorf GmbH
Innere Abteilung / Schlaflabor
Krankenhausweg 2
37627 Stadtoldendorf
Tel. (0 55 32) 5 01-2 57
Fax (0 55 32) 5 01-2 72

Prof. Dr. med. Jürgen Neubaur,
Frau OÄ Dr. med. Angelika Stolte
Städt. Krankenhaus Wolfenbüttel
Medizinische Klinik
Abt. Kardiologie, Pulmonologie
und Intensivmedizin
Alter Weg 80
38302 Wolfenbüttel
Tel. (0 53 31) 93 43 88
Fax (0 53 31) 93 43 84

Dr. med. G. Rockahr,
Frau Dr. med. I. Ozminski
Kreiskrankenhaus Blankenburg gGmbH
Neurologische und Internistische
Abteilung
Thiestr. 7-10
38889 Blankenburg
Tel. (0 39 44) 96-23 53
Fax (0 39 44) 96-22 22
E-Mail: neuro@kh-blankenburg.de

Prof. Dr. med. Helmut Klein,
Dr. med. Tobias Welte
Otto-von-Guericke-Universität Magdeburg

Zentrum für Innere Medizin
Klinik für Kardiologie, Angiologie und
Pneumologie
Leipziger Str. 44
39120 Magdeburg
Tel. (03 91) 6 71-54 21
Fax (03 91) 6 71-32 02

Dr. med. Wichert, H. Schrader
Kreiskrankenhaus Schönebeck
Innere Klinik – Schlaflabor
Am Gradierwerk 3
39218 Schönebeck
Tel. (0 39 28) 64-18 01
Fax (0 39 28) 64-17 09

Prof. Dr. G. Liebetrau,
Frau OÄ Dipl.-Med. U. Preden
Lungenklinik Lostau gGmbH
Schlaflabor
Lindenstraße 2
39291 Lostau
Tel. (03 92 22) 8 12 70
Fax (03 92 22) 8 12 85

MR Dr. V. Lischka,
Frau Dipl.-Psych. S. Feldmann
SALLUS gGmbH
Fachkrankenhaus für Psychiatrie und
Neurologie
Neurologische Klinik – Schlaflabor
Kraepelinstr. 6
39599 Uchtspringe
Tel. (03 93 25) 70-0
Fax (03 93 25) 70-1 02

Dr. med. R. Kappes, Dr. med. D. Stammen
Diakoniewerk Kaiserswerth
Krankenanstalten »Florence Nightingale«
Klinik für Pneumologie, Allergologie
und Schlafmedizin
Kreuzbergstr. 79
40489 Düsseldorf
Tel. (02 11) 4 09-21 81
Fax (02 11) 4 09-21 82

Dr. med. Peter Linsenmann,
Dr. med. Egbert Schmitz
Kamillianer-Krankenhaus Mönchen-
gladbach GmbH
Kamillianerstr. 40-42
41069 Mönchengladbach
Tel. (0 21 61) 8 12-0
Fax (0 21 61) 81 22 64

Dr. med. Peer Schimanski,
Frau Dr. med. C. Pora
Städt. Hardterwald-Klinik Mönchen-
gladbach
Louise-Gueury-Stiftung GmbH
Pneumologische Fachabteilung
Louise-Gueury-Str. 400
41169 Mönchengladbach
Tel. (0 21 61) 5 52-1 81
Fax (0 21 61) 5 52-1 13

Prof. Dr. Jean Haan,
Dipl. Psych. G. Schulz, OA Kraus
Kliniken Maria Hilf GmbH
Neurologische Klinik
Schlafmedizinisches Zentrum
Südwall 27
41179 Mönchengladbach
Tel. (0 21 61) 5 87-30 01
Fax (0 21 61) 5 87-30 03
E-Mail: haanj@mariahilf.de
Internet: http://www.mariahilf.de

Dr. med. Höltmann,
Dr. med. Frohnhofen
Kreiskrankenhaus Grevenbroich –
St. Elisabeth –
Medizinische Klinik II – Schlaflabor
Von-Werth-Str. 5
41515 Grevenbroich
Tel. (0 21 81) 6 00-24 73
Fax (0 21 81) 6 00-25 03

Prof. Dr. Jörg, Dr. Neukäter
Schlaflabor
Neurologische Klinik Univ./Herdecke
Klinikum Wuppertal
Heusnerstr. 40

42283 Wuppertal
Tel. (02 02) 8 96-26 47
Fax (02 02) 8 96-21 03
E-Mail: neukaet@klinikum-wuppertal.de

Dr.med. Peter Schmücker
Krankenhaus Bethanien GmbH
Solingen-Aufderhöhe
Zentrum für Schlafmedizin
Aufderhöher Str. 169-175
42699 Solingen
Tel. (02 12) 63-67 70
Fax (02 12) 63-67 75

Dr. med. P. Wagner, Frau Dr. med. G. Bauer
Krankenhaus Wermelskirchen GmbH
Abteilung für Innere Medizin – Schlaflabor
Königstr. 100
42929 Wermelskirchen
Tel. (0 21 96) 98-5 44
Fax (0 21 96) 98-3 82

Dr. Hans-Christian Blum,
Dr. med. Riccardo A. Stoohs
Zentrum für Schlafmedizin & Schlaf-
störungen GbR
Hermannstr. 48-52
44263 Dortmund
Tel. (02 31) 94 11 30 40
Fax (02 31) 94 11 30 30
E-mail: ZSMDO@web.de
Internet: http://www.somnolab.de

Prof. Dr. med. B. Lamberts, A. Happel,
Dr. med. P. Ewald
Knappschafts-Krankenhaus Dortmund
Medizinische Klinik – Schlaflabor
Wieckesweg 27
44309 Dortmund
Tel. (02 31) 9 22-13 01
Fax (02 31) 9 22-19 09

PD Dr. med. B. Sanner
Marienhospital Kath. Krankenhaus Herne
Univ. Klinik der Ruhr Universität Bochum
Zentrum für Schlafmedizin
Hölkeskampring 40

44625 Herne
Tel. (0 23 23) 4 99-0/-16 80
Fax (0 23 23) 4 99-3 56
Internet: http://www.ruhr-unibochum.de/
mahe

Dr. med. Voß, OA Josef Wiemann
Ev. Krankenhaus Wanne-Eickel
Hordeler Str. 7
44651 Herne
Tel. (0 23 25) 3 73-22 49
Fax (0 23 25) 3 73-22 36

Prof. Dr. Schultze-Werninghaus,
PD Dr. Rasche
BG-Kliniken Bergmannsheil
– Universitätsklinik–
Abt. für Pneumologie, Allergologie und
Schlafmedizin
Bürkle-de-la-Camp-Platz 1
44789 Bochum
Tel. (02 34) 3 02 68 00
Fax (02 34) 3 02 64 20
Internet: http://www.ruhr-uni-bochum.de/
pneumologie

Prof. Dr. med. C. Rieger, H. Petri
Klinik für Kinder- und Jugendmedizin
im St.-Josef-Hospital Bochum
Universitäts-Kinderklinik
Alexandrinenstr. 5
44791 Bochum
Tel. (02 34) 5 09 26 30
Fax (02 34) 5 09 26 12

Prof. Dr. med. Gehlen, Dr. med. Holinka
Knappschafts-Krankenhaus Bochum-
Langendreer
Neurologische Klinik der Ruhr-
Universität – Schlaflabor
In der Schornau 23-25
44892 Bochum
Tel. (02 34) 2 99-0
Fax (02 34) 2 99-40 46

Prof. Dr. M. Gastpar, Dr. J. Blanke
Rheinische Kliniken Essen

Klinik für Psychiatrie und Psycho-
therapie
Virchowstraße 174
Postfach 10 37 61
45030 Essen
Tel. (02 01) 72 27-2 21
Fax (02 01) 72 27-3 03

Chefarzt PD Dr. med. Helmut Teschler
Ruhrlandklinik
Abt. Pneumologie – Schlafmedizin
und resp. Insuffizienz
Tüschener Weg 40
45239 Essen-Haidhausen
Tel. (02 01) 4 33-41 25/-41 26
Fax (02 01) 4 33-40 49
E-Mail: Helmutt@t-online.de

Dr. med. V. von Osten, Dr. med. M. Schäfer
Evangelisches Krankenhaus
Lutherhaus gGmbH, Medizinische Klinik
Hellweg 100
45276 Essen
Tel. (02 01) 8 05-21 71
Fax (02 01) 50 35 88
Internet: http://www.Lutherhaus-Essen.de

Prof. Dr. med. H. J. König
St.-Marien-Hospital
I. Medizinische Klinik – Schlaflabor
Kaiserstr. 50
45468 Mülheim/Ruhr
Tel. (02 08) 3 05-20 02/-20 69
Fax (02 08) 3 05-30 00

Prof. Dr. med. Ulrich Loos,
Dr. med. Manuel Sastry
Knappschafts-Krankenhaus
Klinik für Innere Medizin
Schwerpunkt Schlafmedizin
Dorstener Str. 151
45657 Recklinghausen
Tel. (0 23 61) 56-49 10
Fax (0 23 61) 56-34 98

Prof. Dr. Trowitzsch
Vestische Kinderklinik

Lloydstr. 5
45704 Datteln
Tel. (0 23 63) 97 52 72
Fax (0 23 63) 6 42 11

Prof. Dr. med. Kindler,
Dr. med. Alleröder
Schlaflabor / Ev. Krankenhaus Oberhausen
Virchowstraße 20
46047 Oberhausen
Tel. (02 08) 8 81-12 11
Fax (02 08) 78 81-48 87

Dr. med. Helmut Wanke,
Dr. med. Manfred von Buttlar
St.-Marien-Hospital Osterfeld gGmbH
Medizinische Klinik – Schlaflabor
Nürnbergerstr. 10
46117 Oberhausen
Tel. (02 08) 89 91-0/-6 51
Fax (02 08) 89 91-5 19

Dr. med. V. Rausch, Frau Dr. med. G. May,
Dr. med. J. Feddern
Evangelisches und Johanniter Klinikum
Duisburg/Dinslaken/Oberhausen gGmbH
Pneumologisches Schlaflabor
Steinbrinkstraße 96a
46145 Oberhausen
Tel. (02 08) 6 97-42 12
Fax (02 08) 6 97-42 03
E-Mail: Gabriela.May@ejk.de
E-Mail: Juergen.Feddern@ejk.de
Internet: http://www.ejk.de

Dr. med. Joachim Wolf,
Dr. med. Hermann Thomas
St.-Elisabeth-Krankenhaus Dorsten
Abteilung für Lungen-, Bronchialheil-
kunde und Allergologie – Schlaflabor
Pfarrer-Wilhelm-Schmitz-Str. 1
46282 Dorsten
Tel. (0 23 62) 29-0/-15 74/-35 62
Fax (0 23 62) 29-15 62
E-Mail: nho@krankenhaus-dorsten.de
Internet: http://www.krankenhaus-dor-
sten.de

Dr. med. P.-G. Behler,
Frau Dr. med. J. Schieferdecker
St.-Wilibrord-Spital
Emmerich-Rees gGmbH
Abteilung Innere Medizin
Bereich Pneumologie – Schlaflabor
Willibrordstr. 9
46446 Emmerich
Tel. (0 28 22) 73 12 59
Fax (0 28 22) 73 14 92

Prof. Dr. med. K. Haerten,
Dr. med. J. von Donat
Marien-Hospital Wesel gGmbH
1. Medizinische Abteilung
Kardiologie / Angiologie / Pneumologie /
Schlafmedizin
Pastor-Janßen-Str. 8-38
46483 Wesel
Tel. (02 81) 1 04-18 17
Fax (02 81) 1 04-11 38

PD Dr. med. H. Grehl, F. Rotter
Evangelisches und Johanniter Klinikum
Duisburg Nord
Schlaflabor der Neurologischen Klinik
Fahrner Str. 133
47163 Duisburg
Tel. (02 03) 5 08-12 60
Fax (02 03) 5 08-12 63
E-Mail: holger.grehl@ejk.de
Internet: http://www.ejk.de

Dr. med. Thomas Voshaar,
Dr. med. Ralph Stark
Krankenhaus Bethanien
Medizinische Klinik III
Schlafmedizinisches Zentrum
Bethanienstr. 21
47441 Moers
Tel. (0 28 41) 2 00-24 10
Fax (0 28 41) 2 00-24 90

Dr. med. W. Kirschke,
Dr. med. A. H. Rzepka
St.-Bernhard-Hospital
Kamp-Lintfort GmbH

Innere Medizin II
Bürgermeister-Schmelzing-Str. 90
47475 Kamp-Lintfort
Tel. (0 28 42) 7 08-3 33
Fax (0 28 42) 7 08-1 99

Prof. Dr. med. Fasshauer
Alexianer-Krankenhaus Krefeld
Krankenhaus für Psychiatrie und
Neurologie
Oberdießemer Str. 136
47805 Krefeld
Tel. (0 21 51) 34-6
Fax (0 21 51) 34-70 12

Prof. Dr. med. Ringelstein,
Dr. med. Lüdemann
Westfälische Wilhelms-Universität
Münster
Klinik und Poliklinik für Neurologie
Albert-Schweitzer-Str. 33
48129 Münster
Tel. (02 51) 83-4 83 37
Fax (02 51) 83-4 81 81

Prof. Dr. Becker-Carus,
Dipl.-Psych. B. Paterok, Dr. T. Müller
Schlafmedizinisches Zentrum
Abteilung Psychologie
Psychosomatische Schlafambulanz
Fliednerstr. 21
48149 Münster
Tel. (02 51) 8 33-41 46
Fax (02 51) 8 33-41 43
E-Mail: muellert@psy.uni-muenster.de
Internet:
http://wwwpsy.uni-muenster.de/inst2/sleep/

Dr. med. Dresemann
Franz-Hospital Dülmen
Innere Abteilung
Vollenstr. 10
48249 Dülmen
Tel. (0 25 94) 92-00
Fax (0 25 94) 41 20

Dr. med. Bernd Wilangowski,
Dr. med. B. Gronemeier
St.-Antonius-Hospital Gronau GmbH
Möllenweg 22
48599 Gronau
Tel. (0 25 62) 9 15-23 20
Fax (0 25 62) 9 15-20 05

Dr. med. B. Schrameyer,
Dr. med. T. Westermann
St.-Marien-Krankenhaus
Ahaus-Vreden GmbH
Innere Abteilung – Schlaflabor
Wüllener Str. 101
48683 Ahaus
Tel. (0 25 61) 99 11 09
Fax (0 25 61) 99 11 06
E-Mail: ahaus@marien-kh-gmbh.de

Prof. Dr. med. Norbert Treese,
Dr. med. L. Roggenkamp
Marienhospital Osnabrück
Schlaflabor – Station D 3
Johannisfreiheit 2-4
49074 Osnabrück
Tel. (05 41) 3 26 34 31
Fax (05 41) 3 26 34 34

Dr. med. Christoph Schenk
Ambulantes Schlafzentrum Osnabrück
Lotterstr. 5
49078 Osnabrück
Tel. (05 41) 4 04-6 70
Fax (05 41) 4 04-67 12
Internet: http://www.schlafmedizin.de

Dr. med. H. Bienmüller
St.-Franziskus-Hospital
Abt. für Innere Medizin
Kardiologie und Allergologie
Medizinisches Schlaflabor
49393 Lohne in Oldenburg
Tel. (0 44 42) 81-1 82
Fax (0 44 42) 81-6 31

Dr. med. Rolf Dieter Schopen,
Dr. med. Irmgard Daniel

Krankenhaus St.-Elisabeth-Stift
Medizinische Abteilung
Schwerpunkt Pulmonologie,
Allergologie und Schlafmedizin
Lindenstr. 3-7
49401 Damme
Tel. (0 54 91) 60-1/-2 50
Fax (0 54 91) 5 71 22

Ch. Hartmann, Frau Dr. med. St. Schweizer
Gemeinnützige ökumenische Kranken-
hausgesellschaft Ibbenbüren mbH
von-Bodelschwingh-Krankenhaus
Neurologische Abteilung
Schulstr. 11
49477 Ibbenbüren
Tel. (0 54 51) 5 06-0/-14 00/-14 01
Fax (0 54 51) 5 06-1450

Prof. Dr. med. Große-Heitmeyer,
Frau Dr. med. B. Bienstein
St.-Bonifatius-Hospital
Innere Medizin
Abt. Kardiologie, Angiologie + Schlaf-
medizin
Wilhelmstr. 13
49808 Lingen (Ems)
Tel. (05 91) 9 10-14 01/-25 65
Fax (05 91) 9 10-12 90

Prof. Dr. C. Werning,
Dr. med. T. Landmann, Dr. med. W. Lührs
St.-Katharinen-Hospital
Innere Abteilung
Kapellenstraße 1-5
50226 Frechen
Tel. (0 22 34) 50 22 41
Fax (0 22 34) 50 22 41
E-Mail: st.katharinen.edv@t-onlinde.de

Prof. Dr. med. Thoma, Dr. Hoffmann
Krankenhaus der Augustinerinnen
Abteilung Innere Medizin
Jakobstr. 27-31
50678 Köln
Tel.(02 21) 33 08-13 42
Fax (02 21) 33 08-13 48

Prof. Dr. W. D. Heiß,
Frau Prof. Dr. B. Szelies-Stock
Universität Köln
Klinik und Poliklinik für Neurologie und
Psychiatrie
Joseph-Stelzmann 9
50924 Köln-Lindenthal
Tel. (02 21) 4 78-40 14
Fax (02 21) 4 78-41 08

Prof. Dr. med. M. von Eiff,
Dr. med. U. Giebisch
St.-Hildegardis-Krankenhaus
Medizinische Abteilung – Schlaflabor
Bachemerstr. 29 - 33
50931 Köln
Tel. (02 21) 40 03-1/-231
Fax (02 21) 40 03-3 95

Prof. Dr. med. J. Schoenemann,
Dr. med. M. Reuter
St.-Elisabeth-Krankenhaus GmbH
Medizinische Klinik – Schlaflabor
Werthmannstr. 1
50935 Köln
Tel. (02 21) 46 77-0
Fax (02 21) 46 77-10 82

Prof. Dr. med. D. Zeidler, J. Beier
Kliniken der Stadt Köln
Lungenklinik Köln-Merheim – Schlaflabor
Ostmerheimer Str. 200
51058 Köln
Tel. (02 21) 89 07 33 74
Fax (02 21) 89 07 36 66
E-Mail: beier-carre@netcologne.de

Dr. med. A. Wiater, Dr. med. H. J. Niewerth
Krankenhaus Porz am Rhein
Kinderklinik – Schlaflabor
Urbacher Weg 19
51149 Köln
Tel. (0 22 03) 5 66-13 54
Fax (0 22 03) 5 66-13 55
E-Mail: Alfred.Wiater@dlr.de
Prof. Dr. med. J. Noth,
PD Dr. med. R. Töpper

Rheinisch-Westfälische Technische Hochschule Aachen / Neurologische Klinik
Pauwelsstr. 30
52074 Aachen
Tel. (02 41) 8 08 96 30
Fax (02 41) 8 88 84 44
Internet: http://www.rwth-aachen.de/
neurologie

Prof. Dr. med. C.-J. Schuster,
Frau Monika Becher
St.-Antonius-Hospital Eschweiler
Akademisches Lehrkrankenhaus der
RWTH Aachen
Medizinische Klinik – Schlaflabor
Dechant-Decker-Str. 8
52249 Eschweiler
Tel. (0 24 03) 76-0/-15 10
Fax (0 24 03) 76-15 10

Prof. Dr. med. Dietrich C. Gulba
Schlaflabor Krankenhaus Düren
Roonstraße 30
52351 Düren
Tel. (0 24 21) 30 14 23
Fax (0 24 21) 3 78 27

Dr. med. M. Nebeling, Dr. med. W. Kuller
St.-Elisabeth-Krankenhaus Geilenkirchen
Abteilung Innere Medizin – Schlaflabor
Martin-Heyden-Str. 32
52511 Geilenkirchen
Tel. (0 24 51) 6 22-3 82

Prof. Dr. Berndt Lüderitz, Dr. S. Tasci
Rheinische Friedrich-Wilhelms-Universität
Medizinische Klinik und Poliklinik II
Innere Medizin
Schwerpunkt Kardiologie und Pneumologie
Schlafmedizinisches Zentrum
Sigmund-Freud-Str. 25
53105 Bonn
Tel. (02 28) 2 87 44 08
Fax (02 28) 2 87 47 07
E-Mail: med.c-p@uni-bonn.de
Prof. T. Klockgether, Dr. M. Abele,
PD Dr. U. Wüllner

Universitätsklinikum Bonn
Neurologische Klinik und Poliklinik
Schlaflabor
Sigmund-Freud-Str. 25
53105 Bonn
Tel. (02 28) 2 87-57 12/-57 14
Fax (02 28) 2 87-50 24
E-Mail: mailto:neurologie@uni-bonn.de
Internet: http://www.meb.uni-bonn.de/
neurologie

Dr. med. J. Vogt
Krankenhaus der Barmherzigen Brüder
Medizinische Klinik III
Nordallee 1
54292 Trier
Tel. (06 51) 2 08-27 84/ -27 97
Fax (06 51) 2 08-27 86

Dr. med. Friedrich Eich, Dr. med. Jack Weil
Kreiskrankenhaus St. Franziskus Saarburg
Innere Abteilung – Schlaflabor
Graf-Siegfried-Str. 115
54439 Saarburg
Tel. (0 65 81) 82-3 00
Fax (0 65 81) 82-3 23
E-Mail: Kreiskrankenhaus-Saarburg@t-online.de

PD Dr. med. C. Kortsik,
Dr. med. R. Seiberth
St. Hildegardiskrankenhaus
Pneumologische Abteilung – Schlaflabor
Hildegardstr. 2
55131 Mainz
Tel. (0 61 31) 1 47-3 64
Fax (0 61 31) 1 47-7 64
E-Mail: pneumo@kortsik.de
Internet: http://www.hildegardis-mainz.
de/pnschlaf.htm

Prof. Dr. med. Wolf Mann,
Dr. med. Yvonne Fischer
Johannes-Gutenberg-Universität Mainz
Hals-, Nasen-, Ohrenklinik und Poliklinik
Labor für Schlafmedizin
Langenbeckstr. 1

55131 Mainz
Tel. (0 61 31) 17-24 72
Fax (0 61 31) 17-66 37

Dr. med. Michael Keck,
Dr. med. Remy Fliegel
Drei-Burgen-Klinik
Fachklinik für Herz- und Kreislauf-
krankheiten / Orthopädie
Zum Wacholder
55583 Bad Münster am Stein-Ebernburg
Tel. (0 67 08) 82-33 27/-23 08
Fax (0 67 08) 82-23 23

Prof. med. B. Louven, Dr. Jörg Groth
DRK-Krankenhaus Neuwied
Medizinische Abteilung II
Kardiologie, Pneumologie
Marktstr. 74
56564 Neuwied
Tel. (0 26 31) 98-0
Fax (0 26 31) 98-10 02

PD Dr. med. Dieter Schött,
Dr. med. Rainer Grübener
Kreiskrankenhaus Siegen
Schlaflabor der Inneren Abteilung
Kohlbettstr. 15
57072 Siegen
Tel. (02 71) 23 40-3 13
Fax (02 71) 23 40-3 85

Prof. Dr. Köhler,
PD Dr. med. B. Schönhofer
Fachkrankenhaus Kloster Grafschaft
Abt. Innere Medizin und Pneumologie
Annostr. 1
57392 Schmallenberg-Grafschaft
Tel. (0 29 72) 7 91-00/-17 00
Fax (0 29 72) 7 91-17 09
E-Mail: jens_kerl.FKKG-Schmallenberg@
clinet.de

Dr. med. Hinrichs, Dr. med. Kreutz
Elisabeth-Krankenhaus Kirchen
Krankenhäuser des Kreises Alten-
kirchen GmbH

Abt. Innere Medizin und Intern.
Intensivmedizin
Bahnhoftsr. 24
57541 Kirchen
Tel. (0 27 41) 6 82-29 90
Fax (0 27 41) 6 82-49 90
Internet: http://www.schlafapnoe-
kirchen.de

Prof. Dr. med. E. Schläfke,
Dr. med. D. Schäfer
Institut für Schlafphysiologie in Koopera-
tion mit Prof. Dr. med. W. Greulich
Klinik Ambrock
Klinik für Neurologie
Ambrocker Weg 60
58091 Hagen
Tel. (0 23 31) 974-0 /-360
Fax (0 23 31) 974-364
E-Mail: ifs@klinik-ambrock.de
Internet: http://www.klinik-ambrock.de
Internet: http://www.ruhr-uni-
bochum.de/afap

Prof. Dr. Rühle, PD Dr. W. Randerath
Klinik Ambrock
Klinik für Pneumologie – Schlaflabor
Ambrocker Weg 60
58091 Hagen
Tel. (0 23 31) 9 74-0/-2 01
Fax (0 23 31) 9 74-2 09
E-Mail: Klinik-Ambrock.Pneumo@t-
online.de
Internet: http://www.Klinik-Ambrock.de

PD Dr. med. H.W. Lösgen,
Frau Dr. med. J. Rottmann
Ev. Krankenhaus Schwerthe GmbH
Schlaflabor der Klinik für Innere
Medizin
Schützenstr. 9
58239 Schwerte
Tel. (0 23 04) 2 02-0
Fax (0 23 04) 2 02-1 37
E-Mail: eksinn.schwerte@citiweb.de
Dr. med. Uwe Weber
Fachklinik für Schlafmedizin Witten

Uthmannstr. 8
58452 Witten
Tel. (0 23 02) 27 58 80
Fax (0 23 02) 27 56 95
Internet: http://www.schlaflabor.de

Prof. Dr. med. J. Lorenz,
Dr. med. P. Krause
Kreiskrankenhaus Lüdenscheid
Innere Abteilung II
Abt. für Pneumologie, Infektiologie,
Intensivmedizin und Schlafmedizin
Paulsmannshöher Str. 14
58515 Lüdenscheid
Tel. (0 23 51) 46 34 32
Fax (0 23 51) 46 33 66

Dr. med. F. Fiegenbaum
Medizinische Klinik / Innere Medizin I
Allgemeine Innere / Kardiologie /
Schlaflabor
Hugo-Fuchs-Allee 5
58644 Iserlohn
Tel. (0 23 71) 2 12-2 60
Fax (0 23 71) 2 12-2 56

PD Dr. med. Macha, Dr. med. Westhoff
Lungenklinik Hemer
Theo-Funccius-Str. 1
58675 Hemer
Tel. (0 23 72) 9 08-0
Fax (0 23 72) 9 08-5 80

Dr. med. M. Elbers
Marienkrankenhaus gem. GmbH
Innere Medizin
Schlafmedizinisches Labor und
Pneumologie
Widumgasse 5
59494 Soest
Tel.: (0 29 21) 3 91-11 24
Fax: (0 29 21) 3 91-11 42

Dr. med. Peter Kardos,
Dr. med. Gebhardt
Maingau-Krankenhaus – Schlaflabor
Scheffelstr. 2-16

60318 Frankfurt / Main
Tel. (0 69) 40 33-0
Fax (0 69) 40 33-3 10
E-Mail: peter.kardos@frankfurt.netsurf.de

Prof. Dr. med. B. Pflug, Dr. Eva Liß-Koch
Klinikum der Joh.-Wolfg.-Goethe-
Universität
Spezialambulanz für Schlaf- und Chrono-
medizin – Schlaflabor
Heinrich-Hoffmann-Str. 10
60528 Frankfurt / Main
Tel. (0 69) 63 01-57 97
Fax (0 69) 63 01-45 95
E-Mail: B.Pflug@em.uni-frankfurt.de
E-Mail: S.v.Nessen@em.uni-frankfurt.de

Prof. Dr. med. R. Hopf, Dr. med. A. Möller
Krankenhaus Sachsenhausen
Schlaflabor / Innere Abteilung
Schulstraße 31
60594 Frankfurt / Main
Tel. (0 69) 66 05 15 55
Fax (0 69) 66 05 17 69

Prof. Dr. H.-P. Nast, Dr. Schoar
Ketteler Krankenhaus
Innere Medizin / Abteilung für Schlaf-
medizin
Lichtenplattenweg 85
63071 Offenbach
Tel. (0 69) 85 05-1 91
Fax (0 69) 85 05-2 87

PD Dr. J. F. Desaga, Dr. W. Brech
Desaga Klinik
Schlafmedizinisches Labor
Nibelungenstraße 101
64678 Lindenfels
Tel. (0 62 55) 3 04-0
Fax (0 62 55) 3 04-90
E-Mail: schlaflabor@desaga.de
Internet: http://www.desaga.de

Prof. Dr. H.-L. Hahn, Dr. med. R. Oelze,
Dr. med. Thorsten Stein

Stiftung Deutsche Klinik für
Diagnostik GmbH
Fachbereich Pneumologie – Schlaflabor
Aukammallee 33
65191 Wiesbaden
Tel. (06 11) 5 77-6 39
Fax (06 11) 5 77-5 77
E-Mail: hlhahn@hlhahn.de
Internet: http://www.hlhahn.de

Prof. Dr. med. F. Vogel,
PD Dr. med. S. Volk
Kliniken des Main-Taunus-Kreises GmbH
Medizinische Klinik III / Schlafmedizin
Kurhausstr. 33
65719 Hofheim
Tel. (0 61 92) 99 51-4 39
Fax (0 61 92) 99 51-4 40

Dr. med. Dipl. Math. Helmut Jäger,
Herrn Dr. med. Jürgen Guldner
Bundesknappschaftskrankenhaus
Schlaflabor der Neurologischen
Abteilung
In der Humes 25
66346 Püttlingen
Tel. (0 68 98) 55-20 41
Fax (0 68 98) 55-20 72

Prof. Dr. med. P. K. Plinkert,
Frau Dr. med. Julia Lohmann
Universitätskliniken des Saarlandes
Klinik und Poliklinik für Hals-, Nasen- und
Ohrenheilkunde – Schlaflabor
Kirrbergerstraße
66421 Homburg/Saar
Tel. (0 68 41) 16-29 49
Fax (0 68 41) 16-29 97
E-Mail: Julia.Kuhn@med-rz.uni-sb.de

Prof. Dr. med. G. W. Sybrecht,
Dr. med. M. Hoefer
Universitätskliniken des Saarlandes
Medizinische Klinik und Poliklinik
Innere Medizin V
Schlafmedizinisches Labor
66421 Homburg/Saar

Tel. (0 68 41) 16-36 08
Fax (0 68 41) 16-36 49
E-Mail: pngsyb@med-rz.uni-sb.de
Internet: http://www.med-rz.uni-sb.de/fb4/
innere-v.html

Prof. Dr. med. Harald Lehmann,
Dr. med. Werner Reimann
Ev. Krankenhaus Zweibrücken
Landesverein für Innere Mission
Innere Abteilung
Obere Himmelsbergstr. 38
66482 Zweibrücken
Tel. (0 63 32) 42 22 83/-84
Fax (0 63 32) 42 23 23/42 22 74

Prof. Dr. med. Otto Schofer,
Frau Dr. med. E. Feldmann
Kinderklinik Kohlhof
Akad. Lehrkrankenhaus – Schlaflabor
Klinikweg 1-5
66539 Neunkirchen
Tel. (0 68 21) 3 63-0
Fax (0 68 21) 3 63-3 65
E-Mail:kinderklinik@kln-kiko.nk.shuttle.de

Prof. Emser
Caritas-Krankenhaus
Abteilung für Neurologie
Institut für Schlafstörungen und Schlaf-
forschung
66763 Dillingen
Tel. (0 68 31) 7 08-2 49
Fax (0 68 31) 7 08-3 21
E-Mail: Prof.Emser@t-online.de
E-Mail: K.Wirtz@t-online.de

Prof. Dr. med. H. Skopnik,
Dr. med. G. Söll
Stadtkrankenhaus Worms gGmbH
Kinderklink – Schlaflabor
Gabriel-von-Seidl-Str. 81
67550 Worms
Tel. (0 62 41) 5 01-36 00
Fax (0 62 41) 5 01-36 99

Prof. Dr. med. Dipl.-Psych. Isabella Heuser,
Dr.-phil., Dipl.-Psych. Dipl.-Ing
Michael Schredl
Zentralinstitut
für Seelische Gesundheit -J 5
68159 Mannheim
Tel. (06 21) 17 03-8 57
Fax (06 21) 2 34 29
E-Mail: Schredl@as200.zi-mannheim.de
Internet: http://www.zimannheim.de/
kliniken/schlafl.htm

Dr. med. Scholtze
Theresienkrankenhaus Mannheim
Innere Medizin II – Pneumologie
Bassermannstr. 1
68165 Mannheim
Tel. (06 21) 4 24-45 41
Fax (06 21) 4 24-43 46

Prof. Dr. med. K. Hörmann,
Dr. med. J. T. Maurer
Universitätsklinik für HNO-Heilkunde
Schlafmedizinisches Labor
Theodor-Kutzer-Ufer 1-3
68167 Mannheim
Tel. (06 21) 3 83-22 49
Fax (06 21) 3 83-38 27
E-Mail: joachim.maurer@hno.ma.uni-
heidelberg.de
Internet: http://www.schlafapnoe.de

Prof. Dr. Schulz, OA Heiner Kröger
Thoraxklinik – Heidelberg gGmbH
Abteilung Innere Medizin –
Pneumologie
Schlafmedizinisches Zentrum
Amalienstr. 5
69126 Heidelberg
Tel. (0 62 21) 3 96-2 31
Fax (0 62 21) 3 96-3 55
E-Mail: Schlaflabor@thoraxklinik-
heidelberg.de
Internet: http://www.thoraxklinik-
heidelberg.de/Schlaflabor/index.htm

Prof. Dr. med. R. Dierkesmann,
Frau Dr. med. I. Dobbertin
Klinik Schillerhöhe der LVA Würtemberg
Zentrum für Pneumologie und Thorax-
chirurgie / Abteilung Schlaflabor
Solitudestr. 18
70839 Gerlingen
Tel. (0 71 56) 2 03-24 90
Fax (0 71 56) 2 03-20 03
E-Mail: info@klinik-schillerhoehe.de

Dr. med. K. Weible, Dr. med. W. Dettweiler
Schlaflabor Reutlingen
Oskar-Kalbfell-Platz 8
72764 Reutlingen
Tel. (0 71 21) 26 00 87
Fax (0 71 21) 21 08 69

Dr. K. Ederle
Schlaflabor, Abteilung Pneumologie
Klinik Löwenstein
74245 Löwenstein
Tel. (0 71 30) 1 52 05
Fax (0 71 30) 1 55 55
E-Mail:Schlafmed.zentrum.Loewenstein@t-
online.de
E-Mail: ederle-loewenstein@t-online.de
E-Mail: kgederle@aol.com

Dr. E. Stotz, Dr. Gündel
Landesklinik Nordschwarzwald
75365 Calw
Tel. (0 70 51) 5 86-1
Fax (0 70 51) 5 86-22 68

Dr. med. Johannes Schildge,
M. Simpfendörfer
St.-Vincentius-Krankenhäuser Karlsruhe
Zentrum für Innere Medizin
Abteilung IV – Pneumologie
Südendstr. 32
76137 Karlsruhe
Tel. (07 21) 81 08-30 48
Fax (07 21) 81 08-35 52

Prof. Dr. R. Steinberg, Dr. Weeß
Pfalzklinik Landeck

Interdisziplinäres Schlafzentrum
Weinstraße 100
76889 Klingenmünster
Tel. (0 63 49) 9 00-21 19
Fax (0 63 49) 9 00-21 29
E-Mail:
Weess-Sleeplab-Landeck@t-online.de
Internet: http://home.tonline.de/home/
weess-sleeplab-landeck/index.htm

Prof. Dr. med. Volker Schuchardt, Dr. Weber
Klinikum Lahr
Neurologische Klinik – Schlaflabor
Klostenstraße 19
77933 Lahr
Tel. (0 78 21) 93-27 00
Fax (0 78 21) 93-20 62
E-Mail: Klinikum.Lahr@t-online.de
Internet: http://www.klinikum-lahr.de

Dr. med. Rolf H. Heitmann,
Dr. B. Mössinger
Albert Schweitzer Klinik
Fachklinik für Herz-, Kreislauf- und
Atemwegserkrankungen
Abteilung Pneumologie / Allergologie /
Schlafmedizin
Parkstr. 10
78126 Königsfeld/Schwarzwald
Tel. (0 77 25) 96-22 78
Fax (0 77 25) 96-22 98
E-Mail: schlaflabor@askäk.mediclin.de
Internet: http://www.mediclin.de

Dr. Hans-Wolfgang Mahlo
Arzt für Hals-, Nasen- und Ohrenheilkunde
und Allergologie
Schlafmedizinisches Labor
Bahnhofstr. 12
78462 Konstanz
Tel. (0 75 31) 12 92 12
Fax (0 75 31) 12 92 30
E-Mail: praxis@mahlo.de
Internet: http://www.mahlo.de

Prof. Dr. Berger, Prof. Dr. Riemann,
Dr. Voderholzer

Psychiatrische Klinik der Universität
Hauptstr. 5
79104 Freiburg
Tel. (07 61) 2 70-12 70/-65 06
Fax (07 61) 2 70-65 23
E-Mail: DIETER_RIEMANN@
PSYALLG.UKL.UNI-FREIBURG.de
Internet: http://www.ukl.uni-freiburg.
de/psych/allgemei/lab/homede.htm

Prof. Dr. Matthys, Dr. R. Staats
Medizinische Klinik der Universität
Pneumologie
Hugstetter Str. 66
79106 Freiburg
Tel. (07 61) 2 70-37 11
Fax (0 761) 2 70-37 93
E-Mail:
staats@med1.ukl.uni-freiburg.de

Prof. Dr. med. G. Bönner,
Frau Dr. med. Tatjana Sokolowa,
Dr. med. J. Müller
Reha-Klinik Lazariterhof,
Herbert-Hellmann-Allee 38
79189 Bad Krozingen
Tel. (0 76 33) 93-78 00/-78 71
Fax (0 76 33) 93-79 60/-78 72

Prof. Dr. Dr. med. h.c. P. C. Scriba,
PD Dr. med. R. M. Huber
Klinikum Innenstadt der LMU
Medizinische Klinik
Ziemssenstr. 1
80336 München
Tel. (0 89) 51 60 23 44
Fax (0 89) 51 60 49 05

Prof. Dr. Holsboer, Dr. Pollmächer
Max-Planck-Institut für Psychiatrie
Kraepelinstr. 10
80804 München
Tel. (0 89) 3 06 22-5 71
Fax (0 89) 3 06 22-4 83 oder 22 00

Dr. med. Finke
Stiftsklinik Augustinum

Labor für nächtliche Atemregulations-
störungen
Wolkerweg 16
81375 München
Tel. (0 89) 70 97-12 73/-11 30
Fax (0 89) 70 97 14 49

Prof. Dr. med. Ernst Kastenbauer,
Richard de la Chaux
Interdisziplinäres Schlaflabor
der Ludwig-Maximilians-Universität
Klinikum Großhadern
Station I 6
Marchioninistr. 15
81377 München
Tel. (0 89) 70 95-28 60
Fax (0 89) 70 95-28 66
E-Mail: richard.de.la.chaux@hno.med.uni-
muenchen.de

Prof. Dr. med. Hans Förstl,
PD Dr. med. M. H. Wiegand
Klinik Rechts der Isar
Psychiatrische Klinik der TU
Schlafmedizinisches Zentrum
Ismaninger Str. 22
81675 München
Tel. (0 89) 41 40-42 48
Fax (0 89) 41 40-42 45
E-Mail: schlaf@lrz.tum.de
Internet:http://www.lrz-muenchen.de/
~schlafzentrum/

Prof. Dr. Häußinger, Dr. Lund
Asklepios-Klinik Gauting
Pneumologische Abteilung – Schlaflabor
Robert-Koch-Allee 2
82131 Gauting
Tel. (0 89) 8 57 91-52 33
Fax (0 89) 8 57 91-52 44
E-Mail: gauting@asklepios.com
Internet: http://www.asklepios.com

Prof. Dr. W. Krawietz, Dr. C. Freyer
Klinikum Rosenheim
Medizinische Klinik I
Pettenkoferstr. 10

83022 Rosenheim
Tel. (0 80 31) 36-31 46
Fax (0 80 31) 36-49 20
E-Mail: Schlaflabor@kliro.de

Dr. Dr. H.-G. Biedermann,
Dr. med. Koch
Kreiskrankenhaus Trostberg
Medizinische Abteilung – Schlaflabor
Siegerthöhe 1
83308 Trostberg
Tel. (0 86 21) 87-5 20
Fax (0 86 21) 87-5 23

Dr. med. M. Buslau,
Dr. med. K. Benotmane
SANITAS Alpenklinik Inzell
Fachklinik für Allergie-, Haut- und Atem-
wegserkrankungen
Schlafmedizinisches Labor
Schulstraße 4
83334 Inzell
Tel. (0 86 65) 6 78-5 24
Fax (0 86 65) 6 78-5 55

Prof. Dr. Dieter Nolte,
OÄ Dr. B. Krause-Michel
Städtisches Krankenhaus
Innere Abteilung II
Schwerpunkt Pneumologie / Kardiologie /
Schlaflabor
Riedelstr. 5
83435 Bad Reichenhall
Tel. (0 86 51) 77 27 51
Fax (0 86 51) 77 26 82

Prof. Dr. W. Petro, OA Dr. B. Lauber
Klinik Bad Reichenhall
Fachklinik für Erkrankungen der
Atmungsorgane, Allergien und
Orthopädie
Salzburger Str. 8-11
83435 Bad Reichenhall
Tel. (0 86 51) 7 09-5 35
Fax (0 86 51) 7 09-5 65
E-Mail: KBRnet@t-online.de
Internet: http://www.lva-landshut.de/

Chefarzt Dr. Hubert Dötterl,
Dr. Robert Gerritsen
Kreiskrankenhaus Haag i. OB
Schlaflabor der Internen Abteilung
Krankenhausstr. 4
83527 Haag i. OB
Tel. (0 80 72) 3 78-0
Fax (0 80 72) 3 78-3 00
Internet: http://www.iiv.de/haag/kkh/
innere.html

Prof. Dr. med. W. Hartmann,
Dr. med. M. Zeitelberger
Klinikum Ingolstadt
Zentrum für Psychiatrie und Psycho-
therapie – Schlaflabor
Krumenauerstr. 25
85049 Ingolstadt
Tel. (08 41) 8 80-22 00
Fax (08 41) 8 80-22 09

Dr. Dietrich Müller-Wening,
Dr. Horst Wittstruck
Zusamklinik der LVA Schwaben
Fachklinik für Lungen- u. Bronchialheil-
kunde / Schlafmedizinisches Labor
Paracelsusstr. 3
86441 Zusmarshausen
Tel. (0 82 91) 86-0
Fax (0 82 91/ 83 82
E-Mail: Zusamklinik@t-online.de
Internet: http://www.zusamklinik.de

Dr. Nowak, Dr. Knape
Fachkliniken Wangen
Med. Pneumologische Abteilung
Am Vogelherd 4
88239 Wangen im Allgäu
Tel. (0 75 22) 7 97-11 87
Fax (0 75 22) 7 97-11 33

Prof. Dr. Hombach, Dr. Hetzel
Universität Ulm
Abteilung Innere Med. II – Schlaflabor
Robert-Koch-Str. 8
89081 Ulm
Tel. (07 31) 50 02 47 24

Fax (07 31) 50 02 45 21
E-Mail: martin.hetzel@medizin.uni-ulm.de

Dr. Bölcskei, Dr. Jürgen Herold,
Dr. Wellhöfer
Medizinische Klinik 3
Klinikum Nord der Stadt Nürnberg
Prof.-Ernst-Nathan-Str. 1
90419 Nürnberg
Tel. (09 11) 3 98-20 50
Fax (09 11) 3 98-24 41

Prof. Dr. med. H. Worth,
Dr. med. G. Vogt-Ladner
Klinikum Fürth, Medizin I
Schwerpunkt Kardiologie / Pneumologie /
Schlaflabor
Jakob-Henle-Str. 1
90766 Fürth
Tel. (09 11) 75 80-2 49
Fax (09 11) 75 80-1 41

Prof. Dr. med. J. Kornhuber,
Dipl.-Psych. R. M. Hoffmann
Schlafambulanz und Schlaflabor
Kopfklinikum Erlangen
Klinik für Psychiatrie und Psychotherapie
Schwabachanlage 6-10
91054 Erlangen
Tel. (0 91 31) 85-3 41 40/3 48 63
Fax (0 91 31) 85 365 92
E-Mail: hoffmann@psych.med.uni-
erlangen.de
Internet: http://www.psych.med.uni-
erlangen.de/klinik/schlaflab/

Prof. Dr. med. Hahn,
PD Dr. med. J. H. Ficker
Universitätsklinikum Erlangen
Medizinische Klinik I mit Poliklinik
Pneumologisches Schlaflabor
Krankenhausstr. 12
91054 Erlangen
Tel. (0 91 31) 85-3 34 34/-3 34 35/
-3 67 58
Fax (0 91 31) 85-3 69 09
E-Mail: joachim.ficker@web.de

Internet: http://www.rrze.uni-
erlangen.de/med1
Internet: http://www.oSAS.de

Dr. med. H. Fleischmann,
Dr. med. T. Kunze
Bezirkskrankenhaus Wöllershof
Fachklinik für Psychiatrie – Schlaflabor
92660 Neustadt a. d. Waldnaab
Tel. (0 96 02) 78-4 36
Fax (0 96 02) 78-4 04

Prof. Dr. med. Klein, Prof. Dr. J. Zulley
Psychiatrische Universitätsklinik
Universitätsstr. 84
93042 Regensburg
Tel. (09 41) 9 41-28 43
Fax (09 41) 9 41-15 05
E-Mail: Juergen.Zulley@bkr-regensburg.de
Internet: http://www.schlaf-medizin.de/

Prof. Dr. Siemon,
Dr. med. Florian Gfüllner
Fachklinik für Atemwegserkrankungen
Donaustauf
Ludwigstr. 68
93093 Donaustauf
Tel. (0 94 03) 80-2 33
Fax (0 94 03) 80-2 12
Internet: http://www.krankenhaus-
donaustauf.de

Dr. med. H.-R. Buchmüller,
PD Dr. C.J. Lauer
Klinik Angermühle
Abteilung für Schlafmedizin
Angermühle 8a/b
94469 Deggendorf
Tel. (09 91) 3 70 55-60/61
Fax (09 91) 3 70 55-97
E-Mail: cjlauer@degnet.de

Dr. med. Lothar Blaha,
Dipl.-Biol. Ruth Obermeier
Bezirkskrankenhaus Mainkofen
Psychiatrische Klinik / Abt. für Schlaf-
medizin

94469 Deggendorf
Tel. (0 99 31) 87-3 51/-2 22
Fax(0 99 31) 87-16 13 51
Internet: http://www.mainkofen.de

Dr. med. G. Habich, Dr. C. Steppert
Bezirksklinikum Obermain-
Kutzenberg
Klinik für Erkrankungen der Atmungs-
organe – Schlaflabor
96250 Ebensfeld
Tel. (0 95 47) 81-24 40
Fax (0 95 47) 81-23 41
E-Mail: Steppert@bnv-bamberg.de

Dr. med. M. Jachmann, Dr. med. W. Beck
Klinik Michelsberg
Lungenfachklinik des Bezirks Unter-
franken
Am Michelsberg 1
97702 Münnerstadt
Tel. (0 97 33) 6 22 10
Fax (0 97 33) 6 22 83

Dr. med. K. Andrä, Dr. med. P. Lochner
Klinikum Suhl
Interdisziplinäres Schlaflabor
Albert-Schweitzer-Str. 2
98527 Suhl
Tel. (0 36 81) 35 56 19
Fax (0 36 81) 35 53 71

Prof. Dr. Hans W. Kölmel,
Prof. Dr. Hartmut Schulz
Klinik für Neurologie
Klinikum Erfurt GmbH
Nordhäuser Str. 74
99089 Erfurt
Tel. (03 61) 7 81-64 61
Fax (03 61) 7 81-21 32
E-Mail: hw.koelmel@klinikum-
erfurt.de

Reiner Bonnet, M.D.,
Assoc. Prof. of Medicine,
Dr. I. Mäder
Zentralklinik Bad Berka GmbH

Klinik für Pneumologie mit Zentrum für
Schlafmedizin und Zentrum für Hyperbare
Sauerstoffmedizin
Robert-Koch-Allee 9
99437 Bad Berka
Tel. (03 64 58) 5 15 50
Fax (03 64 58) 5 35 07
E-Mail: gf@zentralklinik-bad-berka.de
Internet: http://www.zentralklinik-bad-
berka.de

Dr. Liebetrau, Dr. Faust
HELIOS Klinik Blankenhain
Schlafmedizinisches Zentrum
Wirthstraße 5
99444 Blankenhain
Tel. (03 64 59) 5 25 00
Fax (03 64 59) 5 25 00
(03 64 59) 5 27 92

E-Mail: schlaflabor@blankenhain.
helios-kliniken.de
Internet: http://www.helios-kliniken.de

Prof. Dr. Zwacka, PD Dr. Scholle
Robert Koch Krankenhaus Apolda
Robert-Koch-Str. 6-8
99510 Apolda
Tel. (0 36 44) 57 12 84
Fax (0 36 44) 57 11 10
E-Mail: SMZ_apolda@t-online.de

Dr. med. Koloczek, Dr. med. Petra Richter
Ev. Fachkrankenhaus für Atemwegs-
erkrankungen
Badestr. 23
99762 Neustadt
Tel. (03 63 31) 3 60
Fax (03 63 31) 4 22 91

Schlafstörungen

Im folgenden sind Kurzbeschreibungen der achtundsiebzig anerkannten Schlafstörungen aufgelistet, wie sie in der von der American Sleep Disorders Association herausgegebenen *International Classification of Sleep Disorders, Diagnostic and Coding Manual* beschrieben sind.

Dissomnien

Dissomnien sind Störungen, die entweder die Einleitung oder die Aufrechterhaltung des Schlafs erschweren oder exzessive Schläfrigkeit verursachen. Sie sind in drei Formen aufgeteilt: *intrinsische Schlafstörungen*, *extrinsische Schlafstörungen* und *Störungen des zirkadianen Rhythmus*.

Intrinsische Schlafstörungen
Störungen, die innerhalb des Körpers ihre Ursache haben oder sich entwickeln.

1. Psychophysiologische Insomnie
Menschen mit psychophysiologischer Insomnie reagieren auf psychologisch anstrengende Situationen mit körperlicher Anspannung oder physischen Beschwerden (Magenschmerzen, Kopfschmerzen) und kommen dazu, gewisse Vorgänge (zum Beispiel ins Bett gehen) mit Emotionen zu verbinden, die Schlaf verhindern (Angst vor dem Zubettgehen). Menschen mit dieser Störung sind meistens auf ihre Schlafprobleme fixiert, was wiederum den Schlaf behindert.

2. Fehlwahrnehmung des Schlafzustands
Diese Störung weist eine ehrliche Beschwerde über Insomnie oder exzessive Schläfrigkeit auf, ohne daß ein gestörter oder fehlender Schlaf objektiv nachgewiesen werden könnte. Menschen im mittleren und späten Lebensalter können diese Störung entwickeln, da sie nicht mehr in der Lage sind, so lange oder so gut zu schlafen wie in früheren Jahren.

3. Idiopathische Insomnie
Idiopathische Insomnie ist eine lebenslängliche Unfähigkeit, ausreichenden Schlaf zu erlangen, wobei der Grund nicht erkennbar ist. Wir vermuten die Ursache in einer Abnormität des Schlaf-Wach-Kontrollsystems im Gehirn. Die Ursache kann in einem Problem des schlafinduzieren-

den oder -aufrechterhaltenden Systems oder der Hyperaktivität im Arousalsystem liegen.

4. Narkolepsie

Narkolepsie ist eine Störung, die durch exzessive Schläfrigkeit, abnormen REM-Schlaf, Kataplexie (plötzliche Muskelschwäche), hypnagoge Halluzinationen und schweren Nachtschlaf charakterisiert ist. Die Ursache von Narkolepsie ist nicht bekannt, doch wird etwa nach einem Gen gesucht, das zur Störung beiträgt. Dies ist die einzige Schlafstörung, von der wir wissen, daß sie auf einen Fehler im primären Schlafsystem im Gehirn zurückgeht.

5. Wiederkehrende Hypersomnie

Menschen mit dieser Störung haben wiederkehrende Episoden extremer Schläfrigkeit und starken Schlafbedürfnisses. Episoden der Hypersomnie dauern gewöhnlich mehrere Tage bis zu mehreren Wochen an und kommen im Durchschnitt zweimal im Jahr vor (obwohl sie auch bis zu zwölfmal im Jahr vorkommen können). Während dieser Episoden schlafen die Patienten achtzehn bis zwanzig Stunden am Tag und wachen nur auf, um zu essen und ins Badezimmer zu gehen. Die beste Fallbeschreibung ist das Klein-Levin-Syndrom, das meistens männliche Teenager heimsucht; Patienten mit dieser Störung haben nicht nur Hypersomnie, sondern auch Freßphasen und Phasen starken sexuellen Drangs.

6. Idiopathische Hypersomnie

Idiopathische Hypersomnie ist eine Störung, bei der der Patient über extreme Schläfrigkeit und verlängerten Nachtschlaf klagt. Was Menschen mit dieser Störung von normalen Langschläfern und Narkoleptikern unterscheidet, ist das Vorhandensein zahlreicher Episoden von Non-REM-Schlaf, die bis zu zwei Stunden andauern. Daher wird diese Störung manchmal *Non-REM-Narkolepsie* genannt. Da extreme Schläfrigkeit und großes Schlafbedürfnis Symptom vieler anderer Schlafstörungen, wie Narkolepsie und Schlafapnoe, sein kann, ist es wichtig, diese auszuschließen, bevor man diese Diagnose ins Auge faßt.

7. Posttraumatische Hypersomnie

Exzessive Schläfrigkeit, die sich aus einer physischen Verletzung oder Krankheit im zentralen Nervensystem heraus entwickelt. Sie kann durch eine Hirnverletzung, neurochirurgische Operation, Infektion oder Rückenmarksverletzung verursacht werden. Die Hypersomnie verschwindet gewöhnlich nach Wochen oder Monaten wieder.

8. Syndrom der obstruktiven Schlafapnoe

Bei der obstruktiven Schlafapnoe ist die Atmung während des Schlafs durch den Verschluß der Atemwege blockiert. Dies verursacht eine Schlafunterbrechung, einen fallenden Sauerstoffspiegel im Blut und kardiovaskuläre Probleme. (Die Störung und die daraus folgenden Probleme werden im siebten Kapitel ausführlich beschrieben.)

9. Syndrom der zentralen Schlafapnoe

Seltene Form der Apnoe, die nicht auf blockierte Atemwege zurückgeht, sondern auf die Kraftanstrengung des Patienten, Luft in die Lunge zu ziehen. Gewöhnlich entsteht sie aus Problemen der neurologischen Kontrolle der Atmung oder der Atmungsmuskulatur.

10. Syndrom der zentralen alveolaren Hyperventilation

Während des Schlafs zieht man weniger Luft in die Lungen ein als tagsüber. Bei Problemen des Gasaustauschs in den Lungen (zum Beispiel durch ein Emphysem) kann es nachts zu Schwierigkeiten mit dem Erhalt ausreichenden Sauerstoffs kommen, und der Schlaf ist gestört. Da wir tagsüber ein größeres Volumen an Sauerstoff aufnehmen, ist es da unproblematisch.

11. Periodische Bewegungen der Glieder

Die Störung des PLM *(periodic limb-movement)* liegt vor, wenn der Schläfer periodisch ein Glied (meistens ein Bein) in immer derselben Weise während der ganzen Nacht bewegt. Eine typische Bewegung wäre ein Tritt oder eine Anwinklung des Beines alle zehn Sekunden. Diese Bewegungen unterbrechen den Schlaf und führen zu Insomnie und Tagesschläfrigkeit.

12. Syndrom der unruhigen Beine

Dieses Syndrom ist durch unangenehme Empfindungen, etwa Prickeln, Kribbeln, Kriechen, Ziehen oder Schmerzen, in den Beinen kurz vor dem Einschlafen charakterisiert. Durch Bewegen der Beine schwinden diese Empfindungen, kehren aber wieder, wenn die Bewegung aufhört. Dies wirkt sich natürlich störend auf das Einschlafen aus und kann eine schwere Insomnie verursachen. Gewöhnlich häufen die Patienten nach vielen Nächten mit unruhigen Beinen eine große Schlafschuld an, bis die resultierende starke Schläfrigkeit den Patienten trotz der unangenehmen Empfindungen überwältigt und er schläft. Nach hinreichend abgetragener Schlafschuld jedoch stören die Empfindungen erneut den Schlaf.

Extrinsische Schlafstörungen
Schlafstörungen, die außerhalb des Körpers ihre Ursache haben. Sie können durch Umweltfaktoren oder Verhaltensweisen verursacht sein.

1. Unangemessene Schlafhygiene
Menschen mit dieser Störung haben Verhaltensweisen, die sich mit einem guten Schlaf oder einer maximalen Tageswachheit nicht vertragen. Koffein oder andere Drogen vor der Zubettgehzeit sind ebenso verbreitete Symptome der schlechten Schlafhygiene wie beanspruchende Tätigkeiten.

2. Umweltbedingte Schlafstörungen
Insomniebeschwerden aufgrund von Hitze, Kälte, Lärm, Licht oder anderen Bedingungen der Schlafumgebung. Meistens ist die dem Patienten eigene Sensibilität auf den Stimulus wichtiger als der Grad des Stimulus selbst. Die Sensibilität nimmt gewöhnlich gegen Morgen zu, wenn die Schlafschuld niedrig ist.

3. Höhenbedingte Insomnie
Dieses Problem tritt auf, wenn Menschen in großen Höhen schlafen und nicht den niedrigen Luftdruck und geringeren Sauerstoff gewöhnt sind. Es wird meistens von Müdigkeit, Kopfschmerzen und Appetitlosigkeit begleitet.

4. Insomnie bedingt durch Anpassungsschwierigkeiten
Durch ein temporär überforderndes Ereignis verursachte vorübergehende Insomnie. Um als diese Störung diagnostiziert zu werden, muß die Insomnie zur gleichen Zeit wie das Ereignis auftreten und nach dessen Ablauf verschwinden.

5. Syndrom des insuffizienten Schlafs
Bezeichnung für die Erfahrung des beharrlichen Scheiterns, genug Schlaf zu bekommen, um im Wachzustand normal wach zu bleiben.

6. Schlafstörung der Reglementierung
Sie tritt auf, wenn jemand das Zubettgehen hinauszögert oder verweigert, meistens bei Kindern. Ist eine absolute Bettzeit festgesetzt und wird sie eingehalten, schläft das Kind schnell ein. Werden keine Grenzen (Bettzeiten) fest- und durchgesetzt oder nur sporadisch durchgesetzt, verzögert sich der Schlaf des Kindes, und sein Gesamtschlaf reicht vielleicht für seine Schlafbedürfnisse nicht aus.

7. Einschlafassoziationsstörung

Eine weitere Störung, die gewöhnlich in der Kindheit auftritt. Bei dieser Störung kann die Person nur unter Einhaltung bestimmter Bedingungen einschlafen: angeschaltetes Licht, offenes Fenster, Vorhandensein einer Lieblingsdecke. Sind die Bedingungen erfüllt, kann das Kind leicht einschlafen. Diese Starrheit stellt normalerweise kein Problem dar, es sei denn, die Bedingungen können nicht erfüllt werden (anderer Raum, Stromausfall, Decke wird gewaschen).

8. Nahrungsmittelallergiebedingte Insomnie

Obwohl diese Störung als nahrungsmittelallergiebedingte Insomnie bezeichnet wird, handelt es sich meistens um eine Nahrungsmittelintoleranz, wie etwa einen Mangel an Enzymen zur leichten Verdauung von Milch, was zu Beschwerden und Schlafproblemen führt.

9. Syndrom des nächtlichen Essens (oder Trinkens)

Wiederholtes Aufwachen mit dem Gefühl, nicht ohne Essen oder Trinken wieder schlafen zu können. Meistens eine Störung in der Kindheit, jedoch können sich auch Erwachsene daran gewöhnen, zu bestimmten Zeiten in der Nacht zu essen oder zu trinken, und hat sich diese Gewohnheit einmal herausgebildet, führt sie zur Verstärkung des Musters.

10. Hypnotikumabhängige Schlafstörung

Schlafunfähigkeit, die durch Toleranz eines als Schlafinduzierer benutzten Medikaments oder durch dessen Absetzung hervorgerufen wird. Meistens gehören diese Medikamente zur Gruppe der Benzodiapezine.

11. Stimulantienabhängige Schlafstörung

Insomnie, die von einer Abhängigkeit oder Absetzung von stimulierenden Medikamenten wie Amphetaminen, Kokain, Koffein oder Asthmamedikamenten hervorgerufen wird.

12. Alkoholabhängige Schlafstörung

Die Betroffenen sind auf Alkohol angewiesen, um nachts einschlafen zu können. Das führt gewöhnlich zur Toleranz; die Menschen brauchen mehr und mehr Alkohol, um schlafen zu können. Wenn die Wirkung des Alkohols nachläßt, können sie auch mitten in der Nacht aufwachen. Um diese Störung diagnostizieren zu können, muß der Patient mindestens die vergangenen dreißig Tage lang Alkohol zum Einschlafen benutzt haben.

13. Toxininduzierte Schlafstörung

Schlafproblem, das durch die Aufnahme giftiger Toxine oder schweren Metalls verursacht wird. Tritt meistens bei Menschen auf, die in der Nähe dieser Substanzen arbeiten, oder bei Kindern, die Bleifarbe oder andere toxische Verbindungen in ihrer Umgebung aufnehmen.

Störungen des zirkadianen Rhythmus

Diese Störungen bilden eine Gruppe, weil sie die gemeinsame Eigenschaft haben, die Schlafphasen in ihrer vierundzwanzigstündigen Verlaufsform zu verschieben.

1. Syndrom des Zeitzonenwechsels (jet lag)

Diese verbreitete Störung wird hervorgerufen durch schnell wechselnde Zeitzonen, meistens als Ergebnis einer Flugreise. Die fehlende Übereinstimmung zwischen der inneren Uhr des Körpers und der Ortszeit führt zu Problemen beim Nachtschlaf, zu Tagesschläfrigkeit und zu körperlichen Symptomen wie Magenverstimmung.

2. Schichtwechselbedingte Schlafstörung

Vorübergehende Insomnie oder exzessive Schläfrigkeit, hervorgerufen durch wechselnde Arbeitszeiten oder Arbeitszeiten, die mit dem Schlaf-Wach-Zyklus nicht vereinbar sind.

3. Unregelmäßige Schlaf-Wach-Muster

Störung, bei der Personen keine festen Schlaf- und Aufwachzeiten haben, so daß sie, wenn sie schlafen oder aufwachen wollen, Probleme haben können. Anfällig dafür können Menschen sein, die an das Bett gefesselt sind oder ohne regelmäßige Tagesroutine leben.

4. Syndrom der verzögerten Schlafphase

Störung, bei der der nächtliche Schlaf bis weit über die gewünschte Schlafenszeit hinaus verzögert wird. Das führt zu Einschlafassoziationsstörungen und Problemen beim Aufwachen zur gewünschten Zeit.

5. Syndrom der vorverlagerten Schlafphase

Eine Störung, bei der nächtlicher Schlaf und unwiderstehliche Schläfrigkeit vor der gewünschten Zeit eintreten und der Patient am Morgen früher aufwacht als gewünscht.

6. 24-Stunden-Schlaf-Wach-Syndrom

Menschen mit diesem Syndrom zeigen ein Schlafmuster, das man aus Experimenten kennt, in denen Menschen von Zeitgebern isoliert sind. Sie schlafen, als hätten sie eine freilaufende biologische Uhr; täglich verschiebt sich ihr Schlaf um eine bis zwei Stunden nach der Schlafdauer der vorangegangenen Nacht.

Parasomnien

Parasomnien sind nicht primär Störungen der Schlaf- und Wachzustände an sich, sondern *Arousalstörungen* oder *Störungen des Schlaf-Wach-Übergangs*.

Arousalstörungen

1. Verwirrte Arousals

Auch Schlaftrunkenheit oder exzessive Schlafträgheit genannt, ist diese Störung ein extremes Beispiel für die Langsamkeit, mit der die meisten Menschen aufwachen. Menschen mit verwirrten Arousals reagieren kaum auf Befehle oder Fragen, und ihre Erinnerung an das, was gerade oder vor kurzer Zeit passierte, ist sehr beeinträchtigt. Oft zeigen sie ein seltsames Verhalten, etwa wenn sie eine Lampe aufheben und ansprechen, weil sie sie für einen Telefonhörer halten. Dergleichen tritt meistens auf, wenn jemand aus einem tiefen Schlaf in der ersten Nachthälfte geweckt wird.

2. Schlafwandeln

Schlafwandler zeigen Verhaltensweisen, die gewöhnlich nicht mit Schlaf verbunden werden, wie Aufsitzen im Bett, Umherlaufen oder sogar verzweifelte Fluchtversuche. Offensichtlich werden diese Aktionen in der langsamwelligen Schlafphase eingeleitet. Das Schlafwandeln hört von alleine auf, wenn der Schlafwandler in sein Bett zurückkehrt und weiterschläft, doch ist der Schlafwandler extrem verwirrt, wenn er aufwacht.

3. Pavor nocturnus

Charakterisiert ist diese Störung durch plötzliches Aufwachen aus langsamwelligem Schlaf mit einem durchdringenden Schrei und Zeichen intensiver Angst. Meistens sitzt die Person mit aufgerissenen Augen aufrecht im Bett, ohne jedoch auf andere Menschen oder Stimuli zu reagieren. Wird sie geweckt, ist sie verwirrt und desorientiert. Die Personen können den Vorfall meistens nicht erinnern oder haben nur vage, traumhafte Bilder davon. Die Störung tritt meistens in der Kindheit auf.

Störungen des Schlaf-Wach-Übergangs

1. Störung der rhythmischen Bewegung

Eine Gruppe von wiederholten Bewegungen (gewöhnlich des Kopfes und Nackens), die typischerweise unmittelbar vor dem Schlaf auftreten. Gewöhnlich findet sich diese Störung bei einjährigen oder noch jüngeren Kindern. Das Kind kann auf dem Bauch liegen und den Kopf oder ganzen Oberkörper immer wieder anheben und mit Gewalt auf das Kissen zurückschlagen. Oder das Kind kann an der Wand oder Bettlehne sitzen und mit dem Hinterkopf immer wieder dagegen schlagen. Daher wird die Störung manchmal »Kopfschlagen« genannt, doch kann sie auch andere Bewegungen einbegreifen wie das Schaukeln und Wiegen des Körpers auf Händen und Knien.

2. Hochschrecken im Schlaf

Plötzliche, kurze Kontraktion der Bein-, Arm- oder Kopfmuskeln mitten im Einschlafen. Diese hypnagogen Zuckungen kommen irgendwann bei den meisten Menschen vor, doch können sie, wenn sie sehr stark sind, eine Insomnie zur Folge haben.

3. Sprechen im Schlaf

Dieses Problem kann durch emotionalen Streß, Fieber oder Schlafstörungen wie pavor nocturnus oder Schlafapnoe hervorgerufen werden. Sprechen im Schlaf ist meistens harmlos, obwohl es die Bettpartner oder Familienmitglieder belästigen kann. Das Sprechen ist meistens kurz und ohne emotionalen Inhalt, doch kann es auch langatmig und von Zorn und Feindseligkeit durchsetzt sein. Sprechen im Schlaf kann spontan oder durch ein Gespräch mit dem Schläfer induziert sein.

4. Nächtliche Beinkrämpfe

Wie der Name sagt, handelt es sich um Beinkrämpfe (meistens in der Wade), die spontan während des Schlafes auftreten. Sie können nur vier Sekunden oder auch eine halbe Stunde andauern. Die Krämpfe führen zum Aufwachen und stören den Schlaf. Ihre Ursache ist noch nicht erkannt.

Parasomnien, die gewöhnlich mit REM-Schlaf verknüpft sind

1. Alpträume

Erschreckende Träume, die den Schläfer meistens aus dem REM-Schlaf wecken.

2. Schlaflähmung

Schlaflähmung ist Bestandteil des REM-Schlafs, ist jedoch eine Störung, wenn sie außerhalb des REM-Schlafs auftritt. Gewöhnlich sind Menschen mit Schlaflähmung unfähig, willkürliche Bewegungen entweder kurz vor dem Einschlafen oder beim Aufwachen am Morgen auszuführen. Schlaflähmung dauert meistens mehrere Minuten an und verschwindet dann.

3. Beeinträchtigte schlafbezogene Peniserektionen

Bei Männern bilden Erektionen einen natürlichen Bestandteil des REM-Schlafs. Der Ausfall REM-bezogener Erektion indiziert eine physische Ursache von Impotenz; die Diagnose dieser Störung kann ein nützliches Mittel zur Unterscheidung von psychologischer und physiologischer Impotenz sein.

4. Schlafbezogene schmerzhafte Erektionen

Manchmal können die mit REM-Schlaf verbundenen Erektionen so intensiv sein, daß sie schmerzhaft sind. Dies kann zum nächtlichen Aufwachen während des REM-Schlafs führen.

5. REM-Schlaf-bezogener Sinus-Stillstand

Seltene Störung, bei der das Herz während des REM-Schlafs periodisch stillsteht. Das Herz kann bis zu neun Sekunden stillstehen, bevor es wieder schlägt. Die Ursache für diese Störung ist unbekannt; sie ist vom Herzstillstand, der durch Schlafapnoe verursacht wird, unterschieden.

6. REM-Schlaf-Verhaltensstörung

Bei dieser Störung fehlt die gewöhnliche REM-bezogene Muskellähmung, so daß die Person den Traum, den sie hat, ausagiert. Verbreitet sind Schlagen, Treten, Springen und Wegrennen.

Andere Parasomnien
1. Schlafbruxismus

Knirschende oder zusammengebissene Zähne während des Schlafs. Das Geräusch knirschender Zähne kann für den, der es hört, unangenehm sein und kann beim Betroffenen exzessiven Zahnverschleiß verursachen. Es kann auch zu Kiefer- und Kopfschmerzen beim Erwachen führen.

2. Schlafenuresis (Bettnässen)

Nächtliches Urinieren findet sich bei jedem Kind, doch im Laufe der Sauberkeitserziehung lernen die Kinder, ihre Blase in der Nacht mehr zu kontrollieren. Gewöhnlich jedoch hört regelmäßiges Bettnässen nach dem fünften Lebensjahr auf. Nach einer Schätzung tritt regelmäßiges Bettnässen bei vierzig Prozent der Vierjährigen, zehn Prozent der Sechsjährigen, fünf Prozent der Zehnjährigen und drei Prozent der Zwölfjährigen auf. Liegen keine anderen neurologischen, psychiatrischen oder urologischen Probleme als Ursachen für das Bettnässen vor, spricht man von einer primären Enuresis. Es gibt Belege für eine erbliche Bedingtheit der primären Enuresis. Verantwortlich soll ein einziges rezessives Gen sein, und unter den Blutsverwandten eines Kindes mit dieser Störung gibt es eine hohe Prävalenz von primärer Enuresis; wenn beide Eltern als Kinder späte Bettnässer waren, hat ihr Kind eine siebenundsiebzigprozentige Chance, ein Bettnässer zu werden, und wenn ein Elternteil ein später Bettnässer war, hat das Kind eine vierundvierzigprozentige Chance, nach dem fünften Lebensjahr noch häufig zu bettnässen.

3. Syndrom des schlafbezogenen abnormen Schluckens
Menschen mit dieser Störung schlucken ihren Speichel während des Schlafs nicht in angemessener Weise. Speichel bildet sich im Mund, fließt dann den Rachen hinunter und wird in die Lunge eingeatmet. Dies ruft Erstickungsgefühle und Husten hervor und weckt den Schläfer.

4. Syndrom des plötzlichen, unerklärlichen, nächtlichen Todes
Wie der Name sagt, findet dieses Syndrom im plötzlichen Tod junger gesunder Erwachsener während des Schlafs ihren Ausdruck. Weder klinische Vorgeschichte noch Autopsie liefern eine Erklärung für den Tod. Die ersten Zeichen sind angestrengtes Atmen, Ringen nach Luft und Ersticken, doch ist die Störung keine Schlafapnoe. Zuweilen wurde Flattern (Spasmus) des Herzmuskels festgestellt. Südostasiatische Männer zwischen fünfundzwanzig und vierundvierzig Jahren fallen dieser Funktionsstörung häufiger zum Opfer; in vielen asiatischen Sprachen gibt es Bezeichnungen, die auf eine lange allgemeine Bekanntheit dieses Syndroms verweisen.

5. Primäres Schnarchen
Primäres Schnarchen ist einfach ein lautes Atmen der oberen Atemwege ohne Zeichen einer Schlafapnoe oder einer verminderten Atmung.

6. Infantile Schlafapnoe
Zentrale oder obstruktive Schlafapnoen während des Schlafs von Kindern. Frühgeburten sind von dieser Störung stärker bedroht als Kinder, die zur richtigen Zeit geboren wurden. Vor der einunddreißigsten Schwanger-

schaftswoche geborene Kinder entwickeln etwa fünfzig- bis achtzigprozentig häufiger eine Apnoe gegenüber sieben Prozent der zeitlich normal geborenen Kinder.

7. Syndrom der angeborenen zentralen Hypoventilation

Ein Versagen der automatischen Atmungskontrolle, so daß nicht genug Luft in die Lunge gezogen wird. Gewöhnlich ist es während des Schlafs schlimmer als während des Wachens. Nach sechs bis zwölf Monaten wird es meistens besser, obwohl Kinder bis zu vier oder fünf Jahren bei Erkältungen oder Grippe möglicherweise hospitalisiert werden müssen.

8. Syndrom des plötzlichen Kindstods

Ein unerklärlicher, plötzlicher Tod während des Schlafs, für den es keine adäquate Erklärung gibt. Die Ursache ist noch immer ein Geheimnis, obgleich es Risikofaktoren gibt: Bauchlage des Kindes, Atemwegsinfektionen, Kind einer Mehrfachgeburt oder eine drogenabhängige Mutter.

9. Neonataler Schlafmyoklonus

Ruckhafte Bewegung der Glieder oder des Leibes oder repetitives Strecken. Die Störung ist selten, aber harmlos. Die Ursache ist unbekannt.

Physisch und psychisch bedingte Schlafstörungen ·

Schlafstörungen, die mit Erkrankungen verknüpft sind

1. Alkoholismus

Alkoholmißbrauch und -abhängigkeit stören allgemein den Schlaf. Nach Alkoholkonsum steigt die subjektive Schläfrigkeit an und bleibt vier Stunden hoch. Dann zerfällt der Schlaf in dem Maße, in dem der gesunkene Alkoholspiegel die Arousals verstärkt. Wenn sich Alkoholiker des Alkohols enthalten, kann der Schlaf ernsthaft gestört sein; die erreichten kurzen Schlafepisoden werden von Alpträumen und anderen Angstträumen begleitet.

2. Schlafkrankheit

Auch Afrikanische Schlafkrankheit oder Gambina trypanosomiasis genannt. Es handelt sich um eine durch Protozoen erregte chronische Gehirninfektion, die exzessive Schläfrigkeit hervorruft.

3. Nächtliche kardiale Ischämie
Brustschmerzen aufgrund einer ateriosklerotischen Herzkrankheit, die den Schläfer in der Nacht wach hält.

4. Chronische obstruktive Lungenkrankheit
Lungen- oder Bronchialprobleme, die Lungenfunktionen hemmen, wie Emphyseme. Sie können eine schwere Insomnie hervorrufen.

5. Asthma
Asthmatische Anfälle während des Schlafs wecken den Schläfer gewöhnlich auf.

6. Schlafbezogener gastroösophagealer Reflux
Manche Menschen wachen aus dem Schlaf mit einem säuerlichen Geschmack auf der Zunge oder Sodbrennen auf, verursacht dadurch, daß Teile des Mageninhalts während der Nacht in die Speiseröhre hochgekommen sind.

7. Magengeschwür
Schmerzen können den Schläfer in der Nacht öfter aufwecken.

8. Fibrositis-Syndrom
Auch Fibromyositis oder Fibromyalgie genannt. Dieses Syndrom ist durch diffuse Muskel- und Knochenschmerzen, chronische Müdigkeit während des Tages und keinem erholsamen Schlaf in der Nacht gekennzeichnet.

Schlafprobleme, die mit neurologischen Störungen verknüpft sind
1. Degenerative Gehirnstörungen
Viele zerebrale degenerative Störungen können Schlaf in der Nacht unterbrechen. Sie umfassen die Huntington-Krankheit, die Alzheimer-Krankheit, die Pick-Krankheit, ALS und andere. Tödliche familiale Insomnie ist eine seltene, vererbte degenerative Störung, die mit Schlafproblemen beginnt und innerhalb weniger Monate in einen totalen Schlafmangel mündet und dann mit dem Tod endet.

2. Schlafbezogene Epilepsie
Epileptische Anfälle finden sich sowohl im Wachzustand als auch im Schlaf. Einige Formen beginnen meistens im Schlaf und unterbrechen ihn dann.

3. Schlafbezogene Kopfschmerzen
Kopfschmerzen können auch während des Schlafs auftreten. Bei manchen Menschen sind Kopfschmerzen während des Schlafs häufiger als im Wachzustand.

Schlafstörungen, die mit psychischen Störungen verknüpft sind

1. Psychosen
Psychosen wie Schizophrenie und solche, die durch Medikamente induziert wurden, sind durch Wahnvorstellungen, Halluzinationen, Inkohärenz, katatonisches Verhalten oder unangemessene Gefühle gekennzeichnet. Psychotiker leiden gewöhnlich auch unter Insomnie oder exzessiver Schläfrigkeit.

2. Gefühlsstörungen
Gefühlsstörungen umfassen Depression, Manie und Hypomanie. Insomnie ist gewöhnlich das Ergebnis, aber auch exzessive Schläfrigkeit kann vorkommen.

3. Angststörungen
Angststörungen sind durch eine ungewöhnlich große Angst und Vermeidung all dessen, was sie erregen könnte, gekennzeichnet. Angststörungen können Einschlafschwierigkeit oder Schlaflosigkeit nach nächtlichem oder zu frühem Aufwachen verursachen.

4. Panikstörungen
Panikstörungen werden allgemein Phobien genannt: Klaustrophobie (Furcht vor geschlossenen Räumen), Agoraphobie (Furcht vor offenen Räumen) und ähnliches. Extreme Furcht und Angst können unerwartet auftreten, und Panikattacken können Betroffene aus dem Schlaf reißen.

Weitere Schlafstörungen
Schlafprobleme, über die noch nicht genug Erkenntnisse vorliegen, um sie als eigene Funktionsstörungen einzuführen.

1. Kurzschläfer
Jemand, der regelmäßig weniger als fünfundsiebzig Prozent der altersspezifisch benötigten Schlafdauer in Anspruch nimmt und keine negativen Auswirkungen seines verkürzten Schlafs fühlt. Psychologisch sind Kurzschläfer im Grunde normal und in ihrem Verhalten tendenziell hypomanisch. Gewöhnlich sind sie optimistische, leistungsfähige Menschen.

2. Langschläfer

Langschläfer brauchen beträchtlich mehr Schlaf als die meisten Menschen. Für Erwachsene bedeutet das gewöhnlich zehn oder mehr Stunden Schlaf. Schlafphasen und -struktur sind normal. Bei dieser Diagnose ist es wichtig, andere Probleme, die zu langen Bettzeiten führen könnten, auszuschließen. Langer Schlaf wird gewöhnlich in der Kindheit erworben, in der Adoleszenz fest begründet und bleibt als Muster lebenslänglich erhalten. Psychologisch sind Langschläfer tendenziell introvertierter als andere und machen bei Forschungsinterviews oft einen leicht depressiven oder unsicheren Eindruck.

3. Syndrom der Unterwachheit

Einige Menschen klagen über einen Mangel an Tageswachheit, verzeichnen jedoch keine Unterbrechungen des Nachtschlafs und scheinen angemessenen Schlaf zu erhalten. Es gibt keinen objektiven Beleg für ernsthafte extreme Schläfrigkeit, doch kennt man das Erscheinungsbild einer Tagesschläfrigkeit. Dieses Syndrom ist vielleicht eine weniger ernste Version einer idiopathischen Hypersomnie oder kann durch eine andere, unerkannte medizinische oder psychiatrische Störung verursacht sein.

4. Fragmentarischer Myoklonus

Myoklonus zeigt sich durch kurze, unwillkürliche Ruck- oder Zuckbewegungen. Manche Menschen haben dies während des Non-REM-Schlafs. Die Störung ist selten und harmlos.

5. Schlafhyperhydrosis

Auch als Nachtschweiß bekannt, der allgemein Menschen mit Fieber befällt. Es gibt jedoch Menschen, die in der Nacht auch ohne Zeichen von Fieber oder anderen Störungen stark schwitzen. Manche schwitzen während ihres ganzen Lebens im Schlaf. Das schlimme ist die Schlafunterbrechung; oft müssen die Betroffenen ihre Schlafanzüge und Laken wechseln.

6. Menstrualbedingte Schlafstörung

Es gibt drei Formen der menstrualbedingten Schlafstörung: prämenstruale Insomnie, präemenstruale Hypersomnie und Insomnie der Menopause. Wie diese Namen sagen, kann die menstrualbedingte Schlafstörung entweder zu weniger oder zu mehr Schlaf als normal führen.

7. Schwangerschaftsbedingte Schlafstörung

Auch während der Schwangerschaft kann es entweder zu Insomnie oder exzessivem Schlaf und Schläfrigkeit kommen. Schwangere haben gewöhnlich zu Beginn ihrer Schwangerschaft ein exzessives Schlafbedürfnis und am Ende aufgrund körperlicher Beschwerden Insomnie. In seltenen Fällen können Schwangerschaft und die Phase nach der Entbindung mit Alpträumen, Pavor nocturnus oder Postpartumpsychose verbunden sein.

8. Angsterregende hypnagoge Halluzinationen

Geschlossene Augen und Dämmerzustand setzen beim Einschlafen normalerweise Träumereien und vage Gedanken in Bewegung; mit dem sich herabsenkenden Schlaf gehen Bilder durch den Kopf. In seltenen Fällen können diese verbreiteten, harmlosen hypnagogischen Bilder bedrohlich werden und real erscheinen, zum Teil abhängig davon, wie schnell sie auf den Wachzustand folgen. Diese Halluzinationen sind bei Narkoleptikern verbreitet, die regelmäßig nach dem Einschlafen direkt in den REM-Schlaf fallen.

9. Schlafbezogener Laryngospasmus

Sehr selten haben Menschen einen Krampf des Kehlkopfs, der die Atemwege verschließt und das Atmen während des Schlafs anhält. Die Folge ist ähnlich der einer einzelnen Apnoeepisode, doch haben diese Patienten keine Apnoe. Meistens wacht der Patient nach Luft ringend auf, springt aus dem Bett und umklammert seinen Kehlkopf. Die Episoden dauern zwischen ein paar Sekunden und fünf Minuten. Menschen mit Laryngospasmen haben diese meistens nur zwei- oder dreimal im Jahr. Gewöhnlich beschleunigen einige Schlucke Wasser die Entkrampfung der Kehlkopfmuskeln.

10. Schlaferstickungssyndrom

Diese Schlafstörung ist ebenfalls selten, doch haben ihre Opfer fast jede Nacht Erstickungsepisoden und manchmal mehrere in der Nacht. Der Patient wacht mit Gefühlen der Furcht, Angst und eines bevorstehenden Todes auf, die immer mit Erstickungsgefühlen verbunden sind. Doch leiden die Patienten nicht unter Alpträumen, Pavor nocturnus oder anderen Formen nächtlicher Angstanfälle; sie leiden auch nicht unter obstruktiver Schlafapnoe. Die Ursache ist unbekannt.

Danksagungen

Auf die Arbeit fast eines halben Jahrhunderts zurückzublicken und diese so zu präsentieren, daß sie die Menschen von heute immer noch etwas angeht und interessiert, ist eine wahre Herausforderung. Ob sie nun bestanden wurde oder nicht, ohne großzügige Hilfe jedenfalls hätte dieses Buch nicht geschrieben werden können, und dafür bedanke ich mich zuerst bei Chris Vaughan.

Selten nur findet man wirklich hilfreiche Hände, doch hatte ich das Glück, einen wunderbaren Assistenten, Adam Strom, zur Seite zu haben, der unglaublich viel Arbeit geleistet hat. Für unschätzbare Hilfe möchte ich Sonia Barragan, Kathy Ho, Natasha Belanger und Pam Hyde danken.

Ebenso danke ich den Mitarbeitern des Living Planet Verlags und des Delacorte Verlags, insbesondere Tom Spain und Mitch Hoffman. Und allgemein danke ich den mehr als fünfzehntausend Stanford-Studenten, die mir drei Jahrzehnte »Schlaf und Träume« eher zu einem Vergnügen als zu einer Pflicht gemacht haben.

Bevor ich noch weitere Personen erwähne, möchte ich einer besonderen Organisation, der National Sleep Foundation, danken. Ihr Auftrag lautet: »Das öffentliche Verständnis von Schlaf und Schlafstörungen zu fördern und schlafbezogene Ausbildung, Forschung und Anwaltschaft zu unterstützen, um das Gesundheitswesen und die Sicherheit zu verbessern.« Es ist mein großes Privileg, Mitglied des Vorstandes und Vorsitzender ihres ständigen Ausschusses für Regierungsangelegenheiten zu sein. Im Vorstand sind mehrere meiner hervorragendsten, um das Gemeinwohl besorgten Kollegen, die sich in vielfältiger Weise für die Sache der Stiftung einsetzen. Die Stiftung führt unter anderem Umfragen durch, welche die Datenbank für Informationen über den Schlaf ständig erweitern. Im Rahmen der bundesweiten Schlafaktionswoche (National Sleep Awareness Week) gibt es nun jedes Jahr eine Gesamtumfrage, die uns mit Langzeitdaten versorgen wird. Ich habe mich in diesem Buch mehrmals auf Ergebnisse dieser Umfragen bezogen. Für die Sammlung dieser Information bin ich der Stiftung und ihren hervorragenden und engagierten Mitarbeitern dankbar und freue mich auf spannende neue Befunde in der Zukunft.

Ich möchte mich gerne bei den zahlreichen Menschen bedanken, die mir in meinem beruflichen Leben geholfen und Anregungen gegeben haben. Um so wenige wie möglich zu vergessen, nenne ich sie in der Reihenfolge ihres Auftretens in meinem Leben.

Von der Chicago-Universität beginne ich mit Nathaniel Kleitman, der – über hundert Jahre alt – in Santa Monica und für immer in meinem Herzen lebt. Danach kommt Eugene Aserinsky – hätte er nicht zeitweilig das Interesse am Schlaf verloren, wäre ich vielleicht ein Chirurg geworden. Dank sage ich auch Kao Liang Chow und John Perkins, beide vorbildliche Wissenschaftler, ebenso Elliot Weizman, Klassenkamerad und später Kollege, und schließlich Chris Athas – »Ere the end some work of noble note may yet be done«.

Aus den Jahren in New York City muß ich als ersten Howie Roffwarg erwähnen, meinen lebenslangen Kollegen und Freund. Ebenso bedanken möchte ich mich bei Charles Fisher in Mount Sinai, Allan Rechtschaffen, der auf seinem Gebiet Großes geleistet hat, und Fred Snyder, dessen herkulische Anstrengungen nicht genug gewürdigt worden sind.

Aus den Jahren der Quonset-Baracke in Stanford möchte ich mich bei Jim Ferguson, Kathy McGarr, Peter Henry, Stuart Rawlings, Vince Zarcone, Greg Belenky, George Mitchell, Jon Glick, Bill Gonda, Terry Pivik, Steve Henriksen, Vicki Varner und Barbara Scavullo bedanken.

Später in Stanford, in den Jahren des Museumskellers, durfte ich mit Merrill Mitler, Christian Guilleminault, John Orem, Barry Jacobs und Gary Richardson zusammenarbeiten.

Die Zeit der Expansion und der Association of Sleep Disorders Centers brachte mich mit zahllosen guten Leuten zusammen, darunter Tom Roth, David Kupfer, John Karacan, Bill Orr, Charles Pollack, Chip Reynolds, Mitchell Balter, Bob Purpura und Mark Rosekind.

Während der beiden letzten Jahrzehnte haben mir Wes Seidel, Dale Edgar, Tom Kilduff, Craig Heller, Nelson Powell, Jed Black, Bob Riley, Clete Kushida, Raphael Pelayo, Joe Miller, Emmanuel Mignot, Seiji Nishino, Meir Kryger, Phil and Carol Westbrook, Carolyn Hiller, Lynn Lamberg und Andy Monjan die Arbeit angenehm und lohnend gemacht.

In bezug auf Senator Mark Hartfield wünschte ich, unsere Pfade hätten sich viel früher gekreuzt. Alle Mitarbeiter der National Commission on Sleep Disorders Research und Molly Haselhorst verdienen ein großes Lob und grenzenlose Dankbarkeit.

Ein besonderes Dankeschön geht an Jim Walsh, Dale Dirks, Senator Ted Kennedy, die Kongreßabgeordnete Anna Eshoo, John Lauber, Barbara Shoup, Michael Thorpy und Don Bliwise. Und in Walla Walla und Moscow an Dick Simon, Eric Ball, Jennings Falcon, John Grauke und Debee Nichols.

Mary O'Brien, Neil Feldman, Sue Cohen, Laurose Richter, Elisabeth Chowning, Kathleen Chittenden und Frankie Roman waren die herausragendsten Mitglieder der kleinen Gruppe von »Weltverbesserern«, denen die Welt viel verdankt. Danken möchte ich außerdem allen Vorsitzenden der ständigen Ausschüsse dessen, was sich zur American Society of Sleep Medicine entwickeln sollte und einst als Association of Sleep Disorders Centers begann.

Danksagungen gehen auch an Helio Lemmi, Pierre Corneille, Michel Bing, Michel Jouvet, Elio Lugaresi, Mary Carskadon, Sharon Keenan, Tibby Simon, Jim Dewson, Darrell Drobnich, Peter Farrell, Pat Gonzales-Casey und Lynn Hassler.

Alle diese Jahre haben David und Betty Hamburg, meine weisen Mentoren und treuen Freunde, begleitet.

Ein Dankeschön an jene, die ich zu erwähnen vergaß (wahrscheinlich viele) und die zweifellos eine Würdigung verdienen. Für meine durch Schlafverlust bedingte Amnesie bitte ich um Nachsicht.

William C. Dement

Ich möchte den vielen Menschen danken, die das Erscheinen dieses Buches möglich gemacht haben. Vor allem möchte ich unserem ausgezeichneten und geduldigen Lektor Tom Spain und seinem standhaften Assistenten Mitch Hoffman vom Delacorte Verlag danken. Ein großes Dankeschön geht an die vielen anderen vom Verlag, die sich die zusätzliche Mühe gemacht haben, das Buch fertigzustellen, vor allem an Susan Schwartz, Mark Pensavalle und Johanna Tani für ihre professionelle Unterstützung des Projekts und an Debra Manette und Tom Kleh für ihre heroischen Korrekturarbeiten. Außerdem möchte ich unserer Agentin danken, Gail Ross, und den Leuten vom Living Planet Verlag, die an diesem Buch gearbeitet haben: Joshua Horwitz, Julie Kuzniski und Diana Morgan. Viel verdanken wir der Mühe und dem Schweiß jener Menschen im Dement-Büro, die an diesem Buch gearbeitet haben: Adam Strom, Kathy Ho, Natasha Belanger, Clarence Miao, Sonia Barragan und vielen anderen. Eine große Umarmung und ein Dankeschön an Pat Dement für ihre Hilfe und Hintergrunddiplomatie. Zu guter Letzt möchte ich meiner Familie, insbesondere meiner Frau Laurie, danken für ihre unablässige Geduld, ihre Unterstützung und ihr Vertrauen. Ohne die außerordentlichen Anstrengungen eines jeden einzelnen wäre dieses Buch niemals zustande gekommen.

Christopher Vaughan

Register

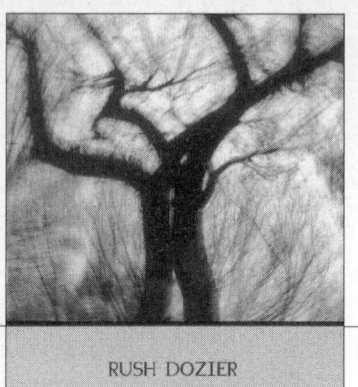

RUSH DOZIER

ANGST

Zerstörungstrieb und
schöpferische Kraft

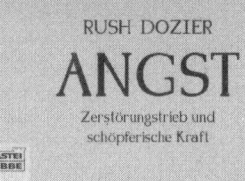

»Großartig! Dieses Buch beschreibt, was jeder Spannungsautor wissen muss – Wirkungen und Gründe der Angst.«   James Cameron

Angst ist das Grundgefühl des Menschen. Menschen können ohne Glücksgefühl und Vergnügen existieren, aber niemand entkommt der Erfahrung von Furcht, Angst und Schmerz. Unser Leben wird davon zutiefst geprägt – denn Ängste bestimmen unser alltägliches Verhalten wie auch die Regeln unserer Gesellschaft. Und Angst ist nicht nur lähmend und zerstörerisch, sondern auch Triebfeder in der Dynamik menschlichen Handelns.

Rush Dozier analysiert das Phänomen Angst und seine Auswirkungen nach den neusten wissenschaftlichen Erkenntnissen – und schafft damit nicht nur eine Grundsatz-, sondern zudem eine faszinierende Studie der Menschheit.

»In Zeiten, in denen immer mehr Menschen auf die Komplexität des modernen Lebens mit Ängsten reagieren, ist dies ein hochaktuelles Buch. Dozier kennt sich in der Materie bestens aus.«   Frankfurter Allgemeine Zeitung

ISBN 3-404-60489-X

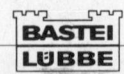

BASTEI
LÜBBE